QUANGUO MINGZHONGYI YI'AN JICUI
ZHONGFENG

全国名中医医案集粹
中 风

主编：张竞之　柯宗贵

编委：张竞之　柯宗贵　谢俊娣　陈国祥　何韵仪
　　　赖镁第　张双伟　李华锋　刘　彬　区鸿斌
　　　王福强　张恩欣　刘吉昌

中山大学出版社
·广州·

版权所有　翻印必究

图书在版编目（CIP）数据

全国名中医医案集粹.中风/张竞之，柯宗贵主编.—广州：中山大学出版社，2019.4

ISBN 978-7-306-06568-1

Ⅰ.①全… Ⅱ.①张… ②柯… Ⅲ.①医案—汇编—中国—现代 ②中风—中医治疗法—医案—汇编　Ⅳ.①R249.7 ②R255.2

中国版本图书馆CIP数据核字（2019）第012936号

出 版 人：	王天琪
策划编辑：	熊锡源
责任编辑：	熊锡源
封面设计：	曾　斌
责任校对：	王延红
封面题字：	陈国祥
责任技编：	何雅涛
出版发行：	中山大学出版社
电　　话：	编辑部 020-84110283，84111997，84110779，84113349
	发行部 020-84111998，84111981，84111160
地　　址：	广州市新港西路135号
邮　　编：	510275　　　传　真：020-84036565
网　　址：	http://www.zsup.com.cn　E-mail:zdcbs@mail.sysu.edu.cn
印 刷 者：	佛山市浩文彩色印刷有限公司
规　　格：	787mm×1092mm　1/16　29.25 印张　688 千字
版次印次：	2019 年 4 月第 1 版　2019 年 4 月第 1 次印刷
定　　价：	98.00 元

如发现本书因印装质量影响阅读，请与出版社发行部联系调换

国医大师张学文序

医案是总结和传承中医临床经验的一种重要形式,在中国有着悠久的历史。自《史记·扁鹊仓公列传》记载了西汉名医淳于意的 25 个诊籍,开中医医案之先河后,晋代葛洪《肘后备急方》、隋代巢元方《诸病源候论》、唐代孙思邈《千金要方》《千金翼方》等名著,均可见散在的病案记录。而宋代许叔微所撰《伤寒九十论》可谓我国第一部医案专著。明清时期,收集和研究医案的工作受到重视,还出现了大量个人医案专著,有不少医案名著至今仍为人们借鉴。近代各种医案更是层出不穷,出现了如秦伯未的《清代名医验案精华》、何廉臣的《全国名医验案类编》等著名医案集。

国学大师章太炎曾说:"中医之成绩,医案最著。欲求前人之经验心得,医案最有线索可寻。循此钻研,事半功倍。"然 1949 年以来,中医学习逐渐学院化,一般都从学习经典著作如《内经》《伤寒论》《金匮》《温病》等开始,其次学习本草、方剂,再次按内、外、妇、儿等学科学习,这些都是基础。毋须赘言,重视基础学习十分必要,但目前或因条件所限,对中医学习的传统方式如抄方、医案学习等,多未予以重视。孟子云:"能与人规矩,不能使人巧。"如果中医的基础理论为规矩,那么,临床应用之圆机活法则为巧。因中医临床应用的灵活性、个体化,学习医案与抄方实为学习中医不可或缺的内容,但是,现实中又不一定能保证每个人都有条件、有时间、有精力来拜师抄方学习。医案是临床医师技术水平的展示,也是医家中医理论和技术的高度集中体现,其理论之纯熟、辨证之精准、用药之巧妙,终将通过医案展示出来。学习中医医案在一定意义上是另一种形式的抄方,也是学好中医的最必要和最有成效的手段之一。因此,凡古今名家验案或杏林新秀力作,如用心搜集,分门别类,置诸案头,细细玩味,推敲琢磨,无论思路与作者或合或悖,均有良多获益。

柯宗贵先生本商界翘楚,然自幼受家传中医熏陶,醉心岐黄之术,胸怀济世之心,遂联合张竞之教授等中医同道,编撰《全国名中医医案集粹》系列丛书,撷取当代名医临床诊案之精粹,嘱余作序。余观此书,特点有四:其一,内容广泛,覆盖面宽,涉及内、妇、男、儿、五官等,科科齐备。其二,选材精当,真实可信,所选医案均为公开发表的国医大师、全国名老中医之力作,堪称"集粹"。其三,编排匠心独具,突破医案集常规,以病种分篇,集中医理论、西医诊疗常规、名家经验、经典医案于一书,结构完整,自成体系。其四,点评忠实于医家本意,不妄揣测,读者能从中获得各个医家的独特治疗经验和学术造诣。展卷读来,编者选材之精当,存心之良苦,用意之深远,治学之严谨,深慰我心,必能成为学习中医及指导临床应用之佳作,故欣然命笔,以为激励他人,鞭策自己。

张学文
丁酉冬月于古都咸阳

国医大师韦贵康序

  为医者，怀大慈恻隐之心，必终生学习以增益其技能，方能普救含灵之苦。基础理论学习之后，西医学习多靠指南，中医学习多靠医案，此为中医与西医一大不同之处。

  中医医案之起源，上可追溯到周代，而医案的发展，至明代渐趋成熟，至清代则达鼎盛，贯穿中医发展之始终。现今所见最早医案，则为《史记·扁鹊仓公列传》中所载扁鹊治赵简子、虢太子、齐桓侯三案及淳于意的 25 则诊籍。尤其仓公之诊籍，注重事实，不尚空谈，既有成功之经验，又有失败之教训，是以启人心智，垂范后学，被视为后世医案之滥觞。

  中医的生命在于临床疗效。要提高临床疗效，必须要总结前人经验，研究其学术思想，而认真研究名家医案就是重要途径之一。所以，清代医家周学海说："宋以后医书，唯医案最好看，不似注释古书之多穿凿也。每部医案中，必有一生最得力处，潜心研究，最能汲取众家之所长。"张山雷也在《古今医案评议》中说："惟医案则恒随见症为迁移，活泼无方，具有万变无穷之妙，俨如病人在侧，謦咳亲闻。所以多读医案，绝胜于随侍名医，直不啻聚古今之良医，而相与晤对一堂，从上下其议论，何快如之？"此皆经验之谈，发自肺腑，颇为真切。

  柯宗贵先生，因源于家学，幼承庭训，醉心岐黄之术，广涉医籍，多年来专注于医疗领域，为丰富繁荣当代中医药学术之发展，与张竞之教授等中医同道，编撰《全国名中医医案集粹》系列丛书，嘱余作序。余观此书，撷取当代名医临床诊案之精粹，原汁原味，真实生动地体现了各中医名家鞭辟入里的理法方药和圆机活法的临证实践过程，不失为启喻性灵、体悟中医智慧、提高临床技能的优秀读本，如能认真琢磨，体会中医名家的学术思想、思辨特点、临床经验、治病路径、用药风格，师其法，窥其奥，则必能在临床上博其用、章其道、显其效，入中医精妙之境界。故于本书付梓之际，欣然命笔作序，与之共勉。

韦贵康
2017.11.27.

全国名中医陈宝田将军序

风为百病之长，善行而数变，故中风之病如风摧树木，变化迅速，伤人至深，其致残率、致死率和复发率极高，"邪在于络，肌肤不仁；邪在于经，即重不胜；邪入于腑，即不识人；邪入于脏，舌即难言，口吐涎"此之意也。所以，中医历来有"人之百病莫大于中风"之说。

中医学对中风病的认识源远流长，在治疗中风方面有着自己独特而丰富的方法，优势颇多。首先，中风之病，病位在脑，与五脏、情志相关，其病机涉及气、血、痰、火、风、虚多端，相互影响，夹杂为病，变化难测，正因如此，中医辨证论治显示出自己独特的优势；其次，中医在治疗中风过程中形成药、针、灸、手术、按摩、熏洗、热熨等丰富的方法，具有方法优势；再次，中医在整体观念和辨证论治思想指导下，积累了众多治疗中风的验方效方，从孙思邈治疗急性中风的大小续命汤到王清任治疗中风后遗症期的补阳还五汤，充分发挥中医方剂方药的优势。

中医治疗中风有独到的优势，但仍需医者提高技能，向名家学习。其学习的重要途径与方式就是医案学习，因为好的医案是医者的行医记录，蕴含着辨证论治的规律与法则，是体现理论和实践结合的最佳载体，给读者以引导，是医者学习的良好教材。正因如此，柯宗贵先生为丰富繁荣当代中医药学术，倡导编撰本册医案集，由张竞之教授具体组织多名医学工作人员编写，其目的就是力求博采众长，兼容并取，发皇古义，融会新知，探索中风病证治规律，以供业内同道参考学习。

观其所选医案，均为国医大师及全国名老中医治疗中风的临床经验和医案精华，内容精益求精，便于读者洞悉名家经验。此外，本书不仅是医案的整理，而是把中风病的中医认识、西医认识、目前常用的治疗方法、中西医比较等进行梳理，方便读者全面了解中风的治疗现状。并对疾病的辨证分型，遣方用药，名家思想心得，常用药物进行归纳，形成体系，使读者有绪可循，便于临床学习与借鉴。

"立身以立学为先，立学以读书为本"，期望本书成为医者与患者的良师益友。故于付梓之际，欣然命笔作序。

陈宝田
2018-10-26

目 录

第一章 中医对中风病的认识 ………………………………………………… 1
第一节 中医对中风病的认识过程 ……………………………………… 1
一、唐朝以前对中风病的认识 ……………………………………… 1
二、宋金元时代对中风病的认识 …………………………………… 1
三、明清时期对中风病的认识 ……………………………………… 2
第二节 中风的病因、病机 ……………………………………………… 2
一、中风的病因 ……………………………………………………… 2
二、中风的病机 ……………………………………………………… 3
第三节 中风病的症状特点 ……………………………………………… 4
一、中风先兆期 ……………………………………………………… 4
二、急性期 …………………………………………………………… 4
三、恢复期 …………………………………………………………… 5
四、后遗症期 ………………………………………………………… 5
第四节 中风病的一般治疗 ……………………………………………… 5
一、治疗原则 ………………………………………………………… 5
二、辨证要点 ………………………………………………………… 6
三、一般分证论治 …………………………………………………… 7
四、转归预后 ………………………………………………………… 9
五、用药禁忌 ………………………………………………………… 10

第二章 西医对中风病的认识 ………………………………………………… 11
第一节 中风病的危险因素 ……………………………………………… 11
一、高血压 …………………………………………………………… 11
二、心脏病 …………………………………………………………… 11
三、糖尿病 …………………………………………………………… 11
四、颈动脉疾病 ……………………………………………………… 11
五、高脂血症 ………………………………………………………… 12
六、饮食与肥胖 ……………………………………………………… 12
七、吸烟与饮酒 ……………………………………………………… 12
八、脑血管的先天性异常 …………………………………………… 12
九、其他因素 ………………………………………………………… 12

第二节 西医对中风病的一般治疗 ········ 12
  一、短暂性脑缺血发作的治疗 ········ 12
  二、缺血性脑卒中的治疗 ········ 13
  三、出血性脑卒中的治疗 ········ 14
  四、蛛网膜下腔出血的治疗 ········ 16

第三章 中医药治疗中风病的优势与特点 ········ 18
第一节 中医药治疗中风病的优势 ········ 18
  一、方法优势 ········ 18
  二、辨证学优势 ········ 18
  三、方药优势 ········ 19
第二节 重视中风病的预防 ········ 19
  一、饮食预防：戒烟限酒，清淡饮食 ········ 20
  二、情志调节：提高修养，控制情绪 ········ 20
  三、劳逸结合：适当运动，避免过劳 ········ 20
  四、重视先兆症状 ········ 20
  五、已病防复 ········ 20
第三节 因人而异选用中成药 ········ 21
  一、辨证选药 ········ 21
  二、根据病情、病因及个体差异选用适宜的剂型 ········ 21
第四节 重视针灸对中风病的治疗 ········ 22
第五节 扬长避短、中西医结合治疗中风病 ········ 22
  一、优势 ········ 22
  二、不足 ········ 23

第四章 名家学术思想、治疗经验 ········ 24
第一节 中风先兆的名家学术思想、治疗经验 ········ 24
  一、邱保国研究员论治中风先兆的经验 ········ 24
  二、罗陆一教授治疗中风先兆经验介绍 ········ 26
  三、王健教授治疗中风先兆经验总结 ········ 27
第二节 中风的名家学术思想、治疗经验 ········ 30
  一、高利教授治疗中风病的学术思想探析 ········ 30
  二、李济春治疗中风病临证经验 ········ 32
  三、刘茂才教授治疗中风学术思想探微 ········ 36
  四、任继学教授中风病治疗思路 ········ 40
  五、石学敏院士学术思想对中风病治疗的贡献 ········ 43
第三节 中风后遗症的名家学术思想、治疗经验 ········ 46
  一、陈以国教授锁骨针治疗中风后遗症的经验 ········ 46

二、朱良春学术思想——中风后遗症期，病机多涉及肾阳不足 …… 47
　　三、郑绍周教授采用补肾法治疗中风后遗症经验 …… 49
　　四、罗翌治疗中风后遗症临床经验 …… 51
第四节　类中风的名家学术思想、治疗经验 …… 54
　　一、李中梓类中风辨治八法 …… 54
　　二、浅谈张锡纯治疗类中风病经验 …… 56

第五章　医案 …… 59
　第一节　中风先兆 …… 59
　　一、崔金海医案：中风先兆 …… 59
　　二、赖祥林医案：中风先兆 …… 59
　　三、李佃贵医案：短暂性脑缺血发作 …… 60
　　四、李淑荣医案：短暂性脑缺血发作 …… 61
　　五、陆永昌医案：中风先兆 …… 62
　　六、罗陆一医案三则 …… 63
　　　案1：中风先兆 …… 63
　　　案2：中风先兆 …… 64
　　　案3：脑梗塞，脑基底供血不足 …… 64
　　七、邱保国医案五则 …… 65
　　　案1：高血压病 …… 65
　　　案2：高血压病 …… 66
　　　案3：中风先兆，糖尿病 …… 67
　　　案4：高血压病 …… 67
　　　案5：高血压病 …… 68
　　八、邵念方医案：中风先兆 …… 69
　　九、孙康泰医案：高血压病 …… 70
　　十、王明杰医案：中风先兆 …… 71
　　十一、熊继柏医案：中风先兆 …… 71
　　十二、张崇泉医案：高血压病、短暂性脑缺血发作 …… 72
　　十三、张晓云医案：中风先兆 …… 73
　　十四、张学文医案二则 …… 73
　　　案1：帕金森病 …… 73
　　　案2：中风先兆 …… 75
　　十五、赵尚华：中风先兆 …… 76
　第二节　脑缺血 …… 77
　　一、蔡圣朝医案三则 …… 77
　　　案1：运动性失语 …… 77
　　　案2：腔隙性脑梗死 …… 78

案3：脑梗死，运动性失语 …………………………………………………… 79
二、常青医案三则 …………………………………………………………………… 80
　　案1：脑缺血 ……………………………………………………………………… 80
　　案2：右侧脑室旁脑梗塞 ………………………………………………………… 81
　　案3：脑梗死、高血压病3级　极高危 ………………………………………… 82
三、陈宝贵医案二则 ………………………………………………………………… 83
　　案1：脑血栓形成 ………………………………………………………………… 83
　　案2：左侧基底节区脑梗死 ……………………………………………………… 83
四、陈宝田医案：脑梗死 …………………………………………………………… 84
五、陈阳春医案：脑梗死（急性期）、高血压病 ………………………………… 85
六、陈勇毅医案：左侧颞部脑梗塞、脑萎缩 ……………………………………… 86
七、程丑夫医案：脑梗死恢复期 …………………………………………………… 87
八、戴舜珍医案：糖尿病合并中风 ………………………………………………… 88
九、邓铁涛医案三则 ………………………………………………………………… 89
　　案1：脑梗塞 ……………………………………………………………………… 89
　　案2：脑血栓形成 ………………………………………………………………… 90
　　案3：脑血栓形成 ………………………………………………………………… 91
十、董少龙医案二则 ………………………………………………………………… 91
　　案1：左侧基底节及顶叶多发脑梗死 …………………………………………… 91
　　案2：左侧基底节区脑梗塞 ……………………………………………………… 92
十一、杜建医案二则 ………………………………………………………………… 93
　　案1：腔隙性脑梗塞 ……………………………………………………………… 93
　　案2：高血压病、脑梗塞 ………………………………………………………… 94
十二、符为民医案：脑梗死 ………………………………………………………… 95
十三、高利医案二则 ………………………………………………………………… 95
　　案1：左侧脑梗死 ………………………………………………………………… 95
　　案2：左侧大脑半球大面积脑梗死 ……………………………………………… 96
十四、高社光医案二则 ……………………………………………………………… 98
　　案1：脑梗死，老年性脑改变 …………………………………………………… 98
　　案2：大面积脑梗死 ……………………………………………………………… 98
十五、高淑红医案：小脑梗死 ……………………………………………………… 99
十六、高维滨医案：腔隙性脑梗死、真性延髓麻痹 ……………………………… 100
十七、关思友医案：左侧内囊处梗塞 ……………………………………………… 101
十八、郭鹏琪医案二则 ……………………………………………………………… 102
　　案1：脑溢血伴脑梗塞 …………………………………………………………… 102
　　案2：脑梗塞（假性球麻痹），肠功能紊乱 …………………………………… 102
十九、郭耀康医案：脑梗死 ………………………………………………………… 103
二十、韩禅虚医案：脑梗死 ………………………………………………………… 104

二十一、郝学君医案：脑梗死 …………………………………………… 105
二十二、何任医案：右脑干栓塞 ……………………………………… 107
二十三、何若苹医案：右侧基底节区多发性腔隙性脑梗塞 ………… 108
二十四、何天有医案：脑梗死 ………………………………………… 109
二十五、洪郁文医案：脑血栓 ………………………………………… 111
二十六、黄志强医案二则 ……………………………………………… 111
  案1：腔隙性脑梗塞 ……………………………………………… 111
  案2：左侧脑血栓形成 …………………………………………… 112
二十七、姜良铎医案：左侧大面积脑梗死 …………………………… 112
二十八、姜揖君医案：多发性脑梗塞 ………………………………… 113
二十九、黎少尊医案：血管性痴呆、多发性脑梗死 ………………… 114
三十、李宝华医案：脑梗塞 …………………………………………… 115
三十一、李昌源医案：脑萎缩 ………………………………………… 116
三十二、李佃贵医案二则 ……………………………………………… 117
  案1：脑干梗死 …………………………………………………… 117
  案2：脑梗死（基底动脉尖综合征）…………………………… 118
三十三、李辅仁医案：脑血栓形成 …………………………………… 119
三十四、李军医案：腔隙性脑梗死 …………………………………… 120
三十五、李鲤医案：左侧基底节区腔梗 ……………………………… 120
三十六、李士懋医案：脑梗 …………………………………………… 121
三十七、李淑荣医案：右侧基底节区脑梗死 ………………………… 123
三十八、李振华医案三则 ……………………………………………… 123
  案1：脑梗死、高血压病 ………………………………………… 123
  案2：脑血栓形成 ………………………………………………… 125
  案3：脑血栓形成 ………………………………………………… 126
三十九、李仲愚医案：急性脑梗塞 …………………………………… 127
四十、连建伟医案：脑梗 ……………………………………………… 128
四十一、刘东汉医案：大面积脑梗死 ………………………………… 128
四十二、刘志明医案：脑血栓形成 …………………………………… 130
四十三、陆永昌医案：左基底节区脑梗塞 …………………………… 131
四十四、罗陆一医案十六则 …………………………………………… 132
  案1：腔隙性脑梗死 ……………………………………………… 132
  案2：脑缺血 ……………………………………………………… 132
  案3：脑梗塞，脑腔底供血不足 ………………………………… 133
  案4：脑梗塞，脑腔底供血不足 ………………………………… 134
  案5：桥脑急性期脑梗塞、腔隙性脑梗塞 ……………………… 134
  案6：延髓急性期脑梗塞，多发腔隙性脑梗塞 ………………… 135
  案7：左侧基底节急性脑梗塞 …………………………………… 135

案8：右侧丘脑急性期脑梗塞，多发腔隙性脑梗塞 …………………… 136
　　案9：左侧颞顶叶大面积急性脑梗塞伴灶性出血，多发腔隙性脑梗塞
　　　　 ………………………………………………………………………… 136
　　案10：腔隙性脑梗塞，脑腔底供血不足 …………………………………… 137
　　案11：多发腔隙性脑梗塞，脑腔底供血不足 ……………………………… 139
　　案12：右腔隙性脑梗塞，脑腔底供血不足 ………………………………… 140
　　案13：脑梗塞 …………………………………………………………………… 141
　　案14：多发性腔隙性脑梗塞 ………………………………………………… 141
　　案15：多发性脑梗塞 ………………………………………………………… 142
　　案16：多发性脑梗塞 ………………………………………………………… 143
四十五、马云枝医案六则 ……………………………………………………………… 144
　　案1：多发脑梗死 ……………………………………………………………… 144
　　案2：左侧基底节区脑梗塞 ………………………………………………… 144
　　案3：右侧额、颞叶脑梗塞 ………………………………………………… 146
　　案4：脑梗死、脉管炎 ………………………………………………………… 146
　　案5：脑梗死，再生障碍性贫血 …………………………………………… 147
　　案6：多发脑梗死 ……………………………………………………………… 148
四十六、孟宪民医案：脑梗塞 ………………………………………………………… 150
四十七、裴正学医案三则 ……………………………………………………………… 150
　　案1：冠心病，脑梗死 ………………………………………………………… 150
　　案2：脑动脉硬化、腔隙性梗塞 …………………………………………… 151
　　案3：脑梗塞恢复期 …………………………………………………………… 152
四十八、邱茂良医案：脑血栓形成 …………………………………………………… 153
四十九、任继学医案二则 ……………………………………………………………… 154
　　案1：亚急性感染性心内膜炎并发脑栓塞 ………………………………… 154
　　案2：右侧基底节区多发性脑梗死 ………………………………………… 156
五十、任琢珊医案四则 ………………………………………………………………… 157
　　案1：右侧额叶脑梗死 ………………………………………………………… 157
　　案2：右基底节区脑梗死 …………………………………………………… 157
　　案3：右侧基底节区脑梗塞 ………………………………………………… 158
　　案4：多发性腔隙性梗塞，脑白质病，脑萎缩 …………………………… 158
五十一、阮少南医案三则 ……………………………………………………………… 159
　　案1：风湿性心脏病，心房颤动，脑栓塞 ………………………………… 159
　　案2：高血压、脑血栓形成 ………………………………………………… 159
　　案3：冠心病、心房纤维颤动、高血压、脑栓塞 ………………………… 160
五十二、邵念方医案四则 ……………………………………………………………… 161
　　案1：脑梗塞 …………………………………………………………………… 161
　　案2：多发性脑梗死 …………………………………………………………… 161

案3：右侧颞额顶叶大片脑梗塞 …… 162
　　　案4：右额叶脑梗塞 …… 163
五十三、沈宝藩医案五则 …… 164
　　　案1：脑梗塞，右侧偏瘫 …… 164
　　　案2：右侧脑梗塞 …… 165
　　　案3：脑梗死 …… 165
　　　案4：高血压病并发急性脑血管病脑梗塞 …… 166
　　　案5：右侧脑梗死 …… 167
五十四、盛循卿医案：急性型脑血栓形成 …… 168
五十五、石学敏医案五则 …… 168
　　　案1：右侧基底节区及桥脑右侧腔隙性梗死 …… 168
　　　案2：左侧基底节区脑梗塞 …… 170
　　　案3：脑梗死 …… 171
　　　案4：脑梗死、糖尿病 …… 172
　　　案5：脑梗死，运动性失语 …… 173
五十六、石志超医案：脑梗塞并发假性球麻痹，轻度脑萎缩 …… 174
五十七、孙光荣医案：双侧脑梗死 …… 175
五十八、孙康泰医案：右侧脑梗死 …… 177
五十九、谭峰医案二则 …… 178
　　　案1：右侧胼胝体急性脑梗塞 …… 178
　　　案2：右侧基底节脑梗塞 …… 178
六十、陶克文医案：右基底节区腔隙性脑梗死 …… 179
六十一、万远铁医案二则 …… 180
　　　案1：脑梗死 …… 180
　　　案2：右侧脑部基底节区多发性梗死 …… 181
六十二、万政医案：右基底节区脑梗塞 …… 182
六十三、王法德医案：脑梗塞、高血压病 …… 183
六十四、王光鼎医案：脑梗死恢复期 …… 184
六十五、王静怡医案：后循环缺血性眩晕 …… 185
六十六、王敏淑医案：脑血栓恢复期、2型糖尿病 …… 187
六十七、王明杰医案：右侧基底节区腔梗 …… 188
六十八、王松龄医案：脑梗死，糖尿病，高血压病，下肢动脉硬化闭塞症 …… 188
六十九、王新志医案：假性球麻痹 …… 190
七十、武明钦医案二则 …… 191
　　　案1：高血压，脑动脉硬化症，腔隙性脑梗塞 …… 191
　　　案2：脑梗塞，脑萎缩 …… 192
七十一、吴荣祖医案：脑血管意外，上消化道出血 …… 192

七十二、向·初称江楚医案：脑梗塞 …… 194
七十三、熊继柏医案：脑梗塞 …… 195
七十四、许雪君医案：脑栓塞 …… 196
七十五、颜德馨医案二则 …… 197
  案1：两侧基底节放射冠区多发腔隙性脑梗死 …… 197
  案2：右脑梗塞 …… 199
七十六、颜乾麟医案六则 …… 200
  案1：脑部多发性小缺血灶 …… 200
  案2：多发性脑梗死 …… 200
  案3：脑梗死 …… 201
  案4：脑梗死 …… 202
  案5：双侧放射冠区多发腔隙性脑梗死 …… 202
  案6：两侧基底节及放射冠区腔隙性脑梗塞 …… 203
七十七、颜正华医案：脑栓塞 …… 204
七十八、杨从鑫医案：多发性脑梗死，脑萎缩 …… 205
七十九、杨牧祥医案：动脉硬化性脑梗死 …… 206
八十、杨少山医案：右侧脑梗塞 …… 207
八十一、易希元医案：急性脑梗塞 …… 207
八十二、印会河医案：多发性脑梗死、脑萎缩 …… 208
八十三、殷克敬医案：腔梗 …… 209
八十四、詹文涛医案：左侧额叶脑梗塞恢复期 …… 210
八十五、张崇泉医案五则 …… 210
  案1：双侧额顶叶腔隙性脑梗塞 …… 210
  案2：脑梗死 …… 211
  案3：脑梗死 …… 212
  案4：腔隙性脑梗死 …… 213
  案5：脑梗死 …… 214
八十六、张道宗医案：左侧基底节区及侧脑室旁大面积脑梗死 …… 215
八十七、张国伦医案：脑梗死、高血压病 …… 215
八十八、张觉人医案四则 …… 216
  案1：左侧基底节区腔隙性脑梗死 …… 216
  案2：脑梗死、轻度脑萎缩 …… 217
  案3：多发性腔隙性脑梗死 …… 217
  案4：右侧大脑中动脉系统腔隙性脑梗死 …… 218
八十九、张沛霖医案四则 …… 219
  案1：多发性大面积脑梗塞 …… 219
  案2：左侧基底节腔隙性脑梗塞 …… 219
  案3：陈旧性脑梗塞 …… 220

案4：中枢性面瘫 ………………………………………………… 220
九十、张琪医案二则 …………………………………………………… 221
　　　案1：脑血栓形成 ………………………………………………… 221
　　　案2：脑血栓形成 ………………………………………………… 222
九十一、张涛医案：脑梗死后出血（急性期） ……………………… 223
九十二、张学文医案五则 ……………………………………………… 224
　　　案1：脑梗死 ……………………………………………………… 224
　　　案2：脑血栓形成 ………………………………………………… 226
　　　案3：脑血栓形成 ………………………………………………… 226
　　　案4：基底动脉梗塞，脑供血不足 ……………………………… 227
　　　案5：右侧丘脑梗死 ……………………………………………… 227
九十三、张志雄医案：脑血栓形成 …………………………………… 228
九十四、张子义医案：脑动脉硬化，老年性痴呆 …………………… 229
九十五、章真如医案：脑血栓形成 …………………………………… 229
九十六、赵立诚医案：左丘脑腔隙性脑梗塞 ………………………… 230
九十七、郑邦本医案：脑梗死 ………………………………………… 231
九十八、郑绍周医案九则 ……………………………………………… 231
　　　案1：右基底节至顶叶脑梗塞，桥脑梗塞 ……………………… 231
　　　案2：小脑梗塞 …………………………………………………… 232
　　　案3：脑梗死 ……………………………………………………… 233
　　　案4：腔隙性脑梗死、高血压病 ………………………………… 234
　　　案5：脑梗塞 ……………………………………………………… 235
　　　案6：脑梗塞 ……………………………………………………… 235
　　　案7：脑梗塞 ……………………………………………………… 236
　　　案8：左侧基底节区脑梗塞 ……………………………………… 237
　　　案9：脑血栓形成 ………………………………………………… 237
九十九、周仲瑛医案五则 ……………………………………………… 238
　　　案1：脑梗死 ……………………………………………………… 238
　　　案2：左侧多发性脑梗死、右侧出血 …………………………… 239
　　　案3：缺血性中风 ………………………………………………… 240
　　　案4：左侧基底节腔梗 …………………………………………… 242
　　　案5：腔隙性脑梗塞 ……………………………………………… 243
一百、周志杰医案：脑梗塞 …………………………………………… 244
一百〇一、朱秀峰医案：脑栓塞 ……………………………………… 245
一百〇二、朱致纯医案：右侧基底节区脑梗塞 ……………………… 245
一百〇三、宗瑞麟医案：脑梗塞 ……………………………………… 246
第三节　脑出血 ………………………………………………………… 247
　一、曹茂森医案：右基底节出血 …………………………………… 247

二、常青医案：脑出血、高血压病3级　极高危 …………………………… 248
三、陈宝贵医案二则 ……………………………………………………… 249
　　案1：脑出血 ………………………………………………………… 249
　　案2：左侧壳核出血 ………………………………………………… 250
四、陈苏生医案：轻度脑溢血 …………………………………………… 251
五、邓世发医案：脑溢血 ………………………………………………… 251
六、邓铁涛医案：左颞叶硬膜下血肿 …………………………………… 252
七、杜晓山医案：脑出血 ………………………………………………… 255
八、杜雨茂医案：右侧基底节区血肿术后 ……………………………… 256
九、高辉远医案：脑出血、多发性脑梗塞 ……………………………… 257
十、高社光医案：右基底节出血 ………………………………………… 258
十一、郭鹏琪医案三则 …………………………………………………… 259
　　案1：脑溢血伴脑梗塞 ……………………………………………… 259
　　案2：脑溢血 ………………………………………………………… 260
　　案3：蛛网膜下腔出血 ……………………………………………… 261
十二、何炎燊医案二则 …………………………………………………… 262
　　案1：右侧内囊区出血 ……………………………………………… 262
　　案2：脑溢血、高血压病 …………………………………………… 262
十三、黄保中医案：左侧丘脑出血 ……………………………………… 263
十四、姜揖君医案：脑出血（右基底节区） …………………………… 264
十五、李长生医案：蛛网膜下腔出血 …………………………………… 265
十六、李辅仁医案：脑出血、左心衰竭 ………………………………… 266
十七、李寿山医案：脑溢血 ……………………………………………… 266
十八、李幼昌医案：出血性中风 ………………………………………… 267
十九、李振华医案：高血压性脑出血 …………………………………… 268
二十、李仲愚医案：左侧脑出血血肿清除术后 ………………………… 269
二十一、路志正医案：脑溢血 …………………………………………… 270
二十二、吕继端医案三则 ………………………………………………… 271
　　案1：脑溢血 ………………………………………………………… 271
　　案2：高血压心脏病，脑溢血 ……………………………………… 272
　　案3：脑溢血 ………………………………………………………… 272
二十三、罗诗荣医案：脑溢血恢复期、高血压病Ⅲ期 ………………… 273
二十四、骆安邦医案：脑溢血 …………………………………………… 273
二十五、马云枝医案二则 ………………………………………………… 274
　　案1：左基底节区脑出血 …………………………………………… 274
　　案2：右侧外囊脑出血并脑水肿、两侧基底节区陈旧性脑梗死 …… 276
二十六、裴正学医案二则 ………………………………………………… 277
　　案1：高血压，脑出血 ……………………………………………… 277

案2：高血压，脑出血，高脂血症 …… 278
二十七、裘昌林医案：右侧脑室旁及顶叶脑出血 …… 279
二十八、任达然医案：脑溢血 …… 280
二十九、任继学医案二则 …… 281
  案1：急性脑出血 …… 281
  案2：右侧基底节脑出血 …… 284
三十、任琢珊医案二则 …… 285
  案1：右侧基底节区脑出血 …… 285
  案2：脑出血（恢复期）伴精神抑郁 …… 286
三十一、阮少南医案：脑溢血、高血压 …… 287
三十二、邵念方医案：脑干出血 …… 287
三十三、沈宝藩医案五则 …… 289
  案1：高血压病Ⅰ期、脑出血 …… 289
  案2：脑溢血（右侧内囊部位） …… 290
  案3：左侧内囊出血 …… 290
  案4：脑出血 …… 291
  案5：高血压并发急性脑血管病脑溢血 …… 292
三十四、盛灿若医案二则 …… 293
  案1：脑出血 …… 293
  案2：脑出血 …… 293
三十五、盛国荣医案二则 …… 294
  案1：高血压性脑溢血 …… 294
  案2：脑溢血 …… 294
三十六、施杞医案：左额颞顶部慢性硬膜下血肿 …… 295
三十七、石恩权医案：蛛网膜下腔出血 …… 296
三十八、石学敏医案：右基底节出血破入脑室 …… 297
三十九、王明杰医案：左侧内囊出血 …… 298
四十、王松龄医案：高血压脑出血 …… 298
四十一、王新陆医案：脑出血、血管性痴呆 …… 299
四十二、王新志医案五则 …… 300
  案1：左侧基底节区血肿 …… 300
  案2：左侧内囊出血 …… 300
  案3：左侧丘脑出血 …… 301
  案4：左侧基底节出血 …… 301
  案5：脑出血 …… 302
四十三、向·初称江楚医案：脑出血 …… 302
四十四、谢昌仁医案三则 …… 303
  案1：脑溢血，高血压，动脉硬化，冠心病 …… 303

案2：脑溢血，高血压，动脉硬化，高脂血症 …… 304
案3：右侧基底节区血肿 …… 305
四十五、许彭龄医案：脑出血 …… 306
四十六、颜德馨医案：右侧基底节区脑出血 …… 306
四十七、颜乾麟医案：脑溢血（轻度） …… 307
四十八、杨牧祥医案：脑出血 …… 308
四十九、张崇泉医案二则 …… 309
　　案1：脑出血、高血压病 …… 309
　　案2：右颞叶脑出血 …… 310
五十、张琪医案六则 …… 310
　　案1：脑出血昏迷重证 …… 310
　　案2：内囊-基底节区出血 …… 311
　　案3：内囊-基底节区出血 …… 312
　　案4：脑出血 …… 312
　　案5：脑出血 …… 313
　　案6：脑内囊出血 …… 314
五十一、张学文医案四则 …… 316
　　案1：左侧外囊出血 …… 316
　　案2：脑干出血 …… 317
　　案3：左侧基底节区出血 …… 317
　　案4：右侧丘脑出血后遗症 …… 318
五十二、郑绍周医案：左侧内囊出血 …… 319
五十三、周仲瑛医案四则 …… 320
　　案1：左侧多发性脑梗死、右侧出血 …… 320
　　案2：脑出血 …… 321
　　案3：左侧基底节区脑出血 …… 322
　　案4：右侧基底节区脑出血 …… 323

第四节 中风后遗症 …… 324
一、毕福高医案：脑栓塞后遗症 …… 324
二、常青医案：脑梗死恢复期 …… 325
三、陈定潜医案：中风后遗症 …… 325
四、邓铁涛医案：脑血管意外后遗症 …… 326
五、董少龙医案：脑梗塞后遗症 …… 327
六、冯明清医案：中风后肩手综合征 …… 328
七、高克俭医案：中风后遗症 …… 329
八、高维滨医案：中风后尿失禁 …… 329
九、谷世喆医案：中风后抑郁症 …… 330
十、李佃贵医案：假性球麻痹 …… 332

十一、李恩宽医案：中风后遗症 …………………………………………… 333
十二、李军医案：脑腔梗 ……………………………………………………… 333
十三、李寿彭医案二则 ………………………………………………………… 334
  案1：中风后遗症 ……………………………………………………… 334
  案2：中风后遗症（脑痹） …………………………………………… 335
十四、李振华医案：中风后遗症 …………………………………………… 336
十五、连建伟医案三则 ………………………………………………………… 338
  案1：脑梗后遗症 ……………………………………………………… 338
  案2：中风半身不遂 …………………………………………………… 338
  案3：中风后遗症（喑痱病） …………………………………………… 339
十六、梁剑波医案：中风后遗症 …………………………………………… 340
十七、刘德桓医案：右侧基底节区脑梗塞 ……………………………… 340
十八、刘国安医案二则 ………………………………………………………… 341
  案1：中风后面肌痉挛 ………………………………………………… 341
  案2：左侧脑室体旁梗塞 ……………………………………………… 341
十九、刘学勤医案：脑出血后遗症 ………………………………………… 342
二十、刘玉洁医案三则 ………………………………………………………… 343
  案1：卒中后肩手综合征 ……………………………………………… 343
  案2：卒中后肩手综合征 ……………………………………………… 344
  案3：卒中后肩手综合征 ……………………………………………… 345
二十一、刘祖贻医案：脑梗死后遗症 ……………………………………… 345
二十二、路绍祖医案二则 ……………………………………………………… 347
  案1：中风后遗症 ……………………………………………………… 347
  案2：中风后偏瘫 ……………………………………………………… 347
二十三、陆芷青医案：中风后遗症 ………………………………………… 349
二十四、马云枝医案：脑出血（后遗症期） ……………………………… 349
二十五、裴正学医案：高血压脑动脉硬化，脑中风后遗症 …………… 351
二十六、邱健行医案：脑出血后遗症、高血压病Ⅲ期 ………………… 352
二十七、裘沛然医案：脑溢血后遗症 ……………………………………… 353
二十八、任达然医案四则 ……………………………………………………… 354
  案1：脑梗死后遗症 …………………………………………………… 354
  案2：脑血栓后遗症 …………………………………………………… 355
  案3：脑梗死后遗症 …………………………………………………… 356
  案4：右侧内囊腔隙性脑梗塞 ………………………………………… 356
二十九、沈舒文医案二则 ……………………………………………………… 357
  案1：脑血管性痴呆、中风后遗症 …………………………………… 357
  案2：高血压病，脑血管性痴呆 ……………………………………… 358
三十、沈英森医案：中风后遗症（便秘） ………………………………… 358

三十一、石学敏医案：脑梗死后遗症 ……………………………………… 359
三十二、孙六合医案：中风后遗症 ………………………………………… 361
三十三、汪履秋医案：蛛网膜下腔出血 …………………………………… 361
三十四、王立忠医案：脑梗死 ……………………………………………… 362
三十五、王新陆医案：脑梗死后遗症期 …………………………………… 363
三十六、王新志医案二则 …………………………………………………… 364
  案1：双侧基底节多发梗塞 …………………………………………… 364
  案2：中风后抑郁 ……………………………………………………… 365
三十七、魏稼医案：中风后遗症 …………………………………………… 365
三十八、杨少山医案：脑溢血、高血压病 ………………………………… 366
三十九、杨兆民医案二则 …………………………………………………… 366
  案1：中风后遗症 ……………………………………………………… 366
  案2：中风后遗症 ……………………………………………………… 367
四十、俞长荣医案：中风恢复期泄泻 ……………………………………… 368
四十一、张介眉医案：脑梗塞 ……………………………………………… 369
四十二、张士良医案二则 …………………………………………………… 370
  案1：中风后遗症 ……………………………………………………… 370
  案2：中风后遗症 ……………………………………………………… 370
四十三、张铁忠医案：中风后遗症（失语）……………………………… 371
四十四、张学文医案三则 …………………………………………………… 371
  案1：中风后遗症 ……………………………………………………… 371
  案2：卒中后麻木 ……………………………………………………… 373
  案3：左侧丘脑梗死 …………………………………………………… 373
四十五、郑邦本医案：脑梗死后遗症 ……………………………………… 374
四十六、郑绍周医案二则 …………………………………………………… 374
  案1：郁证，中风后遗症 ……………………………………………… 374
  案2：卒中后肩手综合征 ……………………………………………… 375
四十七、周仲瑛医案二则 …………………………………………………… 376
  案1：脑梗死，脑出血后遗症 ………………………………………… 376
  案2：脑梗死后遗症 …………………………………………………… 377
四十八、朱良春医案：中风后遗症 ………………………………………… 378

第五节　类中风 ………………………………………………………………… 379
 一、江尔逊医案：急性脊髓炎（上行性麻痹）………………………… 379
 二、颜德馨医案：脑卒中 ………………………………………………… 380
 三、俞慎初医案四则 ……………………………………………………… 381
  案1：类中风 …………………………………………………………… 381
  案2：类中风 …………………………………………………………… 381
  案3：类中风 …………………………………………………………… 382

  案4：类中风 ………………………………………………………………… 382

 四、朱良春医案：类中风 …………………………………………………………… 383

第六节　其他脑血管疾病 ………………………………………………………………… 385

 一、陈宝贵医案：面肌痉挛 ………………………………………………………… 385

 二、陈枢燮医案：高血压，脑血管意外，冠心病 ………………………………… 387

 三、邓铁涛医案：血管性痴呆 ……………………………………………………… 387

 四、谷铭三医案：脑炎后遗症失语 ………………………………………………… 388

 五、郭振球医案：中风（风中经脉偏枯）………………………………………… 389

 六、何任医案二则 …………………………………………………………………… 390

  案1：中风 …………………………………………………………………… 390

  案2：半身不遂 ……………………………………………………………… 391

 七、何炎燊医案：中风重症 ………………………………………………………… 392

 八、黄志强医案：偏头痛 …………………………………………………………… 393

 九、江尔逊医案：中风 ……………………………………………………………… 394

 十、李鲤医案：中风（中经络）…………………………………………………… 394

 十一、李延医案：中风（中经络）………………………………………………… 395

 十二、李振华医案：偏枯 …………………………………………………………… 396

 十三、连建伟医案二则 ……………………………………………………………… 398

  案1：中风半身不遂 ………………………………………………………… 398

  案2：胚胎型大脑后动脉（喑痱病）……………………………………… 399

 十四、梁栋富医案：中风 …………………………………………………………… 400

 十五、罗陆一医案：中风 …………………………………………………………… 401

 十六、孙忠人医案：假性延位麻痹 ………………………………………………… 402

 十七、田玉美医案六则 ……………………………………………………………… 402

  案1：中风 …………………………………………………………………… 402

  案2：中风 …………………………………………………………………… 403

  案3：中风 …………………………………………………………………… 404

  案4：类中风 ………………………………………………………………… 405

  案5：中风 …………………………………………………………………… 406

  案6：中风 …………………………………………………………………… 407

 十八、汪履秋医案：中风 …………………………………………………………… 408

 十九、王新志医案：中风（中脏腑）……………………………………………… 409

 二十、颜乾麟医案：老年痴呆 ……………………………………………………… 410

 二十一、颜正华医案二则 …………………………………………………………… 411

  案1：中风 …………………………………………………………………… 411

  案2：中风 …………………………………………………………………… 412

 二十二、杨牧祥医案：脑动脉硬化 ………………………………………………… 413

 二十三、印会河医案：周围性面神经麻痹 ………………………………………… 413

二十四、张发荣医案：中风 ……………………………………… 414
二十五、张浩然医案：中风、高热吐泻 …………………… 415
二十六、张琪医案三则 ……………………………………………… 417
  案1：脑血管畸形 ……………………………………………… 417
  案2：中风（失语症） ………………………………………… 418
  案3：脑血管意外 ……………………………………………… 420
二十七、张学文医案二则 …………………………………………… 420
  案1：半身不遂 ………………………………………………… 420
  案2：中风 ……………………………………………………… 421
二十八、张志钧医案：中风 ………………………………………… 422
二十九、郑绍周医案三则 …………………………………………… 423
  案1：多发性硬化症 …………………………………………… 423
  案2：高血压、糖尿病 ………………………………………… 424
  案3：高血压 …………………………………………………… 424
三十、钟明远医案：中风（闭证） ………………………………… 425
三十一、周仲瑛医案：中风 ………………………………………… 426

中英医学术语对照表 …………………………………………… 427

参考文献 …………………………………………………………… 428

后记 ………………………………………………………………… 443

第一章　中医对中风病的认识

第一节　中医对中风病的认识过程

一、唐朝以前对中风病的认识

中风又名卒中，是以猝然昏仆、不省人事，伴口眼歪斜、半身不遂、言语不利，或不经昏仆而仅以口眼歪斜、半身不遂为主症的一种疾病。因本病起病急骤、症见多端、变化迅速，与风性善行数变的特征相似，故以"中风"命名。

中医对本病认识源远流长，《黄帝内经》中虽无中风病名，但有许多类似中风病的记载。《素问·通评虚实论》曰"仆击偏枯"，即病人忽然表现头晕、昏仆而呈现肢体不遂的症状。《素问·通评虚实论》曰"凡治消瘅、仆击、偏枯、痿厥、气满发逆，肥贵人则高粱之疾也"，则记载了中风病的症状和病因。《灵枢·五乱》曰"乱于头，则为厥逆，头重眩仆"，提出病位在上、在头巅，实为在脑。《伤寒论》提到的中风，属太阳病，是指一般外感病的初期。《金匮要略·中风历节病脉证并治》中首创"中风"之名，确立"内虚邪中"论，对其病因、病机、证候进行了系统的论述，并根据病情轻重提出中络、中经、中腑、中脏四证，对后世产生深远影响。整体而言，唐朝以前对中风病的认识，名目繁多，范围很广泛，对其发病主要以"外风"学说为主，认为是机体内虚而外风乘虚而入。治疗上多采用疏风祛邪、扶助正气的方法。

二、宋金元时代对中风病的认识

宋代开始，在病因学说上有了一个大转折，各大医家开始从内因方面来考虑本病，突出以"内风"立论。严用和在其所著的《济生方》中，首先提出了内因之说。金元时期对中风病的认识又有了长足的发展。刘河间认为本病主火，力主"心火暴甚"，并创立了中风"先兆"说；李东垣认为本病发病者年龄多在40岁以上，主张"正气自虚"；朱丹溪认为本病主痰，提出"湿痰生热"。这些认识，初步把本病与其他风病鉴别开来，而且这些不同的观点，经过王安道的综合，在治疗上针对病机，归结出有火者治火、有痰者治痰、有风者治风、有气者治气的治疗原则，向辨证论治前进了一大步。

三、明清时期对中风病的认识

到了明清时期，对中风病因、病机的讨论已集中在我们今天所说的脑血管意外这类疾患方面，而且把其他各种原因引起的突然昏厥也归入类中风中，"内风"致病的观点趋于形成，如张景岳倡导"非风"之说，认为"内伤积损"。特别是在清代，很多医家在西方医学的影响下，领悟到中风病位与颅脑有关。张锡纯云："肢体痿废，而其病因实由于脑部贫血也"，阐明中风病位在脑，脑帅脏与腑、统经与络。叶天士又进一步阐明"精血衰耗，水不涵木……肝阳偏亢，内风时起"。王清任著《医林改错》，对本病专以气虚血瘀立说，创制补阳还五汤，对治疗本病半身不遂等症颇有效验，至今仍为多数临床医家所喜用。各医家对各种不同的主张和治法观点反复验证，反复折中，把以前以病名论治的经验阶段，上升到根据病理学说进行针对性治疗的辨证论治这个总原则里面去。

总之，经过一段漫长的发展过程，中医对中风病的认识由朴素到比较精确，治疗由感性的经验上升到有理可循的理性阶段。当代医家王永炎教授在不断总结历代医家思想并结合现代医学后认为，中风病"病位在脑，在脑之脉络"，这确实符合临床实际。至此，明确中风病位为脑脉，其命名也正式为"中风病"。

第二节　中风的病因、病机

如上一节所述，中医对中风病之病因认识先后历经了"外风""内风"两个时期。在唐宋前以"外风"为言，以"内虚邪中"为要。如东汉张仲景《金匮要略》认为"脉络空虚，风邪乘虚入中"是发病的主因，主张"息风邪、益正气"；唐宋后，金元间，多以"内风"为论，如刘河间谓"心火暴甚"，火邪而致病。朱丹溪主"湿热生痰"，痰湿致病，突出火、痰、虚、瘀对中风病的影响。王履还从病因角度归类，提出"真中风""类中风"之别，认为"因于风者，真中风；因于火，因于气，因于湿者，类中风而非中风也"。张景岳倡导"非风"之说，提出"风生于肝肾亏耗，阴亏下，风动上"，论述精辟，非常符合中风病病证转换，表明了中风的病机多为痰浊、瘀滞、气虚所致，且合中风病脾胃损伤，脾失化运，内生浊痰，久郁化火，痰热互结，瘀滞脉络，上蒙清窍或血瘀痰生，脑络瘀阻之发病过程。近代医家吴以岭院士提出"络病学"学说，并把"络病学"应用于心脑血管疾病，从病因、病位、证型、治法、方药等做了叙述，为中风病诊疗开辟了新思路。

一、中风的病因

1. 正气衰弱

"年四十而阴气自半也，起居衰矣"。年老体弱，或久病气血亏损，元气耗伤脑脉失养。气虚则运血无力，血流不畅，而致脑脉瘀滞不通；阴血亏虚则阴不制阳，内风动起携痰浊、瘀血上扰清窍，突发本病。正如《景岳全书·非风》说："卒倒多由昏愦，本皆内伤积损颓败而然。"

2. 劳倦内伤

"阳气者，烦劳则张"。顿劳过度，易使升张，引动风阳，内风旋动，气火俱浮，或兼挟痰浊、瘀血上扰清窍脉络。因肝阳暴张，血气上涌骤然而中风者，病情多重。

3. 情志过极

七情失调，肝失条达，气机郁滞，血行不畅，瘀结脑脉；或暴怒，肝阳暴张，或心火暴盛，风火相煽，血随气逆，上冲犯脑。凡此种种，均易引起气血逆行，上扰脑窍而发为中风。尤以暴怒引发本病者最为多见。

4. 饮食不节

过食肥甘醇酒，致使脾胃受伤，脾失运化，痰浊内生，郁久内热，痰热互结，壅滞经脉，上蒙清窍；或素体肝旺，气机郁结，克伐脾土，痰浊内生；或肝郁化火，烁津成痰，痰郁互结，携风阳之邪，窜扰经脉，发为本病。此即《丹溪心法中风》所谓"土生痰，痰生热，热生风也"。

二、中风的病机

1. 痰瘀痹阻，蒙蔽清窍

痰作为病理产物和致病因素，在中风发病中起着重要的作用。《素问·通评虚实论》论述："消瘅、仆击、偏枯……，则高梁之疾也。"金元时代的朱丹溪力主"湿痰生热"的中风病机学说，清末民初著名医家张山雷强调"肥甘太过，酿痰蕴湿，积热生风，致为暴仆偏枯，猝然而发……名以高梁之疾"，均指出痰浊是中风发病的主要机制。清代陈士铎提出："中风未有不成于痰者也，非痰成之于风也。"病存日久以致血瘀。如《血证论》指出"须知痰水之壅，由瘀血使然"，说明痰饮可致瘀，瘀血死血又可化饮，"痰滞则血瘀""血瘀则痰滞"，所以中风的关键病机为"痰瘀"。脾虚、肝郁、气血不足日久失治，及膏粱厚味、醇酒无度等，皆易致痰瘀渐生，脉络渐阻，蒙蔽清窍。

2. 肝风内动，气血逆乱

气的正常升降，赖肝木之疏泄条达，肝为阳脏，体阴而用阳，若阳升风动，脏腑气血逆乱，气血闭阻脑络则可发为中风。《素问·调经论》曰："血之与气并走于上，则为大厥，厥则暴死，气复反则生，不反则死。"情志失调，五志过极，心火暴盛；素体阴虚，肝风内动，水不涵木，复因忧思恼怒所伤，肝阳暴张，引动心火，风火相煽，血随气逆，上冲犯脑，则发为中风。元代戴思恭则提出"肝热生风"病机，指出："五脏虽皆有风，而犯肝经为多；盖肝主筋属木，风易入之，各从其类。肝受风则筋缓不荣，或缓或急；所以有㖞斜、瘫痪、不遂、舌强、语涩等症。"近人张山雷《中风斠诠》云："肝胆火升，浮阳陡动，扰乱神志，或为暴仆……昏厥，或为目冥耳聋……强直暴死，诸般病状。"皆有气血并走于上，冲击人脑，震动神经而失去其知觉运动之机制。并引《内经》薄厥、大厥、煎厥等证，阐发了肝风内动之机制，指出中风猝仆，不知人事之病"盖皆由木火内动，肝风上扬，以致气血并走于上，冲激前后脑气筋，而为昏不知人、倾跌猝倒、肢体不用诸症"。

3. 气虚血瘀，脉络瘀阻

中风病好发于中老年人，多因中年以后人之气血渐衰，元气渐衰。肾之精气亏损，生髓不足，髓海空虚，致使脑络中血行不畅，易发瘀阻而为中风。《素问·玉机真脏论》指出："急虚，身中卒至，五脏绝闭，脉道不通。"《素问·脉解篇》指出："内夺而厥，则为喑俳，此肾虚也。"直接指出患者肾虚元气亏虚，突发中风，瘀阻络脉，脉道气血不通病变。清代王清任在《医林改错》中明确提出"半身不遂，亏损元气是其本源"。其病机是由于"元气既虚，必不能达于血管；血管无气，必停留而瘀"。

4. 肝肾不足，阴阳失调

中医认为，肝藏血，肾藏精，精血同源，相互化生。精主骨生髓充脑，是人体阴液之本，是为真精。真精者，对人体起着濡养作用，内而五脏六腑，外而形体官窍，无处不到。若肝肾不足，一则不能充养、濡润脏腑机体，二则不能涵阳，阳浮无制，阴阳平衡遭到破坏，则百病丛生，脑卒中更是如此，故《灵枢·本神》曰："五脏主藏精者也，不可伤，伤则失守而阴虚，阴虚则无气，无气则死矣。"清代叶天士在"内虚暗风"说的影响下，提出"内风，乃身中阳气之变动"的观点，进一步阐明其病机的关键为"精血衰耗，水不涵木，木少滋荣，故肝阳偏亢，内风时起"。生活作息无规律，劳神过度、暗耗心血，使精血衰竭肾精渐伤，不能荣养肝阴，终致肝肾阴亏，而发为本病。

然本病的发生，不是一因所致，而是多因素联合作用于机体，长期不解，脏腑功能失调，正气虚弱，外有所触，内有所动，体内气血溢乱所致。轻者，经络受损，血脉不利，络脉绌急，血液壅滞，凝结为瘀，则血脉瘀塞，神机失用而成瘀塞经络的缺血性中风。重者，邪盛正衰，脏气不平，脏气不通，经络不用，络破血溢则为出血性中风，轻者为闭，重者为脱，危者则亡。本病位在脑，与心、肝、脾、肾密切相关，其病机归纳起来，主要是风、火、痰、气、虚、瘀，此六者相互影响，合而为病，其病性为本虚标实，上盛下虚。而正气虚弱，阴阳失调，气血逆乱，上犯于脑为其基本病机。

第三节　中风病的症状特点

一、中风先兆期

病作之前，病者当久患眩晕，头胀面赤，胸膈痞闷，性情暴躁，痰浊壅盛，或有一过性手足麻痹不仁，言语謇涩。

二、急性期

此期病变迅速，变证多，易出现各种危重之候，是中风病治疗的关键时期。

1. 经络瘀塞证

渐觉头痛、眩晕、肢体麻木、舌謇、语言不利、步履缓行，或静卧，或睡中突现口舌歪斜，肢体偏瘫。轻者，意识尚清；重者，神志不清，舌多红尖赤，苔多黄腻，脉多弦大而滑。风痰热盛证者气粗息高，躁扰不宁，头胀耳鸣，巅顶作痛，脉弦劲实大，或大便秘结，矢气频转，舌红苔黄燥，脉沉滑有力。阳虚气弱证者形寒肢冷，半身不遂，步履艰难，舌强言謇，口角流涎，小便频数，或遗尿、大便失约，舌多淡有齿痕，苔白腻或少苔，脉滑而弱。肝阳上亢证者头晕头重，目眩，心烦心悸，口苦咽干，夜眠多梦，口舌歪斜，半身不遂，手足重滞，肢麻而颤，舌红赤，苔干厚，或无苔，脉弦滑而数。

2. 络破血溢证

起病急暴，多在活动及用力时而发。多素患肝阳上亢、痰热内盛之证，而见头胀痛，眩晕，口苦，面赤，便秘，舌红，苔黄腻，脉弦滑而数。剧烈头痛、眩晕，轻者，呕吐、项强，神志尚清；重则神昏失语，二便失禁，或烦躁不安，大便不通，瞳孔散大或缩小，在临床上分为阴闭、阳闭。如其病危重，又可见脱证。

（1）阴闭证：静而不烦，面白唇紫，痰涎壅盛，四肢不温，苔白滑腻，脉多沉滑。

（2）阳闭证：昏不知人，两手握固，牙关紧闭，面赤气粗，舌红苔黄腻，脉多弦滑数。

（3）脱证：突然昏倒，不省人事，鼾声痰鸣，目合口开，手撒尿遗，呼吸深大或微弱，脉多沉数或浮大无根。

三、恢复期

恢复期指发病1个月至半年内。此期病情趋向平稳，也是中风病治疗与恢复的重要时期。

四、后遗症期

中风病深者，则脑失神明之用，经络痹滞，久失通利，或邪气残留，正气未复而遗留后遗症，如半身不遂、失语、流涎等。

第四节　中风病的一般治疗

一、治疗原则

中风病急性期标实症状突出，急则治其标，治疗当以祛邪为主，常用平肝息风、清化痰热、化痰通腑、活血通络、醒神开窍等治疗方法。闭、脱二证当分别治以祛邪开窍醒神和扶正固脱、救阴回阳。内闭外脱则醒神开窍与扶正固本可以兼用。在恢复期及后遗症期，多为虚实夹杂、邪实未清而正虚已现，治宜扶正祛邪，常用育阴息风、益气活血等法。根据具体病情，临床常选用下列治法。

1. 醒神开窍法

患者猝然昏倒，口噤目张，两手握固，气粗，痰壅气塞，或二便不通，此为闭证，临床有阳闭、阴闭之分。闭证宜开，不开则危。芳香开窍，辛凉、辛温透络皆为开法。

2. 益气固脱法

猝然倒地，神昏不语，痰涎壅塞，喉间痰如拽锯，汗出如雨。口开目合，遗尿，手足弛而不收，此为阴阳两脱证。脱则宜固，急以摄纳真阴，固护元气。等元气已固，真阴不泻，然后方可祛邪。

3. 平肝潜阳法

多因肝肾阴亏，阴阳失敛，阳动生热，热极化风，风阳上亢，鼓动气血上犯脑髓而致。治宜育阴潜阳。

4. 清热涤痰法

中风发病之后，如痰涎上壅，唇缓流涎，喉中痰鸣，神志不清，口不能言者，是由风引痰升、气引痰动所致。急宜豁痰为要以防痰塞气道，以致窒息和肺内感染，并能畅通气道，使清气能入，浊气能出。

5. 活血通络法

病中风者，主要是脑髓的经络、血脉受阻而气滞血凝；或因络损脉破，不能束约血液，使之离经外溢。故其治疗应予通经活络、活血化瘀。

6. 化痰通腑法

气弱痰盛者，痰热熏灼肠道，大肠燥热，传化失司，腑气不通而腹胀便秘，午后潮热，心烦面赤，是为痰热壅盛、阳明腑实之征，治宜化痰通腑、升清降浊。

7. 理气温阳法

中风乃虚风内动之证，正气引邪，邪正相争，气逆血升，故本病在治疗过程中，理气降逆也是重要一环。本病在后期，往往多由脑髓病变，日久不复，致使肾气受伤，肾阳不足，命火虚衰，故在治疗上宜温补肾阳。温阳即补阳，是治疗中风病后期的重要一环。

二、辨证要点

1. 了解病史及先兆

中老年人，平素体质虚衰或素有形肥体丰，而常表现有眩晕、头痛，或一过性肢麻、口舌歪斜、言语謇涩；多有气候骤变、烦劳过度、情志相激、跌仆努力等诱因。若急性起病，以半身不遂、口舌歪斜、言语謇涩为首发症状者一般诊断不难。但若起病即见神志障碍者，则需深入了解病史和体检。

2. 辨中经络与中脏腑

临床按脑髓神机受损的程度与有无神识昏蒙分为中经络与中脏腑两大类型。两者的根本区别如下：中经络一般无神志改变，表现为不经昏仆而突然发生口眼歪斜、言语不利、半身不遂；中脏腑则出现为突然昏仆、不省人事、半身不遂、口舌歪斜、舌强言謇或不语、偏身麻木、神识恍惚或迷蒙为主症，并常遗留后遗症。中经络者，病位较浅，病情较轻；中脏腑者，病位较深，病情较重。

3. 明辨病性

中风病性为本虚标实，急性期多以标实证候为主，根据临床表现注意辨别病性属火、风、痰、血的不同。平素性情急躁易怒，面红目赤，口干口苦，发病后甚或项背身热，躁扰不宁，大便秘结，小便黄赤，舌红苔黄则多属火热为患；若素有头痛、眩晕等症，突然出现半身不遂，甚或神昏、抽搐、肢体痉强拘急，属内风动越；素来形肥体丰，病后咯痰较多或神昏，喉中痰鸣，舌苔白腻，属痰浊壅盛为患；若素有头痛，痛势较剧，舌质紫暗，多属瘀血为患。恢复期及后遗症期，多表现为气阴不足，阳气虚衰。如肢体瘫痪，手足肿胀，口角流涎，气短自汗，多属气虚；若兼有畏寒肢冷，为阳气虚衰的表现；若兼有心烦少寐，口干咽干，手足心热，舌红少苔，多属阴虚内热。

4. 辨闭证、脱证

闭者，邪气内闭清窍，症见神昏、牙关紧闭、口噤不开、肢体痉强，属实证，根据有无热象，又有阳闭、阴闭之分。阳闭为痰热闭阻清窍，症见面赤身热，气粗口臭，躁扰不宁，舌苔黄腻，脉象弦滑而数；阴闭为湿痰内闭清窍，症见面白唇暗，静卧不烦，四肢不温，痰涎壅盛，舌苔白腻，脉象沉滑或缓。阳闭和阴闭可相互转化，当依据临床表现，舌象、脉象的变化综合判断。脱证是五脏真阳散脱于外，症见昏愦无知，目合口开，四肢松懈瘫软，手撒肢冷汗多，二便自遗，鼻息低微，为中风危候。另外，临床上尚有内闭清窍未开而外脱虚象已露，即所谓"内闭外脱"者，此时往往是疾病安危演变的关键时机，应引起高度重视。

5. 辨病势顺逆

临床注意辨察病人之"神"，尤其是神志和瞳孔的变化。中脏腑者，起病即现昏愦无知，多为实邪闭窍，病位深，病情重。如病人渐至神昏，瞳孔变化，甚至呕吐、头痛、项强者，说明正气渐衰，邪气日盛，病情加重。先中脏腑，如神志逐渐转清，半身不遂未再加重或有恢复者，病由重转轻，病势为顺，预后多好。若目不能视，或瞳孔大小不等，或突见呃逆频频，或突然昏愦、四肢抽搐不已，或背腹骤然灼热而四肢发凉及至手足厥逆，或见戴阳及呕血证，均属病势逆转，难以挽救。

三、一般分证论治

1. 中经络

（1）风痰瘀血，痹阻脉络证。

症状：半身不遂，口舌歪斜，舌强言謇或不语，偏身麻木，头晕目眩，舌质暗淡，舌苔薄白或白腻，脉弦滑。

治法：活血化瘀，化痰通络。

常用方药：桃红四物汤合涤痰汤。若大便不通，可加大黄通腑泻热凉血，大黄用量宜轻，以涤除痰热积滞为度，不可过量。本型也可选用现代经验方化痰通络汤，方中半夏、茯苓、白术健脾化湿；胆南星、天竺黄清化痰热；天麻平肝息风；香附疏肝理气，调畅气机，助脾运化；配丹参活血化瘀；大黄通腑泻热凉血。

（2）肝阳暴亢，风火上扰证。

症状：半身不遂，偏身麻木，舌强言謇或不语，或口舌歪斜，眩晕头痛，面红目赤，口苦咽干，心烦易怒，尿赤便干，舌质红或红绛，脉弦有力。

治法：平肝息风，清热活血，补益肝肾。

常用方药：天麻钩藤饮。伴头晕、头痛者加菊花、桑叶，疏风清热；心烦易怒者加丹皮、郁金，凉血开郁；便干便秘者加生大黄。若症见神识恍惚，迷蒙者，为风火上扰清窍，由中经络向中脏腑转化，可配合灌服牛黄清心丸或安宫牛黄丸以开窍醒神。

（3）痰热腑实，风痰上扰证。

症状：半身不遂，口舌歪斜，言语謇涩或不语，偏身麻木，腹胀便干便秘，头晕目眩，咯痰或痰多，舌质暗红或暗淡，苔黄或黄腻，脉弦滑或偏瘫侧脉弦滑而大。

治法：通腑化痰。

常用方药：大承气汤加味。可加瓜蒌、胆南星清热化痰；加丹参活血通络。热象明显者加山栀、黄芩；年老体弱津亏者加生地、麦冬、玄参。

本型也可选用现代经验方星蒌承气汤，方中大黄、芒硝荡涤肠胃，通腑泄热；瓜蒌、胆南星清热化痰。

若大便多日未解，痰热积滞较甚而出现躁扰不宁，时清时寐，谵妄者，此为浊气不降，携气血上逆，犯于脑窍而为中脏腑证，按中脏腑的痰热内闭清窍论治。

针对本证腑气不通，而采用化痰通腑法，一可通畅腑气，祛瘀达络，敷布气血，使半身不遂等症进一步好转；二可清除阻滞于胃肠的痰热积滞，使浊邪不得上扰神明，气血逆乱得以纠正，达到防闭防脱之目的；三可急下存阴，以防阴竭于内，阳脱于外。

（4）肝阳上亢证。

症状：半身不遂，口舌歪斜，舌强言謇或不语，偏身麻木，烦躁失眠，眩晕耳鸣，手足心热，舌质红绛或暗红，少苔或无苔，脉细弦或细弦数。

治法：滋养肝肾，潜阳息风。

常用方药：镇肝息风汤。挟有痰热者加天竺黄、竹沥、川贝母以清化痰热；心烦失眠者加黄芩、栀子以清心除烦，加夜交藤、珍珠母以镇心安神；头痛重者加生石决明、夏枯草以清肝息风。

2. 中腑脏

（1）阳闭：痰热内闭清窍证。

症状：起病骤急，神昏或昏愦，半身不遂，鼻鼾痰鸣，肢体强痉拘急，项背身热，躁扰不宁，甚则手足厥冷，频繁抽搐，偶见呕血，舌质红绛，舌苔黄腻或干腻，脉弦滑数。

治法：清热化痰，醒神开窍。

常用方药：羚角钩藤汤配合灌服或鼻饲安宫牛黄丸。

若痰热内盛，喉间有痰声，可加服竹沥水20g～30g，或猴枣散0.3g～0.6g以豁痰镇痉。肝火旺盛，面红目赤，脉弦有力者可加龙胆草、栀子以清肝泻火；腑实热结，腹胀便秘，苔黄厚者可加生大黄、枳实、芒硝以通腑导滞。

（2）阴闭：痰湿蒙塞心神证。

症状：素体阳虚，突发神昏，半身不遂，肢体松懈，瘫软不温，甚则四肢逆冷，面白唇暗，痰涎壅盛，舌质暗淡，舌苔白腻，脉沉滑或沉缓。

治法：温阳化痰，醒神开窍。
常用方药：涤痰汤配合灌服或鼻饲苏合香丸。
寒象明显者加桂枝温阳化饮；兼有风象者加天麻、钩藤平肝息风。

（3）脱证：元气败脱，神明散乱证。
症状：突然神昏或昏愦，肢体瘫软，手撒肢冷汗多，重则周身湿冷，二便失禁，舌痿，舌质紫暗，苔白腻，脉沉缓、沉微。
治法：益气回阳固脱。
常用方药：参附汤。
汗出不止者加山萸肉、黄芪、龙骨、牡蛎以敛汗固脱，兼有瘀象者加丹参。
中风病属内科急症，其发病急，变化快，急性发作期尤其是中脏腑的闭证与脱证要以开闭、固脱为要，可配合以上治法，病情严重者应积极配合西医救治。

3. 后遗症
气虚血瘀证。
症状：半身不遂，口舌歪斜，口角流涎，言语謇涩或不语，偏身麻木，面色㿠白，气短乏力，心悸，自汗，便溏，手足肿胀，舌质暗淡，舌苔薄白或白腻，脉沉细、细缓或细弦。
治法：益气活血，扶正祛邪。
常用方药：补阳还五汤。
中风病恢复期和后遗症期多以气虚血瘀为基本病机，故此方亦常用于恢复期和后遗症期的治疗。气虚明显者加党参、太子参以益气通络，言语不利者加远志、石菖蒲、郁金以祛痰利窍，心悸、喘息者加桂枝、炙甘草以温经通阳，肢体麻木者加木瓜、伸筋草、防己以舒筋活络，上肢偏废者加桂枝以通络，下肢瘫软无力者加川断、桑寄生、杜仲、牛膝以强壮筋骨，小便失禁者加桑螵蛸、益智仁以温肾固涩，血瘀重者加莪术、水蛭、鬼箭羽、鸡血藤等破血通络之品。

四、转归预后

中风病的病死率与病残率均高，其转归预后与体质的强弱、正气的盛衰、邪气的浅深、病情的轻重及治疗的正确及时与否、调养是否得当等关系密切。

中经络无神志障碍，而以半身不遂为主，病情轻者，3～5日即可稳定并进入恢复期，半月左右可望痊愈；病情重者，如调治得当，约于2周后进入恢复期，预后较好。在做好一般护理的基础上，要根据各证候的病机特点重视辨证施护。但有少数中经络重症，可在3～7天内恶化，不仅偏瘫加重，甚至出现神志不清而成中脏腑之证。中脏腑者神志一直昏迷，一般预后不佳。中脏腑之闭证，经抢救治疗而神志转清，预后较好。如由闭证转为脱证，是病情恶化之象，尤其在出现呃逆、抽搐、戴阳、呕血、便血、四肢厥逆等变证时，预后更为恶劣。中风后遗症多属本虚标实，往往恢复较慢且难于完全恢复。若偏瘫肢体由松弛转为拘挛，伴舌强语謇，或时时抽搐，甚或神志失常，多属正气虚乏，邪气日盛，病势转重。若时有头痛、眩晕、肢体麻木，则有复中的危险，应注意预防。

五、用药禁忌

中风虽有风邪，但非六淫之风，而多是内生虚风。故方药应禁发散解表之品，如麻黄、羌活、独活、防风、荆芥、苏叶、细辛、白芷、桂枝、葱白等，因其辛燥助阳，再耗阴液，有使病情恶化之弊。

第二章 西医对中风病的认识

第一节 中风病的危险因素

中风病类似于西医的脑卒中，短暂性脑缺血发作类似于中医的中风先兆。脑卒中可分为缺血性脑卒中和出血性脑卒中，前者包括脑血栓形成和脑栓塞，后者包括脑出血和蛛网膜下腔出血，其他脑血管疾病具有类似症状者也可纳入中医中风病的范畴。中风病常见的危险因素有以下几种。

一、高血压

高血压是目前公认的引起中风的首要危险因素，且血压的高低和高血压持续的时间与中风的发生率成正比关系。如果高血压长期得不到控制，将大大增加中风的发生机会，即使无明显症状的高血压病患者亦是如此。

二、心脏病

许多心脏病包括冠心病、心房纤颤、心功能不全等都是中风的危险因素。积极预防和治疗这些心脏病，无疑可以降低中风的发生率。现在最常见的治疗方法包括口服小剂量阿司匹林和抗凝疗法，都证明可以有效地预防中风的发生。

三、糖尿病

糖尿病是最常见的内分泌疾病，也确认为中风的危险因素。糖尿病不仅可以诱导和加速动脉粥样硬化，还可通过多个途径使血栓、栓塞的危险性增加。

四、颈动脉疾病

动脉粥样硬化影响到颈动脉系统，可以造成颈动脉管腔狭窄，也容易引起微栓子脱落而导致中风。现在医疗技术应用多普勒超声检查能很准确地发现早期颈动脉狭窄和动脉粥样硬化斑块。如狭窄超过了管腔的50%，则应该早日外科治疗，对预防中风是很必要的。

五、高脂血症

血液胆固醇、甘油三酯、低密度脂蛋白的增高和高密度脂蛋白的减少将促进胆固醇的沉积，形成动脉硬化，并增加血液黏度。故降低血脂是中风防治的重要一环。

六、饮食与肥胖

高脂肪、高盐、低钙饮食对脑血管是不利的。食用过多胆固醇和脂肪酸饮食将造成高脂血症，促进动脉硬化的形成。高盐饮食能导致高血压是比较明确的。近年来，人们已开始认识到，低钙饮食不但会造成骨质疏松的发生，还与高血压、动脉硬化的发生有密切关系。

七、吸烟与饮酒

烟草中的成分尼古丁可导致高血压、血液黏度增加，并使动脉硬化程度加重。饮酒则可引起高血压、高凝状态、心律不齐，这些情况对中风而言都是危险因素。所以还是少饮酒或不饮酒为宜。

八、脑血管的先天性异常

脑血管的先天性异常会引发一些脑出血、蛛网膜下腔出血等症状，脑血管的先天性异常一般包括脑动脉瘤、脑血管畸形等。多发性小动脉瘤可以多次反复破裂出血。

九、其他因素

高同型半胱氨酸血症与卒中发病有关，其血浆浓度随年龄增大而升高。代谢综合征及服用避孕药也可能增添卒中的发生率。

第二节　西医对中风病的一般治疗

一、短暂性脑缺血性发作的治疗

短暂性脑缺血发作（TIA）是由于局部脑或视网膜缺血引起的短暂性神经功能缺损，临床症状一般不超过1小时，最长不超过24小时，且无病灶证据。症状发作后，患者不遗留持续的神经功能缺损。在临床上，绝大多数TIA患者会前往医院就诊，TIA患者在短期内发生卒中的风险明显升高，因此，基于患者的临床表现，提供恰当的诊断和管理策略，是改善患者预后的重要基础。

TIA最重要的治疗目标便是卒中的预防，因此，TIA的治疗需要优化脑血流量，同时注意识别和治疗潜在的风险。当患者的病情稳定下来后，便应针对潜在的病因进行具体干预。为了降低卒中的发病率，主要的治疗措施包括抗血小板治疗、抗凝治疗，以及手术或介入治疗动脉狭窄。

1. 抗凝治疗

对于非瓣膜病性房颤患者，"美国 ASA 卒中指南"建议在 TIA 事件发生 14 天内启动抗凝治疗。对于抗凝治疗存在禁忌的患者，建议使用乙酰水杨酸加氯吡格雷。TIA 患者的颅内出血风险较低，因此与卒中不同，面对 TIA 患者，更倾向于在诊断后早期接受治疗。

2. 抗血小板治疗

推荐在所有非心源性 TIA 患者中使用抗血小板治疗。阿司匹林、阿司匹林加双嘧达莫、氯吡格雷、西洛他唑是我国指南推荐用于急性缺血性卒中和 TIA 二级预防的几种药物。

3. 颈动脉内膜切除术和颈动脉支架

对于颈动脉狭窄达 50%～90% 的患者，可考虑颈动脉内膜切除术。理想情况下，手术应在诊断后 2 周内进行，并且推荐使用他汀类药物和抗高血压治疗。

但是，颈动脉支架和颈动脉内膜切除术的优劣一直是研究的重点。有学者对一系列研究结果进行了回顾，认为对于高龄患者，与内膜切除术相比，血管内治疗与围术期卒中或死亡风险增加有关，而在 70 岁以下患者两种操作差别不大。

4. 危险因素的治疗

首先应当进行评估的是患者的血压。对于所有血压大于 140/90mmHg 的患者，推荐采用抗高血压治疗，以将血压降至该数值以下。虽然指南并没有明确推荐降压的速度，不过对于 TIA 患者，考虑使用口服药缓慢降压为佳。

对于低密度脂蛋白胆固醇（LDL-C）水平升高的患者，推荐强化他汀类药物治疗以降低卒中风险。即使患者的 LDL-C 水平正常，虽然目前尚缺乏证据，但指南仍然推荐强化他汀类药物治疗。

此外，还应对患者的糖尿病、肥胖、营养、吸烟饮酒情况和运动情况进行评估。

二、缺血性脑卒中的治疗

缺血性脑卒中是威胁中国居民健康的主要疾病，约占各种脑卒中病例的 80%，具有高致死率、高致残率、高复发率的特点，给全社会带来了巨大的负担，防治任务十分艰巨。脑部神经细胞对缺血、缺氧高度不耐受，所以迅速有效的干预是改善缺血性脑卒中患者预后的关键环节。

缺血性脑卒中的治疗原则是缓解或抑制神经细胞的凋亡、细胞间水肿压迫，改善出现的神经功能缺失、干预治疗和危险因素评估以及预防疾病的复发。目前药物应用、脑血管介入和颅内外手术等治疗手段已取得良好的疗效。在发病不同时期采取相应对症治疗措施，既要整体治疗，也要注重个体治疗。

1. 改善脑血循环

（1）溶栓治疗：首先应对具备静脉和动脉溶栓的适应证以及排除禁忌证者，经严格筛选后可在有条件的医院行动脉溶栓或血管内机械取栓术。临床医生应在溶栓实施治疗前与患者及家属充分沟通，向其告知溶栓治疗需要承担的风险与可能的临床获益。

（2）抗凝治疗：抗凝治疗主要包括肝素针、低分子肝素针和华法林等。其应用指征及注意事项如下：多数不举荐急性缺血性脑卒中患者无选择进行早期抗凝治疗。特殊患者（如动脉瘤、卵圆孔未闭伴深静脉血栓形成或房间隔瘤等）的抗凝治疗，应在评估风险与效益后慎重选择。溶栓后还需抗凝的患者，应在24h后再使用抗凝制剂。无抗凝禁忌的动脉夹层患者发生缺血性脑血管病或者TIA后，首选肝素针静脉应用；随后可改为口服华法林（INR 2.0～3.0），使用3～6个月后动脉夹层仍存在，需改为抗血小板类药物长期治疗。抗凝治疗期间应监测凝血时间和凝血酶原时间，密切观察患者皮肤、黏膜是否有瘀斑或出血以及血尿、血便等，一旦发现应立即停药，须备有维生素K、硫酸鱼精蛋白等拮抗药。

（3）抗血小板聚集治疗：抗血小板药物治疗对于急性脑梗死二级预防及治疗非常重要。急性期脑梗死（发病6h后至2周内，进展性脑卒中稍长）的抗血小板聚集推荐意见：①不适合溶栓的缺血性脑卒中患者尽早给予拜阿司匹林100mg～300mg/日服用。急性期后拜阿司匹林可改为预防剂量50mg～100mg/日。②经溶栓治疗者，拜阿司匹林等抗血小板药物应不低于24h后使用。③拜阿司匹林不耐受者，可选用氯吡格雷等。对于近期有急性冠状动脉疾病或行支架成形术后患者，推荐氯吡格雷和拜阿司匹林联合应用，早期使用可使患者的致残率、死亡率及复发率降低。

（4）降纤治疗：降血浆纤维蛋白原治疗也是急性缺血性脑卒中常用的治疗方法。如巴曲酶（东菱克栓酶）、降纤酶等药物。

（5）血液稀释疗法：经多中心、大规模的研究结果证实，该疗法疗效不确定，不宜推广。

2. 脑细胞保护性治疗

这主要是针对缺血性级联反应的各种途径进行有针对性的治疗。虽然许多神经保护药物在缺血性脑卒中的动物模型中证实有效，但目前为止，还没有一种药物在临床试验中被证实有保护作用。例如钙通道阻滞剂、自由基清除剂、胞磷胆碱等。

3. 外科治疗

脑内大动脉梗塞或小脑梗塞后出现脑疝，发病迅速、病情危险、危及生命者宜行外科减压术治疗。

4. 血管内介入性治疗

血管内治疗能直接在血栓局部进行干预，理论上能更加快速、有效地开通闭塞血管。

5. 康复训练

早期开始对患者强调规范化康复治疗，包括认知、语言和肢体训练。合适的康复训练方法对患者具有独特的辅助地位。

三、出血性脑卒中的治疗

出血性脑卒中起病急骤、病情凶险、死亡率非常高，是急性脑血管病中最严重的一种，中老年人是脑出血发生的主要人群。相比较而言，脑出血一般起病较急，发病时间只有数分钟或数小时，应及时到医院争分夺秒地进行治疗，控制疾病发展，避免出现严重后果。

1. 内科治疗

（1）一般处理。

首先，保持安静、绝对卧床，应在当地进行抢救，不宜长途运送及过多搬动，以免加重出血。其次，保持呼吸道通畅，随时吸除口腔分泌物或呕吐物。

（2）控制脑水肿，降低颅内压。降低颅内压和控制脑水肿以防止脑疝形成。

（3）控制高血压。降低增高的血压是防止进一步出血的重要措施，但不宜将血压降得过低，以防供血不足。一般以维持在 150mmHg～160mmHg/90mmHg～100mmHg 为宜。

（4）止血药和凝血药。对脑出血并无效果，但如合并消化道出血或有凝血障碍时，仍可使用。

（5）预防及治疗并发症。

重症病人应特别加强基础护理，定时轻轻更换体位，注意皮肤的干燥清洁，预防褥疮、肺部感染和上消化道出血，瘫痪肢应注意保持于功能位置，按摩及被动运动，以防关节挛缩。

第一，肺部感染是脑出血者的主要并发症之一和主要死亡原因之一。脑出血后 3～5 天内，昏迷患者常合并肺部感染。

第二，上消化道出血是脑血管病的严重并发症之一，即应激性溃疡。脑出血合并上消化道出血以混合型和内囊内侧型出血居多。

第三，褥疮主要是躯体长期不变动体位，而致局部皮肤及组织受到压迫时间过长而发生缺血、坏死的一系列表现。脑血管病患者，由于高龄患者较多，肢体瘫痪，长期卧床，活动不便，容易对于骨隆起等部位压迫，使局部组织缺血及缺氧。

第四，高血压脑出血手术后常见的并发症：肺部感染、再出血、消化道应激性溃疡、肾功能衰竭和多脏器功能衰竭（MOF）等。

2. 手术治疗

脑出血除药物治疗外，部分病例可考虑手术治疗。

关于手术治疗的指征，目前尚无统一的标准。总的来说，如以出血量来选择治疗原则为：壳核出血大于 30mL、丘脑出血大于 14mL、小脑半球出血大于 15mL、小脑蚓部出血大于 6mL，应行手术治疗；如以 CT 的出血范围来选择治疗原则为：壳核出血发展到内囊后肢破入或不破入脑室，壳核出血发展到内囊的前后肢；丘脑出血量大于 15mL，累及丘脑或丘脑下部，破入或不破入脑室均应考虑手术治疗；如按意识障碍的程度及临床症状的轻重来选择：病人处于昏睡、浅昏迷但无脑疝或脑疝早期、意识状态呈进行性加重，内科治疗无好转，应考虑手术；病人处于深昏迷、濒死状态、呼吸骤停、双侧瞳孔散大，有这种情况之一者应暂缓手术。高血压脑出血的手术方法应根据病人的出血量、出血部位、手术距离出血的时间、病人的年龄和全身情况以及手术者的经验来决定，个体化的原则同样适用于脑出血，对每个病人都要具体分析，全面考虑，做出决策。

常用清除血肿的手术方法有以下几种。

（1）神经内窥镜治疗技术是在颅骨上钻一个小孔，送入颅内窥镜，直达血肿部位。在电子监视设备的引导下，利用导管上的通道，一边在出血点直接给药止血，一边清理吸出残留的凝血块。该手术具有手术时间短、创伤小等优点，避免了开颅手术对脑组织大量暴露、切开、牵拉等可能带来的后遗症，有助于病人的迅速康复。

（2）高血压脑出血微创置管引流术在对脑出血部位准确定位后，只在病人的颅骨上开一个 2.5cm×2.5cm 小孔或直接微创定向锥颅建立进入颅内血肿靶点通道，并由此在出血部位置入一根软的硅胶管吸引血肿，术后反复注入纤溶药物，将血凝块溶解，由置入的硅胶管流出。比保守治疗脑内血肿时间明显缩短，有助于病人康复。

（3）开颅血肿清除术是传统术式，但对血肿很大或已出现脑疝的危重病人，开颅在直视下彻底清除血肿、止血，并行减压术仍是最佳手术方法，近年来显微外科技术的应用可使手术更为安全精细。

（4）立体定向抽吸术采用立体定向技术，将导管精确置入血肿腔内，用血肿碎化器将血肿打碎后冲洗吸出，残余血肿经留置在血肿腔内的导管注入溶栓药物，将血块溶解后排出。

四、蛛网膜下腔出血的治疗

蛛网膜下腔出血（SAH）是出血性脑血管病的一个类型，分原发性和继发性两种。原发性蛛网膜下腔出血是由于脑表面和脑底的血管破裂出血，血液直接流入蛛网膜下腔所致，又称自发性 SAH。脑实质或脑室出血、外伤性硬膜下或硬膜外出血流入蛛网膜下腔为继发性 SAH。原发性蛛网膜下腔出血最常见的病因是先天性颅内动脉瘤和血管畸形。临床上以起病急骤，剧烈头痛，多为撕裂样或剧烈胀痛，频繁呕吐，脑膜刺激征阳性为主要临床特征。部分患者有烦躁不安、谵妄、幻觉等精神症状，或伴有抽搐及昏迷等，一般不引起肢体瘫痪。蛛网膜下腔出血是神经科最常见的急症之一，发病率占急性脑血管病的 6%～10%。此处重点论述原发性蛛网膜下腔出血。

1. 内科治疗

（1）一般处理：SAH 病人应住院监护治疗，绝对卧床休息 4～6 周，床头抬高 15°～20°，保持安静、舒适和暗光。避免引起血压及颅压增高的诱因，如用力排便、咳嗽、喷嚏和情绪激动等，以免发生动脉瘤再破裂。由于高血压患者死亡风险增加，需审慎降压至 160/100mmHg，通常卧床休息和轻度镇静即可。头痛时可用止痛药，保持便通可用缓泻剂。适量给予生理盐水保证正常血容量和足够脑灌注。避免使用损伤血小板功能的药物，如阿司匹林。

（2）SAH 引起颅内压升高，可用 20% 甘露醇、呋塞米（速尿）和人血白蛋白（白蛋白）等脱水降颅压治疗。颅内高压征象明显有脑疝形成趋势者可行颞下减压术和脑室引流，以挽救病人的生命。

（3）预防再出血：抗纤溶药可抑制纤溶酶形成，推迟血块溶解和防止再出血。

（4）预防性应用钙通道拮抗药：尼莫地平口服或缓慢静脉滴注，可减少动脉瘤破裂后迟发性血管痉挛导致缺血合并症。用去氧肾上腺素（苯肾上腺素）或多巴胺使血压升高可治疗血管痉挛，确定动脉瘤手术治疗后用此方法较安全。

（5）放脑脊液疗法：腰穿缓慢放出血性脑脊液，每次10mL～20mL，每周2次，可减少迟发性血管痉挛、正常颅压脑积水的发生率，降低颅内压，应注意诱发脑疝、颅内感染和再出血的风险，严格掌握适应证，并密切观察。

2. 手术治疗

手术治疗是根除病因、防止复发的有效方法。

（1）动脉瘤：破裂动脉瘤最终手术治疗常用动脉瘤颈夹闭术、动脉瘤切除术等。患者意识状态与预后密切相关，临床采用Hunt和Hess分级法对确定手术时机和判定预后有益。完全清醒（Hunt分数Ⅰ、Ⅱ级）或轻度意识模糊（Ⅲ级）患者手术能改善临床转归，昏睡（Ⅳ级）或昏迷（Ⅴ级）患者似乎不能获益。医学界关于手术最适时机选择仍有争议，目前证据支持早期（出血后2天）手术，可缩短再出血风险期，并允许用扩容及升压药治疗血管痉挛。未破裂动脉瘤治疗应体现个体化治疗，年轻的、有动脉瘤破裂家族史和低手术风险患者适宜手术，无症状性动脉瘤患者适合保守治疗。

另有血管内介入治疗，采用超选择导管技术、可脱性球囊或铂金微弹簧圈栓塞术治疗动脉瘤。

（2）动静脉畸形：全切除是最合理的，也可采用供血动脉结扎术、血管内介入栓塞或γ刀治疗等。由于动静脉畸形早期再出血风险远低于动脉瘤，手术可择期进行。

第三章　中医药治疗中风病的优势与特点

第一节　中医药治疗中风病的优势

中医学对中风病的认识源远流长，在治疗中风方面有着自己独特而丰富的方法，优势颇多。国医大师张学文教授根据多年临床经验，认识中医治疗中风有以下内在优势，合理地采用中医药之法来降低致死率、致残率，提高患者的生存质量。

一、方法优势

张学文教授认为，其一，根据传统医学理论，运用中医辨证论治原理，采取"三因制宜"的基本原则，因人而异的灵活采用中医中药法进行内服性治疗，具有贴合病情且无毒副作用之优势。其二，按照中医经络理论，根据脑中风患者的经络气血异常变化情况而准确选用相应的经穴进行穴位、经络治疗，具有简便易行、疗效迅速及安全性高的优点。其三，依据中医"内病外治"学说，采用中药外敷外洗法局部用药，配合治疗脑中风及其后遗症，具有直达病所、无毒副作用的优势。其四，根据"多位一体"治疗包括脑中风在内的基本理念，将中医药内治、外治、针灸、按摩、功能锻炼有机地结合起来，从而达到缩短疗程、提高疗效的目的。

二、辨证学优势

辨证论治是中医治疗学的精华所在。张学文教授认为，脑为人体脏腑器官中最为贵重之器，脑中风的出现，实乃大脑功能全面受损的标志，其病机涉及气、血、痰、火、风、虚六端，极其复杂，相互交织，变化难测。面对如此复杂的情形，中医学在辨证论治方面有着自己独特而丰富的方法，其妙在辨、其要在证，并根据这六个主要病机提出辨证要点。

1. 辨气重在辨闭证、辨脱证

大凡闭证者，常见突然昏倒、不省人事、牙关紧闭、口噤不开、两手握固、大小便闭，脉多有力；大凡脱证者，多见突然仆倒、目合口张、手撒肢冷、二便自遗，脉微欲绝等。若病情严重，则闭证脱证并见，病势危重。对其治疗，或开闭，或固脱，不可反用。

2. 辨血证重在辨血瘀、辨血虚

凡是血瘀引起的脑中风患者，除其主症之外，尚可表现为面色青紫、爪甲不荣、舌质紫暗、舌下瘀斑或脉络怒张、脉沉涩等脉症；而由于血虚所致的脑中风，则与之不同，多表现为面色苍白、头晕目眩、心慌心悸、舌质淡白、脉沉细微等。瘀当化，虚宜补，自可收功。

3. 辨痰证重在辨有形或无形之痰

中医所指的痰，有有形与无形之别。有形之痰多在肺部，以咳喘为主症；而无形之痰则可随气流行全身，无处不到，且最易与气、瘀、火、毒交结为患，其基本特征为突然昏仆、神识痴呆、舌多胖大、苔腻脉滑。

4. 辨火证重在辨肝火、辨心火

中医有谓"气有余便是火""火性炎上""毒由火生"，凡因七情过激、郁闷烦怒者，多为肝火亢奋；凡伴见面红耳赤、坐卧不安、烦躁易怒、口渴喜冷饮者，多为心火亢盛。

5. 辨风证重在区分内风与外风

"中风"之病，就其本意而言，是指外风，但目前所讲的"风"，一般指内风而言。具体而言，内风又可分为热极生风、火旺动风、肝阳化风、阴虚风动等不同类型。凡此等等，皆可依据其兼夹表现而确定其不同证型。在辨明了内风的不同类型之后，方可因证立法、以法选方、依方用药，灵活化裁，立可见功。

6. 辨虚证重在辨气虚、辨阴虚

大凡以气虚为主者，多伴见疲倦乏力，面色㿠白，头晕目呆，舌淡苔白，脉沉细弱；而以阴虚为主者，多伴见腰膝疲软，精神委顿，五心烦热，舌多瘦红，脉多细数。治之大法，气虚者宜大补元气，佐以活血易益气活血法；阴虚者当填补真阴，佐以潜阳，易滋阴填阳。

三、方药优势

与现代医学比较而言，祖国医学中医治疗中风，在整体观念和辨证论治思想指导下，积累了众多的验方效方，从孙思邈治疗急性中风的大小续命汤到王清任治疗中风后遗症期的补阳还五汤，都确有良效，张学文教授认为，充分发挥不同中药方剂和特效中药的互补作用，有利于中风患者的顺利康复。

第二节　重视中风病的预防

中医"治未病"的思想源远流长，中风病的防治可遵循"未病先防，既病防变，已病防复"的原则，这与现代医学的三级预防理论不谋而合。

一、饮食预防：戒烟限酒，清淡饮食

中风病患者发病前多有长期烟酒史，或饮食多肥甘厚味，辛香炙烤。清代医家顾松园在《顾氏医镜》中有言："烟为辛热之魁，酒为湿热之最。"肥甘厚味、辛香炙烤的食物同样会造成体质的病态改变，久而久之生痰、湿、热，造成血液成分和血流动力学改变，为中风的发生埋下隐患。此外，饮食还应该咸甜适中，过食咸则伤肾，此为高血压之危险因素。过食甜则会内生湿热，易患消渴，而消渴日久常会继发中风。

二、情志调节：提高修养，控制情绪

中医自古以来很重视精神调摄，当代社会生活节奏快、压力大、七情过极均可致病。《素问·举痛论篇》说："怒则气上，喜则气缓，思则气结等"。暴怒、忧思、长期精神过度紧张等均为其致病因素。情绪应激是脑血管病的危险因素，甚至诱发因素，应当引起我们的足够重视。

三、劳逸结合：适当运动，避免过劳

《素问·宣明五气》曰："久视伤血，久卧伤气，久坐伤肉，久立伤骨，久行伤筋。"人体需要适当的运动方能拥有一个较为健康的体魄，长期少运动或不运动，则导致气血运行不畅，体质下降，易生肥胖等症，肥胖症是中风的独立危险因素之一；"阳气者，烦劳则张""劳则伤气"。气虚血不行，日久则形成脑血管阻塞，发为中风。此外，如果劳欲过度，则导致机体阴阳失调，气机逆乱，发为中风。

四、重视先兆症状

中老年人经常出现一过性头晕、肢体麻木的，则属于中风先兆，应引起高度重视，及早诊治，以防发生中风。中医自古以来诸多医家均提到中风先兆，如朱丹溪提出"眩晕者，中风之渐也"，罗天益又说"凡人初觉大指、次指麻木不仁或不用者，三年内有中风之疾也"。这些症状说明患者已经有肝阳上亢、肝风内动或气虚血瘀等证候，此时可以用中药或针灸干预治疗。西医认为患者出现先兆症状之前往往已经患有一些基础疾病，如糖尿病、高血压、血脂异常等，出现这些症状常常说明基础病控制欠佳，此时要格外注意加强基础病治疗，改变不良生活习惯，防止中风的发生。

五、已病防复

一般人大病之后，大多虚弱，气血、阴阳皆虚，稍有不慎，就会导致疾病复发或新病产生。中风有明显的复发倾向，且复发时病情往往较重，故对已有中风病史的患者，仍要加强预防调摄，以防为主。清代沈金鳌《杂病源流犀烛·中风源流》曰："若风病既愈，而根株未能悉拔，隔一二年，或数年，必再发，发则必加重，或至丧命，故平时宜预防之，第一防房劳，暴怒郁结，调气血，养精神，又常服药以维持之，庶平可安。"

在临床中，中风患者急性期经住院治疗后大都留有或轻或重的后遗症，且有气血衰少、津液亏虚、脾肾不足、血瘀痰阻等病理特点，应该采取综合措施，恢复机体功能，提高生活质量，力求不复中。在已病防复的阶段，中医中药是很好的治疗方法。

第三节　因人而异选用中成药

中成药是以中药材为原料，在中医辨证论治的理论指导下，按照组方原则和工艺标准制成的药剂。中成药因服用简单、携带方便、疗效确切，日益受到患者的喜爱。合理使用中成药对在防病治病中发挥其独特疗效有重要意义。但是，中成药与西药不同，不能只是辨病使用，而是在中医理论指导下因人而异。经常有一些患者，听见别的病人使用某种中成药治疗中风效果好就盲目使用，结果服药后非但没有效果，还出现副作用，其原因主要就是没有辨证使用。

一、辨证选药

可以用于治疗中风病的中成药有很多，但使用时必须依据中医药理论辨证论治，辨认、分析疾病的证候，针对证候确定具体治法，选定适宜的中成药。中风患者有血瘀、气虚、痰湿等证型的不同，要根据辨证选取中成药。例如，很多患者认为安宫牛黄丸是治疗中风的特效药，一出现中风症状，首先服用安宫牛黄丸。但是，中医最大的特点是讲究辨证论治，对于合并高热、神昏、口臭、舌苔黄腻、大便不通等热象实证明显的中风患者最为适用，但若对于四肢厥冷、面色苍白、二便失禁的虚证患者反而适得其反，不仅起不到治疗的效果，甚至会起到伤害机体正气的相反作用。

二、根据病情、病因及个体差异选用适宜的剂型

中成药剂型很多，常用的有丸、散、膏、丹、片剂、冲剂、口服液及注射剂等，选择合适的中成药，才能发挥更大的作用。一般情况下，急重症适宜选注射液，吸收迅速、作用快。轻、慢性病患者宜选择丸、片剂型，其吸收缓慢而作用持久。膏剂以滋补为主，其作用缓慢，适用于体虚久病者。对于不同病因的中风，脑出血急性期和恢复早期不宜使用活血化瘀注射剂，而应选用具有清热醒脑开窍作用的注射液，后遗症期可适当选用具有养血活血作用的中药注射剂。而对于脑梗死，由于瘀证贯穿始终，因此可全程使用活血化瘀注射剂，但应注意辨证用药。还应根据患者的体质，辨别其寒、热、虚、实的不同，根据寒者热之、热者寒之、虚者补之、实者泻之的原则，即寒性体质用热性药、热性体质用寒性药、虚弱体质用补药、壮实者用清泻药。这就要既了解病人的病情、体质，又要知道每种中成药的药性，如此药与病相符，才能取得好的疗效。否则，不但无效还会出现诸如上火、腹泻、头晕、腹胀、不欲食、怕冷、加重瘫肢水肿等副作用。

第四节 重视针灸对中风病的治疗

针灸作为中医学的重要组成部分，在几千年的发展历史中积累了丰富的治疗中风病的经验。长期的理论与实践表明，针灸治疗对本病有较好的疗效，且副作用小、见效快。

中风的产生不论脑出血还是脑梗塞，虽然病因、病机各不相同，但通过针灸可促其醒脑开窍、瘀通血畅、扶正祛邪、疏经通络。部分西医对中风急性期，特别是出血性中风急性期使用针灸存在一定疑虑，但中医一般认为，急性期的针灸治疗宜早勿迟，但选穴宜少勿多，刺激量以中和为度，针灸术式宜辨证施法。

针灸对中风恢复期的效果非常肯定。一些病人发病时病情并不是很重，但在病后特别是在恢复期仅用药物治疗，虽然急性发作的病情被控制，但机体功能恢复差，丧失了中医针灸治疗的最佳时机，最终伴有终生的后遗症，余生生活质量极差，非常可惜。

实践证明，针灸适用于中风病各期，是目前疗效肯定、较为理想的治疗方式。中风病患者和家属无论在急性期、恢复期和后遗症期，切不可忽略中医针灸这一重要手段。

第五节 扬长避短、中西医结合治疗中风病

一、优势

中医注重疾病的整体调治、非药物治疗和日常保健，在中风病的防治方面显示出独特的学术优势。

1. 强调整体观念和辨证论治

中医学认为，人是一个有机的整体，中风的发生是机体正气与邪气相互作用、失去平衡的结果，中医治疗中风是在重视整体观的前提下辨证论治。由于发病时间、地点，以及患者机体的反应性不同，或处于不同的发展阶段，所以表现的证候也不同，因而治法也不一样，针对不同证候，分别给予个体化的干预措施。辨证论治使用药物更具针对性，有助于提高临床疗效。这是中医的特色和优势，也是中医干预中风取得疗效的关键。

2. 具有丰富多样的调治手段

中医治疗中风，除药物治疗外，还有针灸、按摩、拔罐、熏洗、热熨、敷贴，以及饮食调理、情志调节、运动锻炼、起居调摄等调治方法，在重视药物治疗的同时，采取综合性的措施，配合以针灸、按摩、拔罐、熏洗、热敷等调治方法进行治疗调养，以发挥综合治疗的优势，能有效改善或消除中风患者的各种症状，促进各项功能的恢复，减

少并发症的发生，提高患者的生活质量。

3. 独具特色的食疗药膳

根据"药食同源"理论选用饮食药膳调治疾病是中医的一大特色，也是中医调治中风的优势之一。很多食物不仅营养丰富，而且也具有一定的药用功效，根据辨证结果的不同选择食用这些食物，既可起到食物的作用，又可发挥药物的功效。选用适宜的食物配合以药物或药食两用之品制成的药膳，具有调和阴阳气血、调整脏腑功能的良好作用，依据其功效调治中风，其效果显著。

二、不足

中医治疗中风虽有诸多优势，尤其是对缺血性中风和恢复期、后遗症期的中风患者有较大的优势，但也有其不足。

1. 对危重患者缺少抢救手段

中医擅长慢性病而缺少应对急重症治疗手段，如对大面积的脑梗塞、大量的脑出血缺少抢救手段，而西医的溶栓、介入、手术等方式，往往会有较好的效果，所以中风急性期的治疗通常还是以西医为主，中医处于从属的地位。因此，治疗上各取其所长，采用中西医结合的方法，是治疗中风最有效的手段，也是其发展趋势。

2. 缺少系统的康复手段

中医对中风的康复虽然手段多样，但是还是以针灸为主，康复治疗体系不健全、康复治疗方法不规范、普及程度差。针灸医学的治疗手段与康复医学对中风病的治疗不但有极强的互补性，而且两者在中风治疗适应证上还有很多相同的疾病谱，在治疗上有相同的切入时机。所以，针灸结合现代康复医学训练治疗脑卒中，两种不同理论的治疗方法能够有效地结合在一起，发挥协同作用，可以作为一种新的综合康复方法，对防治中风病有明显的优势和良好的发展前景。

第四章　名家学术思想、治疗经验

第一节　中风先兆的名家学术思想、治疗经验

一、邱保国研究员论治中风先兆的经验[①]

邱保国教授是第三批全国名老中医药专家，从事临床工作40余年。邱保国教授在治疗中风病方面有其独到之处，对中风病强调早诊断、早治疗，认为中风病要善于认识中风先兆，抓住先兆早期治疗是降低中风发病率和提高治愈率的关键。现将邱保国教授论治中风先兆的经验简介如下。

1. 增强中风病先兆意识，早诊断早治疗

中风多见猝倒，但细察病情，绝大多数病人均有先兆症状。邱保国教授强调，中风病人多患有高血压病、糖尿病、高黏滞血症。《中风斠诠》谓："其人中虚已久，则必有先机。"元代罗天益提到："凡大指、次指麻木或不用者，三年内有中风之患。"中风发病时常有前驱症状或先兆症状，中年以上的人，时发眩晕、舌硬、唇麻、肢端麻木、肉䐃，一时性言语不清，特别表现在一侧肢体的乏力、麻木。清代王清任在《医林改错》中列举了30多个中风先兆症状，观察细微、全面，堪称一绝，很值得现代临床医生借鉴。现录如下：

> 元气既亏之后，未得半身不遂以前，有虚症可查乎？余生平治之最多，知之最悉。每治此症，愈后问及未病以前之形状，有云偶而一阵头晕者，有头无故一阵发沉者，有耳内无故一阵风响者，有耳内无故一阵蝉鸣者，有下眼皮常跳动者，有一只眼渐渐小者，有无故一阵眼睛发直者，有眼前常见旋风者，有常向鼻中攒冷气者，有上嘴唇一阵跳动者，有上下嘴唇相凑发紧者，有睡卧口流涎沫者，有平素聪明忽然无记性者，有忽然说话少头无尾、语无伦次者，有无故一阵气喘者，有一手常战者，有两手常战者，有手无名指每日有一时屈而不伸者，有手大指无故自动者，有胳膊无故发麻者，有腿无故发麻者，有肌肉无故跳动者，有手指甲缝一阵阵出冷气者，有脚指甲缝一阵阵出冷气者，有两腿膝缝出冷气者，有脚孤拐骨一阵发软、向外棱倒者，有腿无故抽筋者，有脚指无故抽筋者，有行走两腿如拌蒜者，有

[①] 韩伟锋：《邱保国研究员论治中风先兆的经验》，载《中医研究》2006年第4期，第50–52页。

心口一阵气堵者，有心口一阵发空、气不接者，有心口一阵发忙者，有头项无故一阵发直者，有睡卧自觉身子沉者，皆是元气渐亏之症。因不痛不痒，无寒无热，无碍饮食起居，人最易于疏忽。

王清任给中风先兆进行了十分全面的阐述，并充分认识到中风先兆在防治中风中的重要性，为后世医家加强对中风先兆的认识，及时作出诊断，进行早治疗，以遏制疾病发展有重要意义。

2. 审视病机，强调气血逆乱和血瘀的致病作用

中风病的发病唐宋以前从外风学说的"风邪入中"立论，唐宋之后从内风论治，尤以金元时期为最：张元素的"热"，刘河间的"心火"，李东垣的"正虚"，朱丹溪的"痰热"。元代王履提出"真中风"和"类中风"对中风进行创见性的分类，直到明代张景岳正式提出中风与外来风邪无关，倡导"非风"之说。邱保国教授认为，中风先兆的发生病机应强调两点：①阴阳失调，肝阳化风，气血逆乱，直冲犯脑；②血瘀阻滞或痰瘀阻滞，气血失于流畅，筋脉失养，血瘀或痰瘀滞于脑窍而致病。临床中可见高血压病患者常由于肝阳化风、气血并逆，直冲头脑，常致脑血管痉挛，而致中风先兆；糖尿病高脂血症和高黏滞血症患者，脉络受阻，滞留早期而发生先兆症状。前者如不能遏制发展可突发出血性中风，后者可形成缺血性中风，或气血并逆与血瘀脉络受阻病机并存，临床上可表现脑血管痉挛与血瘀证症状。邱保国教授谈到，现代疾病谱发生变化，心脑血管病为现代发病率和死亡率第一位疾病。临床上多见缺血性中风，其致病原因主要为膏粱厚味、饮食不节、嗜烟酒、缺少户外运动、高度紧张性生活、肥胖等。这些是造成阴阳失调、肝阳上亢、气血逆乱及血瘀状态的主要因素。在中风先兆治疗上应识别其病机和证型，抓住主要证候，对证进行治疗。

3. 治宜审证求因，从本辨证

邱保国教授依据中风病先兆的发病原因和病机，将临证分为阳亢动风、痰湿壅阻和气虚脉阻3种类型，分别予镇肝息风、育阴潜阳，化痰通络、活血化瘀，益气活血、化瘀通络进行辨证治疗。

（1）镇肝息风，育阴潜阳法。

主症：常有眩晕头痛或目眩，一过性肢体麻木或偏侧肢体乏力，舌强言謇，举而无力，心烦，易怒，舌质红，苔少，脉弦。

方药：天麻、钩藤、生石决明、桑寄生、全蝎、珍珠母、川牛膝、天竺黄、石菖蒲、川芎、赤芍、桃仁、当归、白芍、牡丹皮。本方重用石决明、珍珠母、川牛膝平肝息风，引血下行；天麻、全虫息风解痉；天竺黄、石菖蒲化痰热；白芍、牡丹皮养阴凉血；川芎、赤芍、桃仁、当归活血化瘀，通经活络。

（2）化痰通络，活血化瘀法。

主症：患者体胖有头痛眩晕，偏身麻木，一时性口角流涎或言语謇涩，伴头沉头胀，胸腹痞满，纳呆多痰，手足发胀，舌体胖大，苔白腻，脉弦滑。

方药：半夏、制南星、瓜蒌、茯苓、竹茹、石菖蒲、橘红、地龙、桃仁、川芎、丹参、桃仁。本方以涤痰汤为基础方加减，注意用活血通络药物。

（3）益气养血，化瘀通络法。

主症：有头痛眩晕，肢软无力，面色萎黄，一过性肢麻，言语謇涩，伴疲乏无力，少气懒言，或血压偏低，舌质淡紫或瘀斑，脉涩或细弱。

方药：黄芪、党参、赤芍、川芎、当归尾、地龙、红花、全蝎、川牛膝、桑枝、石菖蒲、远志。本方以补阳还五汤加减，加重祛瘀养血通络药当归尾、红花、川芎、赤芍的应用。如肢冷、阳失温煦加桂枝温通经脉，血虚重加首乌藤、鸡血藤、枸杞子以补其血，唇或肢麻重加僵蚕、全蝎、蜈蚣、水蛭以增强祛风活血通络之效。

二、罗陆一教授治疗中风先兆经验介绍①

罗陆一教授从事临床、教学、科研工作40余年，临床经验丰富，造诣颇深，擅长用中医药辨证治疗心脑血管疾病及其他疑难杂症。现将罗陆一教授治疗中风先兆经验介绍如下。

1. 病因病机

中风先兆是与中风病有密切联系的临床综合征。主要表现为阵发性眩晕，发作性偏身麻木，短暂性言语謇涩，一过性全身瘫软，一过性晕厥发作，瞬时性视物昏瞀。次要症状为头胀痛，手指麻，健忘，筋惕肉瞤，神情呆滞，倦怠嗜卧，步履不整。中风先兆是发作性、一过性的，并经CT、MRI检查为正常者，而CT、MRI检查发现异常者多已发展为中风病。除癔症、痫病及颅内占位性病变等神经精神疾病外。对中风先兆病机强调两点：①阴阳失调，肝阳化风，气血逆乱，直冲犯脑；②血瘀阻滞或痰瘀阻滞，气血失于流畅，血瘀或痰瘀滞于脑窍。罗陆一教授认为，中风先兆以本虚为主，表现在气血亏虚，脏腑功能减退，大部分患者以脾肾亏虚为本，兼夹痰湿瘀血，病因病机主要表现在5个方面：①环境污染，有毒物质伤害人体，日久伤及人体正气，致脏腑气血亏虚，阳气亏虚无力推动血运，血虚无以濡润脉道使脉道艰涩，血流不畅，而致血瘀；或气虚水湿不化，湿聚成痰，阻滞气机，气滞血瘀，痰湿瘀血阻滞。②运动减少，形态肥胖，体肥多湿，湿邪困阻脾阳，脾失健运，水湿不化，湿聚成痰，或阻滞气机，气滞血瘀。③起居失调，情志失畅，日久导致气机逆乱，气机不畅则血行受阻；或思伤脾、怒伤肝、恐伤肾致脾胃、肝肾亏虚；脾统血，主运化，伤脾则运化失调；肝藏血，主疏泄，伤肝则疏泄失职，肝郁乘脾，脾阳被困，水湿不化；肾主水，伤肾则水液代谢失常，均可使湿聚成痰，阻滞气机，致气滞血瘀；另外，痰气交结郁而化火，耗伤阴精，肝阳偏亢，阳化风动。④饮食膏粱厚味，痰热内生，致气机不畅，血行迟缓，凝而为瘀；又因饮食不节，损伤脾胃，致脾失健运，水湿不化，湿聚成痰，阻滞气机，气滞血瘀。⑤年高久病，气血亏虚，肝肾不足，阴阳失调，复加情志、饮食、房劳等诱因致肾精亏虚，脉道滞涩而成瘀，瘀血痹阻脑脉则发中风先兆。

2. 治疗经验

（1）注重未病先防，既病防变。

中风病发病突然，症状危急，变化迅猛，致病、致死和致残率高，且中风先兆早期并不严重，持续时间短，易被忽视。所以，有效治疗中风先兆，对预防中风病发生有重要意义。《素问·四气调神论》指出："圣人不治已病治未病，不治已乱治未乱。"孙思

---

① 程红：《罗陆一教授治疗中风先兆经验介绍》，载《新中医》2008年第5期，第14-15页。

邈认为："上医医未病之病，中医医欲病之病，下医医已病之病。"罗陆一教授认为，治未病主要从养生防病和欲病早治着眼，尤其注重培补先天肾精及后天脾胃之本，固护正气，益肝肾，养精血，强脾胃，安心神，使气充血旺，经脉得充，而脏腑、经络、五官九窍、肌肉、筋骨得养，从而使中风先兆得以康复，达到预防中风病发生之目的。

（2）生物全息理论与四诊结合。

全息医学的胚胎早在中医学孕育了数千年，以思辨为主要形式的阴阳、五行、八卦学说的哲理中充满了全息思想。生物全息律认为，全息胚在生物体是广泛分布的，任何一个在结构和功能上有相对完整性并与其周围部分有相对明确边界的相对独立部分都是全息胚。全息胚的各个部位都分别在整体或其他全息胚存在对应的部位，各个层次均具有整体的全部信息。罗陆一教授临证必先望其神、色、形态，即神色之有神无神，色泽之润泽暗滞，形态之肥瘦偏歪；尤注重观察患者之舌、手、面及五官，再通过四诊对疾病进行定性定位，以了解脏腑、气血、阴阳等客观指标的全身变化及疾病变化。如《灵枢·本脏》所说："视其外应，以知其内脏，则知所病矣。"

（3）遣方用药以补为首选。

罗陆一教授认为，中风先兆无论是何种原因引发疾病，终归以脏腑、气血、阴阳亏虚为主，进而血瘀痰阻，虚则血脉不荣，阻则血脉不通，脏腑、经络、五官、九窍无以濡养而发诸症。肾虚血瘀治以补肾益精以活血通络，方用六味地黄丸、金匮肾气丸等；肝肾亏虚，虚风内动治以补肝益肾以息风通络，方用杞菊地黄丸、镇肝息风汤、补肝汤之属；气虚血瘀治以益气健脾通络，方用四君子汤、归脾汤之类；血虚致瘀者加何首乌、当归、熟地黄、阿胶等滋阴养血之品，濡润通利脉道；阳虚者温阳以通脉，方用金匮肾气丸、右归丸；湿痰者加制半夏、制胆南星、石菖蒲等；血瘀者加川芎、丹参、三七等；兼动风者加天麻、钩藤、防风、蜈蚣、全蝎等祛风之品。

（4）结合食疗。

罗陆一教授除嘱患者生活规律、起居有时、调畅情志外，尤嘱患者要清淡饮食，避膏粱厚味，忌烟、禁酒；并授予患者益于疾病之食疗方，常用羊肉、牛肉、猪脊骨或鸽肉煲汤，投1～2味中药，阳虚者用枸杞子、鹿尾、蛤蚧等，阴虚者用山药、百合、黑芝麻等，气血亏虚者用红参、当归、黄芪等，肾虚者用黑豆、枸杞子、灵芝、紫河车等，更年期用雪蛤、鹿尾、红参、何首乌等，血瘀者用三七。辨证用药结合食疗，以后天补先天，调理脾胃，填补肾精，使气血生化有源，脾胃得健，肾精充盈，从而促进自身功能恢复。

三、王健教授治疗中风先兆经验总结[①]

中风先兆是与中风有着密切关系的临床综合征，它以阵发性眩晕、发作性偏身麻木、短暂性言语謇涩、一过性偏身瘫软、一过性晕厥发作、瞬时性视物昏瞀为主症，次要症状有头胀痛、手指麻木、健忘、筋惕肉瞤、神情呆滞、倦怠嗜卧、步履不正。

---

① 宋立辉：《王健教授治疗中风先兆经验总结》（学位论文），辽宁中医药大学2010年。

1. 王健教授对中风先兆病因、病机的认识

古代医家对中风先兆病因、病机的认识立论颇多。如须氏认为，本症当以痰、瘀为主，痰瘀交结，阻于脑络，而痰瘀的形成与正气亏虚密切相关。邹氏认为，中风先兆的病机以"内风旋动"为主，内风触动血脉中素有之痰浊瘀血，上扰清窍，横窜四肢，发为中风先兆。王健教授重视对患者的发病诱因的观察，认为中风先兆以本虚为主，表现为气血亏虚，脏腑功能减退，大部分患者以肝脾肾亏虚为本，兼夹痰湿瘀火，而情志因素、饮食习惯、劳作和生活无规律、肥胖、遗传因素等是现代生活中诱发中风先兆证的主要原因。其病因、病机主要表现如下。

(1) 环境污染，有毒物质侵害人体，日久伤及人体正气，导致脏腑气血亏虚，阳气亏虚无力推动血液运行，血虚无以濡润脉道使脉道艰涩，血行不畅则血瘀。或气虚水湿不化，聚而为痰，阻滞气机，气滞血瘀，痰湿瘀血阻滞。

(2) 运动减少，形态肥胖，体肥多湿，湿邪困阻脾阳，脾失健运，水湿不化，聚而为痰或阻滞气机，气滞血瘀。

(3) 起居失调，情志失畅，日久导致气机逆乱，气机不畅则血行受阻；或思伤脾、怒伤肝、恐伤肾，致脾胃肝肾亏虚；肝藏血主疏泄，伤肝则疏泄失职；脾统血主运化，伤脾则运化失调，肝郁乘脾，脾阳被困，水湿不化；肾主水，伤肾则水液代谢失常，均可使湿聚成痰，阻滞气机，致气滞血瘀。另外，痰气交结郁而化火，耗伤阴精，肝阳偏亢，阳化风动。

(4) 饮食肥甘厚味，痰热内生，致气机不畅，血行迟缓，凝而为瘀；又因饮食不节，损伤脾胃，致脾失健运，水湿不化，湿聚成痰，阻滞气机，气滞血瘀。

(5) 年高久病，气血亏虚，肝肾不足，阴阳失调，复加情志、饮食、房劳等诱因致肾精亏虚，脉道滞涩而成瘀，瘀血痹阻脑脉则发中风先兆。

2. 辨证与辨病，衷中参西是中风先兆诊断的不二法则

中风先兆的诊断当四诊合参，但仅用中医的辨证施治有一定的局限性。临床上若能借助现代医学的检查诊断，宏观与微观，辨证与辨病结合，详细询问病史，了解诱发因素，对病人体质、先兆症的表现特征等进行综合分析，更能揭示中风先兆的本质，掌握其发展规律及病机演变特点，见微知著，提高诊断水平，做到早诊断早预防，阻止病情发展。如素有高血压、颈椎病、动脉硬化，突然出现短暂的半身麻木，步履不稳，应考虑短暂性脑血管缺血。如素有高血压、糖尿病、脑动脉硬化、高血脂，突然偏瘫失语，多为脑梗塞先兆。如突然剧烈头痛、呕吐、短暂晕厥，应考虑蛛网膜下腔出血先兆。短暂的半身不遂，又有心脏病，应想到脑栓塞的先兆。高血压者在活动时出现中风先兆应考虑脑出血。

3. 注重调摄、辨证论治、针药并举是治疗中风先兆的指导思想

《素问·四气调神大论》指出："圣人不治已病治未病，不治已乱治未乱。"中风病发病突然，症状危急，变化迅猛，致病率、致死率和致残率高。且中风先兆早期并不严重，持续时间短，易被忽视，所以有效治疗中风先兆，对预防中风病发生有重要意义。王健教授认为，治未病除了预防中风的发生还应从调摄护理上着手，预防中风先兆的发生。在治疗上应辨证论治，针药并举。

（1）肝肾阴虚证。

症状：头痛头昏，肢麻腿软，头重脚轻，多梦健忘，夜寐不安，咽干盗汗，心中烦热，急躁易怒，舌红少苔，脉弦或数。

治法：滋补肝肾，平肝潜阳。

首先，方药：用建瓴汤（《医学衷中参西录》）加减。方药组成如下：牛膝15g，山药15g，代赭石15g，龙骨20g，牡蛎20g，柏子仁15g，白芍15g。

若腰酸腿软较甚，加杜仲、桑寄生、牛膝补肾壮腰；肾阳虚，加巴戟天、苁蓉补肾益精，附子、肉桂温补肾阳；夹有痰浊，加菖蒲、远志、茯苓化痰开窍。

其次，针灸治疗。主穴：百会、四神聪、太阳、合谷、血海、三阴交。配穴：肝俞、肾俞、太冲、行间。刺法：头部取穴平刺0.5寸，躯干部直刺1.5寸（胸部平刺1寸），四肢直刺1寸。平补平泻，每日或隔日1次，每次20～30分钟，10次为1疗程。

最后，护理调摄：①宜劳逸结合，病情允许锻炼，保护元气。②饮食，可多食滋补肾阴类食物，如百合、莲子、薏苡仁粥、甲鱼汤、银耳汤等。③加强精神护理，关心体贴患者，解除患者的恐惧急躁等情绪，避免不良刺激，使其心情舒畅。不宜从事高空作业，尽量避免游泳、观水、乘船。有高血压病史者要坚持服药，定期检查血压。

（2）痰浊中阻证。

症状：头晕目眩，动则尤甚，胸膈痞闷，恶心呕吐，手指臂麻，言语謇涩，摇晃不稳，大便秘结，苔腻，脉弦数而滑。

治法：健脾化痰。

首先，方药：用十味温胆汤（《证治准绳》）加减。方药组成如下：半夏15g，茯苓20g，陈皮15g，甘草10g，当归15g，远志10g，菖蒲10g，竹茹10g，枳实10g，党参15g，黄芪20g。

若痰热偏盛，加全瓜蒌、竹茹、川贝母清化痰热；兼有肝阳上亢，头晕头痛，面赤，苔黄舌红，脉弦劲有力，加钩藤、石决明、夏枯草平肝息风潜阳；咽干口燥，加天花粉、天冬养阴润燥。

其次，针灸治疗。主穴：百会、四神聪、太阳、合谷、血海、三阴交。配穴：丰隆、中脘、内关、足三里。刺法：头部取穴平刺0.5寸，躯干部直刺1.5寸（胸部平刺1寸），四肢直刺1.5寸。平补平泻，每日或隔日1次，每次20～30分钟，10次为1疗程。

最后，护理调摄：①减少活动，安静卧床休息，保持病房空气清新、安静。眩晕剧烈时闭目卧床休息，并保证充足睡眠，保持情绪稳定，避免噪音及不良情绪刺激。②饮食宜清淡，易消化之品，饮食可以少餐多食，饮食以清淡甘寒为宜，如绿豆、芹菜、冬瓜、黄瓜等，忌食肥甘厚味辛辣炙煿伤胃之品，可多食新鲜水果及含纤维素较多的蔬菜。③根据自身情况适当参加锻炼，加强肢体的功能活动。

（3）气虚血瘀证。

症状：头晕目眩，面色㿠白，少气懒言，身倦乏力，一过性偏身麻木或手指麻木，或言语謇涩，舌质暗淡，脉细涩无力。

治法：补气活血通络。

首先，方药：用补阳还五汤（《医林改错》）加减。方药组成如下：黄芪30g，当归15g，川芎15g，赤芍15g，地龙15g，桃仁10g，红花10g。

若血虚甚，加枸杞、首乌藤以补血；肢冷，阳失温煦，加桂枝温经通脉；腰膝酸软，加川断、桑寄生、杜仲以壮筋骨、强腰膝。

其次，针灸治疗。主穴：百会、四神聪、太阳、合谷、血海、三阴交。配穴：足三里、气海。刺法：头部取穴平刺0.5寸，躯干部直刺1.5寸（胸部平刺1寸），四肢直刺1.5寸。平补平泻，每日或隔日1次，每次20～30分钟，10次为1疗程。

最后，护理调摄：①避风寒，防外感，注意闭目养神，以防过度耗气，必要时专人陪护注意安全，保持情绪稳定。②可多食益气健脾的食物，如山药、莲子、糯米红枣粥等。③切忌激动暴怒，对神志清醒患者进行精神安慰，使其消除紧张、恐惧、焦虑等不良情绪，积极治疗。

4. 结语

中风先兆是与中风有着密切关系的临床综合征，王健教授认为其病因、病机以本虚为主，表现为气血亏虚，脏腑功能减退，兼夹痰湿瘀火。情志因素、饮食习惯、劳作和生活无规律、肥胖、遗传因素等是现代生活中诱发中风先兆证的主要原因。诊断上若能借助现代医学的检查诊断，衷中参西，宏观与微观，辨证与辨病结合，详细询问病史，了解诱发因素，对病人体质、先兆症的表现特征等进行综合分析，更能提高诊断水平，早诊断早预防，阻止病情发展。治疗上王健教授辨证论治、针药并举的同时注重调摄，临床疗效显著。相信中医治未病的思想在其他疾病的治疗与预防上也会得到更好的运用，起到防微杜渐的效果。

第二节　中风的名家学术思想、治疗经验

一、高利教授治疗中风病的学术思想探析[①]

1. 中药注射剂有属性，临床要辨证使用

高利教授认为，应用中药注射剂不能仅依据药物的药理研究而摒弃中药原有的寒热温凉属性，应用中药注射剂也应像应用中药一样辨证使用，这样才能更好地发挥中药注射剂的优势，并降低其不良反应的发生率。

高利教授认为，中药注射剂出现药物不良反应主要有两个方面的原因：一是西医医师使用往往是按西药的使用习惯，依照中药注射剂的说明书来使用，很少结合其寒热的属性应用，这是导致中药注射剂不良反应的主要原因；二是某些中药注射剂生产厂家或出于利益驱动或其他原因，仅从现代药理学角度编写说明书，适应证也尽量使用现代医

---

① 韩培海、黄礼嫒、高利：《高利教授治疗中风病的学术思想探析》，载《中西医结合心脑血管病杂志》2013年第11卷，第9期，第1124-1125页。

学病名，而很少提及药性及适宜疾病的证型，客观上诱导了临床医师只看重药理学作用而忽略了中医辨证施治的基本原则，使得本来可以用于治疗多种病症的药物被局限在所列的有限病名之下，也使本来可以用于治疗同一种疾病的多种药物因未注明属性而受到限制，使博大精深的中医药学蒙上了阴影并增加了不良反应的发生率。当然，药物本身质量导致的副作用亦不容忽视。

现代病理学认为，脑血管病急性期多是炎性反应阶段，容易造成脑血管内皮的损伤而使得脑血管通透性增高，如急性期多出现血清 C 反应蛋白、白介素及肿瘤坏死因子升高、ESR 加快。高利教授通过长期的临床观察发现，此时患者舌苔大多黄厚腻，舌下静脉曲张，大便数日不解，多属中医辨证的痰热阻络或痰热腑实证，对此强调应使用寒性的丹参、疏血通、醒脑静之类中药注射剂，对于部分热象证候不显著的患者主张使用血塞通、血栓通等作用温和、药性不热的中药注射剂，不主张用川芎、刺五加之类的温热性药物，否则容易出现火上浇油的现象。若条件所限对中药注射剂不能选择，建议同时加用三黄汤、星蒌承气汤等清热化痰通腑之类的中药汤剂口服或鼻饲。

2. 重视舌诊

高利教授通过长期的临床观察发现，脑血管病不同患者不同时期的舌象有着不同的变化。复习中医理论有"诸内必形于诸外""舌内通五脏，外系经络，有病与否，均可与舌诀之；有病，则舌必见苔。病藏于中，苔显于外，确凿可凭，毫厘不爽。医家把握，首赖乎此，是不可以不辨"之论述。体会到人体脏腑、气血、津液的虚实，疾病的深浅轻重变化都能客观地反映于舌苔，舌苔随着正邪消长呈现相应的动态变化客观规律，由此进一步肯定了临床舌诊的重要性。现代医学研究亦非常重视舌苔与疾病的关系，并认为其可反映疾病的轻重和进退，其变化对某些疾病的诊断有一定的意义。

（1）通过舌苔对脑血管病进行辨证分期。

现代医学以发病时间将脑血管病分为急性期、恢复期、后遗症期。高利教授在此基础上结合舌苔变化对脑血管病进行分期，高利教授认为脑血管病为急性期病变脑组织各种炎性因子损伤明显，舌苔多为黄色，病灶较大的患者可出现黄灰苔，更甚者出现黑燥苔。例如，一患者病程已经超过了 14 天，而舌苔仍呈黄厚腻苔，高利教授认为此患者炎性损伤尚未衰减，仍属急性期，在基础治疗前提下施以清热化痰中药，患者症状好转的同时黄腻苔亦逐渐消退。

（2）结合舌象判断患者的脑梗死部位。

高利教授通过长期观察发现，脑血管病患者会出现舌象的不对称性。急性期肢体瘫痪侧舌苔常较正常侧偏厚，肢体瘫痪侧舌体常较正常侧饱满；恢复期病灶侧舌苔多转为白腻，而肢体瘫痪侧舌苔多较对侧颜色重或较厚，提示瘫痪侧肢体气血运行不畅，代谢产物堆积。高利教授强调指出，如果患者出现急性脑血管病症状而临床又无确切体征，但舌象已显示特征性变化，常提示梗死灶已基本形成，应及时行头颅影像学检查，以明确脑血管病变的部位并进行相应诊疗。据此，高利教授通过临床观察舌象的变化发现很多无症状性脑梗死患者。

（3）通过舌苔判断疾病的轻重和预后。

高利教授在临床实践中发现，脑血管患者的舌苔可随病情的变化而变化，按现代病理学规律,超早期患者舌苔多为白色或兼腻,当炎性损伤明显时多呈现黄色或黄腻,重者可见灰色或黑燥苔,若治疗有效,患者舌苔多呈顺势渐变,即由黑转黄,由黄转白,此时病情已进入恢复期,从现代病理学角度推测已进入神经修复阶段,用中医理论评价应为邪去正复阶段,故舌苔变薄呈白或浅黄色。若未按此顺序变化则提示病情复杂或较重,或出现了合并症。高利教授认为,临床在关注治疗后神经系统体征时应同时注意舌象的变化,舌象多随症状或证候的变化而变化,基本是同步的,观察患者舌象的变化,确能评价病情的轻重并判断预后。

(4) 观察舌象探讨胃肠道疾病与脑血管病的关系。

自脑血管病被神经科学界视为复杂性难治性疾病后,高利教授认为脑血管病是多因素相关性疾病,与高血压、冠心病、高脂血症、糖尿病等密切相关,更与地域、种族相关。当脑卒中患者不具备已知的危险因素时,应寻找其他可能的危险因素。通过长期的临床观察与探讨,高利教授初步发现了脑卒中与国人胃肠的密切相关性,他结合查阅文献认为,从进化角度而言,中国人的胃肠道较西方人脆弱,再加上现阶段污染、饮食结构改变及压力等因素,胃肠道更容易受到损伤,受损伤后易滋生幽门螺旋菌并导致维生素、叶酸等吸收障碍并出现高同型半胱氨酸血症,因幽门螺旋菌和高同型半胱氨酸血症均已被视为脑动脉硬化的危险因素。从另一角度分析,胃肠道是人体最大的内分泌和免疫器官,免疫与脑动脉硬化的相关性已得到证实;当 H 型高血压成为区别中外高血压的标志达成共识后,国人的胃肠道疾病与脑血管病的相关性应不容置疑了。根据高利教授提示,发现患者舌体与胃肠道相关部位出现裂纹/裂沟现象,给患者做了相应检查都证实了其胃肠道确实存在病变。

(5) 通过舌象判断治疗效果。

对于脑梗死患者的药物治疗是否有效,除观察临床体征和实验室指标征变化外,高利教授还常根据舌象来判断。如一脑梗死患者治疗 10 余天后舌苔仍厚腻,高利教授推测用药可能不甚确切,将血栓通注射液改为清开灵注射液,不出几日证候患者明显好转,舌苔亦逐渐变为白而润。如脑出血患者应用脱水剂后,部分患者常出现舌红少津的阴虚舌象,提示脱水剂应用可能过量或时间过长。诸如此类的现象足以证明,观察舌象的变化可以辅助判断治疗效果,这是摆在每个神经科医师面前的现实问题。

(6) 观察舌下静脉判断患者血瘀程度。

正常的两条舌下静脉应不长、不宽、不屈曲,颜色呈淡紫色,病变时常出现异常,高利教授用三分制评分,长度 1/3 为 1 分,2/3 为 2 分,静脉至舌尖为 3 分,此可视为重度瘀血。高利教授据此决定选用活血化瘀或破血逐瘀法治疗。他通过长期观察印证了此思路确为神奇。

二、李济春治疗中风病临证经验[1]

李济春,男,山西中医学院附属医院主任医师,教授,享受国务院特殊津贴,是第

---

[1] 郝丽霞、张晋岳、贾跃进:《李济春治疗中风病临证经验》,载《世界中西医结合杂志》2016 年第 11 卷,第 6 期,第 778 - 780 页。

2 批全国老中医药专家学术经验继承工作指导老师，从医 40 余载，幼承家学，精研岐黄，师古而不拘古，尤擅长针药并用于治疗中风病，现就李济春教授有关针药结合治疗中风病的临证经验总结整理如下。

1. 气虚是中风病的主要发病因素

中风病是以猝然昏仆、不省人事、口眼歪斜、半身不遂、语言不利等一系列临床症状为特征的一种疾病。中风包括缺血性中风和出血性中风。缺血性中风相当于现代医学的脑梗死，出血性中风相当于现代医学的脑出血。中风病的发生，其病因、病机虽然复杂，但本虚标实已属公认，李济春教授认为"本虚"实为"气阴两虚"，以气虚为本。中风气虚主要表现在以下几个方面。

（1）发病年龄。

唐宋以前以"外风"学说为主，多从"内虚邪中"立论；唐宋以后，特别是金元时期，则以"内风"立论。李东垣《医学发明·中风有三》曰："中风者，非外来风邪，乃本气病也。凡人年逾四旬，气衰之际，或忧喜忿怒伤其气者，多有此疾，壮岁之时无有也。"清代沈金鳌在《杂病源流犀烛·中风源流》也指出："人至五六十岁，气血就衰，乃有中风之病，少壮无是也。"据统计，缺血性中风多发生在 40 岁以上，尤以 50～70 岁为多。可见，年老正气虚弱，脏腑功能衰退，是中风病发生的重要因素。

（2）体质特点。

所谓体质，即人的身体素质。李济春教授认为，瘦人多火、多气阴两虚，复因劳累过度，或情志刺激，肝肾阴虚，阳亢风动，气血并逆，直冲犯脑，血溢脉外，多致出血性中风。肥人多痰、多气虚，多致缺血性中风。早在《黄帝内经》中就观察到饮食、体质肥胖与中风的发病有密切关系。《素问·通评虚实论》明确指出："……仆击，偏枯……肥贵人则膏粱之疾也。"金元以来名医辈出，刘河间主张"心火暴盛""五志过极"的论点；李东垣认为"正气自虚"，气虚可生痰浊、瘀血而致中风；朱丹溪则提出"湿痰生热""痰热生风"是导致中风的因素之一；清代沈金鳌则结合自己的临证经验，在《杂病源流犀烛·中风源流》中进一步指出："……东垣主虚，而河间则主火，丹溪则主痰，似乎各异，不知惟虚也……曰火曰痰，总由于虚，虚固为中风之根也。"这些都精辟阐明了肥胖之人形盛气衰，正气亏虚是中风病发病之根本，正气亏虚是产生风、火、痰、瘀等病理因素的基础。

2. 元气耗散是中风病的重要病理机转

中风病本虚标实，急性期以标实为主，风、火、痰、瘀相兼为患。闭证属实，脱证属虚。即使是中风急性期痰火瘀闭证，由于风火内旋必定耗散元气；或急性期肝阳暴亢，气血上冲，络破血溢，在病邪的猛烈攻击下，正气急速溃败，病情可由实转虚，以正虚为主，甚至出现正气虚脱，转为脱证；中风急性期痰热腑实证，需清热化痰、通腑泄浊，临床因过用寒凉药物，导致泻后气虚，也时有发生。李济春教授认为，无论缺血性中风还是出血性中风，在疾病的发展过程中元气耗散、气虚血瘀是其共同的病理机转。临床用药要时刻注意固护正气。

3. 气虚血瘀、痰瘀互结是中风病关键的病理机制

中风病从《黄帝内经》时代"内虚邪中"的外风论，发展为金元时代的内风论，

"金元四大家"刘河间主"心火暴盛",朱丹溪主张"湿痰生热",脾失健运,痰湿内生,阻滞经络;痰热生风,风火相煽,燔灼津液,液耗血滞等均可导致瘀血阻络。而李东垣认为"正气自虚",明代王纶撰《明医杂著》提出:"古人论中风偏枯,麻木诸证,以气虚死血为言,是论其致病之根源。"首次明确指出,气虚血瘀是中风的根本原因。清代沈金鳌进一步指出:"曰火曰痰,总由于虚,虚固为中风之根也。"清代王清任则结合自身的临床实践,继承发展了前人的学术思想,在《医林改错》中进一步指出,"元气既虚,必不能达于血管,血管无气,必停留而瘀",正式提出了中风的"气虚血瘀"病机理论,创立补阳还五汤,益气活血则成为治疗中风病的根本大法,时至今日,补阳还五汤已成为临床上治疗中风的最常用的方剂。

痰浊在中风病的发病中也有重要的作用。痰浊和瘀血是机体气血津液代谢失常而产生的病理产物,是中风病的两大主要病理因素。痰本于津,瘀本于血,津血同源,痰浊、瘀血相伴而生。气虚津液输布失常,则津聚为痰;气帅血行,气虚推动血液运行无力则瘀血内生。痰浊阻滞,血液运行不畅,可因痰致瘀;瘀血阻络,津水外渗,饮聚为痰,可因瘀致痰,终致痰瘀互结,痰瘀同病。李济春教授认为气虚血瘀、痰瘀互结贯穿于中风病的始末,对中风病的发病至为重要,是中风病关键的病理机制。

4. 益气活血、痰瘀同治是中风病的主要治疗原则

综上所述,本病或始于气虚、气阴两虚,或急性期痰火瘀闭、痰热腑实;在疾病的发展过程中耗散元气,终致气虚血瘀、痰瘀互结。气虚是中风病致病的根源,瘀血是病邪的核心,痰浊、瘀血是共同的病理产物,气虚血瘀、痰瘀互结是中风病关键的病理机制,治宜益气活血、痰瘀同治。故在临床上,无论缺血性中风还是出血性中风,均应针对气虚血瘀、痰瘀互结这一主要矛盾,以益气活血、化痰通络为主要治疗原则。当然,还应根据不同病因、不同阶段、不同见证,分别配合不同治法。

李济春教授结合自己数十年治疗中风病的临床经验,宗王清任"补阳还五汤"化裁,研制出了"丹黄通脉合剂"制剂,药物组成如下:黄芪、当归、赤芍、桃仁、红花、丹参、水蛭、地龙、豨莶草、怀牛膝、石菖蒲、胆南星等,以益气活血、化痰通络。黄芪味甘,性微温,为补气良药,善治肢体痿废。方中重用黄芪,李济春教授在临床上多从60g起用,用量常达120g～240g,意在气旺则血行,瘀祛则络通。当归活血通络而不伤血,赤芍、桃仁、红花、丹参协同当归活血祛瘀。李济春教授在临床善用虫药,地龙通经活络,力专善走,周行全身,以行药力;水蛭破血逐瘀,可增强化瘀之力,有祛瘀而不伤正之功。豨莶草能祛筋骨间风湿,通经络、利关节。胆南星归肝、胆经,清热化痰、息风定惊,善治风痰眩晕。石菖蒲辛开苦燥温通,芳香走窜,不但有开窍醒神之功,且兼具化湿、豁痰、辟秽之效,擅长治痰湿秽浊之邪蒙蔽清窍所致神志混乱。胆南星与石菖蒲合用,可进一步加强清热豁痰、化湿辟秽之力,善治中风痰迷心窍。怀牛膝性善下行,活血祛瘀,又能补益肝肾、强筋健骨。黄芪之性微温,在补阳还五汤中佐以苦寒通络的豨莶草,和味苦、性凉的胆南星,使药性趋于平和,不必过虑其温燥,进一步拓宽了补阳还五汤的应用范围。

5. 出血性中风主张早期活血化瘀治疗

出血性中风临床主要指高血压性脑出血。传统中医学理论认为"离经之血便是瘀"。

清代唐容川《血证论》指出："既是离经之血，虽是清血鲜血，亦是瘀血。"《血证论》又曰："此血在身不能加于好血，而反阻新血生化之机，故凡血证总以祛瘀为要。"中医"离经之血便是瘀""凡治血者必先以祛瘀为要"的理论，为急性出血性中风活血化瘀治疗提供了理论依据。但临床医者因担心活血化瘀会加重脑出血或诱发再次脑出血，遇到出血性中风却不敢根据中医理论，应用活血化瘀药物治疗。

李济春教授早在20世纪80年代初，就提出了出血性中风应当早期应用活血化瘀药物治疗的主张，认为气虚者易患缺血性中风，气阴两虚者易患缺血性中风。李东垣的《医学发明·中风有三》曰："凡人年逾四旬，气衰之际，或忧喜忿怒伤其气者，多有此疾。"年逾四旬之人，气虚气血津液新陈代谢失常，津血阴液亏耗，而致气阴两虚，复因劳累过度，或情志刺激，肝肾阴虚，肝阳暴亢，内风旋动，气火俱浮，血随气逆，夹痰夹火，奔迸上窜，直冲犯脑，迫血离经外溢，而发为出血性中风。或年逾四旬之人，脏腑功能减弱，五脏之气血生化乏源，元气亏虚，行血无力，日久成瘀，阻于脑脉，脑脉瘀阻甚者，血液因瘀而运行不循常道，血溢脉外，也可发为出血性中风。血溢脉外，血蓄脑中，脑髓气血运行失常，气滞水停，津水外渗，可致脑部肿胀，元神散乱，变生百证。

李济春教授积极推荐活血化瘀法治疗出血性中风，指出在临床上要善于把握时机，主张生命体征平稳后，越早使用活血化瘀药物，预后越好。

临床可在辨证用药的基础上，酌加活血化瘀药物治疗。对于痰热闭窍者，可给予清热豁痰祛瘀；对于热极生风、肝阳化风者，可给予平肝息风、祛瘀通络；对于痰热腑实者，可给予清热化痰、通腑祛瘀；对于气虚血瘀者，可给予益气破血祛瘀。现代实验和临床研究证实，活血化瘀药物具有加速血肿吸收、减轻脑水肿的作用。目前，水蛭制剂脑血康口服液作为被卫生部正式批准治疗脑出血的口服制剂已在临床得到广泛应用。

6. 擅长针药并用治疗中风，独创乾坤针法治疗中风瘫痪

乾坤针法是李济春教授在家传针法的基础上，并结合数十年针灸治疗中风病的临床实践而总结出的。乾坤针法突出阴阳平衡的辨证思想，将"乾属阳，坤属阴，乾坤相对，阴阳和调，相辅相成"的主旨，贯穿于辨证取穴、进针、行针的整个治疗过程。

取穴时，以乾坤双穴为一单位，常用的乾坤双穴配伍有：百会与三阴交（诸阳之会与诸阴之交）；属于阴阳两经表里相对的乾坤双穴配伍有：肩髎与曲泽（手少阳三焦经与手厥阴心包经）、曲池与尺泽（手阳明大肠经与手太阴肺经）、环跳与足三里（足少阳胆经与足阳明胃经）、阳陵泉与太冲（足少阳胆经与足厥阴肝经）、足三里与三阴交（足阳明胃经与足太阴脾经）；属于同一条经上下相对的乾坤双穴配伍有：肩髃与曲池（手阳明大肠经上与下）、手三里与合谷（手阳明大肠经上与下）、曲池与合谷（手阳明大肠经上与下）、肩髎与外关（手少阳三焦经上与下）、曲泽与内关（手厥阴心包经上与下）、环跳与阳陵泉（足少阳胆经上与下）。临床上可根据瘫痪部位和程度的不同，以及证型和兼症的不同，辨证选用几组穴位。

手法：进针得气后，医者左右手各持乾坤穴上相对的一针，集中思想，宁心调息，用拇指、食指捏住针柄，使针柄正对医者劳宫穴，将丹田之气运于劳宫，不提插捻转，左右手相互对应，使医者劳宫之气通过针体达到病体穴中，从而推动病体经气运行，达到疏通经络、平衡机体阴阳气血的效果,进一步促进中风瘫痪肢体的功能恢复。

三、刘茂才教授治疗中风学术思想探微[①]

刘茂才教授是全国知名中医,广州中医药大学首席教授,博士研究生导师。从医28余年,刘茂才教授以其精湛的技术、开拓进取的思维,引领着广东省中医脑病学科不断地发展进步。刘茂才教授对于脑病的见解、疑难脑病的治疗经验、中风的辨证思维、急性中风救治的重点难点剖析、中风中西医结合救治的思路等给予了临床实践许多有价值的理论指导,并深深地影响着领域内大批从事中医脑病治疗与研究的人员。

1. 中风病因病机的认识

在病因、病机方面,唐宋以前认识上皆以"外风"立论。唐宋以后的"内风"论,可谓中风病因学说的一大转折。刘河间主张"肾水不足,心火暴甚";李东垣主张"形盛气衰,本气自病";朱丹溪力主"湿痰化热生风";至明代,张景岳提出"非风"之说,认为"内伤积损"是导致中风的根本原因,治法上首推补虚;近代医家张锡纯、张伯龙、张山雷等进一步认识到中风的发生主要是阴阳失调,气血逆乱,直冲犯脑,实际上是由于西学渐进则参以西说,可谓之"内风脑病"学说。由于各医家对于病机重点的认识不同,因此辨证与治疗上各有千秋。

刘茂才教授认为,中风发病是由于体内气血虚弱,脏腑阴阳失衡,在各种激发因素作用下,风、火、痰、虚、气、血等因素致使正邪交争,虚实相搏,使五脏六腑、气血经络功能失常,气血逆乱而致中风。在病机演变中,出现内生毒邪、颅脑水瘀、毒损脑络等。其中,痰瘀互阻贯穿始终。关于出血中风,刘茂才教授认为发病"本为肝肾阴虚,气血衰少,标为风火相煽,痰湿壅盛,瘀血阻滞,气血逆乱"。关于缺血中风方面,刘茂才教授推崇清代名医王清任的气虚血瘀病因病机论。刘茂才教授认为气虚则易生痰湿,易血瘀血滞,兼外风易袭,气虚至极即成脱证,中风后更易气虚,即中风的发病、病变过程及后遗症期都与气虚相关;而血瘀可生痰,血瘀可致发热,血瘀致气滞气虚,血瘀可生风(热极生风、肝阳化风、血虚生风均因血瘀生风),血瘀生毒。在此基础上,刘茂才教授提出脑当为脏、脑气亏虚是缺血中风重要病机,脑髓瘀滞是缺血中风关键病理基础。

2. 中风证治规律的认识

(1) 证型观点。

有人曾对有关中风治疗的23篇资料3578例患者进行统计分析,总计31个证型,治疗方法亦多种多样。刘茂才教授指出,中风的病因病机复杂,临床表现各异,有时并发多种疾病,并且在各个阶段变化迅速,对于中风的证候分型,各医家常以各自对患者就诊时所见为主,因而使临床分型意见不一致,治疗上也各有其见解。为方便临床的把握、学术的交流、对照研究,临床上应该重视共性的研究,探索共同的规律。经大量的研究分析,刘茂才教授认为,中风病因主要为风、火、痰、气、瘀、虚,加上各种诱

[①] 蔡晴丽、刘茂才、蔡业峰、王立新、黄燕:《刘茂才教授治疗中风学术思想探微》,载《时珍国医国药》2015年第26卷,第1期,第218-220页。

因,病后呈现阳亢、血瘀、痰盛等邪实现象,因痰浊往往与其他证候相伴,因此可有6种证型:阳亢型、血瘀型、阳亢兼血瘀型、阳亢兼痰浊、血瘀兼痰浊、阳亢血瘀痰浊。基本证型为阳亢型和血瘀型。出血中风以阳亢兼痰浊为常见,缺血中风以血瘀型为多见。在此基础上,为方便临床综合救治,提出阳类证(阳盛之体,兼有眩晕头痛,口苦咽干,甚或面赤身热或气粗口臭,烦躁失眠甚或躁扰不宁,尿赤便秘,舌质红或红绛、舌苔薄黄或黄腻,脉弦数或滑数)和阴类证(阴盛之体,兼有头晕目眩,面白唇暗,静卧不烦,痰浊壅盛,舌质暗或淡,舌苔薄白或白腻,脉弦细或滑),可谓删繁就简,拨云开雾。

(2)急性期阴阳分治,重通腑醒神。

关于治法方面,刘茂才教授自创清肝、平肝、镇肝、息风、育阴潜阳、通络止痉、补益气血、活血化瘀、清热化痰、温化寒痰、豁痰开窍、通腑醒神等方法。急性期治疗时,阳类证立清热、平肝、破瘀、涤痰、通腑、醒神法;治疗上急则治其标,逐邪为先,选择安脑丸(意识障碍者先使用安宫牛黄丸)、通腑醒神胶囊、协定1号处方[人工牛黄粉(冲服),水牛角(先煎),龙胆草,虎杖,水蛭,益母草]以及清开灵注射液进行治疗。对于阴类证,立法上则标本兼顾,邪去正安,立温阳、益气、破瘀血、涤痰、通腑、醒神法;选择华佗再造丸(意识障碍者先使用苏合香丸)、通腑醒神胶囊、协定2号处方(制天麻,川芎,制南星,益母草,制半夏,石菖蒲,水蛭,黄芪)以及复方丹参注射液进行治疗。

中风治疗古有十大名方,今有任氏八法、薛氏四法、张氏七法、汪氏六法等,对比之中可发现刘茂才教授用药的独特性和精妙之处:既注重经典经验的传承,亦有自己的独创性,组方精简,收效甚佳。刘茂才教授对于中风急性期用药当中值得注意的是虎杖及益母草的应用。此两味药在十大名方中未见,其他名家针对中风亦少用。虎杖活血祛瘀化痰解毒,又具泻下作用,是刘茂才教授喜用的岭南地方药之一。协定1号处方及通腑醒神胶囊中都有应用,前者取其祛瘀化痰解毒之功,后者取其泻下之效;益母草可活血、祛瘀、调经、消水,多见于妇科、肾科用药。而刘茂才教授将其活用于协定1号处方、协定2号处方,盖取其活血祛瘀不伤正之功。益母草用于中风还可见于易希元瘫痪验方治疗:桃红四物汤加减(生黄芪50g,当归15g,川芎10g,赤芍20g,红花10g,地龙10g,丹参20g,益母草10g,豨莶草10g,五加皮15g,半夏10g,淫羊藿15g,天麻10g,桃仁10g,甘草6g),然而,笔者认为该方中益母草的地位不及其在刘茂才教授的协定处方中的地位。

刘茂才教授认为腑气不通是急性期常见证候,在中风病机变化中占重要地位,早期运用通腑法是治疗的关键。运用指征不必拘于是否有大便结硬、神志昏迷,只要正确及时应用,对改善中风病患者预后有重要意义。通腑法借通阳明胃腑之势,直折肝阳之亢,上病取下,引血气下行,迅速截断痰瘀闭阻血脉之病理环节,使痰瘀热结随之而降。现代研究发现,中风病急性期运用通腑法有如下功效:增加胃肠活动,改善人体的新陈代谢,排除毒素,降低机体应激状态;调整植物神经紊乱,稳定血压,降低腹压;降低颅内压,减轻脑水肿,促进血肿吸收,增强脑供氧,减轻神志障碍;调整血管通透性,改善微循环,预防和减轻应激性溃疡和肺部感染,使患者较易度过急性期。

中风急性期应用通腑法古已有之,刘向哲统计分析古代和现代医家应用通腑法发现,他们大多应用了大黄、芒硝、枳实、厚朴、甘草、黄芩、石膏、栀子,用药核心是大黄。从中可看出大体上综合了张仲景的大承气汤和清热泻火解毒之剂,另兼以补益气血、祛风、活血化瘀、祛湿化痰之法。

刘茂才教授针对中风急性期腑气不通研制了通腑醒神胶囊及通腑醒神直肠滴注疗法,选方用药有其独创性。通腑醒神胶囊由番泻叶、虎杖、人工牛黄、天竺黄、瓜蒌子等组成,方中以番泻叶、虎杖为君药,番泻叶通腑泻下,虎杖活血祛瘀化痰解毒,又具泻下作用,与番泻叶合用,通腑之力甚强;人工牛黄等息风豁痰、开窍醒神为臣药;瓜蒌子润肠除痰,诸药合用,使腑气通而浊气降,瘀滞之痰邪得以迅速清泄,气血得以输布而痹通络活;逆乱之气血可以纠正而不能上冲扰乱神明,兼以息风豁痰、开窍醒神,而具"通腑醒神"之功效。经临床对照研究,该方收效颇佳。该方体现了刘茂才教授用药平和而收奇功的特点。

(3) 恢复期重补肝肾、益气血。

恢复期的治疗,刘茂才教授注重肝肾同补、补益气血。

刘茂才教授主张患者不必具有肝肾不足的典型表现,均可予以补益肝肾治疗;多以补阴为主或阴阳双补。盖因人过中年后,机体日趋衰弱,精血耗竭而致肝肾亏虚,正如叶天士《临证指南医案·痹》所云"高年肾阳肝阴先亏",肝肾亏虚是中风病高发人群的体质特点。临床常选用杜仲、菟丝子、巴戟天、怀牛膝、山茱萸、白芍、何首乌、枸杞子等。自创复方北芪口服液(专科制剂)由黄芪、何首乌、鸡血藤、龟甲胶等组成。刘茂才教授认为北黄芪补气升阳、益气健脾,化内生之痰;龟甲胶滋阴潜阳,益肾健骨;何首乌、鸡血藤养肝肾,兼养血活血通脉;诸药合用,益气养血、滋肝益肾、活血通络,使阴阳平和,气血流畅,精气充足,脑髓得充,痰瘀自消。

中医学对"肝肾与脑相关"的认识由来已久。《素问·脉要精微论》认为:"骨者髓之府也。"《素问·奇病论》载"髓者,以脑为主",《灵枢·海论》又谓"脑为髓之海"。《素问·五脏生成篇》指出"诸髓者,皆属于脑"。张景岳对此解释曰:"凡骨之有髓,惟脑为最巨⋯⋯故脑为髓之海。"所以,脑和髓的名称虽然不同,而实际上同出一源。程文囿在《医述》引《医参》也论述了脑与肾的关系:"脑为髓海""髓本精生,下通督脉,命火温养则髓益充""精不足者,补之以味,皆上行至脑,以为生化之源,安可不为之珍惜?"《素问·阴阳应象大论》称"肾生骨髓,髓生肝";可见《内经》认为"肾"是通过"髓"生养"肝"而体现"母子"关系的。钱镜湖在《辨证奇闻》中则论述了"脑气不足治在肝"的观点:"盖目之系下通于肝,而上实属于脑。脑气不足,则肝之气应之,肝气大虚不能应脑⋯⋯治法必须大补其肝气,使肝足以应脑,则肝气足而脑气亦足也。"由此可见,中医理论关于"肝肾与脑相关"的认识历史甚久。

刘茂才教授认为有气血亏虚典型临床表现的患者应补气养血,对一些无典型气血亏虚的患者也需要注重补气养血的治疗。临证补气多用黄芪、党参、太子参等,养血多选当归、白芍等。黄芪在脑病中用量在45g～60g,也有用至100g者,但皆以30g起步,视患者反应逐渐增加用量。党参用量常在20g～30g。药理研究证实黄芪15g以下能升血压,30g以上可降血压。在王清任的补阳还五汤中重用至120g。治重症肌无力可用至数百克,另有黄芪注射液可治疗脑出血,因此,在中风病中大量应用黄芪有其依据。

(4) 后遗症期重滋阴养血、柔筋活络。

刘茂才教授认为,中风后肢体痉挛病本在脑,病位在肝在筋,以肝阴、肾阴、血虚为本,肢体强硬拘急为标。故滋阴养血、柔筋活络是其重要治法,自创舒筋颗粒(在芍药甘草汤基础上,加用舒筋活络的木瓜等药组成),临床收效甚佳。

3. 临证经验

(1) 痰瘀贯穿始终,主张痰瘀同治。

刘茂才教授认为"痰瘀同源""痰瘀互患",痰瘀贯穿于中风病的始终,两者可共患,亦可转化,终致痰瘀互阻,脑髓脉络不通。活血化瘀常选用益母草、毛冬青、丹参、川芎等,除痰常选用法半夏、天竺黄、橘红、茯苓等。然刘茂才教授治痰不拘一法,治痰以治脾为本,并注重调理气机、痰瘀同治。活血化瘀方面注重互本,辅以益气养血之品,化瘀而不伤正。

(2) 擅用祛瘀法,勇于突破禁区。

刘茂才教授认为出血中风之血为瘀血;离经之瘀血可阻滞脑络,影响脑髓气血疏布;更可合并各种因素(眩晕呕吐、胃纳不佳、津液丢失、卧床致气虚血滞等)致血脉凝涩等,从而形成新的瘀血,又加重原有瘀血证候,使脑脉更加瘀阻。因此,不论出血性中风还是缺血性中风,发病后其基本病理为脑脉瘀阻,及时予活血化瘀可改善脑组织微循环,促进侧支循环的建立,有利于血肿吸收和功能恢复。现代药理研究表明,活血化瘀药物对凝血机制有双向调节作用。因此,不必担心会加重出血或引起再出血。

(3) 用药平和,中病即止。

刘茂才教授认为老年多正气虚衰,峻猛之品如大黄、芒硝、乳香、没药、水蛭、虻虫、川乌、草乌等,容易损伤正气,加重人体的阴阳失调,从而使病情复杂化。因此,在其长期的临证中,对老年患者,临床擅用平和之剂取效,扶正当以平为期,稳中求效,祛邪宜衰其大半,注重护本。

如以肝风、阳热之象起病之中风患者,刘茂才教授予以平肝息风之品,兼痰瘀、腑实者加丹参、桃仁、红花、益母草、王不留行、半夏、天竺黄、竹茹、虎杖等。如此1周左右,如果病情稳定、实象未见加重,即可开始酌加山萸肉、太子参等平补之品。当由实转虚的迹象出现时,就应加大益气血、补肝肾的力度,予北芪、党参、杜仲、桑寄生、巴戟天、熟地、菟丝子、枸杞子等;并减少攻伐,可予何首乌、肉苁蓉或仁类药以补虚、润下代替攻下,治疗大便秘结;活血化瘀则可予鸡血藤、牛膝等平缓、兼养血、舒筋的活血药,化痰可合用茯苓、白术健脾以化痰。

(4) 治病求本,不囿表象。

刘茂才教授在临证中注重综合分析各项临床信息,去伪存真,综合推断,必要时可有证舍证、无证求证,微观辨证。刘茂才教授在遵循中医理论体系的同时勇于创新,不断完善、充实中医辨证论治体系。刘茂才教授注重基本的发病基础,重视病程,认为久病必虚和久病必瘀。此外,刘茂才教授注意细节及一般资料,如患者面色善恶、声息强弱、穿衣多少、肢体温凉,并追问其烟酒嗜好、饮食寒热喜恶、既往用药反应,以及患者的年龄、性别、职业、发病节气、所处环境、心理状态等,以求辨证准确、全面。

(5) 善用补法，寄补为通。

刘茂才教授认为，无论缺血性中风或出血性中风，都可应用补法。出血中风急性期表现的邪盛之象是由脏腑气血逆乱所致，究其本乃是脏腑气血亏虚，补可消痰，补可化瘀。因此，急性期后应及时采用补法，不可攻伐太过，否则待虚象明显时致使气虚血滞，或脏腑真元受损。

刘茂才教授在采用补法时，遵循几个原则：①以平为期。遣方用药力求稳中取效，避免破坏气血阴阳的稳态。②循序渐进，不可骤补骤停。刘茂才教授指出，慢性病患者难免会出现一些邪实的症状或舌脉象，但这些往往只是反映了机体的局部情况，不可忽略原有的虚象。若病人因不能耐受而出现咽干口渴、心烦、苔黄等燥热之象，可保留人参和黄芪等补药不变，而在化痰、活血、通络等药上调整，如将川芎改为丹参或赤芍，徐长卿改为秦艽，伸筋草改为忍冬藤、络石藤等，法半夏改为竹茹，或改党参为太子参，也可稍佐生地、麦冬等养阴清热、生津润燥之品。③滋阴中辅以凉血活血之品。如此刘茂才教授运用补法不仅补而不滞、补不留邪，更是补中寓通、补而能消。

四、任继学教授中风病治疗思路[①]

任继学教授所撰《三谈中风病的病因病机与救治》一文可谓将中风病中最为凶险的急性出血性中风的发病机理与治法、治则叙述得且详且尽，此文成文基础除了任继学教授对经典理论的深刻认识，尚有大量病例作为支撑。任继学教授对中风病成因、病机和治法的总结可谓学贯古今独辟蹊径，且验于临床卓有成效，故任继学教授提出的理念和治法成为当代中医临床治疗中风病之圭臬。

1. 任继学教授阐述中风病之病因、病机

任继学教授首先将中风病因的归纳为三点：①情志失调，性欲改变；②饮食不节，多食膏粱；③久患消渴、风头眩等疾。此3点病机的总结从源流上传承了《内经》《伤寒杂病论》所述理法，且兼顾了历代医家所做补充，三点作为中风病因，分别为其首要因素、重要因素和必要因素。

第一条所讲的问题是气机的逆乱，这是构成中风病的首要因素。气机上逆冲脑，则势必脑络损伤，引发中风。而使气机逆乱的原因同样有三点：怒、喜、房劳。《素问·举痛论》曰"怒则气上"，"怒"是九气为病机理之一，因肝为将军之官而魂藏于内，其经入络于脑而直达巅顶，故怒发于肝气机必然上逆脑络，古人常说"怒发冲冠"便是很形象的比喻。《素问·举痛论》中同样提到"喜则气缓"，"喜"从表浅意思来看似与本病不符，但如果从《伤寒杂病论》的角度来理解则会惊叹任继学教授的独到见识。"喜"发于心，心者君主之官而藏神，从六经体系来看心属少阴。任继学教授曾直接指出："张仲景对中风的辨证纲领，经历代医家不断补充完善，适用于临床至今，在此基础上，应将临床总结与实验研究结合，动态地充实和规范中风辨证体系。"虽然民国医家指出中风病位在脑而不在"六经"，但在《伤寒杂病论》辨证体系下，脑腑同样属于六经范畴内的"少阴"统辖，脑为髓之海，而肾主骨生髓，因此肾、骨、髓、脑皆少阴

[①] 赵阳：《任继学教授对中风病的认识和临床经验总结》（学位论文），长春中医药大学2013年。

地界，本身并不与六经之理相悖。任继学教授深知此理，但又无奈于由"脑腑"回归"六经"，无疑徒令世人指责中医之"倒退"，故此别开天地另起一家之言，用六经而不言六经，才有了"喜"为病因之说。心肾同属少阴，以肾中为水火同居，而心为妻、肾为夫，妻从夫化为标本中气理论少阴之化气基本架构。"喜"太过而损心，房劳太过而损肾，二者同归于少阴而伤脑中营卫，皆可引起气机逆乱直伤脑腑而为中风病之首要因素。

第二条原因为饮食不节、多食膏粱，主要问题会引起体质的改变，这是中风病构成的重要原因。我们在前文中提到早在金元四大家时期朱丹溪便对此条尤为重视，认为体质的痰湿内郁形盛气衰会引发中风病。任继学教授在此基础上更细致地道出了病因，认为主要可以分为3点：多食膏粱、多食咸味、多饮酒。①多食膏粱则阻塞腠理，腠理致密而卫阳不得开，郁而化热蒸腾营血；②多食咸血必凝；③多饮酒血必伤。营血被伤，则不循经而行，必逆乱为病，脑腑损伤首当其冲。但这3条由于不能立刻致病，乃日积月累形成，故此不易被人重视，若发现时多已病情深重，为中风病之重要因素。

第三条原因为患者素患消渴、风头眩等证，主要引起的问题是因久病失治误治，导致病情深入，因此多以六经病位较深之"厥阴病"如"消渴""风头眩"等形式表现。因厥阴风木之变动为该病之本，故此条为中风病之必要因素。

其次任继学教授又将中风病的病机归纳有二：一为脑之气街为患，二为脑之血海逆乱。本病机的提出正是任继学教授将《内经》以降的诸家理论与民国医家提出的"脑腑"理论的有机结合，在"六经"为基本架构的前提下确立了以脑为病位论治。所谓"气街"就是"六经"体系的"卫气"，"血海"则为"营血"，而前文阐述的病因是引起二者的逆乱根本，二者的逆乱则直接导致"脑气大损，营卫失守，伤及元神"。

任继学教授的中风病治疗思想开启了一家之宗风，其门人对此多有传承和总结。如任继学教授的弟子赵建军教授在此基础上又提出了"髓虚毒损"的中风病总病机。"髓虚"二字说明了病发脑腑与营卫枯竭的客观条件，而"毒损"又是对外感六气及脏腑表里邪气内伤的准确描述，赵建军教授在本院脑病治疗中依据该理论加强了对补肾药的运用，通过补肾来补充脑髓及脑中营卫之不足。"髓虚毒损"四字可谓是对任继学教授中风病治疗思想的继承和发挥。

2. 任继学教授中风病急性期治法

对于本病论治，任继学教授谓之"多为急症"，并将治疗次第层层列举。

任继学教授计算病程采用张仲景"四时八节二十四气七十二候"的方法，以5日为一候，指出本病从发病时间开始计算以两候之内为"正不束邪，邪气渐进"之病情加重过程，此时病情"轻、重、险、危之象及预后善恶未定"，故必须药力救治。而至两候之时正气必然来复，此时药力开始显效，病情轻者可渐趋于康复，危重者用药得当也有康复之望。本病在急性期治疗也可以大略分3个阶段：①发病72小时之内；②发病三候之内；③发病六候之内。

72小时之内，主要治则以"破血化瘀，泻热醒神，豁痰开窍"为急救准绳。治法大体以三化汤加生蒲黄、桃仁、煨皂角水煎服，得下利而止。中风病患者因素体痰湿阻滞肌腠，卫阳内闭郁而化热反扰营血，因此以化痰辅助泻热，泻热辅助和血，和血以安脑腑利神机。此法从病因、病机、病位三方面一起下手，3天之内突出"峻猛之药急去之"，之后则以"血""热""痰"贯彻急性出血性中风治疗始终。

72小时之后至三候之内，治法大体以张仲景抵当汤为本，抵当汤为太阳经蓄血证之主剂，《伤寒杂病论》称之所主"太阳随经瘀热在里"，可开通营血之瘀塞，而太阳经与少阴经相表里，脑腑为少阴所属，开太阳之瘀热恶血而能透散少阴之邪，此正是任继学教授遵奉仲景学说的高明之处。此阶段汤药口服以6小时为1次之间隔，以六经分以一昼夜各有6小时为其"欲解时"之故，如患者神昏可采取鼻饲或肛门高位灌肠等方法，辅助应用清开灵等注射液化营血之瘀，清开灵等注射液1日2次，辅助运用28天。

三候之后至六候之内，治法大体用补阳还五汤减黄芪加生蒲黄、苏木、土鳖虫、豨莶草水煎服。此时急危之候已经度过，已不可全力化瘀泻热，而应兼扶营卫通经络，以防止一味活血行气导致耗气伤营之虞。此时将息法已不需要6小时间隔服药，时间改至8小时为间隔。

以上是急性出血性中风病的急性期治疗大体法则，由于患者病因复杂，体质差异大，因此在临床中还有常见的14种辅助法。神昏者加服牛黄安宫丸；烦躁者加服黄连解毒汤兼送服局方牛黄至宝丹；高血压者加羚角、玳瑁、莱菔子，兼曲池刺血，并以吴茱萸、附子、淮牛膝、茺蔚子研磨蜂蜜调敷涌泉穴24小时；血压低者加用参麦注射液或参附注射液；头痛者用透顶止痛散取嚏；呕血便血者加服大黄黄连泻心汤加白及、马灯草；兼见急性心梗者静点参麦注射液，加服四妙勇安汤；喉间痰鸣者鲜竹沥与猴枣散兑服；呃逆者加服平逆止呃汤；肺部感染加服羚羊角、玳瑁、金荞麦、虎杖、黄芩、杏仁、生石膏、金莲花、七叶一枝花兑服瓜霜退热灵；心衰者加服白通加猪胆汁汤；不省人事者静脉注射醒脑静注射液，加服任继学教授创宣窍醒神汤，兼用醒脑散；不得下咽者用会厌逐瘀汤配合针刺；四肢肿胀者外用透骨草、三棱、莪术、姜黄、豨莶草、桑枝、海桐皮、附子水洗。以上14种变化涵盖了中风病急性期的常见问题，其中一些问题可谓是危症之上又见危症，因此中风病可谓中医学中集大成的学科，任继学教授将这些问题处理得井井有条，足见国医大师的深厚功力。

3. 中风病恢复期治法

任继学教授认为在经历了中风病急性期治疗之后，本病便进入恢复期，恢复期病程为十八候九十天，之后便是康复期。恢复期重点在于"补肾生脑，益气化瘀"，恢复期重在调养。除了气血营卫的恢复，还要兼顾补益少阴而恢复脑腑疏利元神。

任继学教授提出恢复期的治要为"宽猛相济"，且在急性期后至6个月的治法与6个月以后的治法不同。急性期之后邪盛正衰者，用补阳还五汤加苏木、土鳖虫、豨莶草；邪去者，用刘河间地黄饮子。

病至6个月以后的病机，任继学教授总结为："余邪未除，脑髓未复，脏气未平，经络欲通而未达，气血虽顺而有小逆。"任继学教授常用古人八珍汤、十味温胆汤或龚赵氏常服调理方，配合针灸应用。基础方酌情加用女贞子、羚羊角、豨莶草、人参须、当归须、橘络、丝瓜络。如筋拘者用滋生青阳汤加活络品如蒲黄、刘寄奴、五灵脂，解痉者加全蝎、络石藤、海风藤，亏损者用滋营养液膏，心脾两虚者用心脾双补丸。

康复期任继学教授较重外治法，灵活应用导引、锻炼等参与治疗。

五、石学敏院士学术思想对中风病治疗的贡献[①]

石学敏教授，我国著名针灸学专家，天津中医药大学第一附属医院名誉院长，从医50年来，始终如一地坚持学习、继承、发展、弘扬以针灸为主的中国传统医学，坚持"中西结合、融西贯中""针药并用、形神兼备"，创立了治疗中风的"醒脑开窍"针刺法，取得了举世瞩目的成就，石学敏教授主持研究的重大科研课题及成果达40多项，出版学术专著20余部。石学敏教授被前中国工程院院长、著名科学家朱光亚誉为"鬼手神针"，为中华民族针灸医学的发扬光大，为中国针灸走向世界做出了突出贡献。

1. 立足"治神"学术思想，创立"醒脑开窍"针刺法

石学敏教授于1972年提出了以醒脑开窍、滋补肝肾为主，疏通经络为辅的中风病治疗大法，创立了以阴经和督脉穴为主，强调针刺手法量学规范，取穴注重调神、醒神，有别于传统取穴的具体治疗配方和操作手法，并把这一治疗中风的针法体系命名为"醒脑开窍"针刺法，这一成果成为石学敏教授在针灸学科中的最大贡献，于1995年获国家科技进步三等奖。该成果在以下几方面做了创新。

（1）病机理论上的创新。

石学敏教授认为虽然中风病病因、病机复杂，但总不外乎内伤积损、阳亢风动，挟痰、火、气、血上蒙清窍，清窍为之壅塞，窍闭神匿，神不导气发为中风。因此，石学敏教授认为中风病的病位在脑，首次提出了其基本病机为瘀血、肝风、痰浊等病理因素上蒙清窍而致"窍闭神匿，神不导气"的新理论，强调"神"在中风病发病中的主导作用，重视对神的调理，创立了"醒脑开窍"针刺法的理论和技术体系，对针刺治疗中风的方法进行了规范。

（2）选穴上的创新。

历代医家认为"治痿独取阳明"，故针灸治疗中风历来以阳经腧穴为主。"醒脑开窍"针刺法大胆改变了多年的常规选择，取可改善元神之府——大脑的生理功能的阴经腧穴，以内关、人中（水沟）、三阴交为主穴，辅以极泉、尺泽、委中疏通经络。人中（水沟）为督脉、手足阳明经之会，督脉起于胞中，上行入脑，取之可开窍启闭以醒脑、醒神；内关为八脉交会穴之一，通于阴维，属厥阴心包之络穴，有养心宁神、疏通气血之功；三阴交为足太阴、足厥阴、足少阴三经之会，有益肾生髓之效。肾藏精，精生髓，脑为髓海，髓海有余可促进脑的生理功能的恢复，三穴相配可促进脑组织的代谢和修复，改善大脑的生理功能，起到"醒神开窍"的作用。其余腧穴为疏通经络之用。

（3）针刺操作手法上的创新。

石学敏教授将"醒脑开窍"针刺法配伍腧穴操作进行了量学规范，严格规范了进针深度、针刺方向、施术手法、施术时间、针刺效应及针刺最佳间隔时间等，使"醒脑开窍"针刺法日趋规范化、科学化。在此基础上，率先提出了针刺手法量学的概念，确立了捻转补泻手法的四大要素，即作用力方向、作用力大小（捻转幅度和频率）、持续刺

[①] 刘健、樊小农、王舒：《石学敏院士学术思想对中风病治疗的贡献》，载《中国针灸》2014年第34卷，第1期，第80-82页。

激最佳时间参数和刺激效应的持续时间参数，为针刺手法规范化和量化研究做了开拓性工作。

2. 扩大"醒脑开窍"针刺法在中风病中的应用

"醒脑开窍"针刺法治疗中风病，在针灸治疗学中独具特色，以它明确的调神、醒神、开窍启闭的立法和严谨的手法量学规范操作，形成了一套系统规范的治疗体系，大大提高了中风病的治愈率，降低了致残率，减少了病死率。"醒脑开窍"针刺法治疗中风病总有效率为98.56%，其中痊愈的为59.27%，显效的为23.15%，好转的为16.14%，充分显示了"醒脑开窍"针刺法在中风病治疗中的核心地位。

经过多年理论和实践的不断完善，"醒脑开窍"针刺法治疗中风已形成一套完整的理论体系，被国家中医药管理局列为科技成果推广项目向全国推广，得到学术界的公认和广泛应用。

在醒脑开窍主穴基础上，石学敏教授针对中风病出现的各种并发症，提炼出相应针刺治法及治疗组方，并形成了治疗规范。如加风池、完骨、翳风形成"通关利窍"针法，治疗吞咽障碍；根据经筋病候和选穴特点形成了"经筋透穴"针法，治疗中风后痉挛性瘫痪；针内关、人中（水沟）、百会、印堂、三阴交形成"调神疏肝"针法，治疗中风后抑郁；针内关、人中（水沟）、百会、四神聪、风池、四白、合谷、三阴交、太冲形成"调神益智"针法，治疗血管性痴呆；加左侧外水道（水道向外旁开2寸）、外归来（归来向外旁开2寸）、丰隆治疗便秘；加双侧气舍治疗中枢性呼吸衰竭；加中极、关元、曲骨治疗尿失禁、尿潴留；加风府、哑门、颈夹脊治疗共济失调；加肩中俞、肩外俞、肩贞、肩内陵、肩髃、肩髎治疗肩周炎；加上星、百会治疗睡眠倒错；加风池、天柱、睛明、球后治疗复视；针人中（水沟）、大陵、鸠尾、内关、风池治疗癫痫等等，均取得了很好的疗效。其中，"通关利窍"针法治疗中风后吞咽障碍因其操作性强、重复性强、安全有效的特点，已成为国家中医药管理局中医临床适宜技术向全国推广。此外，中风后吞咽障碍和痉挛性瘫痪的针刺治疗技术也已被国家中医药管理局列为中医药行业科研专项，向社区推广。

3. 开发丹芪偏瘫胶囊，建立中风单元

丹芪偏瘫胶囊是石学敏教授20世纪90年代研制的新药，已广泛应用于临床，并取得良好疗效，并在7个国家获得认证，国际上又称之为Neuroaid（MLC601）。新加坡、法国等国学者对该药开展了一系列安全性和疗效研究，从健康志愿者到急慢性中风患者，均证实了该药的安全性，小样本病例观察和临床随机对照试验也显示其可显著改善患者的神经功能缺损，提高生活质量，同时，基础研究发现该药可防止神经元死亡，促进神经再生。石学敏教授在丹芪偏瘫胶囊的基础上，与现代康复手段相结合，配合中医推拿、中药熏蒸、护理、心理治疗、食疗、健康教育等多种技术手段，创立了以"醒脑开窍"针刺和"丹芪偏瘫胶囊"为特色的"石氏中风单元"，开辟了中风病治疗的新模式，此模式被国家中医药管理局确立为十大推广新技术之首。

4. 注重科学研究，把握中风病研究的方向

自1972年提出"醒脑开窍"针刺法以来，石学敏教授带领科研团队积极寻求针灸治疗中风病的高级别循证医学证据，同时进一步明确针灸防治中风病的效应机制。历年

来，共获国家"973"课题、科技部行业专项、国家科技支撑计划课题、国家自然科学基金等各级课题20余项，获国家科技进步三等奖在内的各级奖励10余项。

虽然近年来针灸越加得到国际主流医学的重视，但可提供较高水平的临床循证证据的研究较少，在一定程度上影响了对针灸疗效的认可。针对此问题，石学敏教授在中医针灸基本理论指导下，从针灸的临床优势和特点出发，在针刺防治缺血性中风及其并发症方面，围绕临床疗效、安全性、可控性，努力搭建关键技术平台，开展了以循证医学为原则的高质量临床试验，获得了针刺可降低缺血性中风患者病死率、复发率及残障程度的临床证据，并应用 RCT 与 Cochrane 系统评价方法，均证实针刺治疗缺血性中风方法安全、疗效显著，为针刺治疗中风提供了科学依据。

在临床研究的同时，阐述针刺防治中风病的效应机制，结合现代技术，采用 PET-CT、fMRI、激光共聚焦显微、膜片钳、分子生物学等先进技术，从影像学、形态学、神经生化、神经电生理、蛋白质、分子等水平揭示了针刺治疗中风病的机制。近年来，笔者在早期机制研究的基础上，通过 PET-CT 技术研究急性基底节梗死患者脑葡萄糖代谢，证明针刺疗效的中枢神经网络调控机制，针刺可促进病灶周围脑区的重组、激活相关功能区域及提高未受损大脑半球代偿，调节脑氧代谢是针刺神经保护的主要机制之一，获得了针刺介入缺血性中风超早期治疗的可靠证据。率先进行针刺蛋白质组学研究，构建针刺作用蛋白质谱，发现了针刺治疗部分效应蛋白；对不同时间局灶性脑缺血/再灌注脑片 $[Ca^{2+}]i$ 的变化及相关信号离子在神经细胞损伤中的作用进行了研究，明确了针刺调节缺血神经细胞 $[Ca^{2+}]i$ 的信号传导机制，为针刺治疗缺血性中风的作用机理提供了新的实验依据。

5. 重视中风病危险因素——高血压病的治疗

石学敏教授在控制中风病残率、病死率的前提下，积极探索如何采用中医手段有效控制中风病危险因素，将研究重点前移到高血压病，开辟了新的研究方向。高血压病是中风最重要的上游环节，77%的首发卒中与高血压病有关。我国目前约有2亿高血压病患者，预示着我国未来将进入中风高发时期。石学敏教授在长期的针刺治疗中风病的临床实践中，逐步明确了针刺人迎穴降压的针刺效应，创立以人迎为主穴、有规范明确的手法量学标准和量效关系的针刺方法。在临床疗效研究方面，通过观测针刺前后24h动态血压变化、24h平均脉压及心率、昼夜节律逆转率、谷峰比值、平滑指数的变化来评价针刺降压效应，结果显示针刺降压平稳，既可降低即刻血压，又可维持降压效应，促进血压达标，能够有效提高患者生活质量。

6. 结语

在对石学敏教授学术思想继承方面，我们应该在以下方面进一步深入研究：①加强对脑府、脑神功能的中医理论探讨；②继续拓展"醒脑开窍"针法在临床的应用范围，针对现代医学尚无有效办法而针刺确有疗效的脑病，如痴呆、小儿脑瘫、小儿抽动症、延髓麻痹、脱髓鞘病变及各种疑难杂症，加强其针刺临床研究及机制探讨；③加强针刺降压远期疗效的评价及针刺降压机制的探讨。

第三节 中风后遗症的名家学术思想、治疗经验

一、陈以国教授锁骨针治疗中风后遗症的经验[①]

陈以国教授认为中风后遗症病因病机为气虚血瘀，阻于脉络，筋肉不得濡养，阴阳失衡，而至肢体麻木、半身不遂、口眼㖞斜、语言謇涩等。故治疗应以提高患者生存质量为宗旨，补虚活血，畅达气血，活经通络。使用独创锁骨针治疗方法并辨证论治辅以"补阳还五汤"针刺组方和活血通络、补虚扶正汤药，从根本上修复患者自身的脏腑经络系统，以助气血重新疏布，以濡养患者经脉脏腑、筋骨皮肉，促进患者偏瘫部位恢复，临床上取得较好的疗效。

1. 引经据典，继承创新医理

陈以国教授秉承中医整体观念和辨证论治，勤求古训，熟稔中医经典条文，对医理感悟颇深，常能将艰涩条文同患者病情联系解说，注重四诊合参侧重舌诊、脉诊，观其脉证，知犯何逆，随证应用所创锁骨针。

应用锁骨针之前，陈以国教授必要诊脉以作为施针凭据，且悉心观察患者锁骨附近形、色、神、态、触感等外观和并揣按皮下筋肉组织异常结节条索改变，依据锁骨针全息、三才、三焦、经络理论辨证论治，揣按出最佳锁骨针刺治疗点，少穴精准，徐慢斜刺或平刺沿锁骨方向进针刺入锁骨上缘或下缘皮下，秉承《灵枢·本神》篇载"凡刺之法，必先本于神"，力求针刺操作中，守神待得气，以达"气之至也，如鱼吞钩饵之沉浮"之针下感觉，体察患者神之变化及反应。并治患者之神，或嘱患者发力活动患肢配合激发针刺处之气血流通，或嘱其静心专注于所刺之处，让患者自我观察患肢活动及感觉的变化，并鼓励其逐步康复的信心，从患者身心调摄出发，切实整体调整患者脏腑阴阳寒热、经络气血虚实、心神宽慰畅达等。

2. 学通横贯，针药组方互用

陈以国教授体针组方学宗清代名医王清任《医林改错》一书中"补阳还五汤"药物配伍机理，以中医辨证论治为枢纽，将针药运用特点紧密联系。

遵王氏补阳还五汤立意，创"补阳还五针法"，补法针刺建里、关元、健侧内关、足三里、悬钟以培补肾元和资生脾阳激发补充患者一身之正气，补虚扶正，效仿黄芪之益气；平补平泻患肢行间、三阴交、阳陵泉、合谷、曲池以行阴分瘀滞以调血生血补血，以效仿当归、赤芍、桃仁、红花、川芎活血祛瘀，促新血生成；地龙通达筋络，活血化瘀通脉，以活血祛瘀，通经活络。

且该体针运用又蕴含王国瑞之"交经互刺"，上承《内经》有关"巨刺"和"缪刺"思想，针刺顺序又参考《磐石金直刺秘传》中对中风半身不遂治法主张"先于无病

[①] 王鹰：《陈以国教授锁骨针针药并举治疗中风后遗症经验总结》（学位论文），辽宁中医药大学2015年。

手足针宜补不宜泻；次针其有病足手，宜泻不宜补"，先激发健侧以补虚，后活络患侧以通利，是顺应中风康复的重要原则。

3. 针药并举，各司所善之职

自古至今各方医家对针刺和汤药的治疗优势争鸣不休，有取针废药者，亦有弃药唯针者，而陈以国教授以从医临床工作历经数万患者的经验总结，以及科研中对针刺对药物靶向作用的研究，都充分证实了针药合用为一种互济相使的治疗思维，早在《针灸资生经·针灸须药》中就有"针灸不药，药不针灸，亦非良医也"的说法。

汤药治疗中风后遗症，必要四诊合参，重视对患者病史采集和切脉、舌诊确定患者疾病性质和疾病转变发展的过程。每次复诊都要比对上一次症状和体征的变化，做出相应的剂量加减和药味转换。陈以国教授方遵王清任补阳还五汤辨证加减，论治治标宜搜风祛痰、活瘀通络，治本宜补益气血、滋养肝肾或阴阳并补。方中重用黄芪使气足行血有力，其余为活血祛瘀之桃红、赤芍、川芎，又少佐地龙通经活络，同时也需根据每一次患者就诊时新增的兼证，加减对证的药味，以步步紧系患者病情的改变。并配合如前所述补阳还五体针针法培补脾阳肾元扶助正气，活血祛瘀通经活络等。

锁骨针治疗中风后遗症，行四诊合参及病理体征的检查之后，确定后遗症所在位置，并直接观察锁骨皮肤神、色、形、态、突起等异常改变，揣按锁骨附近皮下筋肉条索、结节等病理表现，再推测患病位置或脏腑及经络病变。进而依据锁骨针全息理论在锁骨周围找到反应点，多角度分析诊断，力求准确找到锁骨针刺点，徐慢进针，留针得气。中风后遗症之偏瘫多出现在肌张力过高或废痿无力的上肢、下肢、手足等，故针刺锁骨针全息对应的部位后嘱其做抬手、上举或抬腿、伸腿等动作，以通过锁骨针刺点激发疏通患肢气血，直达病所，促进运动恢复。同时于脏腑脾胃穴处针刺又起到促进后天脾胃化生水谷精微以生气血的作用，于肾命门穴处针刺又具有激发振奋人身元阳的功能，又可以补虚扶正，以达标本兼治。

以上方法联合应用可以提高药物在机体内的发挥，促进激发瘫痪部位经络气血流通，标本兼顾，虚实俱调，同时亦要根据患者后遗症的其他表现如舌强语謇针刺廉泉、神志抑郁针刺陶道等，促进语言恢复和情绪改善。

二、朱良春学术思想——中风后遗症期，病机多涉及肾阳不足[①]

中风病从"肾虚"论治，目前几乎已形成各家共识，其中肝肾阴虚是中风病的发病基础也已被大家普遍接受。当今的各种版本的高等中医药院校教材，也都采纳这一说法。对中风病机的认识，查阅诸多文献，却发现很少有提及肾阳不足者。朱良春教授经过长期的临床观察，发现中风病，尤其是中风后遗症期的病例，符合肾阳不足证型者亦不少见。这一观察结论的提出，进一步充实了中风病研究的内容，对中风病的诊治具有重要的意义。

---

① 田华：《国医大师朱良春教授治疗缺血性中风病的学术思想及临证经验》（学位论文），南京中医药大学 2015 年。

1. 中风病"督阳不足"论源于"久必及督"理论

肾主藏精，其所藏之精气，包括肾精和肾气。肾精是物质基础，主要禀受于先天之父母，又有赖于后天之培养。生命之生长发育，全赖于先天之精，故肾主生长发育，为先天之本，生命之根，为人体生命运动的源泉。然而，这种父母给予的先天之精是有限的，随着生命运动的进行而不断地被消耗，此时必须有赖于后天五脏精气的充养以保持肾精的富足旺盛，生命只有运动才能久而不衰。所以，肾精是生命运动的物质基础。肾精对于生命运动的作用发挥，就是肾气，亦即元气、真气。肾精是物质基础，肾气就是这种物质的功能表现，且根据表现的不同，又分为肾阴和肾阳，两者互为依存，又相互制约，形成一种动态平衡，并协调维护着全身的阴阳平衡，即所谓肾气充盛。全身脏腑组织器官在肾气的鼓舞下，各自正常地发挥其生理功能，才使生命得以延续。正如张介宾所说"五脏之阴气，非此不能滋；五脏之阳气，非此不能发"。因此，肾气即是生命的原动力，故又叫元气。五脏之病，久而不愈，精气暗耗，肾失充养，精藏不足，则肾气亏乏，所谓"久必及肾穷必及肾"。临床可见肾阴不足、肾阳不足。久之，进一步可出现阴损及阳或阳损及阴以致阴阳两虚，常提示病程已久，病机变得更为复杂，使病情进一步加重。

中风之病，好发于老年人，而老年人的生理特点即是肾虚。所以，中风病本身就具备肾虚的基础。复加中风之病一旦发生，其病程较长，大多病程绵延半年以上，甚至终生为患，此即为中风后遗症期。绵而不愈，必然久必及肾，使肾虚更甚，阴损及阳以致阴阳两虚。

2. 慢性久病存在肾阳不足

对"久必及肾"这一理论的理解，朱良春教授十分重视肾阳不足。朱良春教授认为，肾中真阳就是先天真火，亦即命门之火，其盛衰对机体的发病、疗愈及生殖、发育、成长、衰老等过程，都具有重要的作用。因此，朱良春教授认为，肾中真阳才是人体生命活动的基本动力。

由于慢性久病，体气亏虚，传变及肾，耗损肾之阴阳，所谓"穷必及肾""久必及肾"，故朱良春教授治疗慢性久病，十分重视培补肾阳，并创立了专方"培补皆阳汤"（组方：仙灵脾、仙茅、怀山药、枸杞子、紫河车、甘草）。由于学术界受朱丹溪"阳常有余，阴常不足"之论的影响，不少学者对此怀有偏见或存有误解，以致临证需要补阳时却不够大胆，顾虑重重，影响疗效。朱良春教授认为丹溪主张的"阳常有余"实指妄动之相火，是病理之火，是邪火，并不是人体之阳气。所以，朱良春教授指出，临证补阳时，不能因为丹溪之说而吝啬笔墨。

3. 中风后遗症隶属慢性久病，应当重视培补肾阳

（1）中风后遗症相关肾阳虚理论的溯源。

明代张景岳认为，"唯是元阳亏损、神机耗败，则水中无气，而津凝血败，皆化为痰耳"，此论说明中风的主要病理因素之一痰的形成，直接与肾阳不足相关。喻昌《医门法律》："偏枯不仁，要皆阳气虚馁，不能充灌所致。又如中风卒倒，其阳虚更甚。设非阳虚，其人必轻矫便捷，何得卒倒耶。"清代名医周学海在《读医随笔·中风有阴虚阳虚两大纲》中强调："阴虚、阳虚为中风两大关键。"清代名医王清任认为中风是"亏损五成元气之病",称"亏损元气,是其本源"。王清任创立了著名的中风后遗症专方——补阳还五汤,并以重用黄芪四两(即120g)为特点。黄芪微温,重用则有气阳双补之意,此亦即方名中"补阳"二字的寓意所在。

综上各家之论,说明中风后遗症期,医家不能仅拘泥于肝肾阴亏理论,还应当考虑是否有肾阳不足之情况,临床应当正确辨证。

(2)中风后遗症相关肾阳虚的现代研究。

陈忠良研究认为,肾虚与神经系统关系密切。李承军等实验研究表明,温肾阳类中药能增加脑内乙酰胆碱及单胺类神经递质的含量,增加神经递质受体的数量,从而促进神经功能的恢复。卫明等通过实验研究和实地调查发现,老年人不但以肾虚为主,而且多偏于阳虚。另有研究表明温肾阳药主要作用于下丘脑,影响nNOS的转录环节,抑制NOS/cGMP系统,从而改善阳虚症状。谢磊等研究发现,肉桂、巴戟天具有调节单胺类中枢神经递质紊乱的作用和抗抑郁作用,因而可以用来改善中风后遗症期的抑郁状态。这些研究说明温肾阳药具有改善中枢神经系统功能的作用,为培补肾阳法可用来治疗中风后遗症提供了实验依据。展文国认为,中风后期即后遗症期多见肾阳亏虚,气虚血瘀、脑络瘀阻的病机特点。钞建峰等认为,中风之本在于虚,其中又以元气虚最为重要,并指出临证时不可因"中风"之名而妄用祛风逐邪等攻法。

(3)朱良春教授对中风后遗症肾阳虚的认识。

中风后遗症期,由于患者肢体偏枯不动而长期卧床。《黄帝内经·素问·宣明五气篇》指出"久卧伤气",故临床多从气虚考虑。清代名医王清任提出的气虚血瘀证型,至今仍然被学术界广泛推崇。江涛等研究认为中风后遗症期的主要证型是气虚血瘀。中医学认为,"气虚为阳虚之渐,阳虚为气虚之极"。所以,朱良春教授认为,对于中风后遗症,若气虚久而不复,必致阳虚。朱良春教授同时指出,中风后遗症由于病起半年以上,可从慢性久病的角度进行临床思维,结合"久病及肾"理论及中风病易发年龄因素考虑,此阳虚多为肾阳不足。治疗中在补气之时,还应当考虑其属于慢性久病,宜培补肾阳。正如朱良春教授所说:"偏枯不遂,久残不复,勿忘皆阳。"

可见,肾阳不足是临床治疗中风后遗症时不可忽视的一面。

三、郑绍周教授采用补肾法治疗中风后遗症经验[①]

郑绍周教授是全国第三、四批名老中医,第三、四批名老中医药专家学术经验继承指导老师,荣获首届河南省中医药事业终身成就奖。郑绍周教授行医50余载,临床实践经验丰富,博学敬业,精攻专长,对中风病及其后遗症有自己独特的认识和治法,其中补肾法尤为一大特点。

中风后遗症是指中风(脑血管意外)后遗留的口眼歪斜、语言不利、半身不遂等症状的总称,多发生于中风后6个月以上。郑绍周教授认为:该病病机多为正气亏虚、阴阳失调、气机逆乱导致痰瘀阻络,由于阻滞部位不同,临床表现也多种多样。对于本病

---

① 古春青、赵铎:《郑绍周教授采用补肾法治疗中风后遗症经验》,载《中医研究》2016年第29卷,第10期,第31-33页。

的治疗，临床各家互有侧重，或从气虚血瘀论治，或从肾虚痰瘀着手。郑绍周教授认为中风后遗症以肾气亏虚为基本病机，故治疗以补肾法为主。现将郑绍周教授采用补肾法治疗中风后遗症经验介绍如下。

1. **病位在脑，其本在肾**

《素问·六节脏象论》曰："肾者主蛰，封藏之本，精之处也。"肾藏精，精生髓，髓聚于脑，脑为髓海，脑的生理功能发挥与肾的关系极为密切，肾精充足则髓海满盈。《黄帝内经》曰："肾者，作强之官，伎巧出焉。"脑得肾精充养才能发育健全，人才能精力充沛、思维敏捷、动作灵巧；反之，若大脑在发育阶段得不到肾精充养，则会出现"五迟""五软"等。肾藏精，又主命门之火，肾精可生髓充脑，相火则能温煦脑髓，故能保持髓海充足，元神得养，则可发挥脑的正常功能。郑绍周教授认为，若肾精不足，髓海亏虚，则脑失所养，易发生中风等疾病。有研究表明，恐伤肾大鼠出现脑髓空虚，神经细胞空洞、溶解，进而出现行为异常。因此，在中风的各个阶段，补肾均至关重要。

2. **肾虚为痰浊、血瘀、风动之本**

郑绍周教授根据《黄帝内经》"年四十，而阴气自半也"和《医林改错》"元气……若亏五成剩五成，每半身只剩二成半……半身不遂，不遂者，不遂人用也"之论认为，中风患者多为中老年人，年高肾虚，肾中真阴、真阳衰竭，继而导致其他脏腑功能失调，阴阳失调，气机逆乱，最终发为中风。《素问·脉解篇》曰："内夺而厥则为暗痱，此肾虚也。"《太平圣惠方》曰："肝肾久虚，气血不足，腠理疏泄，风邪易侵。"可见，中风的发病基础是肾气亏虚，导致肾脏气化失职，五脏失养。郑绍周教授根据临床实践经验总结出，中风病病因病机中，肾虚是导致风动、血瘀、痰生的关键。

（1）肾虚则风动。

《临证指南医案·中风》曰："精血衰耗，水不涵木，木少滋荣，故肝阳偏亢，内风时起。"肾藏精，肝藏血，精血化生，肝木依赖于肾水的滋养，若水不涵木，肝失濡养，则肝阳化风，扰动神明，发为本病。

（2）肾虚则血瘀。

肾藏元阴、元阳，对全身各脏腑、组织、器官起着滋养、温煦、推动的作用。肾藏命门之火，肾阳为一身阳气之本，心阳需得肾阳之鼓动；否则，心阳不振，血行瘀滞。《本草纲目》曰："故曰气者血之帅也。气升则升，气降则降；气热则行，气寒则凝。"若肾中阳气不足，五脏气化乏源，气虚无力运血，则血瘀脑络，发为中风。

（3）肾虚则痰生。

《医贯》曰："痰者，水也，其源出于肾。"《景岳全书·杂证谟》云："肾主水，水泛亦为痰，故痰之化无不在脾，而痰之本无不在肾。"肾为水脏，肾亏则痰浊易生；肾阳不足，水失温煦，则寒痰凝结；肾阴不足，虚火炼液成痰；肾气推动无力，液停成痰。痰浊蒙蔽清窍，神机失用，发为中风。由此可知，肾虚是中风发病的根本机制。

3. **治病求本，灵活补肾**

针对中风后遗症肾虚髓空的病机，郑绍周教授认为，治疗宜补肾固本，临床根据疾病的虚实寒热加以调整，方能取得良好效果。

（1）补肾滋阴：肾阴是机体阴液的根本，肝木赖之以生，心火赖之以降，五脏六腑赖之以濡养。若先天不足或年高肾亏，或久病耗损阴液，导致肾阴亏虚，脑海失养。临床表现除语言不利、半身不遂、口眼歪斜外，还可见头晕耳鸣、腰膝酸软、潮热盗汗、大便干结、舌红少苔、脉细数。治宜滋阴益肾，方用六味地黄丸加减。腰膝酸软较甚者，加杜仲、牛膝、桑寄生等。

（2）补肾温阳：肾藏命门之火，肾阳是机体阳气的根本，推动一身气血的运行，君火需相火之助使元神以明，水液赖肾中阳气以正常输布。若命火式微，真阳不足，除了肢体偏瘫、语言不利外，还可见精神萎靡、面色晦暗、腰背冷痛、畏寒肢冷、口淡不渴、大便溏薄、小便清长、舌淡胖、脉虚弱无力等。治疗以补肾温阳为主，方可用金匮肾气丸、右归丸，用药避免过于辛燥，以免耗伤肾阴。

（3）补肾健脾：肾为先天之本，脾为后天之本，二者互根为用，脾的运化有赖于肾中阳气的温煦，肾所藏精气有赖于后天水谷精微的充养。若脾气虚弱，运化失司，肾脏之精无以补充，则脾肾俱虚，精血无源，元神失养。临床表现除半身不遂、肢软无力外，还可见面色萎黄、纳呆食少、神疲乏力、气短便溏、舌淡、脉弱。治宜脾肾双补，方用理中汤合肾气丸加减。

（4）补肾活血：《临证指南医案》曰："初为气结在经，久则血伤入络。"中风后期，肝肾不足，气血亏虚，瘀血等病理产物瘀阻脉络，瘀血不去，则新血不生，清窍失濡，肢体失用。临床多表现为面色晦暗，肌肤甲错，甚则口唇紫绀，或有心悸，疼痛拒按，舌质暗红，有瘀斑，脉细涩。治宜补肾益精、活血化瘀，方常用补阳还五汤合右归丸加减。

（5）补肾化痰：肾为痰之本，肾虚气化失职，津液得不到蒸化，凝而成痰，痰浊阻滞气机，痰气交阻，蒙蔽清窍。临床多表现为头晕目眩，神疲气短，记忆力减退，舌暗淡，苔白腻，脉沉或弦细。治宜补肾化痰，方用地黄饮子合二陈汤加减。

4. 小结

以上几种方法是从补肾角度来治疗中风后遗症，是以一法为主，兼用他法，临证时宜灵活运用，各法互相参照，注意综合治疗，以助疾病康复。郑绍周教授认为：相对于中风急性期，中风后遗症病机更加复杂，病情更加多变，由于患者体质、疾病阶段、所经治疗等因素影响，辨证更为困难，但其基本病机不外风、火、痰、瘀、虚诸端，属本虚标实之证；标实以风、火、痰、瘀为主，本虚主要责之于肾气亏虚；补肾法为治疗中风后遗症的基本方法。郑绍周教授指出：补肾法是治病求本之法，不可一蹴而就；在谨守补肾大法的同时，应该兼顾其他病机，分清标本缓急，随证加减。

四、罗翌治疗中风后遗症临床经验[①]

中风后遗症为中风半年之后，仍遗留肢体麻木、半身不遂、口眼歪斜、言语不利等症状的疾病后期。一般认为，中风进入后遗症期，临床症状较难改善，病程较长，患者

---

① 黄宏强、黄华经：《罗翌治疗中风后遗症临床经验》，载《辽宁中医杂志》2009年第36卷，第8期，第1269-1270页。

生活质量难以改善，需长期门诊治疗。罗翌教授经过长期治疗及研究，在治疗中风后遗症方面取得了很好的疗效。这里主要介绍罗翌教授治疗中风后遗症病人的主要临床思想。

1. 对病因病机的认识

（1）推崇气虚论。

中风之症，《素问》认为："风中五脏六腑之俞，亦为脏腑之风，各入其门户所中，则为偏风。"张仲景曰："夫风之为病，当令人半身不遂。"皆专主于风。金元之后，强调中风主内虚。刘河间主火盛，李东垣主本气虚外受风邪，朱丹溪则主湿痰。至张景岳则有半身不遂大体属气虚，从而易中风之名，著非风之论。甚者清代王清任提出半身不遂元气亏损论，创方补阳还五汤。而近代医家在总结前人经验之上，指出中风后遗症临床多属本虚标实之症。但对于本虚之论，有人偏向肝肾阴虚，或认同气血两虚，亦有气虚为主之说。罗翌教授独崇气虚，赞同王清任之半身不遂元气亏损论，认为中风之病，本可起于元气亏虚，若由于误治失治或疾病进展，病情迁延进入后遗症期，则正气亏损更甚，故见半身不遂、肌肉松弛、萎缩明显、肢体屈伸无力、伴少气懒言等症。

（2）重瘀血论。

罗翌教授认为中风从病理因素来看，尽管有风、火、虚、痰、气、瘀等6种情况，但最关键的因素还是血瘀。缺血性中风属气虚无力推动血液，血不濡养经脉，因虚致瘀，瘀阻经络，发为中风；出血性中风属血溢脉外，离经之血瘀阻经络，发为中风。对于中风后遗症患者来说，由于病程迁延日久，病情复杂顽固，瘀血的病机仍然存在，且中医尚有"久病从瘀"的说法，各种病证久治不愈，必定会由浅向深发展，影响血液运行，导致瘀血的发生，所以瘀血阻络是中风后遗症的关键病机。

（3）注意痰浊说。

罗翌教授认为中风后遗症因年老体虚，脏腑功能减退，正气不足，阳气衰微，水津不化，致津液停留积聚而成痰浊者多见。指出痰能随气行，则无处不到，遍及周身，机体内外、上下，诱发本病。且气虚可致瘀血停滞，阻碍津液运行而形成痰浊。更有"百病多由痰作祟""痰为百病之母"之说。正如《丹溪治法心要》曰："半身不遂，大率多痰，痰壅盛者，口眼㖞斜者，不能言者。"

2. 治疗经验

（1）重视复合立法复合组方。

组方繁而不杂，这是罗翌教授临证的又一特点。根据中风后遗症患者多属气虚痰瘀，故临证合用补阳还五汤和温胆汤加减。补阳还五汤正是切中气虚血瘀之病机而设。方中重用黄芪（根据病情，黄芪可用至120g）补气以行血，使气旺血行，瘀血去而新血生，且祛瘀不伤正。实验证明黄芪能明显改善血小板的凝聚率；辅以赤芍、川芎、桃仁、红花等活血化瘀，疏通经络；诸药合用，共奏补气通络，活血化瘀之功，使气旺血行，瘀血祛而经络通。温胆汤有"治痰祖方"之称，可祛一身上下左右内外之痰浊。方用半夏、竹茹燥湿化痰清热；枳实、陈皮以行气消痰；茯苓健脾渗湿；用生姜、大枣、甘草益脾和胃；诸药性多辛开，以助行气消痰而清泻痰热贼邪。再因"痰之标在肺胃，痰之本在脾肾"。温胆汤方中诸药多归脾、肺、胃经，涉及肾经，诸药可循经直达病所，以充分发挥药力，标本兼治。

（2）善用个药。

罗翌教授认为中风后遗症患者因体质各异，病机演变则不同，在补阳还五汤和温胆汤基础上，应注意运用个药：①重用黄芪。黄芪功用补气，临证常重用黄芪，但久用重用可令人中满，常少佐陈皮、木香等行气之品。再则黄芪性味甘温，久用重用有生热之弊，若患者有热象，换用五爪龙。②重视虫介类药。清代医家唐容川在《本草问答》中说："动物之功利，尤胜于植物，以其动物之本性能行，而又具有攻性。"明确指出其搜剔之功，远非草本植物所能及。叶天士也说："久则邪正混处其间，草木不能见效，当以虫蚁疏通逐邪。"认为中风后遗症期，死血顽痰胶结于经脉，疗效常不满意。需常配合虫介类药的运用。介类潜阳，虫类搜风，非搜风通络，不足以逐瘀祛痰。此类药物如：全蝎、蜈蚣、僵蚕、水蛭、地龙等，根据临床观察，长期服用疗效甚佳，未见明显毒副作用。配合使用白芥子。瘀血得寒则凝，遇温则行，故行血药常与白芥子合用。且白芥子辛温，能利气豁痰，消肿散结，用于痰注肢体，有温通化痰之效。朱丹溪说："痰在胁下及皮里膜外，非此不能达行。"③活用藤类药。中风后肌张力偏高者，筋脉拘急，屈伸不利，即所谓硬瘫，藤类药如鸡血藤、路路通等具有舒筋活络作用，如能在活血化瘀药基础上使用该类药，可缓解病人肢体僵硬、挛缩等。④善用葛根。葛根能活血化瘀，升清降浊，是治疗中风引起的颈项强痛、耳鸣的要药，具有扩张脑血管、抑制血小板凝集、解除动脉痉挛的作用，临证常配合使用。⑤注重舒肝药。脑卒中后抑郁症是脑血管病常见的并发症之一，其发生率较高，临证上运用柴胡、佛手等药，可改善患者症状，促进康复。

（3）腹针疗法。

罗翌教授系统研究薄氏腹针治疗中风后遗症的疗效，薄氏腹针理论认为，以神阙为轴心的腹部不仅有一个与全身气血运行相关的循环系统，而且还拥有一个全身高级调控系统，可见腹针治疗中风后遗症是从调节全身气血入手，遵从中医"缓则治本"的辨证施治原则。中风后遗症腹针以引气归元为主方，从治疗脾、肾入手。方中中脘、下脘均属胃脘，两穴合用有理中焦、调升降的功能；且手太阴肺经起于中焦，故兼有主肺气肃降的功能。气海为气之海，关元培肾固本，肾又主先天之气，因此四穴合用有以后天养先天之意。《难经·四难》曰："呼出心与肺，吸入肾与肝。"故此方有治心肺、调脾胃、补肝肾的功能。辅以滑肉门、外陵左右共4穴为腹四关，该4穴具有通调气血、疏理经气使之上输下达肢体末端的作用，是引脏腑之气向全身布散的妙穴。与引气归元合用时兼有通腑之妙。大横穴有调整脾脏功能和燥湿、健脾、滑利关节的作用。上、下风湿点是腹针发明人薄智云老师的经验穴，有消肿止痛作用，与大横穴合用可祛风湿利关节，消肿痛开瘀血。罗翌教授作为薄氏传人之一，继承发扬薄氏腹针理论，广泛运用腹针治疗中风后遗症患者，疗效显著。

第四节 类中风的名家学术思想、治疗经验

一、李中梓类中风辨治八法[①]

类中风多指风从内生而非外中风邪的中风病证（《医经溯洄集·中风辨》）。而李中梓《医宗必读》则指火中、虚中、湿中、寒中、暑中、气中、食中、恶中8种类似中风的病证，临床表现类似中风，而实非中风，诚如李氏所说："类中风者，有类乎中风，实非中风也，或以风为他证，或以他证为风。"治疗各具特点，不可混淆，若"投治混淆，伤生必矣"。

1. 清心泻火治火中

火为阳邪，其性炎上。心位居胸中，在五行属火，为阳中之阳，故火热致病，心先受之。火中的发生，多由"将息失宜，心火暴甚，热气怫郁心神"所致。临床表现以"心神昏冒，筋骨不用，卒倒无知"为特征，常伴言语不利、口眼歪斜、面赤、烦渴、便秘等。治宜清心泻火，宣窍宁神。方用凉膈散、牛黄清心丸。若属肾阴不足，虚火上炎者，宜滋阴降火，用六味地黄丸。火热灼津为痰而致痰多者，症见"痰多口眼㖞斜，手足麻痹"，治宜豁痰通络，方用贝母瓜蒌散（贝母、瓜蒌、南星、荆芥、防风、羌活、黄柏、黄芩、黄连、白术、陈皮、半夏、薄荷、灵仙、花粉、甘草）。

2. 益气填精治虚中

虚中的发生，多由素体虚弱，过于劳作，耗气伤脾，痰气壅滞，上蒙清窍，横窜经络所致。故李氏归纳虚中的病因、病机是"过于劳役，耗损真元，脾胃虚衰，痰生气壅"，故治疗主张益气为主。虚中临床症见猝然昏倒，伴见面色㿠白，鼻息轻微，亦有身不仆倒但舌语涩，口眼歪斜，半身不遂者。治宜健脾益气，方用六君子汤；虚而下陷者用补中益气汤。如见手撒口开症，急需大剂量参芪益气固脱。若因房劳过度，精气耗损而致虚中者，治宜益气填精，方用六味地黄丸合生脉散。

3. 除湿健脾治湿中

湿邪为病，有内湿外湿之分，故李氏说："内中湿者，脾土本虚，不能制湿，或食生冷水湿之物，或厚味醇酒，停于三焦，注于肌肉，则湿从内中矣。"可见内湿多由脾失健运，水湿停聚而生。外湿多由于气候潮湿，涉水淋雨，居处潮湿，则"湿从外中矣"。内湿和外湿虽有不同，在发病过程中却常相互影响。伤于外湿，湿邪困脾，不能健运，则湿从内生；而脾阳虚损，水湿不化，亦易招致外湿侵袭。故李氏强调湿中的治疗，当紧紧抓住除湿健脾这一原则。湿中因于内湿者，症见胸闷脘痞，小便不利，大便不爽，或腹泻尿少。治宜健脾除湿，调畅气机。方用渗湿汤（苍术、白术、茯苓、陈皮、泽泻、猪苓、香附、川芎、砂仁、厚朴、甘草）。湿中因于外湿者，症见"头重体

[①] 周天寒：《李中梓类中风辨治八法》，载《中医药导报》2008年第10期，第15-16页。

痛,四肢倦怠,腿膝肿痛,身重浮肿"。治宜祛风胜湿,宣痹止痛。方用除湿羌活汤(苍术、藁本、羌活、防风、升麻、柴胡)。

4. 温里散寒治寒中

寒中是由暴中寒邪所致。寒为阴邪,易伤阳气,若素体阳气不足,卫外不固,寒邪乘虚直中,致清阳不升,清窍蒙蔽;或寒凝经脉,气血运行不畅,引起"身体强直,口噤不语,四肢战掉,卒然眩晕"等寒中证,治宜温里散寒,方用姜附汤(干姜、附子),或附子麻黄汤(麻黄、白术、人参、甘草、附子、干姜)。若神志不清可先用苏合香丸温通开窍,散寒化浊。

5. 清暑开窍治暑中

暑为阳邪,其性炎热,易于伤津耗气。若"行役于长途,或务农于赤日",感受暑热之邪,蒙蔽清窍,发为暑中。症见"面垢闷倒,昏不知人,冷汗自出,手足微冷,或吐,或泻,或喘或满,或渴"。治宜急将患者移至凉爽通风之处,给服清暑、解热、开窍药剂,并可配合针灸、刮痧等疗法。李氏主张先用苏合香丸或来复丹(硝石、硫黄、玄精石各30g,五灵脂、青皮、陈皮各60g。醋煮米糊为丸,梧桐子大,每服30粒)灌下或研蒜水灌之;或用皂角刮去黑皮,烧过存性,取皂角灰30g与甘草末18g,和匀,每服3g,先开其窍。待病人苏醒后再辨证用药。属阴证者,用香薷饮或大顺散;属阳证者,用苍术白虎汤。

6. 理气降逆治气中

李氏认为,气中是"七情内伤,气逆为病"的证候。多由七情气结,或怒动肝气,气逆上行,清窍被扰所致。症见突然仆倒、昏迷不省人事、牙关紧闭、手足拘挛等。治宜理气散结,降逆开闭。方用八味顺气散(白术、白茯苓、青皮、白芷、橘红、乌药、人参、甘草)或木香顺气散(白豆蔻、丁香、檀香、木香、藿香、甘草、砂仁)。李氏指出:本证似与中风相似,但风中身温,气中身冷,风中脉浮应人迎,气中脉沉应气口。以此区别中风与气中的不同,对临床具有一定的指导意义。治疗上"以气药治风犹可,以风药治气则不可",临证需注意。

7. 消食化滞治食中

食中又名中食,多由醉饱过度,或感风寒,或兼气恼所致,以致食滞于中,胃气不行,升降不通,气逆上壅,清窍闭塞。症见"忽然厥逆昏迷,口不能言,肢不能举",常伴脘腹胀满、脉滑实等。治以消食导滞,和胃开闭为主。先以姜盐汤探吐,继用藿香正气丸或八味顺气散疏邪化滞、理气和胃。尔后若无他证,当以苍术、白术、陈皮、厚朴、甘草之类调之。

8. 调气开窍治恶中

恶中又名中恶,即古人所谓中邪恶鬼祟致病者。多因冒犯不正之气,或"登冢入庙,吊死问丧,飞尸鬼击",致痰气阻中,心胸窒塞,心窍被扰。症见"卒厥客忤,手足逆冷,肌肤粟起,头面青黑,精神不守,或错言妄语,牙闭口噤,昏晕不知人"。治宜调气化痰,解郁开窍。先用苏合香丸灌之,待苏醒后,继服调气平胃散(木香、乌药、白豆蔻、檀香、砂仁、藿香、苍术、厚朴、陈皮、甘草)。

二、浅谈张锡纯治疗类中风病经验[①]

张锡纯,近代名医,著有《医学衷中参西录》一书。他临床经验丰富,在对类中风病的治疗上有独到之处,这些观点散见于其著作的不同章节,故整理出来,供大家临证时参考。

张氏受到当时西医学的影响,把类中风病分为脑充血证和脑贫血证两大类。他认为,脑髓神经原借血以濡润,而所需之血多少尤以适宜为贵,血之上升于脑者过多,累及脑髓神经,即为脑充血证;血之上升于脑者过少,不能斡旋脑髓神经,即为脑贫血证。

1. 张氏对脑充血证的认识

张氏受到《内经》中"血之与气,并走于上,则为大厥"的影响,认为脑充血证即大厥证,只是说法不同而异。所以"血之与气,并走于上"可以作为脑充血证的总病机,具体的病因、病机可以概括为以下几点:阴阳失调;肝胃气逆,挟血上冲;情志因素;饮食因素等等。

脑充血证的临床表现很多,诸如头痛、眩晕、心中发热、便秘、肢体不利、脉弦等,但张氏特别强调"其人必有剧烈之头疼,其心中必觉发热,其脉象必然洪大或弦长有力"。

他认为,脉弦长有力为肝火过盛之弊;肝胃气逆,挟血上冲,故脏腑间恒觉有气上冲且头部作疼;肝火炽其心火亦炽,故心中常发热等。

张氏特别强调脑充血证应与他证相鉴别。"特是因脑充血而痿废者,本属危险之证,所虑者辨证不清,当其初得之时若误认为气虚而重用补气之品,若王勋臣之补阳还五汤;或误认为中风而重用发表之品,若《千金》之续命汤;皆益助其气血上行,而危不旋踵矣。"对于脑充血证与脑贫血证,他认为:"此二者,一虚一实,同为偏枯之证,而其病因实判若天渊。设若药有误投,必至凶危立见。是以临证者,原当细审其脉,且细询其未病之先状况何如。"

张氏对脑充血证的治疗注重层次性。他从《内经》中"气复反则生,不反则死"中得到启发,从而确定了治疗大法:"当重用怀牛膝两许,以引脑中之血下行,而佐以清火降胃镇肝之品,俾气与火不复相并上冲。数剂之后,其剧烈之头疼必愈,脉象亦必和平。""迨至充血溢血治愈,而痿废仍不愈者,因从前溢出之血留滞脑中未化,而周身经络兼有闭塞处也。是以方中多用通气化血之品,又恐久服此等药或至气血有损,故又少加参芪助之,且更用玄参、花粉诸药以解参芪之热,赭石、牛膝诸药防参芪之升,可谓熟筹完全矣。"本证多用镇肝息风汤加减治疗。

张氏用药体会:脑充血证,用药大略相同,而皆以牛膝为主药者,诚以牛膝善引上部之血下行,为治疗脑充血证无上之妙品,而此证尤以怀牛膝为最佳。赭石质重坠下行,能降胃平肝镇安冲气;其下行之力,又善通大便燥结而毫无开破之弊。盖大便不通,是以胃气不降,而肝火之上升,冲气之上冲,又多因胃气不降而剧增。是以治

[①] 米庆海:《浅谈张锡纯治疗类中风病经验》,载《天津中医学院学报》1998年第2期,第4-5页。

此证者，当以通大便为首务，迨服药至大便自然通顺时，则病愈过半矣。肝风因虚而动，此乃内生之风，非外来之风，故宜用濡润收敛之品以息之，芍药、萸肉、龙骨、牡蛎为宁息内风之妙品。玄参、天冬可以清肺气，肺中清肃之气下行，自能镇止肝木。尺脉虚者乃真阴亏损，阳气脱而上奔，故加熟地、萸肉补肾敛肾。肝为将军之官，其性刚果，若但用药强制，恐转激发其反动之力，故加茵陈、川楝子、生麦芽以顺肝性，使不抑郁。黄芪之性善治肢体痿废，然须细审其脉之强弱，脉强有力之脑充血证，最忌用黄芪，因黄芪性补而兼升，可以助血上升，至将其脑充血证治愈。而肢体痿废仍不愈者，欲化其瘀塞，通其血脉，可用黄芪辅助治疗。乳香、没药、土元等可化脑中瘀血及经络间之瘀滞而流通血脉。张氏还认为，脑充血证虽可由外感而引起，但此时仍不可用发表之品，诸如防风、羌活等均可助血益上升，其弊与参、芪相同，他说："盖此证虽有因兼受外感而得者，然必其外感之热传入阳明，而后激动病根而猝发，是以虽挟有外感，亦不可投以发表之药也。""此时但宜治外感之热，不可再散外感之风……而于麻桂诸药概无所用。""恒于建瓴汤中加生石膏一两；或两三日后见有阳明大热、脉象洪实者，又恒治以白虎汤或白虎加人参汤，以清外感之热，而后治其脑充血证。"

脑充血证不可轻用补阳还五汤。张氏认为，清代王勋臣治疗中风病专以气虚立论，创立了补阳还五汤，但本方并非治疗中风偏枯之通用方，仅用于"其脉细弱无力，或时觉呼吸短气，病发之后并无心热头疼诸证"者，而不用于脉象而有力之脑充血证。他曾治一误服补阳还五汤后而症状加剧之脑充血证患者，于是感叹道："医者不知致病之由，竟投以治气虚偏枯之药，而此证此脉岂能受黄芪之升补乎？此所以服药后而头疼益剧也。"

张氏特别注重脑充血证的预防。他认为，脑充血证虽猝发于一旦，似难以预防，但其实并非如此，凡病之来皆有先兆，其表现较他证尤为明显，且有的在数月甚至数年以前即显露出。是以此证宜防之于预，当其初觉眩晕头疼，或未觉眩晕头疼，而其脉象大而且硬，或弦长有力，即宜服镇肝息风汤。迨服过数剂后，其脉必渐渐和缓，后仍接缓服之。必服至其脉与常脉无异，而后其中风之根蒂始除。

2. 张氏对脑贫血证的认识

张氏从《内经》中"上气不足，脑为之不满，耳为之苦鸣，头为之倾，目为之眩"得到启示：盖血生于心，上输于脑，然血不自输于脑，宗气贯心脉而行呼吸，为心输血于脑之中枢，上气不足则血入于脑者即少，脑中气血皆不足，不能荣养脑髓神经，以致脑失其司知觉和运动之机能。

张氏认为："脑贫血者，其脑中血液不足，与脑充血之病正相反也。其人常觉头重目眩，精神昏愦，或面黄唇白或呼吸短气或心中怔忡。其头与目或间有作疼之时，然不若脑充血者之胀疼，似因有收缩之感觉而作疼。其剧者亦可猝然昏仆、肢体颓废或偏枯。其脉象微弱，或至数兼迟。"

脑贫血证的治疗应以补气之药为主，养血之药为辅，而以通经活络之药为使。方用加味补血汤加减。

张氏用药体会：脑中贫血，实因胸中大气虚损，不能助血上升于脑，故重用生黄芪升补胸中大气，助气上升，血亦随之上于脑，本品当去渣重煎，则宣散之力减，而专于补气升气矣。当归为生血之药，与芪共用，气旺血自易生。萸肉、枸杞可补肝肾；肝肾足，元气自然壮旺，元气乃胸中大气之根，且二药又可助当归生血。乳、没善开血痹，血痹开则久瘀之经络自流通也。地龙与䗪虫共伍能将血管、神经之断者引而接之。服药后觉热者，可酌加天冬、花粉等以佐芪之温补生热。

综上所述，张氏把类中风病分为脑充血证与脑贫血证两大类，治疗上注重辨证施治及未病先防，强调了类中风证不用祛风发散之品、脑充血证禁用升提药、补阳还五汤并非治疗中风偏瘫之通用方等；并探讨了类中风病虽可由外感而引起，但仍不用发表之药的道理。他的诸多经验已在临床上被广泛应用，并取得较好疗效，如：用镇肝息风汤治疗肝阳上亢之中经络证，中风病注重通腑法及化瘀法的应用等。但有许多观点如补阳还五汤的适用证如何以及类中风病兼外感时，用不用祛风药等仍不被人所注意，而每逢中风之半身不遂证，便套用补阳还五汤，或应用祛外风通经络之大秦艽汤治疗类中风病之中经络证等，疗效究竟如何呢？只有我们在临床实践中坚持辨证论治的原则，不断地认真总结，才能得到验证。张氏作为近代名医，他的观点并不一定完全正确，但毕竟是他临证体会所得，值得我们参考和借鉴。

第五章 医 案

第一节 中风先兆

一、崔金海医案：中风先兆[1]

古某，男，59岁，工人。

初诊日期：2006年11月6日。

现病史：高血压病史1年，未系统诊治。近5日来，时发头晕、语謇，无肢体活动不利、昏仆、二便失禁等，诸症每次发作15min～2h，5日来共发作3次，均自行缓解。

刻诊：头昏沉，精神尚可，纳可，夜寐安，二便调，体丰，面赤。舌大有齿痕，舌质红，苔黄厚腻，脉弦滑。

辅助检查：CHO 6.4mmol/L，TG 2.21mmol/L。经颅多普勒：大脑左前动脉中度痉挛。

中医诊断：中风先兆。

证候诊断：肝阳上亢，痰浊内阻。

治法：平肝息风，化痰通络。

【处方】

丹参20g	赤芍药15g	水蛭粉(冲)1g	陈皮15g
半夏12g	白芥子30g	牛膝30g	天门冬10g
钩藤20g	珍珠母30g	生龙骨30g	生牡蛎30g

水煎服，每日1剂。

服药3剂症状未作，巩固治疗15日而愈，随访1年未复发。

二、赖祥林医案：中风先兆[2]

唐某，男，70岁。

初诊日期：2014年11月。

---

[1] 张洪品、蒋刚：《崔金海主任医师辨治中风先兆经验》，载《河北中医》2007年第11期，第968页。
[2] 江小荣：《赖祥林治疗中风先兆经验》，载《实用中医药杂志》2016年第32卷，第4期，第375-376页。

现病史：反复阵发性头晕发作2月余，伴一过性右侧肢体麻木1小时，口干不欲饮，气短乏力，面色萎黄，胃纳不振，寐差，夜尿频，大便正常，舌暗有瘀点苔薄黄，脉沉涩无力。

既往史：有高血压病史5年，血压最高180/90mmHg（1mmHg=0.133kPa），平时未规律服用降压药，血压控制欠佳。

辅助检查：CHO 5.09mmol/L，LDL-C 4.9mmol/L；颈动脉彩超可见双侧颈动脉粥样硬化斑形成。

中医诊断：中风先兆。

证候诊断：气虚血瘀。

治法：益气活血通络。

【处方】补阳还五汤加减。

黄芪30g	葛根30g	地龙15g	桑寄生15g
牛膝15g	赤芍15g	钩藤(后下)15g	石决明(先煎)15g
夏枯草15g	当归尾6g	丹参20g	天麻10g

每日1剂，水煎分2次服。

并予降压、调脂、稳定斑块、对症治疗。

治疗2周后头晕症状明显改善，未再出现一过性右侧肢体麻木，乏力明显好转。嘱避风寒，调情志，饮食清淡。

治疗1个月后诉近半月无阵发性头晕发作，饮食睡眠好转，舌淡苔薄白，脉和有力。

三、李佃贵医案：短暂性脑缺血发作[①]

王某，男，56岁，干部。

初诊日期：2014年5月16日。

主诉：发作性眩晕伴言语不利20天。

现病史：患者于20天前晨起突发头晕目眩，恶心欲吐，言语不利，行走不稳，无头痛、耳鸣。休息约10分钟后缓解，缓解后无不适。遂就诊于某医院，诊断为短暂性脑缺血发作，住院治疗7天未效，即出院求诊于中医，口服镇肝息风、涤痰息风、养血滋肾等方药治疗均未获效。

刻诊：发作症状如上，1日发作1～3次，伴见胸脘胀满，心烦寐差，动则喘促，口臭，大便干结，数日1行，其形体肥胖，舌红绛，苔焦黄厚，脉沉弦滑数。

西医诊断：短暂性脑缺血发作。

中医诊断：眩晕。

证候诊断：浊毒蕴结，痰热内生。

治法：化浊解毒，祛痰息风。

---

① 樊建平：《李佃贵教授化浊解毒法治疗脑血管病验案举隅》，载《河北中医》2015年第37卷，第10期，第1457-1459页。

【处方】祛痰涤浊解毒方加减。

黄连 10g	瓜蒌 30g	半夏 15g	大黄^(后下) 6g
黄芩 12g	陈皮 10g	僵蚕 15g	桑叶 30g
钩藤^(后下) 20g	天竺黄 10g	茯苓 15g	炙甘草 6g
竹茹 10g	枳实 12g	石决明 30g	

3剂，水煎取汁300mL，分2次温服，每日1剂。

于服药第1天，大便泻下，第2天始，发作停止，口臭大减，胸闷烦躁缓解。3天后二诊，其舌红绛，苔黄厚但不似前燥，脉弦滑。上方去大黄继服5剂而诸症告愈。

【按语】

本例眩晕为短暂性脑缺血发作，虽经系统西医治疗而未愈，其发脑梗死的危险性很高，后经中医治疗，以常法难以奏效。李佃贵教授认为，此必素体痰湿较盛，郁结日久，生热化毒，终成痰热互结，浊毒内蕴，内风时动之证，从浊毒入手，以自拟祛痰涤浊解毒方加减而获全效。

祛痰涤浊解毒方是李佃贵教授治疗痰浊之邪化生浊毒而热盛三焦之方，由小陷胸汤合大黄黄连泻心汤加减而成。小陷胸汤、大黄黄连泻心汤均出自《伤寒论》，小陷胸汤清热涤痰、开结；大黄黄连泻心汤清泄三焦，其中黄芩泻上焦火，黄连泻中焦火，大黄泻下焦火，直折火势，釜底抽薪，使津液、湿浊不受火热煎熬。本例患者临床表现为一派痰浊互结、毒蕴三焦之象，故以祛痰涤浊解毒方祛痰涤浊解毒，加石决明镇肝潜阳息风、僵蚕息风通络解毒、钩藤清热息风治疗而愈。

四、李淑荣医案：短暂性脑缺血发作[①]

祁某，男，42岁。

初诊日期：2010年9月10日。

现病史：阵发性肢体不遂麻木15天入院。患者于入院前10天无明显诱因突然出现视物成双，头晕，阵发性左侧肢体不遂，麻木伴口角歪斜，语言謇涩，每次发作2min～3min缓解，每日发作3～5次，于某医院住院治疗，行西医常规治疗，症状不能缓解并持续加重，遂转入我院来诊。

刻诊：阵发性左侧肢体不遂，麻木伴口角歪斜，每日发作10余次，每次5min～10min，发作时左侧肢体肌力0级，伴视物成双，头晕，语言謇涩，纳可，寐安，二便调。舌淡，苔薄白，脉弦。

西医诊断：短暂性脑缺血发作。

中医诊断：中风先兆。

证候诊断：脾肾亏虚，虚风内动。

治法：温阳补肾健脾，息风通阳。

西医常规给予抗凝、抗血栓形成、改善脑供血、脑保护及脑细胞代谢药物治疗。

[①] 邢舒恒、祖季铭、刘更：《李淑荣主任应用温阳法治疗中风经验》，载《河北中医》2014年第36卷，第5期，第654-655页。

【处方】当归四逆汤合四逆汤加减。

当归 10g	桂枝 10g	乌梅 10g	细辛 10g
通草 10g	附子 15g	干姜 10g	炙甘草 10g
菟丝子 10g	枸杞子 10g	砂仁 10g	白术 15g
茯苓 10g	生姜 15g	蜈蚣 2 条	全蝎 6g
生黄芪 30g	地龙 10g		

每日 1 剂，水煎取汁 300mL，分早晚 2 次饭后温服。

3 天后，患者阵发性肢体不遂麻木仍每日发作 10 余次，每次发作 5min～10min，发作时肢体肌力 3 级，自诉每发作前觉四肢冷凉，随即发作，舌淡，苔薄白有齿痕，脉弦。证属脾肾亏虚，下元亏虚，肝阳不升，肝风内动。

上方基础上加加强通阳息风，加桂枝 20g、细辛 15g，继续服用 6 剂。

6 天后，阵发性肢体不遂未再发作，继服上方 10 剂痊愈出院，随访 6 个月未复发。

【按语】

本例患者因肾阳不足、阳气宣泄不及致气机逆乱而化风出现中风先兆诸症。治以四逆汤温补阳气，当归四逆汤通阳，助肝木温升而息风。其中白芍药酸敛而寒，不适肝阳不升，故代之以乌梅以养肝敛肝而通经。《神农本草经》示其："下气，除热烦满，安心，止肢体痛，偏枯不仁。"菟丝子、枸杞子补肾填精；砂仁、白术、茯苓、生姜健脾化湿，调畅中焦，助肝阳温升；蜈蚣、全蝎、地龙息风通络；黄芪补气升阳而息风。3 剂后加大桂枝、细辛通阳之力后诸症缓解而收全功。

五、陆永昌医案：中风先兆[①]

王某，女，51 岁。

初诊日期：1992 年 5 月 15 日。

主诉：头痛、头晕 2 年，伴一过性肢麻语謇半年。

现病史：患者平素性情急躁，争强好胜。近 2 年来常感头痛头晕，每于生气、情绪激动或劳累时加重，自测血压 26.0kPa～20.0kPa/16.0kPa～12.0kPa，头痛剧时伴视物模糊，经常服用降压药。近半年来，工作紧张劳累后，除时感左侧偏头痛、血压高时连及右侧外，出现一过性右侧肢体麻木伴语言謇涩，右手用力时出现手指僵硬、活动不灵，伴心烦易怒，口苦口臭，便干便秘，健忘，失眠多梦。

体格检查：血压 24.0/14.7kPa，中年女性，形体略胖，面色红润，情绪亢奋，焦躁不安。神经系统检查未见异常。舌质红，苔黄，脉弦而稍数。

辅助检查：头颅 CT 扫描正常。

中医诊断：中风先兆。

证候诊断：肝阳上亢，风火上扰，痰浊瘀血痹阻脉络。

治法：镇肝潜阳。

【处方】中风先兆 1 号方（陆永昌教授自拟系列方）加减。

---

① 曹晓岚、陆维娜：《陆永昌治疗中风先兆验案》，载《山东中医杂志》1994 年第 4 期，第 176 页。

明天麻 9g	钩藤 24g	赤、白芍各 12g	怀牛膝 18g
代赭石 18g	生龙骨 24g	生牡蛎 24g	全蝎(研末冲服) 6g
广地龙 15g	制首乌 18g	枸杞果 12g	红花 12g
炒桃仁 12g	石菖蒲 12g	远志 12g	大黄粉(冲服) 3g

水煎服,每日1剂。

患者服12剂后,自感头痛头晕大减,肢麻和手指活动不灵症状消失,心烦失眠较前好转,未再出现视物模糊,二便通调,舌质淡红,苔薄白,脉弦细滑,血压20.0/12.7kPa。

陆永昌教授认为有效,加用当归15g,守方继用以巩固疗效。患者间断服药半年余,血压维持在20.0kPa～18.7kPa/12.7kPa～12.0kPa,诸症消失。随访至今,未复发。

【按语】

《内经》云:"年四十而阴气自半也。"患者年逾五旬,肝肾渐亏,且平素性情急躁争强好胜,久之伤肝,使肝阳偏亢,循经上扰,故时感头痛头晕,生气或劳累时加重;肝开窍于目,肝阴亏虚,目失所养,故视物时有模糊。半年来,过劳使阴精更耗,形成上盛下虚、阴不潜阳之势,致风阳内动,挟痰走窜经络,脉络不畅,故而出现一过性肢麻语謇,甚则手指僵硬活动不灵。肝火亢盛,扰乱心神,则出现心烦易怒,失眠多梦。肝胆郁热,气机不畅,腑气不通,则口苦口臭,便干便秘。肝肾阴亏,脑失所养,则出现健忘。舌红苔黄,脉弦稍数,亦为肝经有热之象。

由于肢麻语謇、视物模糊均为一过性发作,且神经系统检查和头颅CT均未见异常,故诊为中风先兆,证属肝阳上亢,风火上扰,痰浊瘀血痹阻脉络。给予陆永昌教授自拟的中风先兆1号方治之。观其组方原则,是在镇肝息风汤和天麻钩藤饮两方的基础上加减化裁而来。

其中取镇肝息风汤中怀牛膝、代赭石、生龙牡、杭白芍以柔肝潜阳;取天麻钩藤饮中天麻、钩藤,伍入全蝎、地龙以息风通络;加赤芍、红花、桃仁、当归以活血化瘀;加石菖蒲、远志祛痰开窍;制首乌、枸杞滋补肝肾,使补而不腻。诸药相伍,共达镇肝潜阳息风活络,佐以活血化瘀祛痰开窍的作用。由于药证相符,故而取得良效。

六、罗陆一医案三则

案1:中风先兆[①]

唐某,男,54岁。

初诊日期:2006年3月。

现病史:阵发性头晕2年,伴右侧头部麻木7天,肢体乏力,腰膝酸软,心悸气短,夜尿频,便秘,健忘,伸舌右偏,舌淡边有瘀斑、苔薄白,脉细无力。

既往史:有糖尿病史5年,血脂正常。

颈动脉彩超检查示:颈内外动脉分叉处动脉粥样硬化斑块形成。头颅TCD,MRI检查未见异常。

---

① 程红:《罗陆一教授治疗中风先兆经验介绍》,载《新中医》2008年第5期,第14-15页。

中医诊断：中风先兆。

证候诊断：肾气不足，肾精虚衰，脑络受阻。

治法：补肾活血通络。

【处方】 右归丸加减。

熟地黄 20g	山药 20g	桑寄生 20g	菟丝子 20g
制何首乌 20g	怀牛膝 20g	山茱萸 10g	石菖蒲 10g
鹿角胶 10g	益智仁 30g	川芎 15g	当归 15g
郁金 15g			

每日1剂，水煎服。

加减治疗2个月，患者头晕、右侧头麻木明显好转。嘱其以黑豆、鹿尾、红参或三七煲汤，以助肾精充盈。守方加减治疗3个月，诸症明显减轻或消失。

案2：中风先兆[①]

李某，女，43岁。

初诊日期：2007年2月。

现病史：右侧上肢肌肤麻木，伴肌肉瞤动3月。头晕时作，头重如裹，微有寒热，自汗出，胸闷，呕恶，月经量减少，经期延长，舌淡红、苔薄白腻，脉濡缓。

辅助检查：经实验室检查血常规未发现异常。

证候诊断：正气不足，络脉空虚，外邪入侵，阻滞脉络。

治法：祛风豁痰通络。

【处方】 小续命汤合半夏白术天麻汤加减。

川芎 20g	麻黄 10g	苦杏仁 10g	黄芩 10g
茯苓 10g	甘草 10g	桂枝 15g	当归 15g
党参 15g	白芍 15g	防风 15g	僵蚕 15g
川贝母 15g	法半夏 15g	白术 15g	天麻 15g
陈皮 15g			

每日1剂，水煎服。

以此方为主加减服用1月，诸症消失。

嘱其以紫河车或雪蛤煲汤，取其血肉有情之品，滋润、通利脉道，使脏腑经络得养，尤其对患者更年期，更可调养气血，补益肾精，濡养胞宫。

案3：脑梗塞，脑基底供血不足[②]

杨某，女，58岁。

现病史：右手指麻，右脚趾经常抽筋，自汗多，体重162斤，高血压2级病史，曾2次眼底出血入院，舌暗红、边有瘀点，苔薄白，舌体左歪，脉细。

西医诊断：脑梗塞，脑基底供血不足。

---

① 程红：《罗陆一教授治疗中风先兆经验介绍》，载《新中医》2008年第5期，第14-15页。

② 司徒宝珍、罗陆一：《罗陆一教授临证运用仲景方配伍蜈蚣、全蝎经验》，载《内蒙古中医药》2009年第28卷，第1期，第1-4页。

中医诊断：中风先兆。

证候诊断：气血亏虚，瘀血阻络，筋脉失养。

治法：补益肝肾，益气活血，祛瘀通络。

【处方】金匮肾气丸配伍蜈蚣、全蝎加减。

熟地黄20g	山茱萸20g	茯苓30g	黄芪30g
当归15g	川芎30g	全蝎15g	大蜈蚣5条
石菖蒲30g	杜仲30g	仙茅15g	仙灵脾10g
荷叶30g	益母草30g		

服上方2周后手指麻、脚趾抽筋症状减少，3个月后症状基本缓解。

【按语】

本例患者因年老活动少，气血亏虚，加之饮食不节，痰瘀内生，痹阻脉络，筋脉失养则见手指麻、脚趾抽筋；气虚不固，则自汗多，故用金匮肾气丸加减配伍蜈蚣、全蝎补益肝肾，益气活血，祛瘀通络治之。

方中熟地黄、当归、川芎滋阴补肾，养血行血；山茱萸、茯苓补肝脾而益精血；黄芪助壮阳气，行气活血，疏通血脉；石菖蒲辛苦温，开窍宁神；杜仲补肝肾益精血；仙茅、仙灵脾温壮肾阳；荷叶固肾升阳，利湿祛脂；益母草活血祛瘀除湿；蜈蚣、全蝎互配为用能祛风痰，通经络，行血活血，祛风止痉，且性善走窜能引药入络，通达内外，直达病所，增强药效。是方使患者肝肾得补，气血得运，瘀血邪风尽祛，脉络畅通，筋脉得养，则手指麻、脚趾抽筋等中风先兆诸症状得以日渐改善。

七、邱保国医案五则

案1：高血压病①

邢某，男，52岁。

初诊日期：2005年8月12日。

现病史：患者自诉因过度劳累在驾车中突感目眩，头晕，头痛，欲呕吐，感左面和上肢乏力，驾驶方向盘不随意有4个小时。血压190/115mmHg。既往体检时曾发现血压偏高，未曾治疗。口眼不歪斜，肢体活动正常，未引出病理反射。做头颅CT检查未发现异常。大便秘结，舌暗红，边尖有芒刺，苔黄腻，脉弦滑。

西医诊断：高血压病。

中医诊断：中风先兆。

证候诊断：痰浊血瘀。

治法：通腑化痰，活血通络。

【处方】

| 半夏12g | 枳实12g | 竹茹12g | 陈皮12g |
| 茯苓12g | 胆南星10g | 珍珠母15g | 生地15g |

---

① 鲁岿、徐江雁：《邱保国教授临证经验点滴》，载《光明中医》2009年第24卷，第7期，第1231-1232页。

| 栀子 12g | 代赭石 15g | 大黄（后下）12g | 芒硝（兑服）10g |

2 剂，水煎服。

二诊：患者目眩、头痛、头晕痊愈，大便每天 2 次，稀便，血压逐渐下降至 142/85mmHg，左面和上肢无力感消失。上方去大黄、芒硝，加丹参 30g、当归尾 12g、鸡血藤 12g、水蛭 12g，服 10 剂，巩固其效果。

【按语】

方中重用大黄和芒硝，通阳明腑实，以荡涤全身痰热，使邪有出路；半夏、陈皮、茯苓、胆南星、竹茹清泻痰热而醒脑；珍珠母、代赭石镇肝潜阳；生地、栀子滋阴清热；继加丹参、当归尾、鸡血藤、水蛭加强活血化瘀通络的作用。

案2：高血压病[①]

患者，男，72 岁。

初诊日期：2004 年 11 月 24 日。

现病史：原有高血压病史 20 年，因家事生气后近 2 天突然眩晕，舌硬，右手及下肢阵阵发麻，遂来求治。当时测血压 186/110mmHg，形体肥胖，面红唇赤，心率 78 次/min，舌质暗红，苔薄黄，脉弦。

辅助检查：心电图：Ⅰ、aVL 导联在 ST 段斜行压低 0.5mV；头颅 CT 未发现异常。

西医诊断：高血压病。

中医诊断：中风先兆。

证候诊断：肝阳上亢，风阳上扰，瘀血阻滞。

治法：镇肝息风，育阴潜阳，活血通络。

【处方】

川牛膝 3g	玄参 15g	天冬 15g	白芍 15g
桑寄生 15g	杜仲 15g	生龙牡各 12g	生龟板 15g
红花 10g	丝瓜络 10g	磁石 30g	代赭石 30g
地龙 10g			

服用上方 7 剂，水煎服，每日 1 剂。

复诊：（2004 年 12 月 1 日）服 7 剂后头眩晕、舌强、肢麻明显好转，还偶有右下肢蚁走感，麻木，有时心烦热燥。CHO 6.5mmol/L，LDL-C 3.92mmol/L，舌质暗红苔黄，脉弦。

上方去代赭石、生龟板，加黄芩 12g、栀子 12g、茯神 12g，继续服 7 剂，患者眩晕、舌强、肢麻症状逐渐消失，血压平稳。

【按语】

本例以川牛膝引火下行，并有补益肝肾作用，玄参、天冬、白芍、龟板滋养阴液，以制阳亢；桑寄生、杜仲滋阴补肾；磁石、代赭石和龙牡相配，降逆潜阳，镇息肝风；红花、丝瓜络化瘀通络，诸药合用，达镇肝息风、育阴潜阳，使风阳不得上扰，先兆之症状消失。

[①] 韩伟锋：《邱保国研究员论治中风先兆的经验》，载《中医研究》2006 年第 4 期，第 50-52 页。

案3：中风先兆，糖尿病①

患者，女，78岁。

初诊日期：2004年4月6日。

现病史：自3月30日晨起头晕，右侧肢体麻木，舌硬，有时顺口角流口水，右侧半身出汗。查舌淡暗，苔薄白，脉细弱。

既往史：有糖尿病史10余年，常服用二甲双胍、消渴灵等药。

辅助检查：血糖8.2mmol/L，TG 2.4mmol/L，LDL-C 4.2mmol/L。血液流变学检查报告：血液黏度重度异常。

中医诊断：消渴，中风先兆。

证候诊断：气血两虚，血脉阻络。

治法：益气养营，助阳固卫，活血通络。

【处方】

黄芪30g	当归10g	川芎15g	赤芍15g
玄参10g	麦冬10g	党参15g	白术12g
地龙10g	鸡血藤15g	川牛膝30g	三七粉6g

4剂，煎服，每日1剂。

2004年4月17日，服上药后精神好转，头晕、肢麻、舌硬、流口水症状明显减轻，右侧肢体微汗出。自行按原方取药，继服6剂后，右肢体不再倦乏无力，舌硬、流口水、肢麻症状已消失。现仅有晨起右侧肢体还微汗出。舌质淡暗，脉沉细。上方加桂枝10g、肉桂3g，10剂，煎服。

2014年4月27日，服上方后一般状况良好，右侧肢体无汗出。嘱患者继服上方10剂，以巩固疗效。糖尿病继予二甲双胍0.25g，3次/日，饭后服；加用美吡达5mg，早餐前服；增服血脂康，2粒，2次/日，口服。

【按语】

本病属糖尿病中风先兆，气血两虚、血脉阻络证。方中用黄芪、党参、川芎益气活血；当归、赤芍、鸡血藤、三七养血活血；川牛膝、地龙引经下行，通经活络；玄参、麦冬滋阴充养营血，加入肉桂、桂枝，以达到温经通络、增强其敛汗效果。诸药合用共奏益气养营、助阳固卫之效，使先兆症状消除，收到良好效果。

案4：高血压病②

患者，男，68岁。

初诊日期：2012年9月18日。

主诉：头晕，间断左侧肢体活动不利1周。

现病史：头晕，唇麻，间断舌硬，手侧肢体乏力、麻木，舌质暗红，舌边有瘀斑和瘀点，苔薄黄，脉弦。

---

① 韩伟锋：《邱保国研究员论治中风先兆的经验》，载《中医研究》2006年第4期，第50-52页。
② 田中华、董永书：《邱保国从肝和血瘀论治中风先兆经验》，载《中西医结合心脑血管病杂志》2014年第12卷，第12期，第1570-1571页。

神经系统检查：四肢生理反射正常，未发现病理反射。

辅助检查：血压 178/105mmHg，面红，心率 75 次/min，节律齐，无杂音。心电图大致正常。头颅 CT 未发现异常。

西医诊断：高血压病。

中医诊断：中风先兆。

证候诊断：阳亢动风，瘀血阻滞。

治法：潜阳息风，活血化瘀。

【处方】

川牛膝15g	天麻15g	钩藤15g	全虫10g
白僵蚕10g	地龙10g	夏枯草12g	黄芩10g
丹参30g	赤芍10g	桃仁10g	红花10g

服用上方 3 剂，水煎服，每日 1 剂。

二诊：（2012 年 9 月 21 日）舌硬，唇麻，指麻明显好转，血压下降至 140/85mmHg，仍感轻微头晕，右下肢仍稍感乏力，夜入睡困难。舌质暗红苔淡黄，脉弦。

上方去夏枯草、白僵蚕，加首乌藤 20g、炒枣仁 30g。继续服用 3 次，共 15 剂，患者症状消失，血压正常平稳。

【按语】

本例用天麻、钩藤、全虫、白僵蚕、地龙入肝经，平肝潜阳、息风止痉、祛风通络，现代药理研究显示有缓解脑血管痉挛之效。夏枯草，清热散郁；黄芩，苦寒功在清热；丹参、赤芍、桃仁活血化瘀；方中地龙尚有通经活络之功，含蚯蚓纤溶酶，有抗血栓作用；川牛膝引血下行，并有补益肝肾、活血作用。综观方药从平肝和化瘀进行治疗，诸药合用达镇肝息风、育阴潜阳、化瘀通络的作用，使风阳不得上扰，血瘀改善，中风先兆症状消失。

案 5：高血压病[①]

患者，女，55 岁。

初诊日期：2012 年 10 月 12 日。

主诉：间断右侧肢体活动不利 1 天。

现病史：患者因加班劳累突然感头晕目眩，眼胀，纳食减少，欲呕吐，间断出现右侧肢体活动不利 1 天。舌质暗红，苔淡黄腻，脉弦滑。

既往史：有高血压 10 余年，服药不正规。

体查：体胖，血压 194/105mmHg，心率 68 次/min。面部正常，肢体活动如常，未引出病理反射。

辅助检查：头颅 CT 未发现异常。

西医诊断：高血压病。

中医诊断：中风先兆。

---

① 田中华、董永书：《邱保国从肝和血瘀论治中风先兆经验》，载《中西医结合心脑血管病杂志》2014 年第 12 卷，第 12 期，第 1570－1571 页。

证候诊断：痰浊血瘀。

治法：平肝潜阳，化痰祛湿，活血通络。

【处方】

川牛膝 15g	天麻 15g	钩藤 15g	半夏 12g
胆南星 10g	橘红 10g	夏枯草 10g	益母草 10g
泽泻 15g	车前草 30g	丹参 30g	水蛭 10g
桃仁 10g	红花 10g		

服用上方 4 剂，水煎服，每日 1 剂。

复诊：（2012 年 10 月 16 日）服上方后次日，患者目眩、头晕、眼胀、右手乏力的症状消失。血压下降至正常为 130/85mmHg，心率 70 次/min，但便秘，已 4 天未大便。

上方去半夏、胆南星，天麻、钩藤、川牛膝均减为 10g，加火麻仁 15g、肉苁蓉 15g。继续服 7 剂，以巩固其效果。

【按语】

本例以川牛膝引血下行，并有补益肝肾作用。重用天麻、钩藤、夏枯草，以平肝潜阳，息风止痉；半夏、胆南星、橘红燥湿，清气涤痰；患者眼胀，欲呕，说明湿重，现代医学认为颅压高所致，故加用泽泻、车前草、益母草，以达祛湿利水减颅压效果。继续加用桃仁、红花、水蛭以加强活血化瘀通络作用。综观本案例用药以平肝活瘀为基本治则，又兼化痰祛湿，故诸药合用达平肝潜阳、化痰祛湿、活血通脉作用，可奏良效。

八、邵念方医案：中风先兆[①]

患者，男，56 岁。

初诊日期：1996 年 7 月 19 日。

现病史：阵发性左侧肢体麻木、左面部肌肉痉挛 1 个月，日发作 10 余次，每次持续 5min～10min，伴头晕耳鸣，头胀痛，失眠多梦，舌质暗红，苔黄腻，脉弦细。

辅助检查：血压 19/14kPa，血液流变学检查示血黏度、红细胞压积、纤维蛋白原均增高。

中医诊断：中风先兆。

证候诊断：风痰内盛，瘀血阻络。

【处方】愈风通络汤加减。

天麻 12g	钩藤 20g	胆南星 10g	降香 10g
水蛭 8g	蜈蚣 4.5g	大黄 6g	白芍 15g
制何首乌 15g	黄芩 15g	川芎 12g	

服 12 剂后肢麻、面肌痉挛症状消失，余症减轻。继用 18 剂后，诸症全消，血压 18/12kPa，复查血液流变学恢复正常。

随访至今未复发。

[①] 骆丰：《邵念方治疗中风病经验》，载《山东中医杂志》1998 年第 2 期，第 27-28 页。

【按语】

邵念方教授认为中风先兆与中风病虽属一脉相承，以年老体虚、肝肾不足、气血两亏、瘀痰内伏为其发病基础，但二者所处病理阶段不同。中风先兆以"动"为特征，内风时时升动，扰动体内瘀血伏痰，走窜脑脉经络，导致眩晕欲仆、手足麻木、阵发性偏身不遂和语言不利等症，时发时止，变化不定。内风旋动为发病的主要病机，瘀血痰浊是重要的致病因素。故中风先兆从整体认识属本虚标实，发病期则是风瘀痰邪扰乱清窍为患。

邵念方教授自拟愈风通络汤，药方组成：天麻12g，钩藤20g，胆南星10g，降香10g，水蛭8g，蜈蚣4.5g，大黄6g，白芍15g，制何首乌15g。

方中天麻质地柔润，能养肝血、育肝阴、抑肝阳、平风木，并通经活络；钩藤平肝息风，清热化痰。二药相须，同为主药。水蛭、降香、蜈蚣活血通络，胆南星开宣化痰，大黄通腑降气，何首乌、白芍滋阴敛阳，共为佐使。全方共奏息风活血、化痰通络之效。

临证运用：若肝火亢盛，头痛头胀、烦躁易怒者加夏枯草、黄芩清泻肝火；痰浊内阻而见脘痞身困、舌苔厚腻者加石菖蒲、半夏化湿祛痰；瘀血显著而见唇舌紫暗、肢麻较甚，或为复中先兆者加川芎、丹参以增活血化瘀之效；兼有气虚，表现神疲乏力、形体虚弱者加黄芪、党参。

此方药灵活应用于临床，疗效显著，中风先兆诸症可较快缓解消失，避免中风病的发生。

九、孙康泰医案：高血压病[①]

张某，女，69岁。

现病史：患者既往有头痛病史30余年，一直未作系统检查治疗，长期自服止痛散，近半月来见头痛加重，伴头晕、左侧肢体麻痹、疲倦乏力，经检查确诊为高血压病。来诊时见神疲，左侧肢体肌力4级，血压170/100mmHg，舌质淡红，苔薄白，脉细弱。血液流变学各指标均偏高。

中医诊断：中风先兆。

证候诊断：久病肾虚，肝血不足。

治法：滋阴养血，安神止痛。

【处方】八味降压汤加减。

北芪30g	龙齿(先煎)30g	钩藤(后下)15g	首乌15g
赤芍15g	桑寄生15g	黄柏5g	川芎6g
桂枝6g	炒杜仲18g	当归10g	

水煎服，每日1剂。

二诊：连服5剂后，自觉精神好，已无头痛，不用服止痛散，但仍觉左侧肢体乏力，血压148/95mmHg，舌淡，苔薄白，脉细弱。守上方加桑寄生、淮山药各15g，连

[①] 傅晓芸：《孙康泰主任医师治疗中风的经验》，载《中国基层医药》2005年第9期，第1285–1286页。

服 5 剂。

三诊：服上药后，诸症消失，血压 138/85mmHg，舌淡，苔薄白，脉细，仍守上方去钩藤，加云苓 15g，连服 3 剂。

十、王明杰医案：中风先兆[①]

谢某，男，46 岁。

初诊日期：2004 年 4 月 12 日。

现病史：素有高血压病史。近 2 天来头目阵阵眩晕、视物不清，左手时时欲颤，测血压 180/100mmHg。

中医诊断：中风先兆。

证候分析：风邪入中，风邪与气血相互纠结为患，流窜经脉，上扰清窍。

治法：疏风散邪，通窍透络。

【处方】

川芎 10g	荆芥 10g	羌活 10g	防风 10g
蝉蜕 15g	丹参 15g	白芍 30g	葛根 30g
蜈蚣(研末冲服) 2 条	全蝎(研末冲服) 5g		

3 剂后眩晕、手颤症状减轻。

继续服用 6 剂后，上述诸症均得以消除。嘱患者坚持正规服用降压药。

【按语】

本案处方即仿"川芎茶调散"之意。本方集辛散祛风之品与虫类药于一方，重用疏风药，应用时宜微煎，取其轻清灵动之气而疏散风邪。对于中风先兆病症，风药与通络之虫类药合用，不仅协同增效，尤能引药上行，所谓"高巅之上，唯风药可及"。验之临床，确非虚语。

十一、熊继柏医案：中风先兆[②]

江某，女，45 岁。

初诊日期：2008 年 8 月 17 日。

现病史：患者自诉左侧肢体麻木胀痛 1 年不愈，兼颈胀背痛，常发口疮。近来麻木疼痛加重。舌淡，舌苔薄白，脉细。

【处方】黄芪虫藤饮合葛根姜黄散加减。

黄芪 40g	全蝎 5g	僵蚕 10g	地龙 10g
蜈蚣(去头足) 1 条	海风藤 15g	鸡血藤 20g	络石藤 10g
葛根 30g	片姜黄 15g	威灵仙 15g	羌活 10g
防风 10g	甘草 6g	当归 10g	川芎 10g

---

① 白雪：《王明杰教授治疗中风的临床经验》，载《中国中医急症》2005 年第 11 期，第 1083 页。
② 兰蕾：《熊继柏教授运用〈千金方〉理论治疗中风验案撷萃》，载《长春中医药大学学报》2013 年第 29 卷，第 6 期，第 985－986 页。

连翘 15g

服 15 剂，患者痊愈。

【按语】

《千金翼方》提出了劳心烦神、嗜欲妄念、摄养不慎是中风的根本原因，这些原因渐渐作用于人，到中风发生，是有一定先兆的。

刘河间《素问病机气宜保命集·中风论》语："故中风者，俱有先兆之证。凡人如觉大拇指及次指麻木不仁，或手足不用，或肌肉蠕动者，三年内必有大风之至。"《丹溪心法》云："眩晕者，中风之渐也。"《素问·生气通天论》曰："汗出偏沮，使人偏枯。"恰如古代医家所言，熊继柏教授明确指出，麻木不仁、手足不用、肌肉蠕动、眩晕、汗出偏沮为中风的几个主要的先兆，因其无碍饮食起居，最易被人们疏忽，所以要审查慎微知先兆，切实做好中风病的预防工作。

本案为气血虚衰，经络痹阻证，治疗方法为：补气血、通经络、祛风蠲痹。用黄芪、当归、川芎补气血，用四虫三藤祛风通络祛风湿，取葛根姜黄散行气蠲痹止项痛。药到病除，有效阻止了患者病情的发展。

十二、张崇泉医案：高血压病、短暂性脑缺血发作[①]

彭某，女，66 岁。

初诊日期：2003 年 9 月 29 日。

现病史：患高血压病 6 年，经常头晕目眩，近几天眩晕加重，1 周前突然眼黑倒地，不省人事，约 10 分钟后苏醒，醒后活动如常。现症头目眩晕，甚则复视（视物有重影），步行欠稳，手足发麻，腰软，舌质红暗，舌苔根黄，脉细弦。血压 160/90mmHg，头部 CT 检查未见异常。

西医诊断：高血压病、短暂性脑缺血发作。

中医诊断：眩晕，中风先兆。

证候诊断：阴虚阳亢，肝风夹瘀上扰清窍。

治法：平肝潜阳，通络化痰息风。

【处方】 天麻钩藤饮合建瓴汤加减。

天麻 10g	双钩(后下)20g	生白芍 20g	生龙骨(先煎)20g
生牡蛎(先煎)20g	怀牛膝 10g	杜仲 15g	桑寄生 15g
生地 20g	淮山药 20g	丹参 15g	僵蚕 10g
全虫 3g	干地龙 6g		

每日 1 剂。

服药 1 周后复诊：眩晕、复视、肢麻等症减轻，血压 140/80mmHg，上方化裁继服 1 周，诸症改善，血压稳定，后以杞菊地黄汤加减续服半月疗效巩固。

[①] 王凤雷、张炜宁、张崇泉：《张崇泉教授论治老年高血压病的经验撷拾》，载《中医药学刊》2005 年第 5 期，第 793-796 页。

【按语】

本例西医诊断为短暂性脑缺血发作（TIA），以一过性眩晕黑，甚至昏厥倒地，24小时内完全恢复正常，不留后遗症为特点，常见于高血压、脑动脉硬化患者，因其反复发作可演变成中风，故中医称中风先兆，乃由阴虚阳亢、肝风夹痰、夹瘀上窜，阻滞于脑络所致。本例用生地、桑寄生、淮山药、杜仲滋肝肾之阴；天麻、钩藤、生白芍平肝潜阳；丹参、僵蚕、全虫、干地龙、川牛膝化痰祛瘀通络；生龙骨、生牡蛎潜阳息风，共奏滋阴平肝、通络息风之效。

十三、张晓云医案：中风先兆[①]

彭某，男，65岁。

主诉：反复发作性左侧肢体麻木，伴左上肢无力6小时。

现病史：患者6小时前坐在沙发上听广播时无明显诱因突然出现左侧肢体麻木，伴左上肢无力，约半小时后症状自行缓解，无特殊不适。但是40分钟前患者再次出现上述症状，在未行任何处置情况下症状逐渐缓解，家属因担心"中风"遂来就诊。就诊时除有乏力感外，已无特殊症状。舌质暗、苔黄而腻、脉弦。

既往史：有可疑高血压病史，其余无特殊记载。

辅助检查：入院急查颅脑磁共振成像提示：陈旧性腔隙脑梗塞，未见新鲜病灶。

张晓云教授详细查看患者，完善四诊，综合分析后，诊断为"中风先兆"，患者急诊留观。

【处方】

桃仁20g	红花10g	赤芍30g	生地15g
川芎30g	当归15g	地龙15g	水蛭10g

就诊当日即开始服药，连服3日，症状未再出现，患者感觉体健如初，因患者拒绝住院治疗，遂离开病房，在门诊随诊，连服10日后症状稳定，效不更方，又继服5剂。门诊随访3个月未再出现类似症状。

十四、张学文医案二则

案1：帕金森病[②]

患者，女，50岁。

主诉：行动僵硬，右侧肢体活动不利伴颤抖5年。

现病史：患者5年前无明显诱因出现右手不灵活，行走时右足尖刮地，头颅MRI示未见明显异常，后经外院诊治为"帕金森病"，经中西医多种治疗，症状时好时坏，但总趋势为逐渐加重。遂来就诊。

[①] 时文远、苏玉杰、胡瑞、谢凌云、侯维维：《张晓云妙用桃红四物汤加减治疗脑血管病拾锦》，载《江西中医药》2014年第45卷，第4期，第16－17页。

[②] 文雅：《张学文教授治疗中风先兆肝热血瘀证的经验整理》，载《中医临床研究》2013年第5卷，第15期，第67－68＋70页。

刻诊：右上肢僵硬，肌张力增高，左侧肢体也出现不灵活，喉中有痰，右侧口角有痰涎流出，饮食可，睡眠差，多梦，大便调，小便频数，夜尿多，头晕反复发作，舌暗苔白，舌下瘀丝明显，脉弦。

既往史：患有2型糖尿病12年，血糖控制尚可，平素性格急躁，无烟酒嗜好。

望、闻、切诊：精神正常，意识清楚，面色较红，言语清晰流利，形体适中，营养中等，动态活动受限，头颅大小、形态正常，头发分布正常，面部、鼻部正常，口唇略暗，眼睛明亮，耳廓润泽，耳背无红络，耳道无流液，舌暗苔白，舌下瘀丝明显，发声正常，口气正常，汗气正常，排泄物大小便气味正常，切脉：脉位正常，至数一息四至，脉形平缓，脉有力，脉弦。

中医诊断：颤证。

证候诊断：肝热血瘀。

辨证分析：患者以行动僵硬，右侧肢体活动不利伴颤抖5年为主症，当属祖国医学颤证范畴。患者年过五旬，平素易怒，肝气郁滞，气滞血瘀，气郁日久化热，肝主筋，瘀热阻滞经络，筋脉失养，故见行动僵硬，肢体活动不利，颤抖，舌脉亦支持此证，证属肝热血瘀。

治法：清肝活血。

【处方】清脑通络汤加减。

天麻12g	钩藤12g	石决明30g	夜交藤30g
生杜仲12g	川牛膝30g	鬼箭羽12g	姜半夏10g
桑寄生10g	水蛭5g	丹参15g	三七粉3g
川断15g	红花6g	郁金12g	

20剂，水煎服，每日1剂，水煎取汁400mL，早晚分服，每晚睡前药渣煎煮泡脚。

复诊：服上药后病史同前，患者尿频、尿急症状明显改善，肢体仍僵硬，活动不利，性格急躁易怒，夜眠欠佳，多梦，咽中痰大减，无心悸，口苦、口干不喜饮，舌暗红，苔薄白，右尺脉沉，余脉细数，治则治法不变。

上方加花粉12g、白芍12g、炒枣仁10g、菊花12g、生龙牡各30g，去桑寄生。用法同前，20剂。

三诊：病史同前，患者肢体拘急，僵硬，活动不利较前明显好转，口角流涎明显好转，夜尿次数减少，尿色淡黄，大便正常，痰减少，舌淡暗苔薄白，双尺脉沉，余脉滑细数。

治则治法不变，上方加土元10g，20剂，水煎服，每日1剂，水煎取汁400mL，早晚分服，每晚睡前药渣煎煮泡脚。

【按语】

对中风先兆的防治具有重要意义，中风病的中医药防治是可行的，也是必要的。中医历来主张"治未病"，并在对中风先兆的认识与防治方面积累了丰富的经验。中医预防中风病历代有许多宝贵经验必须挖掘并提高。例如，中医一贯重视人体体质对疾病的影响，重视情志、饮食起居等因素在发病中的重要作用。大量临床事实表明，在由中风先兆向中风发展的过程中，相对肥胖的体质、经常遭受情志的不良刺激，加上饮食起居方面的不健康生活方式等，往往是诱发中风的重要原因。

因此，张学文教授强调，在中风先兆的治疗上要以疏理气机、活血化瘀为基础，但同时也应重视心理调节，讲究生活规律，节制饮食，劳逸适度，重视季节预防，保持腑气通畅。对有家族遗传史和肥胖体形者，应在未出现先兆之前就积极预防。如此，达到"五脏元真通畅，人即安和"气血和调，最大限度地去除诱发中风的不良因素，从而达到真正的防治效果。

案2：中风先兆[①]

患者，男，58岁。

主诉：右侧肢体活动不遂伴头晕头木20天。

现病史：患者无明显诱因20天前出现肢体无力，活动不灵活，头晕头木，舌根发硬，无视物旋转，无恶心、呕吐，在某医院查头颅CT未见出血灶（发病8h以内），给予抗凝、清除自由基、稳定斑块、改善循环等治疗，诸症有缓解。

刻诊：右侧肢体无力，下肢为甚，活动不灵，自觉舌根发硬，头晕头木明显，入睡后流涎，饮食尚可，睡眠一般，二便调，生气时颤抖不已。舌暗紫，苔薄黄，舌底瘀斑明显，脉弦滑。

既往史：有高血压病史10余年，平素控制尚可，140mmHg～150mmHg/90mmHg～100mmHg之间，易生气，脾气急，吸烟史30余年，10～20支/日，饮酒史30余年，2两～半斤/日。

望、闻、切诊：精神正常，意识清楚，面色暗红，形体适中，头颅大小、形态正常，头发分布正常，面部、鼻部正常，口唇略紫，眼睛明亮，耳廓润泽，耳背无红络，耳道无流液。舌暗紫，苔薄黄，舌底瘀点。发声正常，口气正常，汗气正常，排泄物大小便气味正常。切脉：脉位正常，至数一息四至，脉形平缓，脉有力，脉弦滑。

辅助检查：头颅MRI示脑梗死，血管造影示：颈总动脉、颈内动脉狭窄，左侧颈内动脉硬化。

中医诊断：中风（中经络）。

证候诊断：肝热血瘀。

辨证分析：患者以"右侧肢体活动不遂伴头晕头木20天"为主症，当属祖国医学中风病范畴，患者无意识障碍，当属中经络。患者年过五旬，经云"年过四十，而阴气自半"，肝肾之阴自亏，肝肾阴虚，阳亢于上，化热灼津伤血而成瘀，瘀阻脉络，故见肢体活动不遂，阳亢于上，上扰清窍，清窍失养，故见头晕头眩，患者平素易怒，肝气郁滞，郁久生热，舌暗紫苔薄黄，舌底瘀点明显，舌脉亦支持此证。

治法：清肝活血。

【处方】清脑通络汤加减。

| 天麻10g | 钩藤(后下)12g | 石决明(先煎)30g | 水蛭5g |
| 山栀子10g | 当归10g | 丹参15g | 桑寄生15g |

[①] 文雅：《张学文教授治疗中风先兆肝热血瘀证的经验整理》，载《中医临床研究》2013年第5卷，第15期，第67-68+70页。

生杜仲 12g	川断 15g	川芎 10g	桃仁 10g
红花 6g	地龙 10g	茯神 15g	赤芍 10g
菊花 12g	川牛膝 30g	生龙牡各 30g	

15剂，水煎服，每日1剂，水煎取汁400mL，早晚分服，每晚睡前药渣煎煮泡脚。

复诊：病史同前，服上药后右侧肢体无力、活动明显较前好转，协调性差，舌硬消失，言语流利，现症见仍觉头晕头木，自觉乏困无力，嗜睡，夜间睡眠仍流涎，饮食可，大小便调，舌质暗淡，偏胖，苔少，脉数。辨证为肝热血瘀，治法：清肝活血。

【处方】上方去桑寄生、川断，加郁金12g、石菖蒲10g。15剂，水煎服法同前，仍用药渣泡脚。

三诊：病史同前，服上方后诸症改善，上肢恢复较快，头晕头木较前减轻，乏力、嗜睡好转，夜间睡觉流涎好转，现刻诊：晨起发困，服药后大便偏稀，呈糊状，停药好转，舌暗淡，偏胖，苔薄白，脉弦滑。辨证治法同前。

【处方】

天麻 10g	钩藤(后下) 12g	石决明(先煎) 30g	山栀子 10g
当归 10g	丹参 15g	生杜仲 12g	川断 15g
川芎 10g	桃仁 10g	红花 6g	地龙 10g
茯神 15g	赤芍 10g	菊花 12g	川牛膝 30g
水蛭 5g	生龙牡各 30g	决明子 30g	郁金 12g
石菖蒲 10g	僵蚕 10g	黄芪 30g	

15剂，水煎服法同前，仍用药渣泡脚。

1个月后电话随访，患者自诉上下肢肌力完全恢复正常，偶尔可因情绪不遂出现短暂不适，言语流利，舌体活动自如，余无不适，家属诉其偶尔仍生气，但程度明显减轻，且能控制，发作时肢体颤抖消失。

十五、赵尚华：中风先兆[①]

余某，女，67岁。

初诊日期：1992年11月11日。

现病史：头晕、头胀痛3天。右侧颈项拘紧痹痛，右手臂关节酸软疼痛。血压26.7/16kPa。患者2年前有昏厥史，2个月前曾大汗淋漓、恶心、头晕发作，3周前又发作1次。舌质紫，舌苔黄燥，脉沉弦细。

证候诊断：肝肾阴虚，肝阳上亢。

治法：滋阴降火，平肝潜阳。

【处方】天麻钩藤饮加夏枯草、川牛膝、黄芩。

配合针刺曲池、降压沟、天宗、肩井、臑上等穴，留针20分钟。

二诊：（11月16日）右侧颈项仍拘紧痹痛。头重、头晕胀痛已愈。血压18.7/12kPa，舌苔黄干，脉弦缓。证属风湿上受，治宜疏风燥湿、活络止痛。

[①] 陈月清：《赵尚华医案2则》，载《山西中医》1993年第4期，第52页。

【处方】

羌活10g	独活10g	川芎12g	蔓荆子10g
藁本10g	姜黄10g	桑枝10g	夏枯草12g
黄芩10g	天麻10g	延胡10g	甘草6g

三诊：（11月25日）症状明显改善，偶觉左侧头痛。血压24/14.7kPa，舌苔黄干，脉弦，上方加减继服。

四诊：（12月17日）诸症消失，基本恢复健康。血压22.7/11.3kPa，舌苔薄白，脉缓，以成药巩固疗效。

【按语】

本例为中风先兆，血压高达26.7/16kPa，证系阴虚阳亢所致。急则治其标，即用针法降压，继用天麻钩藤饮加味，滋阴液、降肝火。血压下降，头晕缓解后，则以治痹为主，辅以清肝止晕。经月余调治，严重中风先兆诸症悉平。

第二节 脑缺血

一、蔡圣朝医案三则

案1：运动性失语[①]

患者，男，71岁。

初诊日期：2014年3月5日。

主诉：右侧肢体活动不利伴言语不清1月。

现病史：患者于2014年2月在家中无明显诱因下，出现右侧肢体活动不利伴言语不清和口角㖞斜症状后就诊于当地医院。头颅CT示左侧大脑额叶脑梗死，予以对症治疗后患者右侧肢体活动不利有所改善，但言语不清症状改善不明显，为康复治疗就诊。

刻诊：右侧肢体活动不利，言语不清，饮水呛咳，腰膝酸软，五心烦热，失眠，口干，纳可，二便尚可。

体格检查：神清，不完全性运动性失语，伸舌右偏，口角左㖞，右侧肢体肌力3级，肌张力增高，腱反射活跃，右侧病理征（＋），舌红苔少，脉细数。

既往史：有高血压病史。

西医诊断：运动性失语。

中医诊断：肾经失语。

治疗前改良西方失语成套测验评分为15分。

【处方】点刺舌面、言语1区，太溪和涌泉穴用解语膏敷贴，针对患者肢体功能不

[①] 费爱华、徐斌：《蔡圣朝运用针灸治疗中风后失语经验》，载《安徽中医药大学学报》2015年第34卷，第5期，第45－47页。

利也给予针灸治疗。

每治疗 6 天，休息 1 天。治疗 28 天后，患者肢体功能、言语不清和饮水呛咳明显好转，改良西方失语成套测验评分为 72 分。

【按语】

本案患者年事已高，肝肾亏虚，阴虚风动，上扰清窍，发为中风。肾阴虚精气不能上承，经络阻塞，窍络失灵，则见失语；腰膝酸软、五心烦热、失眠、口干为肾阴虚之象。解语膏中穿山甲具有活血散结、通经下乳、消痈溃坚等功效；乌头味辛苦、性热，有大毒，归心、肝、肾、脾经，能祛风除湿、温经止痛；红海蛤味苦咸、性平，能清热利湿、化痰饮、消积聚；三七粉能祛瘀生新、消肿定痛，且有止血不留瘀血、行血不伤新的特点。解语膏穴位敷贴太溪和涌泉，结合舌面点刺和言语 1 区可达补肾活血、解语开窍之功。

案 2：腔隙性脑梗死①

张某，男，62 岁。

初诊日期：2016 年 6 月 20 日。

主诉：左侧肢体活动不利、言语不清，吞咽困难 1 月余。

现病史：患者 1 个月前无明显诱因突然自感左侧肢体活动不利，言语謇涩，饮水呛咳，流口水，饮食吞咽困难。在当地人民医院查 CT 示：腔隙性脑梗死。住院治疗 1 个月后，左侧肢体仍活动不利、进食困难，为求进一步康复治疗前来蔡圣朝教授门诊诊治。

刻诊：神清，言语不利，心烦易怒，无头晕头痛，无恶心呕吐，口苦咽干，大便干，小便微黄，舌质红，舌红，苔薄黄，脉弦有力。洼田饮水试验评价量表评分 5 分。

西医诊断：腔隙性脑梗死。

中医诊断：中风（中经络）。

证候诊断：肝阳上亢。

治法：平肝息风、通咽利窍，蔡圣朝教授给予针刺"项九针"和"舌针"治疗。

（1）项九针：选取患者风府、双侧风池、双侧完骨、双侧天柱、双侧翳风，针刺此项部九穴，故名为"项九针"，该法是蔡圣朝教授在梅花针灸学派几代人的临证基础上，结合自己 40 年余的诊疗经验，在"颈丛五针"和"项七针"的基础上发展而来。操作方法如下：取患者俯伏坐位，局部常规消毒，取 1 寸毫针（规格 0.3mm×25mm），风池向鼻尖方向斜刺 0.8～1.2 寸，天柱直刺 0.5～0.8 寸，完骨斜刺 0.5～0.8 寸，风府向下颌方向刺入 0.5～1 寸，翳风向喉结方向刺入 1～1.5 寸。各穴进针得气后均施小幅度高频率捻转补法 1min，配合针刺太冲、太溪，留针 30min，中间行针 1 次。

（2）舌针包括针刺"舌三针"及"舌九区"。舌三针：上廉泉（在颈部，当前正中线上，结喉上方，舌骨体上缘凹陷处直上 0.5 寸），上廉泉右侧旁开 0.8 寸，上廉泉左侧旁开 0.8 寸。舌九区：按前中后和左中右将舌面分为 9 个区域。操作方法：嘱咐患者

---

① 王明明、黄雪珍、秦晓凤、蔡圣朝：《项九针结合舌针治疗中风后吞咽障碍 1 则》，载《中医外治杂志》2017 年第 26 卷，第 3 期，第 57－58 页。

坐位，首先用酒精对针刺部位进行消毒，舌三针选用1.5寸毫针，针尖向舌根方向呈斜刺入1cm～1.5cm，行提插捻转手法，使患者舌根有酸麻胀痛感，留针30min，中间行针1次。针刺结束后嘱咐患者伸出舌于口外，不能配合者，操作者用纱布夹住固定，将其拉出口外，在9区内逐一以1.5寸毫针进行点刺，每个区域点刺3次，并嘱咐患者经常做吞咽康复训练。

每日1次，14天为1疗程，治疗4个疗程后，患者进食正常，言语已基本正常，洼田饮水试验评价量表评分1分，余症也明显好转。

【按语】

患者因肝肾阴虚，水不涵木，肝阳亢逆，气火上扰，气血逆乱，闭塞不通，导致清窍被蒙、闭塞咽关舌窍。给予"项九针"结合"舌针"治疗，项九针中翳风是三焦经经穴，《针灸甲乙经》云："口僻不正，失欠，口不开，翳风主之。"其穴下布有迷走神经、舌下神经、舌咽神经等，针刺可以起到改善局部神经调节作用。天柱是足太阳膀胱经腧穴，具有祛风、通窍之功，可治咽肿，《针灸甲乙经》云："咽肿难言，天柱主之。"风府乃督脉腧穴，为足太阳经与督脉之交会穴，可散风息风、醒脑开窍，能增强治疗作用。风池为治疗中风之要穴，具有疏风散寒、平肝息风、清头明目的作用；完骨为胆经腧穴，可治疗喉痹颊肿；同时配合太冲、太溪平肝息风，滋补肝肾。诸穴合用，共奏息风通络、活血化瘀、通咽利窍之功。其中上廉泉为经外奇穴，针刺能利咽活络。舌三针具有疏通经气、通畅咽喉之功。舌三针下有舌下神经及舌咽神经、迷走神经、舌神经的分支经过。针刺"舌三针"时针感向舌根部传导，使气至病所，激发舌及咽部经气，疏通局部气血，化痰开窍。点刺舌九区可促进气血运行，增强舌的活动能力，加强吞咽功能的恢复。

案3：脑梗死，运动性失语[①]

患者，女，56岁。

初诊日期：2015年7月18日。

主诉：言语不清伴右侧肢体活动不遂2天。

现病史：患者2天前无明显诱因出现右侧肢体活动不利伴言语不清和口角歪斜就诊于当地医院，诊断为脑梗死。后经人介绍前来找蔡圣朝教授。

刻诊：精神萎靡，语言不利，右侧肢体活动不利，右侧鼻唇沟变浅，口角右偏，口干，情志抑郁，胸胁胀痛，眩晕，纳可，二便调，舌淡红，苔薄白，脉弦细。右上肢远端肌力2级，近端0级，右下肢肌力3级，肌张力增高，腱反射活跃，右侧Babinski征（+）。头颅CT示左侧大脑额叶脑梗死，既往有高血压病史。

西医诊断：脑梗死，运动性失语。

中医诊断：中风。

证候诊断：肝阳上亢。

治疗前西方失语成套测验评分为20分，西医给予吸氧、控制血压、纠正血糖，必

---

① 王明明、黄雪珍、蔡圣朝、吴静：《针刺结合穴位敷贴治疗中风后失语临床经验》，载《实用中西医结合临床》2016年第16卷，第11期，第70－71页。

要时予防治感染、控制水电解质紊乱、脱水降颅压、抗凝抗聚等基础治疗。

中医给予醒脑开窍、滋补肝肾、疏通经络，采用针刺言语一区、舌三针，点刺舌九区结合穴位敷贴涌泉、劳宫、太冲，每日1次，10天为1个疗程，其中休息2天，再进入下一个疗程，治疗6个疗程后，西方失语成套测验评分为80分。

二、常青医案三则

案1：脑缺血[①]

患者，男，70岁，农民。

初诊日期：2011年3月11日。

现病史：患者早晨起床发现右侧肢体无力，语不成句，伴头晕、头痛，急送医院就诊。查体：血压190/110mmHg，神志清楚，言语不利，右下肢肌力3级，右上肢肌力2级，舌质暗红、舌苔厚略腻，脉象弦滑。查头颅CT示：左侧基底节区低密度影。为进一步治疗，收治入院。

证候分析：阳亢化风，血瘀络阻，气机逆乱，发为中风。

治法：镇肝息风，化瘀通络。

【处方】基本方合天麻钩藤饮加减。

天麻 10g	桃仁 10g	石菖蒲 10g	地龙 10g
红花 10g	石决明 20g	炙龟板 20g	天冬 15g
川牛膝 15g	淮牛膝 15g	赤芍 15g	白芍 15g
钩藤 15g	丹参 12g	茯苓 30g	生麦芽 30g
生牡蛎（先煎）30g	胆南星 6g		

3剂。水煎服，每日1剂。

患者服药后，头晕头痛缓解，右侧偏瘫肌力有所好转，唯大便3天未解，腹胀纳差，舌暗红、苔黄厚腻。此乃痰热蕴结中焦，腑气不通，治疗当宜通腑化痰为法，中药再进。

【处方】

赤芍 15g	白芍 15g	丹参 15g	玄参 15g
川牛膝 15g	淮牛膝 15g	红花 10g	地龙 10g
桃仁 10g	胆南星 10g	石菖蒲 10g	生大黄 10g
川朴 10g	生麦芽 30g	茯苓 30g	全瓜蒌 30g
生牡蛎（先煎）30g	炙龟板 20g	鸡内金 12g	

水煎服，每日1剂。

服3剂后，患者大便通畅，胃纳好转，右侧肢体肌力较前又有改善，上方减生大黄，再进7剂。

服药后，右侧肢体活动不遂明显减轻，右下肢肌力达到5级，已能自行行走。

[①] 王燕：《常青论治缺血性中风经验》，载《浙江中医杂志》2014年第49卷，第2期，第81-82页。

【按语】

患者年已古稀,肝肾阴虚,水不涵木,肝阳上亢,阳亢风动,炼液成痰,风痰阻络,瘀而发热,辨证属阳亢血瘀型,治宜镇肝息风、化瘀通络,佐以泄热通腑。方中赤芍、丹参、红花、桃仁活血祛瘀;川淮牛膝归肝肾之经,引血下行;地龙通经活络;茯苓益气健脾,兼以化浊;胆南星清热化痰,息风定惊;天麻、钩藤、石决明、牡蛎镇肝息风,降逆潜阳;白芍、天冬、龟板滋阴柔肝息风;石菖蒲开窍宁神;生麦芽健脾强胃,全方共奏镇肝息风,滋阴潜阳,化瘀通络之功。后因患者腑气不通,加用生大黄、全瓜蒌、川朴之品,以泄热通腑。服药后,肝阳平,痰热除,腑气通,故取效甚佳。

常氏基本方:赤芍、白芍、川牛膝、淮牛膝、地龙各15g,丹参、钩藤、茯苓各30g,桃仁、红花、石菖蒲各10g,胆南星6g。

案2:右侧脑室旁脑梗塞①

患者,女,83岁,农民。

初诊日期:2011年12月25日。

现病史:患者左侧肢体活动障碍2天,伴乏力纳差,大便秘结,于2011年12月25日就诊。体格检查:双侧瞳孔等大等圆,直径3mm左右,光反射灵敏,左侧鼻唇沟变浅,伸舌左偏,左上肢肌力2级,左下肢肌力4级,右侧肢体肌力5级,肌张力无亢减,左侧Babinski征阳性。舌质暗淡、舌体胖、舌边齿痕、苔白腻,脉结代。辅助检查:脑CT示:右侧脑室旁脑梗塞考虑。为进一步治疗,收治入院。

既往史:有"冠心病、房颤"病史10年,否认高血压病史。

证候诊断:气虚血滞、脉络瘀阻。

治法:益气活血通络,佐以化痰通腑。

【处方】 基本方合补阳还五汤加减。

生黄芪60g	茯苓30g	当归15g	赤芍15g
白芍15g	川牛膝15g	淮牛膝15g	丹参12g
红花10g	地龙10g	桃仁10g	石菖蒲10g
川朴10g	胆南星6g	制大黄6g	

连服上方5剂后,大便畅,口角转正,足能行,手能握,仍感左侧肢体无力,舌暗淡、苔薄白,脉结代。

原方去石菖蒲、制大黄、川朴、胆南星,加桑枝、桑寄生、川续断各15g,炙桂枝6g,继服7剂。

药后,患者肢体功能恢复正常。

【按语】

该患者有冠心病史10余年,年届耄耋,体质已然亏虚,中气不足,中医辨证当属气虚血瘀型,符合王清任"元气既虚,必不能达于血管,血管无气,必停留而瘀"之中风。因此,治疗用药须由补气药与活血祛瘀药相伍而成,重用生黄芪大补脾胃之气,意在使气旺以促血行,血行而痰瘀自消,同时配伍当归、赤芍、红花、桃仁、丹参等活血

---

① 王燕:《常青论治缺血性中风经验》,载《浙江中医杂志》2014年第49卷,第2期,第81-82页。

化瘀之品，以增强祛瘀通络的效果。因处置得当，药证合拍，故获桴鼓之效。

常氏基本方：赤芍、白芍、川牛膝、淮牛膝、地龙各15g，丹参、钩藤、茯苓各30g，桃仁、红花、石菖蒲各10g，胆南星6g。

案3：脑梗死、高血压病3级 极高危①

患者，男，73岁。

初诊时间：2012年12月9日。

现病史：2012年12月9日该科请常青教授前往会诊而随常青教授于病房，症见患者神志模糊，躁动不安，喉间痰鸣，大便已5天不行，舌暗红，苔黄腻，脉弦滑且结。血压180/100mmHg。

西医诊断：脑梗死、高血压病3级 极高危。

中医诊断：中风（中脏腑）。

证候分析：经四诊合参，常青教授认为该患证属多脏器综合性病变，尤以心脑为甚，据脉弦滑且结之象，可按肝风夹痰瘀痹脑阻心论治，乃投经验方中风夺命饮加减。

【处方】

水牛角30g	三七15g	粉葛根30g	猪牙皂10g
法半夏9g	胆南星9g	丹参30g	苦参18g
炒僵蚕15g	远志肉10g	生大黄(后下)15g	明天麻9g
薤白头10g	生甘草15g		

3剂，另安宫牛黄丸1粒研化鼻饲。

二诊：3天后再邀常青教授会诊，家属喜告药后大便已解，且涌痰半碗，神志转清，要求继服中药。以上方去大黄、水牛角，续进7剂收功。

【按语】

该患者病理性质属本虚标实之候，本虚为阴精、气血亏虚，标实为气、火、痰、瘀上阻于脑。证属肝风夹痰瘀痹脑阻心，因此，治疗上偏于平肝息风，涤痰开窍，活血化瘀。

方中水牛角、天麻平肝息风；三七、丹参活血化瘀；猪牙皂、远志祛痰开窍，且远志又能安神定志；法半夏、胆南星、苦参燥湿化痰；且胆南星尚有祛风解痉之效；僵蚕祛风定惊，化痰散结；薤白头通阳散结，行气导滞；葛根解肌生津，升阳而直达病所。根据现代药理研究，葛根素具有扩张脑血管、降低脑血管阻力、增强脑血流量、抑制血小板聚集、降低血液黏度及改善微循环等作用，常青教授对该患者使用这一针对性较强的药物，不仅有引经之功，且有对症治疗之意。全方如此组合，遂获应手之效。

---

① 王燕、常青：《常青中风夺命饮制方特色及治验探析》，载《中华中医药杂志》2014年第29卷，第7期，第2215–2217页。

三、陈宝贵医案二则

案1：脑血栓形成①

何某，男，55岁，干部。

初诊日期：2003年5月10日。

现病史：脑动脉硬化多年，形体肥胖，平常经常头晕耳鸣，于3天前头晕加重，口唇麻木如蚁走，逐渐口眼歪斜，舌强，言语不清，右侧半身不遂，血压150/80mmHg，经某医院诊断为"脑血栓形成"。现见：舌质红，苔薄白，脉细弦。

证候诊断：肾元虚衰，虚风内动，痰浊上泛，闭阻窍络。

治法：滋肾阴、温肾阳固本，豁痰开窍治标。

【处方】河间地黄饮子加减。

熟地黄30g	山茱萸15g	石斛15g	肉苁蓉20g
巴戟天15g	菊花10g	菖蒲20g	钩藤15g
远志5g	麦冬20g	五味子10g	泽泻15g
丹参15g			

水煎服，每日1剂，分3次服。

二诊：（2003年5月20日）连用前方10剂，口唇麻木及口眼歪斜明显好转，舌渐软，语言较清，患侧上下肢较前有力，尤以下肢明显好转，脉稍有力。遵前方继服。

三诊：（2003年5月30日）服药后唇麻眼斜及语言功能基本恢复，半身不遂症状明显好转，脉渐有力。

继服上方辨证治疗半年余，获良效。

【按语】

此患者脑动脉硬化多年，平素经常头晕耳鸣，此为肾精不足，上扰清窍。形体肥胖易酿湿生痰。头晕后突然口唇麻木，逐渐口眼歪斜，舌强，言语不清，右半身不遂，此为肾虚痰浊阻塞脑窍而为。舌质红、苔薄白、脉细弦为肾阴亏虚之征。

方用熟地黄、石斛、肉苁蓉、麦冬、五味子滋阴补肾，以益肾精；山茱萸、巴戟天补肾阳，以于阳中求阴，阴中求阳，阴阳并补以固本；菊花、菖蒲、钩藤、远志祛风化痰，开窍醒神；泽泻利水渗湿以补中有泻；丹参活血化瘀以通络。全方共用，培补真元以固本，开窍豁痰以治标，标本兼治。

案2：左侧基底节区脑梗死②

张某，女，56岁，工人。

初诊日期：2003年4月20日。

现病史：2个月前夜半睡眠时先感右侧肢体不灵活，继而偏枯不用。曾于当地医院住院治疗，诊断为左侧基底节区脑梗死，经治好转出院。至今右侧半身感觉及运动功能极差，患肢酸痛，言语不清，口角流涎，倦怠乏力，动则汗出，面色萎黄，纳呆食少，

---

① 陈慧娟：《陈宝贵治疗中风病经验》，载《河南中医》2012年第32卷，第10期，第1387－1388页。
② 陈慧娟：《陈宝贵治疗中风病经验》，载《河南中医》2012年第32卷，第10期，第1387－1388页。

舌质暗胖有齿痕，苔白而腻，脉沉迟。

证候分析：阳气不足，气虚不能助血上升，瘀阻脑络。

治法：益气活血通络。

【处方】补阳还五汤加味。

生黄芪30g	当归15g	赤芍15g	川芎10g
地龙15g	桃仁10g	红花10g	菖蒲30g
半夏10g	茯苓15g	鸡内金10g	

初服5剂不效，上方加党参15g，继服10剂，瘫痪侧知觉及运动功能稍为好转，疼痛减轻。守上方加鸡血藤15g、秦艽15g以加强通络之用。服药20剂后，右手已能握筷，右足亦可扶杖慢步，舌强复常。继用原方，隔日1剂，连服2个月，基本治愈，生活能自理。

【按语】

《医学衷中参西录》云："气血虚者，其经络多瘀滞……以化其经络之瘀滞，则偏枯痿废者自易愈也。"指出瘀血阻滞经络每由气虚所致。因此大补元气以生血，即化其瘀滞之法。此患者患病已2个月，由虚致瘀，因此用黄芪大补脾胃之元气，使气旺以促血行，祛瘀而不伤正；配以当归养血活血，有祛瘀而不伤正之用；川芎、赤芍、桃仁、红花活血化瘀，通络止痛；地龙通经活络；患者苔白腻，纳呆食少为脾虚有痰，胃虚有滞，酌加菖蒲、半夏、茯苓、鸡内金醒脾化痰，消食和胃。

补阳还五汤为临床上治疗多种中风、偏枯属气虚血瘀者之良方，随证加减，其效更著。如兼语言不利者，加菖蒲、远志以化痰开窍；口眼歪斜明显者，加牵正散以祛风除痰，镇痉通络；兼肢体疼痛者，加丹参、乳香、没药以活血行气止痛；若上肢偏废为主者，加桑枝、羌活等祛风逐邪；若瘫痪日久，应酌加全蝎、水蛭等虫类药以搜风剔邪，破瘀活血。

四、陈宝田医案：脑梗死[①]

司某，女，77岁。

初诊日期：2005年2月1日。

主诉：左侧肢体无力，伴言语不清1小时。

现病史：患者因左侧肢体无力，伴言语不清1小时就诊。午睡后自感左侧肢体无力，言语不清，急诊CT检查示：右基底节片状低密度梗死灶，脑室、脑沟扩大加深，中线居中。

刻诊：神志清楚，言语欠清，伸舌左偏，左侧鼻唇沟变浅，舌淡红、苔薄白，脉弦细。

体格检查：左侧肢体肌力3级，左侧Babinski征（+）。

西医诊断：脑梗死。

中医诊断：中风（中经络）。

[①] 周迎春、黄桂琼：《陈宝田教授应用祛风药经验介绍》，载《新中医》2008年第3期，第18-19页。

证候诊断：气虚血瘀。

治法：益气活血通络。

【处方】补阳还五汤加减。

黄芪 30g	葛根 30g	当归 10g	川芎 10g
桂枝 10g	防风 10g	地龙 10g	赤芍 15g
豨莶草 15g			

每日1剂，水煎服。

服药半月，肢体活动恢复正常。

【按语】

《妇人大全良方》提出"医风先医血，血行风自灭"之说，历代医家沿用、发挥此说，通过养血活血治疗风证，开拓血瘀证治疗思路，同时也扩展了风药的应用范围。

陈宝田教授认为，中风病是由脑脉闭阻或血溢脉外所致，名为中风，实为脑脉之病。祛风药多辛温质轻体薄，味辛能行。"血得寒则凝，得温则行"，辛温药如桂枝、荆芥、防风等有利于血脉通调。本病发病前并不一定外受风寒或临床表现兼有外感表证，只要无明显肝肾不足或痰热炽盛之象，用疏风类方药治疗均有效。

本例为老年女性患者，肢体无力伴言语不清，但无明显肝肾不足或痰热炽盛之象，病机以气虚血瘀为主。故用黄芪益气；当归、川芎、赤芍、地龙活血化瘀；葛根、桂枝、防风、豨莶草疏风活血。风药多味辛质轻体薄，能宣畅气机、活跃气血，直接推动血液运行而起活血之功。

五、陈阳春医案：脑梗死（急性期）、高血压病[①]

患者，女，71岁。

初诊日期：2012年3月5日。

主诉：右侧肢体无力半天。

现病史：高血压病史3年（血压控制欠佳）。右侧肢体无力，头晕，大便干，舌质淡红，苔黄腻，脉弦。

体格检查：血压152/78mmHg，右上肢肌力3级，右下肢肌力3级，右侧Babinski征（+）。

辅助检查：头颅CT（当日）示左侧基底节区脑梗死（急性期）。

西医诊断：脑梗死（急性期），高血压病。

中医诊断：中风。

证候诊断：瘀水痹阻。

治法：醒脑开窍，利水破结，活血通络。

【处方】

麝香(另包,冲服) 0.3g	赤茯苓 15g	乌梢蛇 15g	桃仁 15g
枸杞子 15g	丹参 20g		

[①] 耿振平、王守富：《陈阳春治疗脑梗死经验》，载《中医研究》2015年第28卷，第7期，第38-40页。

忌食辛辣刺激之品，服 2 剂。

二诊：（2012 年 3 月 7 日）服药 2 剂后肢体活动较前有改善，头晕减轻，舌质淡红，苔黄稍腻，脉弦。血压 132/74mmHg，右上肢肌力 3 级，右下肢肌力 4 级，右侧 Babinski 征（+）。去麝香，加赤芍 20g、川芎 15g，继服 7 剂。

三诊：（2012 年 3 月 14 日）服药 7 剂后肢体活动较前改善，头晕减轻，舌质淡红，苔黄稍腻，脉弦。血压 130/74mmHg，右上肢肌力 4 级，右下肢肌力 5 级。证属气虚血瘀，治宜益气活血。

【处方】

黄芪 30g	当归尾 15g	川芎 15g	桃仁 15g
地龙 15g	全虫 15g	郁金 15g	牛膝 20g
桑枝 30g			

7 剂。

四诊：（2012 年 3 月 21 日）服药 7 剂后右侧肢体活动正常，头晕消失，舌质偏红，苔黄稍腻，脉左弦右细。血压 140/75mmHg。证属气虚血瘀挟肝火上炎，治宜益气活血、清肝泻火。

【处方】

黄芪 30g	当归尾 15g	川芎 15g	桃仁 15g
地龙 15g	乌梢蛇 15g	郁金 15g	黄芩 15g
牛膝 20g	桑枝 30g	龙胆草 10g	

继服 7 剂，以善其后。

【按语】

陈阳春教授经过长期的临床实践认为，脑为元神之府，清窍所在，中风的发病当责之气血逆乱，清窍闭阻，提出脑梗死急性期治疗应以芳香开窍为主，兼以利水活血。一诊在活血通络基础上，主以麝香为代表的芳香开窍药治疗，取得满意疗效。

恢复期其病机为气虚血瘀、脑脉痹阻，故以补阳还五汤为基础加虫类药以搜风通络，如二诊中的地龙、全虫，三诊中的地龙、乌梢蛇，希冀在益气活血化瘀基础上增强搜风通络之效，以提高临床疗效。

六、陈勇毅医案：左侧颞部脑梗塞、脑萎缩[①]

陈某，男，82 岁。

现病史：自觉记忆力突失，被急送医院，经 CT 检查，诊断为左侧颞部脑梗塞、脑萎缩。住院治疗 20 天，病情稳定出院，继而出现情绪不佳，心烦意乱，言语重复，胸部郁闷，时有汗出、心悸、失眠、乏力、纳差、便溏等，舌质偏暗，脉弦。

中医诊断：郁证。

证候诊断：肝郁血瘀，脾虚失运，心神失养。

---

① 桑昊、陈勇毅、王翰、陈永灿：《陈勇毅教授运用调肝化瘀法治疗脑病经验》，载《中华中医药学刊》2015 年第 33 卷，第 4 期，第 847－850 页。

治法：疏肝化瘀，健脾助运，养心安神。

【处方】

柴胡 9g	桂枝 8g	生白芍 15g	香附 12g
炒苍术 9g	生龙骨(先煎)30g	生牡蛎(先煎)30g	炒栀子 12g
丹参 18g	川芎 12g	葛根 30g	炒酸枣仁 12g
淮小麦 30g	红枣 10g	炙甘草 8g	

服用 7 剂后家人代为复诊，述其诸症有所减轻。效不更方，服药一个半月，情绪好转，心烦失眠诸症得除。

七、程丑夫医案：脑梗死恢复期[①]

陈某，男，57 岁。

初诊日期：2010 年 6 月 18 日。

主诉：脑梗死 3 月。

现病史：脑梗死 3 个月，现右肢体麻木乏力，双腿行走无力，无疼痛，语言清晰，神志清楚，面部发红，舌暗淡，苔薄黄，脉沉细无力。

西医诊断：脑梗死恢复期。

证候诊断：气虚血瘀。

治法：补气活血通络。

【处方】补阳还五汤加味。

黄芪 30g	当归 10g	赤芍 10g	川芎 10g
地龙 10g	全虫 6g	杜仲 10g	百合 15g
黄芩 10g	川牛膝 10g	桃仁 10g	红花 6g

14 剂，每日 1 剂，水煎 2 次，早晚分服。

活血通脉胶囊（本品为水蛭经加工制成的胶囊剂。功能破血逐瘀，活血散瘀，通经，通脉止痛）0.25g×50 粒×4 盒。用法：口服，3 粒/次，3 次/日。

复方地龙片［主要成分：地龙（鲜）、川芎、黄芪、牛膝。化瘀通络，益气活血］0.53g×24 粒×4 盒。用法：口服，2 片/次，3 次/日，饭后服用。

二诊：（2010 年 7 月 2 日）右肢体麻木明显好转，双腿行走较有力，舌暗淡，苔薄黄，脉沉细微弱。上方有效，守方加钩藤 10g、栀子 10g。20 剂，每日 1 剂，水煎 2 次，早晚分服。活血通脉胶囊 0.25g×50 粒×4 盒，用法：口服，3 粒/次，3 次/日。复方地龙片 0.53g×24 粒×4 盒，用法：口服，2 片/次，3 次/日，饭后服用。

三诊：（2010 年 7 月 30 日）右肢体仍有轻微麻木，行走有力，舌淡红，苔薄黄，脉沉细。病在一侧，少阳论治。

【处方】

柴胡 10g	黄芩 10g	法半夏 10g	党参 10g

---

① 黎鹏程、卢丽丽：《程丑夫教授从瘀论治疑难病验案 3 则》，载《中医药导报》2015 年第 21 卷，第 19 期，第 79－81 页。

全蝎 6g	地龙 10g	姜黄 10g	香附 10g
桑枝 15g	鸡血藤 15g	川芎 10g	栀子 10g
甘草 6g			

20 剂，每日 1 剂，水煎 2 次，早晚分服。

活血通脉胶囊 0.25g×50 粒×4 盒，用法：口服，3 粒/次，3 次/日。

复方地龙片 0.53g×24 粒×4 盒，用法：口服，2 片/次，3 次/日，饭后服用。

【按语】

《内经》云："年四十而阴气自半，起居衰矣。"《景岳全书·非风》也云："卒倒多由昏愦，本皆内伤积损颓败而然。"王清任《医林改错》指出："中风半身不遂，偏身麻木是由'气虚血瘀'而成。"

本案患者中风 3 个月，右肢体麻木乏力，双腿行走无力，无疼痛，语言清晰，神志清楚，面部发红，舌暗淡，苔薄黄，脉沉细无力。显系气虚血瘀证。故予补阳还五汤加全蝎、川牛膝等以补气活血通络，并配合中成药活血通脉胶囊活血散瘀、通脉止痛，复方地龙片化瘀通络、益气活血。又因其为偏身性疾病，故三诊改用小柴胡汤加鸡血藤、川芎、姜黄、全蝎、地龙以和解枢机、活血通络。方证合拍，故疗效显著。

程丑夫教授认为，活血化瘀药以虫类药最峻，如水蛭、地鳖虫破瘀之力尤猛，具消癥之功；全蝎、蜈蚣、穿山甲化瘀善于走络；三棱、莪术逐瘀力峻猛，有推荡消散之性；丹参、当归、丹皮、赤芍之属活血化瘀作用平和；桃仁、红花活血化瘀作用稍强；乳香、没药、三七、血竭化瘀尤长止痛；川楝子、延胡索活血兼行气；益母草、泽兰活血兼利水；姜黄、鸡血藤、川牛膝活血兼舒筋活络。临证用药须根据药力、归经、药性来选用，方才不致有误。

八、戴舜珍医案：糖尿病合并中风①

吴某，男，55 岁，农民。

初诊日期：2010 年 11 月 5 日。

主诉：左侧肢体无力，言语不利，口角歪斜 1 天。

现病史：确诊糖尿病已 3 年，口服二甲双胍及格列齐特，血糖控制不理想，无高血压病史。患者入院前 2 天感冒后感左侧肢体微麻，未诊治，晨起左侧肢体无力，不能持物，站立行走困难，语言不利，口角歪斜，伴头晕，便秘，舌红苔厚脉弦滑。建议住院治疗，但患者因经济困难拒绝。予行头颅 CT 检查提示脑梗塞，戴舜珍教授认为此为糖尿病合并中风，首先要把血糖控制达标。

证候分析：痰饮内伏，复感外邪，风痰互结，壅塞经络。

治法：涤痰息风通络。

【处方】导痰汤加减。

茯苓 15g	陈皮 10g	半夏 10g	竹茹 10g

---

① 苏小惠、蓝元隆、罗金国：《戴舜珍主任治疗糖尿病合并中风经验》，载《成都中医药大学学报》2014 年第 37 卷，第 2 期，第 107－108＋117 页。

制胆星6g	石菖蒲10g	郁金10g	桑枝15g
丹参15g	地龙12g	丝瓜络9g	桔梗6g
木蝴蝶5g			

水煎服，每日1剂。

另：大黄6g，煎汤灌肠，1次/日。

二诊：（2010年11月8日）进药3剂，已能站立，左手不能举起，言语仍不利，大便已通，舌淡红苔白脉滑。仍守前法再进3剂，停用灌肠。并行针灸治疗，嘱行肢体功能锻炼。

三诊：（2010年11月11日）能下床行走1～2步，左手也能举起，言语较前清晰，但感疲乏，大便较干，舌淡暗苔白脉缓。戴舜珍教授认为此为痰湿渐化，风痰余邪未尽，正气受损，气虚血瘀，血不能荣，治宜益气活血，化痰通络，补阳还五汤加减。考虑患者中风仅1周，且大便较干，黄芪用量不宜太大，并佐润肠通便之品，以利气机畅通。继续针灸及功能锻炼。

【处方】

赤芍6g	川芎6g	丹参20g	地龙9g
黄芪15g	桃仁6g	太子参12g	白术30g
茯苓12g	桔梗6g	远志9g	石菖蒲6g
丝瓜络9g	柏子仁12g	玄参15g	

水煎服，每日1剂。

四诊：（2010年11月14日）左手能持物，但较不牢固，可缓慢行走，言语微有不利，疲乏改善，大便通畅，舌淡暗苔薄白脉缓。

守上方去柏子仁、玄参，加杜仲、枸杞、牛膝。每日1剂，连进14剂，言语清晰，步态渐正常。针灸治疗共2周。

九、邓铁涛医案三则

案1：脑梗塞[①]

段某，女，64岁。

现病史：既往有高血压病史20余年，此次因右侧肢体无力伴语言不清入院，已住院治疗1月余，经头颅CT检查诊断为脑梗塞。症见：右侧肢体无力，右上下肢肌力0～1级，语言欠清，伸舌不歪，面色少华，二便调，纳食尚可，舌质淡红，舌尖偏红，苔薄黄，脉右寸微浮，左脉沉涩。

证候诊断：气虚血瘀。

【处方】补阳还五汤加减。

北芪60g	五爪龙60g	豨莶草12g	地龙12g
麦冬12g	天竺黄12g	川芎10g	桃仁10g
水蛭10g	红花6g	威灵仙18g	赤芍15g

---

① 徐云生：《邓铁涛教授甘温健脾法治疗疑难病》，载《四川中医》2002年第3期，第1-2页。

甘草 3g

二诊：服上方7剂后，右侧肢体肌力增强约1～2级，语言更清，精神见好，脉见有力，右寸不浮。守上方去豨莶草，加归尾12g。

三诊：以上方调治1月余，并配合针灸治疗，患者可由家属搀扶下床行走，带药出院，继续作康复治疗。

【按语】

中风的病机不外虚、风、痰、瘀、气、血六端，尤其是老年患者，多有肝肾不足、脾胃气虚。肝肾不足易致风动，脾胃气虚则多痰生，风痰闭阻，则九窍闭塞，气血瘀滞，而成中风。中风病机复杂，但不外本虚标实，急性期以标实为主，恢复期以本虚为主。中风不仅病死率高，而且多留有后遗症，如半身不遂、口眼歪斜、语言不利等，其中偏瘫又最常见。邓铁涛教授认为，几经治疗的中风患者，到中风偏瘫的恢复期治疗阶段，中医辨证多属气虚血瘀，宗王清任益气活血法，补阳还五汤加减治疗，重用黄芪，甘温以益肺脾之气，气行则血行，兼养血活血，有口眼歪斜者合牵正散，有痰湿者合温胆汤。

案2：脑血栓形成[①]

黄某，男，67岁，中医教师。

初诊日期：1968年2月8日。

主诉：左侧半身不遂7天。

现病史：患者素有高血压及肺气肿病史，7天前，早上4时许起床小便，突然觉左下肢无力倒地，当时自己尚能爬回床上，顿觉气促，并发现左侧上、下肢活动不灵，当日晚上时或说胡话，连日来神情烦躁激动。服自处之方药数日，5天前结合针灸，症状改善不大。

刻诊：烦躁多言，对外界反应淡漠，口角向右歪斜，卧床不起，左上、下肢勉强能抬起，感觉迟钝，咳嗽有痰，色黄白而稠，7天来仅1次排少量大便，舌质红，苔白润，脉稍弦滑。

体格检查：血压210/100mmHg，左眼睑稍下垂，口角微向右歪，左鼻唇沟稍浅，肺气肿征阳性，两肺满布干湿啰音，左侧上、下肢肌力减退，余无其他明显病理体征。

西医诊断：脑血栓形成。

中医诊断：中风（中腑）。

证候诊断：肝风内动挟痰。

治法：平肝息风，除痰通瘀。

【处方】

羚羊角骨(先煎)30g	秦艽25g	枳实10g	郁李仁10g
地龙12g	牛膝18g	钩藤15g	竹黄10g
法夏15g	丹参15g	丹皮10g	

每日1剂。

[①] 邓中炎、周海平：《邓铁涛老中医治疗脑血管意外经验》，载《中医中药》1981年第6期，第23-26页。

另服蛇胆川贝末每次2支，日服2次。同时服用益寿宁，日服3次，50%葡萄糖40mL静注，每日1次。

治疗6天后，口眼歪斜症状消失，肢体活动自如，咳嗽基本消失，大便通调，唯仍觉乏力，诉述病情喋喋不休，夜晚觉畏寒，舌质暗红，苔白润，脉弦滑。

上方去秦艽、郁李仁、枳实，以党参15g、白术10g、云苓12g、黄芪30g、杜仲12g等药加减选用。

第11天精神状态正常，血压174/102mmHg，唯左上下肢感觉尚未恢复，要求出院。出院时已能步行下楼乘车返家。

案3：脑血栓形成①

许某，男，54岁。

初诊日期：1950年4月8日。

主诉：失语10余天。

现病史：因失语10余天而于1950年4月8日由家人陪伴到诊。缘患者有高血压病史，血压常在180/100mmHg左右。10余日前晨起觉语言困难，右手有麻木感，渐至失语，仅能发"咿、啊"等单音节，视物变形，无法阅读（愈后追诉）。

刻诊：面赤，情神激动，易躁易悲，睡眠稍差，胃纳二便正常，舌苔白，脉弦，血压140/90mmHg。

西医诊断：脑血栓形成。

中医诊断：中风（中腑）。

证候诊断：肝风内动挟痰。

治法：平肝息风，活络通窍。

【处方】生石决（先煎）30g，生牡蛎（先煎）30g，生龙骨（先煎）30g，白芍15g，地龙10g，生楂子30g，丹参10g，莲须12g，全蝎10g，生地18g，加减为方。

曾根据病情需要，选加人中白、川贝末、竹黄、菖蒲以除痰开窍，磁石、赭石、龟板、象牙丝、羚羊角骨以潜阳息风，红花、桃仁、丹皮以活血通络，钩藤、杭菊、蕲蛇以祛风，桑寄、杜仲、萸肉、益智仁以养肝肾，云苓、淮山、泽泻、牛膝以利湿通阳，枣仁、远志以宁心安神。

治疗2个月，语言清晰，视力复常，睡眠、胃纳均佳，神志血压正常而愈。

十、董少龙医案二则

案1：左侧基底节及顶叶多发脑梗死②

患者，女，70岁。

初诊时间：2011年2月10日。

主诉：言语不利，口舌歪斜，右侧半身不能活动1天。

---

① 邓中炎、周海平：《邓铁涛老中医治疗脑血管意外经验》，载《中医中药》1981年第6期，第23－26页。

② 黄选华、窦维华、黄夏冰：《董少龙教授运用活血化瘀法治疗中风病的经验》，载《广西中医药》2011年第34卷，第5期，第42－43页。

现病史：有高血压病史15年，不规律服药，血压控制不佳，有高血压性心脏病史6年，近半年来反复出现双下肢浮肿，动则胸闷心悸、气喘乏力。2011年2月10日，因突发"言语不利，口舌㖞斜，右侧半身不能活动1天"入院。

刻诊：神志清醒，表情淡漠，言语不利，口舌㖞斜，右侧半身不能活动，面色苍白，眼睑口唇紫暗，少气懒言，动则气喘乏力，纳呆食少，双下肢浮肿，夜寐不安，大便溏烂。

体格检查：血压110/63mmHg，心率74次/min，心律不齐，可闻及早搏5～6次/min，各瓣膜听诊区可闻及3/6级吹风样杂音，智能下降，口角左㖞，伸舌右㖞，右侧肢体肌张力下降，腱反射减弱，右上肢各关节肌力0级，右下肢髋关节肌力2级，膝、踝、趾关节肌力0级，右侧Babinski征阳性。舌质暗淡、有瘀斑、舌底脉络瘀曲、苔白，脉细涩。

辅助检查：头颅MRI显示：①左侧基底节及顶叶多发脑梗死，②脑白质脱髓鞘样改变，③脑动脉硬化。

中医诊断：中风（中经络）。

证候诊断：气虚血瘀。

治法：益气活血化瘀。

【处方】

黄芪60g	丹参20g	川芎10g	当归15g
桃仁10g	红花6g	赤芍10g	鸡血藤20g
牛膝15g	地龙10g	全蝎5g	桂枝10g
太子参15g	茯苓10g	白术10g	甘草6g

每日1剂，水煎服，配合针灸、康复治疗。

2个月后，患者精神明显好转，言语清楚，双下肢无浮肿，右上肢、肩、肘关节肌力4级，腕指关节肌力3级，右下肢髋、膝关节肌力4级，踝、趾关节肌力3级，生活基本能自理，病情稳定出院。

【按语】

本病例患者因久病不愈，正气耗伤，气虚则血行不畅，脑脉瘀阻而发为中风病，辨证为气虚血瘀，治宜益气活血化瘀。方中重用黄芪为君，有健脾益气、补气升阳之功效；桃仁、红花、丹参、川芎、当归、赤芍、鸡血藤养血活血祛瘀为臣，佐地龙、全蝎、牛膝通经活络，牛膝还可引血下行，防黄芪升提太过之弊；太子参、茯苓、白术健脾益气；桂枝温通经络，遍走四肢；甘草调药和中为使药。诸药合用，共奏益气活血、祛瘀通络之效，治疗本病疗效显著。

<h3 style="text-align:center">案2：左侧基底节区脑梗塞[①]</h3>

欧某，女，63岁。

初诊日期：2007年3月15日。

现病史：患者早晨起床时发现右侧半身不遂，口角歪斜，言语謇涩，偏身麻木。行

---

① 窦维华：《董少龙教授治疗中风病学术经验及临床研究》（学位论文），广州中医药大学2011年。

头颅 CT 检查：左侧基底节区脑梗塞，急诊拟脑梗塞收入我院神经内科病房。

刻诊：患者右侧半身不遂，口舌歪斜，言语謇涩不利，胸闷心烦，恶心纳呆，腹胀便秘，头晕，大便 4 日未行，口黏痰多，舌红，苔黄腻，脉弦。

体格检查：血压 170/95mmHg。神志清，心肺检查未见异常，反应稍迟钝，口舌歪斜，右侧上下肢肌力 1 级，右侧上下肢体肌张力降低，右侧 Babinski 征阳性。

中医诊断：中风（中经络）。

证候诊断：痰热腑实。

治法：通腑泄热化痰。

【处方】

瓜蒌 10g　　　　胆南星 12g　　　　生大黄（后下）10g　　　　芒硝（冲服）10g

水煎服。

1 剂后泻下干硬秽便，原方去芒硝，大黄改为与诸药同煎。

继服 2 剂，症状明显好转，反应较前灵活，肢体肌力达 2 级，舌苔转白，继宜活血化瘀、化痰息风通络。

上方去芒硝，加半夏 10g、茯苓 12g、天竺黄 10g、香附 8g、丹参 15g，又服 5 剂，语言流畅，肢体活动明显好转，可在家人搀扶下行走。

又上方加当归 12g、赤芍 12g、桃红 12g、红花 10g，继服 10 余剂，好转出院。

【按语】

董少龙教授认为：中风发病后肠蠕动减弱，气机不畅，肠内废物积滞过久，使腑气不通。腑气不通、大便不畅又使病情加重或易导致再中风。临床上，部分急性脑血管病患者可出现身热汗出、面赤心烦、大便秘结，甚则谵语狂乱不得眠、舌苔黄厚干燥、脉沉实等阳明腑实证，因此治疗中风病应重视通腑，及早予通腑泻热法，腑气一通，气机畅利，邪有出路，病必好转。

一则可使腑气通畅，气血得以散布，达到通痹活络，促进病情向愈发展的作用；二可以使阻于胃肠的痰热积滞得以降除，浊邪不得上扰心神，克服气血逆乱，以防内闭；三则可以急下存阴，以防阴劫于内阳脱于外而发生抽搐、戴阳等变症，因此通腑泻热是中医治疗中风病的优势。

十一、杜建医案二则

案 1：腔隙性脑梗塞[①]

陈某，女，68 岁。

初诊日期：2009 年 3 月。

主诉：反复头痛 2 年。

现病史：尿不畅，心悸，寐欠，疲乏无力。舌淡红苔白稍厚，脉细缓。本院 CT 报告：右侧额叶腔隙性脑梗塞。

---

① 魏开建、陈立典、蔡晶、沈双宏、陈锦芳：《杜建教授临证从"瘀"论治举隅》，载《福建中医药大学学报》2011 年第 21 卷，第 4 期，第 45 - 47 页。

中医诊断：头痛。

证候诊断：痰瘀互结，肝肾亏虚。

治法：活血化瘀，滋补肝肾。

【处方】

丹参10g	赤芍10g	葛根12g	瓜蒌15g
丹皮9g	钩藤12g	生晒参10g	枸杞12g
菊花10g	茯神12g	泽泻10g	生地黄15g
山茱萸15g	山药15g		

服用7剂后复诊，头痛稍缓，排尿通畅，现颈部痛，心悸，腹胀，寐欠，纳少。舌淡红苔薄，脉弦细。

【处方】

丹参10g	川芎6g	钩藤10g	白芍10g
天麻12g	党参15g	白术10g	茯苓15g
木香6g	何首乌15g	枸杞12g	炙甘草6g

再服7剂后患者症状消除。

【按语】

本病属本虚标实，杜建教授用丹参、赤芍活血通窍，生晒参大补元气，葛根升阳解肌生津，瓜蒌涤痰散结，用枸杞、菊花、泽泻、生地黄、山茱萸、山药等滋肾养肝。

二诊时患者属心脾两虚，阴不制阳，心血虚则心悸、寐欠，脾气虚则腹胀、纳少。方用丹参、赤芍活血通窍，钩藤、天麻平肝息风，白芍养血柔肝，党参、白术、茯苓益气健脾，枸杞、何首乌、炙甘草等补益心肾，佐木香醒脾开窍。

案2：高血压病、脑梗塞①

林某，男，76岁。

初诊日期：2010年7月。

主诉：头晕伴右侧手足无力半年。

现病史：头晕乏力，伴右侧手足无力，轻微麻痒感。舌暗淡苔白，脉缓无力。

既往史：2005年1月因高血压病、脑梗塞曾住我院，治疗17天后好转出院。

中医诊断：中风。

证候诊断：气虚血瘀。

治法：活血通络，补益气血。

【处方】

地龙干12g	当归10g	红花6g	赤芍10g
川芎6g	桃仁6g	路路通10g	杜仲12g
黄芪30g	怀牛膝12g	生地黄15g	甘草3g

服用7剂后症状明显减轻。再服7剂后告愈。

---

① 魏开建、陈立典、蔡晶、沈双宏、陈锦芳：《杜建教授临证从"瘀"论治举隅》，载《福建中医药大学学报》2011年第21卷，第4期，第45－47页。

【按语】

杜建教授认为高血压病患者为气虚作眩，气虚清阳不得宣展，脑失所养，导致眩晕，气虚则血滞，以致脉络瘀阻，经脉肌肉失养。故治以活血通络、补气。用赤芍、川芎、桃仁、红花、路路通等活血祛瘀；地龙通经活络，以行药力；牛膝活血通经，引血下行；重用黄芪，补益元气，使气旺则血行；生地黄、当归等养血益阴，活血通络而不伤血；杜仲补肝肾，强筋骨。

十二、符为民医案：脑梗死[①]

胡某，男，74岁。

现病史：2010年10月突发言语謇涩，步履维艰，神志时清时寐，纳谷不香，夜寐不佳，小便量多，苔黄腻，质暗红，有紫气，脉弦滑。

证候诊断：痰热不化，痰瘀互结。

治法：清热化痰，活血泄浊，开窍醒神。

【处方】

黄连6g	陈胆星12g	天竺黄12g	石菖蒲12g
远志12g	茯苓30g	水蛭5g	地龙10g
地鳖虫10g	徐长卿30g	金礞石(先)30g	青陈皮各10g
炙甘草6g			

药后患者神志转清，精神亦佳；复诊改水蛭10g，改地鳖虫为全蝎5g、僵蚕10g，症状好转；原法加减巩固未遗留后遗症，后未再发。

【按语】

对于危重脑血管病，符为民教授善用虫类药以搜风剔络、活血通络止痛，其性善走攻窜，显著改善大脑的血液循环，促进神经细胞功能修复，改善肢体功能。符为民教授认为：①虫类药多具有抗凝、抗聚、抑制血栓形成的奇效，故广泛应用于脑病治疗中；②虫类药大多峻猛，有毒，甚至剧毒，在辨证论治、配伍精当的基础上，重视其适应证、禁忌证、炮制方法及剂量等，方能屡现奇效；③虫类药为动物药，总属异体蛋白，药后偶见皮肤瘙痒、呕吐腹泻等，故选用徐长卿20g～30g脱敏预防副作用，并改善肢体功能，可谓一箭双雕，可见用药之精之慎。

十三、高利医案二则

案1：左侧脑梗死[②]

患者，男，62岁。

初诊日期：2014年4月10日。

---

① 张秀胜、吴明华、符为民、陆海芬：《符为民教授运用黄连温胆汤临证经验》，载《辽宁中医药大学学报》2011年第13卷，第12期，第150-151页。

② 孟涌生、高利：《高利教授中风急性期通下法经验》，载《中国中医急症》2015年第24卷，第10期，第1766+1794页。

主诉：突然意识障碍 3 小时。

现病史：患者发病前晚餐饮酒及进食大量涮羊肉，于次日晨起突发意识障碍，右侧肢体偏瘫，呼吸急促，喉中痰鸣，气息粗重，面红腹胀。

体格检查：神识昏蒙，呼之不应，双目紧闭，牙关紧咬，双拳紧握，面红体胖，腹胀便秘，右肢偏瘫，舌红苔厚，脉弦。

既往史：高血压病、糖尿病史，血压、血糖控制不佳。

辅助检查：头颅 CT：左侧脑梗死。

中医诊断：中风（中脏腑）。

证候诊断：痰热腑实。

治法：通腑泄热。

【处方】

| 生大黄(后下)10g | 芒硝(冲服)10g | 厚朴 12g | 枳实 10g |
| 黄连 3g | 郁金 10g | 淡竹叶 10g | 焦栀子 10g |

2 剂，每日 2 次，每日 1 剂。

2 剂服完患者排奇臭秽粪便大量，排气气味秽浊。患者神识转清，可言语对答，右侧肢体活动可抬离床面，舌红苔薄黄，脉滑。

后经平肝潜阳、活血化痰法治疗 2 周好转出院。

【按语】

此患者年过半百，阴气自半，平素饮食失节，脾胃所损，痰浊内阻。积损正虚，暴食肥甘，助热生痰，痰热交阻，引动肝风，气血上逆，发为中风。此时大量肥甘厚味积于胃肠，一是生痰化热，二是阻遏气机，痰火相煽，上扰神明，蒙蔽清窍故神昏。腑实是关键，腑实一去，有形之邪随大便而下，气机升降有序，釜底抽薪，使在上逆乱之肝阳、痰浊、瘀血亦随腑实下降而解。

故患者在排大量臭秽粪便后神识转清。高利教授从现代疾病发展的角度看中风病的发生，认为本病以气血逆乱为标，脾胃亏虚为本。"中焦脾胃者，后天之本也"。脾胃升降失常，气血升降逆乱，脾胃功能不能维持各脏腑气机运转，停滞为病，同时制约各脏腑气机的过度升降。腑气不通、气机失调是痰热腑实的重要病机。因此，通腑泻下法不仅针对气血、痰浊、瘀血，更主要是针对脾胃。

案2：左侧大脑半球大面积脑梗死[①]

孙某，男，51 岁。

初诊日期：2013 年 11 月 22 日。

主诉：突发右侧肢体无力伴言语不利 2 周余。

现病史：家属代述，11 月 7 日无明显诱因突发右侧肢体无力，当时表现左上肢不能抬起，左手不能握物，不能站立行走，伴言语不利，不能完整讲话，只能说个别字，不能理解他人话语。急送某医院，头颅 CT 示脑梗死，予溶栓治疗，经治疗右侧肢体无力

---

① 杨振威：《缺血性脑中风合并失眠临床治疗经验》，载《首都医药》2014 年第 21 卷，第 16 期，第 32－33 页。

及言语不利略有好转，右下肢可抬离病床，能说较短的句子，部分理解旁人话语并做出正确回答。自发病以来精神差，饮食少，烦躁，睡眠差，易醒，大便2～3天1行，质干，臭味较大。舌淡红，苔黄白，脉弦略滑。

查体阳性指征：右上肢肌力0级，右下肢肌力4级，左侧肢体肌力5级，右侧Babinski征（+）。

辅助检查：头颅CT示：左侧大脑半球大面积脑梗死，同型半胱氨酸50.7μmol/L。既往有高脂血症。

【处方】自拟痰火方加减。

熟地20g	山萸12g	肉苁蓉20g	牛膝12g
连翘10g	黄连6g	竹叶9g	胆星9g
大黄(后下)5g	菖蒲20g	郁金10g	远志10g
水蛭3g			

患者发病2周余，病情刚过急性期，但同型半胱氨酸仍高，考虑炎性反应依然存在，辨证结合舌脉，故中药予以清热化痰，通腑逐瘀，补肾填精安神。

方中大黄、胆星、黄连、连翘清热通腑，给邪以出路，减缓炎性反应；竹叶轻清，清心热，引浊气下行；菖蒲、郁金、远志清心豁痰，开窍安神；熟地、山萸、肉苁蓉、牛膝补肾填精，辅助正气；水蛭破血逐瘀，通畅脉络。

并嘱配合肢体及语言康复训练。

加减服用半年症状平稳，但患者出现失眠，以多梦为主，伴见乏力，高利教授应用前方去菖蒲、郁金、远志，加炒枣仁30g、首乌藤30g、合欢花10g以柔肝安神、安神定志，陈皮10g、法半夏9g、竹茹10g以化痰理气，降逆安神，患者服用1个月后失眠症状明显改善。

【按语】

近年来，随着缺血性脑中风的发病率增高，发病年龄年轻化的趋势，在临床治疗中合并失眠的患者占很高比例，且失眠的治疗情况直接影响缺血性脑中风治疗的整体治疗效果。缺血性脑中风是脑病的常见类型，以"通"法治疗可取得很好疗效。

缺血性脑中风是脑病的常见类型，高利教授在临床中积累多年经验，他总结认为以"通"法治疗脑病，可取得很好疗效。其中，失眠是缺血性脑中风常见的合并症状，在急性期失眠以易醒为主，情绪多烦躁不安，伴见大便不通等症状，高利教授多应用黄连、连翘、胆星、石菖蒲、郁金、远志等药品治疗。急性期多以邪实为主，痰、瘀、腑气不通多见，故应用石菖蒲、郁金、远志有开窍安神的作用，且不影响痰、瘀的治疗，黄连、连翘、胆星清热化痰，邪去神安，大黄秉承气汤之意，既可通腑降气给邪以出路，又有降逆清热以先安未受邪之地的作用。恢复期以多梦为主，伴见乏力等症状，高利教授应用炒枣仁、首乌藤、合欢花、陈皮、法夏、竹茹。炒枣仁、首乌藤、合欢花有养肝安神除烦的作用，养血柔肝针对这一疾病阶段肝气抑郁不畅有很好疗效，陈皮、法半夏、竹茹有化痰降逆、理顺中焦。高利教授分为急性期和恢复期应用中药辨证治疗失眠，并取得很好的效果。

十四、高社光医案二则

案1：脑梗死，老年性脑改变[1]

周某，女，68岁。

初诊日期：2011年3月5日。

现病史：主因10天前于晨起突发头痛、头晕，继而跌倒，伴言语不利，口眼歪斜，左侧肢体活动不利而住院治疗。经CT检查确诊为脑梗死，老年性脑改变。西医给予常规抗凝降脂、改善脑循环、调控血压、脱水降颅压、预防并发症等治疗，疗效不明显。

刻诊：意识尚清，形体肥胖，左侧肢体活动不利，行走需人搀扶，步履维艰，语言謇涩，口角歪向右侧，舌尖向左侧歪斜，伴头晕、失眠、胸闷心烦、大便秘结，舌暗红、舌下络脉紫暗、苔腻浊，脉弦滑。左侧肢体肌力1级，肌张力减弱，左侧Babinski征（+），血压150/80mmHg。

既往史：高血压病史6年余。

证候诊断：痰浊血瘀，痹阻脉络。

治法：活血化瘀，涤痰通络。

【处方】涤痰通络方加减。

胆南星10g	天竺黄10g	半夏10g	茯苓15g
枳实12g	石菖蒲12g	郁金10g	桃仁10g
红花9g	川芎10g	赤芍15g	僵蚕10g
地龙15g	水蛭10g	威灵仙20g	豨莶草20g
白附子10g	川牛膝15g	石决明30g	黄芩10g
栀子10g	陈皮10g		

每日1剂，水煎服。

同时配合针灸、理疗治疗，功能锻炼。

二诊：服药1周，诸症较前好转，无头晕头痛、胸闷心烦，血压140/80mmHg。仍语言不清，口舌歪斜，肢体活动不利，上方继服7剂。

三诊：药后大便已下，左侧肢体活动较前增强，患者已能扶物行走，肢体肌力3级，语言较前清楚，口舌歪斜有所改善，纳食、二便正常。上方去石决明、栀子，继服10剂。

四诊：药后肢体活动基本恢复正常，语言流利，口舌歪斜消失。

案2：大面积脑梗死[2]

王某，男，71岁。

初诊日期：2010年3月11日。

主诉：中风后呃逆3周。

现病史：患者初患中风（大面积脑梗死）致右侧肢体活动不能，吞咽困难。1个月

---

[1] 魏勇军：《高社光从痰瘀论治中风病经验》，载《中医杂志》2012年第53卷，第5期，第379-381页。

[2] 樊建平：《高社光临证治验5则》，载《河北中医》2011年第33卷，第5期，第647-648页。

前继发高热，咳嗽，咯吐黄色黏痰，经应用抗生素静脉滴注治疗后缓解。3周前出现呃逆，起初不甚，曾予以旋覆代赭汤、丁香柿蒂汤等降逆之剂治疗不效，症反加重，昼夜不停，甚者影响呼吸。

刻诊：呃逆频作，伴有痰鸣，发热（体温37.3℃～38.0℃），面红，眼胀，纳可，便调，舌红，苔黄厚腻，脉弦滑寸大。

证候分析：痰热蕴肺，肺失宣肃，气机不利，胃气上逆。

治法：清热化痰，宣肺降逆。

【处方】麻杏石甘汤加味。

炙麻黄(先煎)9g	杏仁10g	生石膏30g	生甘草6g
旋覆花(包煎)12g	厚朴6g	陈皮9g	半夏10g
茯苓15g	枳实9g	黄连6g	竹茹6g
生姜3片			

3剂，水煎服，每日1剂。

尽3剂而愈。

【按语】

本例肝风内动，痰瘀阻络，气机不利于前，加之内伤肺热，炼液为痰，痰热蕴肺，肺失宣肃，气机不降，胃气亦因之上逆而呃逆。证属痰热蕴肺，气机不利，胃失和降。治宜清热化痰、宣肺降逆，方以麻杏石甘汤清热宣肺，黄连温胆汤清化热痰，厚朴、半夏、竹茹、枳实和胃降气而奏效。呃逆临床多责之于胃失和降，气逆动膈。治疗多以降逆和胃为主，又有寒热虚实、痰饮及瘀血和肝郁犯胃之分。然则本例为中枢性呃逆，发生于肺部感染之后，高社光教授从痰热壅肺入手进行辨证，认为肺失宣肃，气机不利，胃气因之而失和降，上逆冲喉而成是证，以清热化痰、宣肺降逆治之终获全效。可见，脏腑之间可以相互影响，相互致病，犹如《素问·咳论篇》曰："五脏六腑皆令人咳，非独肺也。"

十五、高淑红医案：小脑梗死[①]

患者，男，60岁。

主诉：行走不稳4月余。

现病史：患者双下肢站立困难，走不稳，行时双足分开较宽，体左右摇晃，如醉汉步态。指鼻实验及跟膝胫试验不稳准。双上肢肌力4级，双下肢肌力3级，左侧肢体浅感觉减退。ADL评定量表评分35分，Berg平衡量表评分8分。舌质红，苔黄厚腻，脉沉弦。

西医诊断：小脑梗死。

中医诊断：中风。

治法：调神束骨针法。

---

① 公一图、高淑红：《高淑红运用调神束骨针刺法治疗中风后共济失调经验》，载《湖南中医杂志》2017年第33卷，第12期，第21-22页。

针刺组方：取双侧风池、完骨及天柱穴，并以上述 6 个腧穴为起点，沿经脉走行向上，以枕骨粗隆与经脉的交点为终点取 6 个腧穴，后在枕骨粗隆上下 1 寸处各对应取 3 个腧穴，头部共计 24 个腧穴。四肢部取足少阳胆经之环跳穴、阳陵泉、阳辅及绝骨穴，并结合辨证配合其他穴位针刺。针刺方法：患者取坐位，局部皮肤消毒后，采用 0.25mm×40mm 毫针针刺，双侧风池、完骨及天柱穴均针向结喉，进针约 2～2.5 寸，其余头部穴位进针时与头皮约成 15°斜向下，快速进针至皮下后，沿帽状腱膜向下进针约 0.8～1 寸，采用小幅度高频率捻转补法，每穴施手法 1min。头部腧穴针刺完毕之后，嘱患者缓慢侧卧，患侧在上，双腿微屈，前后放置。环跳穴直刺 2～3 寸，阳陵泉斜向下刺 1～1.5 寸，阳辅穴与绝骨穴贴腓骨前缘、与腓骨成 30°斜向下刺入 0.8～1 寸。

共治疗 3 个月。针刺期间除口服阿司匹林及降压药物外，未服用其他药物。治疗 1 个月后行走不稳症状明显缓解，步态均匀，可以不用搀扶独立行走。

3 个月后症状显著改善，ADL 评定量表评分 65 分，Berg 平衡量表评分 34 分，生活可以自理，可以进行适度锻炼。随访半年，未复发。

十六、高维滨医案：腔隙性脑梗死、真性延髓麻痹[①]

杨某，女，54 岁。

初诊日期：2009 年 5 月 19 日。

现病史：患者半个月前开始嗜睡，声音逐渐嘶哑，饮水、进食呛咳，伸舌不全，流涎，左侧眼裂小，张口不全，右侧肢体轻度无力。经 CT 诊断：脑干腔隙性梗死。

体格检查：左侧眼裂小、瞳孔小，眼球略陷，左侧鼻唇沟略浅，张口无力，伸舌不能，软腭抬举双侧均差，咽反射弱，口腔内有少许残留食物；右上肢轻瘫试验阳性，Hoffmann 征阳性，梅尔反射弱，右下肢轻瘫试验阳性，膝腱反射活跃，Babinski 征阳性。

西医诊断：腔隙性脑梗死（延髓为主），真性延髓麻痹，Horner 综合征。

治疗：①选供血、翳明、风池、发音、吞咽、治呛、廉泉、外金津玉液、舌中，②双侧头针运动区中下 1/3，③右曲池、外关、合谷、后溪、环跳、阳陵泉、悬钟、侠溪、太冲。

经 3 次治疗，患者饮水、进食明显好转，流涎减轻；6 次治疗后，吞咽困难消失，Horner 综合征（眼裂小、瞳孔小、眼球内陷）减轻，嗜睡也明显减轻，右上下肢轻瘫试验阴性。治疗 1 个月后仍有轻微 Horner 综合征，余症均消失。

【按语】

腔隙性脑梗死的部位不同，临床症状各异。本病例以延髓、桥脑部位为主，中脑也有。因波及交感中枢神经纤维而有 Horner 综合征，侵犯网状结构而有嗜睡，侵犯延髓而有真性延髓麻痹，侵犯下行皮质脊髓束而有对侧肢体轻瘫。

[①] 陈东、张健：《高维滨教授临证验案举隅》，载《中国中医急症》2011 年第 20 卷，第 4 期，第 575+591 页。

十七、关思友医案：左侧内囊处梗塞[①]

李某，女，55岁。

初诊日期：2004年1月20日。

主诉：右上下肢麻木软弱无力1月，加重伴口歪流涎，舌麻，语言不利3天。

现病史：因右上下肢麻木软弱无力1个月，加重伴口歪流涎，舌麻，语言不利3天住院治疗。入院前1个月患者不明原因出现右上下肢麻木，软弱无力，查头颅CT示左侧内囊处梗塞，静滴血塞通、胞二磷胆碱、口服心脑康、肠溶阿司匹林等药略缓解，入院前3天因烦劳加重。入院症见：右侧肢体活动不遂，口歪流涎，舌麻，语言不利，头晕，巅顶痛，四肢酸困，舌淡苔薄白，脉弦。随给予低分子肝素钙皮下注射，静滴葛根素，并用天麻钩藤饮、知柏地黄丸等药加减治疗半月，未见明显好转。随请关思友教授诊治。

关思友教授详问病史，患者巅顶痛，头晕四肢酸困已1年余，自服新速效伤风胶囊有效，因此批量购买服用，入院后输液需用热水袋缠绕在输液袋上以助温，否则全身难忍，平素恶寒喜暖，喜食热物。

证候诊断：肝经寒凝，风湿阻络。

【处方】吴茱萸汤加减。

吴茱萸10g	党参21g	大枣6枚	生姜10g
小茴香6g	地龙12g	牛膝12g	全蝎(研面冲服)6g
白附子6g			

上方服3剂后自感巅顶痛明显减轻，口歪流涎、舌麻、语言不利、右侧肢体活动不遂等症较前改善，继上方吴茱萸剂量减半，加减治疗1个月而愈。

【按语】

中风在本多为肝肾阴虚，在标为风痰瘀阻络，而本病用祛风活血滋阴平肝息风等药未效。从巅顶痛、恶寒喜暖等兼症结合舌脉，辨证为肝经寒凝、风湿阻络。关思友教授转换思路，不为其一般规律所惑，切中病机，用吴茱萸汤加减。

柯琴在《伤寒附翼》曰："吴茱萸辛苦大热，禀东方之气色，入通于肝，肝温则木得遂其生矣。苦以温肾，则水不寒；辛以散邪，则土不扰。佐人参固元气而安神明，助姜、枣调营卫以补四末。"另用小茴香暖肝理气以散寒，白附子性辛散驱头面之风，全蝎破风痰结滞，地龙有走窜之性，能通经活络，牛膝有疏利之功。张山雷："然凡属痿痹，本有湿阻血衰两层：湿阻者，惟在驱邪而使之流通；血衰者，亦必滋养而助其营运，则牛膝曲而能达，无微不至。遂邪者固倚以为君，养正者亦赖以辅佐。所以痿弱痹著，骨痛筋挛诸证，皆不可一日无此也。"

[①] 康进忠：《关思友运用经方治疗杂病的经验》，载《辽宁中医杂志》2006年第2期，第230－231页。

十八、郭鹏琪医案二则

案1：脑溢血伴脑梗塞[1]

陈某，男，56岁，教师。

初诊日期：1993年5月14日。

主诉：突发头痛，语言不利，右侧肢体麻木无力1小时余。

现病史：突发头痛，语言不利，右侧肢体麻木无力1小时余，于1993年5月14日入院。症见神志朦胧，面部潮红，瞳孔尚等圆等大，颈部稍有抵抗，双肺（-），心率56次/min，律齐，右侧肢体瘫痪，右下肢Babinski征（+）。舌红，苔黄浊，脉弦。

辅助检查：颅脑CT示：左基底节区出血，出血量约40mL，右内囊膝部见腔隙梗塞。

西医诊断：脑溢血伴脑梗塞。

证候诊断：肝肾阴虚，肝阳上亢，痰热阻痹。

治法：平肝潜阳，清热化痰。

【处方】羚羊角汤合温胆汤加减。

枳壳10g	竹茹15g	胆星12g	浙贝10g
生白芍15g	丹皮10g	双钩15g	天麻10g
龙牡各24g	菊花10g		

另送服羚羊角磨汁10g。并用安宫牛黄丸，2粒/日。

治疗到5月20日，患者出现呃逆，大便呈暗褐色，OB（2+）。5月24日见嗜睡，四肢不温，自汗出，呕血约400mL~500mL，已转向阳脱，急回阳，救脱，用大量西洋参，配用参附汤加味。

郭鹏琪教授视诊指示：患者胃气已衰微，应急固胃气，否则治疗前功尽弃，加强回阳救逆，益气健脾固摄。

【处方】

西洋参10g	麦冬15g	五灵脂10g	黑蒲黄10g
白及15g	酒芍15g	淮山30g	炒芩6g
紫珠草10g	白术10g	炙草6g	

守方治疗到5月30日，患者黑便止，神志逐渐转清，反应清楚。随后运用益气养血通络、化痰开窍等法。患者神清，对答清楚，右上肢仍不利，右下肢已能扶物行走，于7月5日出院。

案2：脑梗塞（假性球麻痹），肠功能紊乱[2]

庄某，男，63岁。

初诊日期：1992年1月2日。

主诉：左侧肢体麻木，吞咽困难半月，伴腹泻日行10余次，发作3天。

---

[1] 许真真：《郭鹏琪治疗中风重症经验》，载《福建中医药》1994年第3期，第25-26页。

[2] 许真真：《郭鹏琪治疗中风经验》，载《中医杂志》1999年第12期，第716-717页。

现病史：以左侧肢体麻木，吞咽困难半个月，伴腹泻日行 10 余次，发作 3 天，于 1992 年 1 月 2 日入院。患者素有高血压病史，1981 年以来曾先后 3 次"中风"。半个月来左侧肢体麻木，吞咽困难（实际上是滴水未进），痰黏白而多，不断咳吐，大便溏泻，日行 10 余次。颅脑 CT 示：双基底节区脑梗塞，老年脑。胸片和大便检查未见异常，五官科检查排除五官科疾患。

患者住院前已用脑活素、脑复康等药治疗，并无效果。饮食靠鼻饲管，舌偏红、苔少，脉细滑。

西医诊断：脑梗塞（假性球麻痹），肠功能紊乱。

证候分析：久病耗损肺脾之气，痰浊内阻，津液转输失常，不能上承。

治法：益气健脾燥湿，芳香化浊。

【处方】

党参 30g	茯苓 15g	苍术 10g	白术 10g
陈皮 10g	半夏 10g	薏苡仁 30g	白豆蔻 8g
桂枝 8g	藿香 6g	防风 5g	白芍 30g
诃子 10g	车前子 10g		

每日 1 剂，鼻饲，每日 3 次。

连服 5 剂，腹泻次数明显减少，在上方基础上，去桂枝、藿香、防风、诃子、车前子，加三子养亲汤及干姜、沉香、橘络，以加强温肺化痰降逆之功。

经此方加减治疗 2 个月，患者吞咽逐渐恢复，终拔掉鼻饲管，诸症消失，痊愈出院。

【按语】

本例患者舌脉与症状不相符合。一方面，舌偏红、少苔，脉细数而滑，呈现一派肺阴虚之征。另一方面，腹泻、痰黏白而多、舌咽困难，为肺脾之气耗损，累及脾阳。郭鹏琪教授认为，本病由阳损及阴，胃阴不足，应舍舌脉而从症，治本为主，采用温中健脾化痰之品，用党参、茯苓、干姜、桂枝、诃子之属，重振脾阳；另外，还重用化痰降逆散结之药，后期重用沉香、橘络相伍，使阴阳调和，故能收到桴鼓之效。

十九、郭耀康医案：脑梗死[①]

患者，男，47 岁。

初诊日期：2009 年 4 月 23 日。

主诉：左侧半身不遂 40 天。

现病史：患者自述 3 月 14 日晨起出现左侧肢体活动不利，无意识障碍，无恶心呕吐，急至医院就诊。行头颅 CT 示：脑梗死。经住院静脉输注胞二磷胆碱、丹红注射液等治疗病情好转出院。

刻诊：左侧半身不遂，左侧口角歪斜，语言流畅，纳可，眠佳，大便干燥，小便

---

① 郭霞、赵立新：《郭耀康教授治疗中风经验》，载《中西医结合心脑血管病杂志》2011 年第 9 卷，第 1 期，第 108 页。

调，舌质红，苔薄黄，脉弦数。

体格检查：神清，左侧上、下肢肌力4级，肌张力增高，腱反射（3+），Babinski征（+），示齿时口角歪向右侧，余正常。

证候诊断：肝阳上亢。

治法：调整阴阳，疏通经络，行气活血。

主穴：人中、百会、大椎、身柱、承浆、巨阙、中脘。

配穴：口角歪斜的加地仓、颊车，上肢不遂加肩髃、曲池、手三里、合谷、八邪，下肢不遂加环跳、阳陵泉、风市、悬中、解溪、八风，语言不利加风府、哑门、廉泉。

针刺操作：大椎、身柱取26号2寸毫针，按45～60度角度向斜上方缓慢推进1～1.5寸，不可用力过猛，余穴均捻转进针法进针，平补平泻，人中强刺激，各穴进针后施行提插捻转得气后留针40min，每10min行针1次，每日1次，10次为1疗程，疗程间休息5天。

依上法针灸治疗2次后自觉病情减轻，5次后左侧上、下肢活动明显好转，无口角歪斜，18次后患者活动如常，查：左侧上、下肢肌力5级，余无不适，即告痊愈。

二十、韩禅虚医案：脑梗死[①]

患者，女，62岁。

初诊日期：2012年10月11日。

主诉：右侧肢体活动不利半月。

现病史：患者半月前清晨起床时，感右侧肢体软瘫无力，手不能举，足不能抬，急送至某医院就诊。经头CT检查提示脑梗死。遂住院治疗，经治疗后，就诊时患者右侧肢体活动不利，形体消瘦，少气懒言，痰涎壅盛，语言尚清晰，多梦易醒，二便尚可，舌质淡暗有齿痕，舌下青紫，苔薄黄，脉弦滑。

既往史：体形稍胖，既往高血压病、冠心病史。

中医诊断：中风（中经络）。

证候诊断：气虚血瘀痰阻。

治法：益气活血，化痰通络。

【处方】补阳还五汤加减。

黄芪30g	当归15g	川芎10g	赤芍15g
桃仁10g	红花10g	三七(冲)9g	川牛膝12g
丹参20g	半夏10g	陈皮15g	石菖蒲15g
胆南星10g	合欢花15g	合欢皮15g	

7剂，水煎服。

嘱清淡饮食，减少情绪波动。

二诊：（2012年10月18日）饮食较前改善，右侧肢体较前有力，感肢体麻木，痰

---

① 徐宇虹、张秀国、崔凤魁：《韩禅虚主任治疗中风临证经验》，载《天津中医药》2014年第31卷，第11期，第649-651页。

液较前减少，但患侧肢体可见水肿。服药后患者脾气得健，气机升降正常，故饮食改善，筋肉得养，则肢体有力，肢体水肿，与其经络不通，脾虚水湿停聚相关。

前方加茯苓10g、薏苡仁20g、玉米须20g，健脾利水，10剂，水煎服。

三诊：（2012年10月27日）已能扶杖行走，精神、饮食明显转好，未见咳嗽咯痰，水肿消失，自觉患侧肢体麻木，舌质淡，苔薄白，脉沉细。

患者气血渐充，血络通畅，去陈皮、石菖蒲、胆南星、茯苓、玉米须，加党参20g，加强益气健脾，加秦艽10g、桑枝15g，以通络。14剂，水煎服。嘱加强康复锻炼。

四诊：（2012年11月9日）已能行走，稍迟缓，但活动时间稍长仍感疲倦乏力。酌减黄芪量为20g，余继服，巩固疗效。

又服1个月，体质量未明显增加，肌肉较前丰厚结实，肢体可随意运动。

【按语】

患者平素嗜食肥甘厚腻，脾胃损伤，脾虚日久不复，正气虚损。气为血之帅，气行则血行，气虚推动血液无力则血瘀，终致气虚血瘀，肥甘厚腻，瘀而化痰，阻塞经络，而发为中风，为本虚标实之证。

补阳还五汤为清代王清任所创。王清任在《医林改错·半身不遂本源》中有云："夫元气藏于气管之内，分布周身，左右各得其半。人行坐动转，全仗元气。若元气足，则有力；元气衰，则无力；元气绝，则死矣……若元气一亏，经络自然空虚，有空虚之隙，难免其气向一边归并。如右半身二成半，归并于左，则右半身无气；左半身二成半，归并于右，则左半身无气。无气则不能动，不能动名曰半身不遂。"

韩祖虚教授以补阳还五汤为基本方，方中重用黄芪大补元气，当归补血活血，配以桃仁、红花、川芎、赤芍等活血通络之品；牛膝强筋壮骨滋肾平养肝，能引诸药下行，治痿软无力；三七为血分行止之药，血之滞者可行，血之行者可止，为活血化瘀之要药；陈皮、石菖蒲、胆南星健脾化痰通络；合欢花（皮）镇静安神。诸药合用，共奏益气活血、化痰通络之功。但若化痰行瘀用药时间较长，恐有耗气或化燥伤阴之势，如出现阴虚之证候，当酌选补阴之品如生地、山茱萸、山药等。

二十一、郝学君医案：脑梗死[①]

患者，男，56岁。

初诊日期：2014年8月14日。

主诉：左侧肢体活动不利3月，右侧肢体活动不利1月。

现病史：患者于3个月前突发左侧肢体活动不利，前往当地医院就诊，头CT检查提示：脑梗死。经住院治疗，病情未见明显好转，并于1个月前病情加重，出现四肢瘫痪，伴言语不利，继续住院治疗，病情平稳后出院，遗留有四肢瘫痪、言语不利、饮水呛咳等症状。为求康复治疗来我院就诊。

刻诊：四肢痉挛性瘫痪，左侧为重，站立困难，不能行走，伴言语不利，饮水呛

---

① 修宇、张松兴：《郝学君针刺治疗中风痉挛性瘫痪的临床经验》，载《中西医结合心脑血管病杂志》2016年第14卷，第8期，第923-926页。

咳，睡眠及二便正常。

体格检查：神志清，言语不利，左上肢肌力2级，下肢肌力3级，右侧肢体肌力3级，肌张力增高，改良Ashworth分级评定左侧肢体4级，右侧肢体3级。四肢腱反射亢进，双侧Babinski征（+），舌偏暗，苔白，脉弦。

中医诊断：中风（中经络）。

治疗：①头针治疗取双侧运动区、舞蹈震颤控制区，针刺以后接电针仪，采用疏密波，电流强度以患者能耐受为度。②体针治疗取阿是穴（痉挛肌）、肩髃、肩髎、曲池、曲泽、手三里、外关、合谷、血海、梁丘、阳陵泉、三阴交、太冲等。言语不利、饮水呛咳加廉泉、风池、风府、间使。

阿是穴采用多针排刺提插泻法，曲泽、梁丘、阳陵泉用捻转泻法，肩髃、曲池、手三里、外关、合谷、血海、三阴交、太冲则用捻转补法，其余诸穴采用捻转平补平泻法。

治疗每天1次，每次留针30min，每周治疗5次，4周为1个疗程。

治疗1个疗程后复诊，患者病情明显好转，四肢痉挛程度明显减轻，肌力明显增强，肌张力明显降低，可以独立站立，在他人帮扶下行走。语言较前流利，饮水呛咳减轻。

治疗2个疗程后，病情继续好转，四肢痉挛程度继续减轻，可以缓慢独立行走，言语明显较前流利，饮水呛咳症状缓解。查体：左上肢肌力4^-级，下肢肌力4级，右侧肢体肌力4^+级，改良Ashworth分级评定左侧肢体1^+级，右侧肢体1级。

治疗3个疗程后，病情基本缓解出院。

【按语】

该患者同时出现双侧肢体的痉挛性瘫痪，病情较重，临床比较少见。四肢痉挛性瘫痪，因而严重影响了患者的运动功能。郝学君教授按照"近病灶"治疗思想，采用双侧运动区和舞蹈震颤控制区，并配合电针，加强刺激，增强疗效；同时，结合体针治疗，缓解肢体痉挛程度，疗效明显。

中风痉挛性瘫痪目前主要从理疗、功能训练等康复手段着手，但其治疗时间长，见效慢；临床也可见药物、神经阻滞以及手术治疗等方法，但药物治疗毒副作用多；局部注射以及外科手术治疗有创伤、易反复、费用昂贵。大量的临床研究表明，针刺在治疗中风后痉挛性偏瘫方面已显示出良好疗效，操作方便，无不良反应，相较于其他治疗方法，优势明显。

郝学君教授根据其30余年临床经验，提出"近病灶"治疗思想，即在治疗疾病时，一定要在病变部位或尽可能接近病变部位处有针对性地进行针灸治疗。其不仅是对诸形于外的病变部位进行治疗，而且要借鉴现代解剖学理论及影像学资料等确定患者病灶，明确病变的部位。郝学君教授认为中风痉挛性瘫痪的"病灶"在两方面：一是在脑，二是表现于外的痉挛肢体。治疗时既要针对"脑"部病灶，重点刺激相关的头部穴位（区），同时还要针对痉挛肢体病灶进行治疗，故采用头针结合体针进行治疗，临床疗效确切。

二十二、何任医案：右脑干栓塞[①]

患者，女，49岁，农妇。

现病史：有高血压史，1周前突然左半身不遂，行动迟钝，足手均极冷。神志清，口角流涎，大便较干燥。CT诊为右脑干栓塞。苔淡白、脉濡缓。

【处方】

黄芪40g	赤芍20g	地龙15g	天麻10g
女贞子15g	当归10g	川芎10g	桃仁15g
麻仁15g	豨莶草20g	秦艽10g	伸筋草15g
木瓜10g	藏红花3g		

15剂。

二诊：上方服15剂后，流涎已少，大便通顺，手足冷较轻，神情舒快，能自己缓慢行走。续予该方。

黄芪40g	赤芍20g	地龙15g	天麻10g
女贞子15g	当归10g	川芎12g	桃仁15g
豨莶草20g	秦艽10g	牛膝10g	伸筋草15g
藏红花3g			

15剂。

三诊：上方服15剂后，诸症再见轻舒。由于家住山区，外出欠便。将二诊处方又自行购服15剂。

四诊：服上方30剂后，神情清朗，左侧臂腿活动已明显改善，手足已温，左臂持物已正常。苔微黄，脉濡。验不变法，效不更方。

【处方】

黄芪40g	赤芍20g	地龙15g	天麻10g
女贞子15g	当归10g	川芎10g	桃仁15g
麻仁15g	藏红花3g	神曲10g	豨莶草20g
伸筋草15g			

15剂。

【按语】

此案卒中脑栓塞，造成半身不遂者，即《灵枢·刺节真邪篇》所说："虚邪偏客于身半，其入深，内居营卫，营卫稍衰，则真气去，邪气独留，发为偏枯。"偏枯乃半身不遂。本案所采治则是依《灵枢·刺节真邪篇》所指。具体用王清任补阳还五汤加减为治。

王清任在《医林改错》中认为，元气分布周身，左右各得其半，人之行动，全仗元气。若元气亏损，半身无气，气虚血瘀，故症见半身不遂、口眼歪斜，气虚血瘀，舌本失养，故语言謇涩。气虚不能固摄津液，故口角流涎。气虚则大肠传导无力，日久不

[①] 何任：《从医案看辨证》，载《浙江中医学院学报》2005年第2期，第13-14页。

行，大便自然干燥。气虚不能固摄升提，故小便频数。遗尿不禁，其色清白。舌苔淡白，脉缓无力，亦为元气大伤之象。此案方药以黄芪补益元气，使气旺则血行，为主药。辅以当归活血，佐以川芎、桃仁、赤芍、红花助活血和营，地龙通经活络。再以豨莶草、秦艽、伸筋草、木瓜更使之血脉和通，经络舒利。助以女贞子者，以之入肝肾经，对此案患者素有高血压，长期肝肾之虚有一定效益。红花采藏红花者，乃取其性味甘平，活血化瘀之用。

据补阳还五汤之药理作用研究，本方有以下作用：①抗血栓形成和溶血栓之作用；②能抑制由 ADP 诱导的家兔血小板聚集之作用；③扩张脑血管，增加脑血流量；④改善血液的流变性，能显著降低模型动物全血高、低切黏度和血浆比黏度作用；⑤对急性脑损伤的预防作用；⑥对神经损伤的修复作用；⑦强心作用；⑧增加心肌营养性血流量；⑨降血脂和抑制动脉粥样硬化斑块的形成；⑩耐缺氧和抗疲劳作用；⑪抗炎免疫作用。以上这些通过动物实验的作用，可作为临床应用补阳还五汤的参考。

本例医案，即《金匮要略·中风历节病篇》所说的"中经""中络"的中风证。故用补阳还五汤补益元气、活血通络起到了明显而快捷的治疗效果。但如果中风出现症状有明显的意识障碍，即《金匮要略》所说的"中脏"症，猝然昏迷，不能言语，唇缓不收等的重症，及"中腑"症，昏迷不识人，口眼㖞斜，言语困难的较重症，则不宜用本方，亦不可不知。

二十三、何若苹医案：右侧基底节区多发性腔隙性脑梗塞[①]

患者，女，58 岁。

初诊日期：2012 年 6 月 2 日。

现病史：夙有高血压，主诉 4 年前食 2 条鱼后头痛、手颤抖不止，以后抖动又有重复出现。今年 4 月头部不适、失语，作 CT 检查示：考虑右侧基底节区多发性腔隙性脑梗塞。多普勒示：双侧大脑中动脉轻度狭窄；左侧前动脉中度狭窄；脑动脉硬化血流频谱改变。步履欠稳、纳可、大便日行，舌苔薄，脉弦。

治法：滋阴平肝。

【处方】

夏枯草 15g	钩藤 12g	天麻 10g	茯苓 20g
石决明 15g	桑寄生 15g	白芍 20g	炙甘草 6g
红枣 30g	淮小麦 30g	枸杞子 20g	焦神曲 12g
丹参 30g	地龙 12g	葛根 20g	骨碎补 15g

7 剂。

由于患者服药后感觉良好，故一直按本方配药服用，同年 10 月 20 日家人来诊传语：药后诸症改善，CT 复查较前改善，血脂指标也有下降，但有胆囊炎。随加川芎 18g，三七粉 3g，决明子 30g，金钱草 30g，郁金 15g。

[①] 骆丽娜、何若苹：《何若苹治疗中风经验》，载《陕西中医学院学报》2015 年第 38 卷，第 2 期，第 32－33 页。

三诊：（2013 年 9 月 21 日）CT 复查：颅脑未见明显异常。药后诸症好转，遂加用桑枝 15g、豨莶草 30g。

【按语】

本案患者已过七七之年，精血亏虚，又夙有高血压，于高蛋白饮食后出现中风之症，考虑阴虚风阳上扰，患者就诊时步履欠稳、失语、脉弦等均符合风阳上扰之证，何若苹教授辨证施治，运用天麻钩藤饮加减共奏清热平肝、滋阴潜阳息风之效；又用甘麦大枣汤养心阴安心神，现代药理研究甘麦大枣汤具有治疗中风后抑郁之效。针对影像结果，何若苹教授临症用丹参、地龙、葛根活血化瘀、通经活络，现代医学研究表明葛根中的葛根素对高血压、高血脂和心脑血管疾病有一定疗效。用骨碎补补肾强骨，何若苹教授临床经常告诫我们治病必先顾护脾胃，脾胃为后天之本，生化之源，只有脾胃健运，药液才得以被机体吸收，故用焦曲健脾开胃顾后天。复诊据原方加用川芎，三七粉以活血化瘀不留邪；决明子清肝明目，润肠通便以泄浊，使肝脏清灵，血脂下降；针对胆囊炎，何若苹教授喜用金钱草、郁金舒肝利胆，清热退黄。三诊加用桑枝、豨莶草促其患肢恢复。何若苹教授临床喜好验不变法、效不更方的既守常又通变的治法。

二十四、何天有医案：脑梗死[①]

马某，男，58 岁。

初诊日期：2011 年 7 月 15 日。

主诉：右侧肢体活动不利半年。

现病史：患者 2011 年 7 月 3 日午餐暴饮暴食后晚间出现右侧肢体活动不能，言语謇涩，无意识障碍，无恶心呕吐，无头晕头痛，无二便失禁。同事急送某院就诊，头颅 MRI 提示左侧基底节区脑梗死，餐后血糖 14mmol/L，给予降糖、脱水、营养神经、活血化瘀等治疗。为求进一步康复治疗，转入我院针灸科。

刻诊：意识清楚，精神尚可，右侧肢体活动不利，言语欠清，饮食呛咳，无头晕头痛，饮食尚可，梦多眠差，大便干，小便短赤，舌暗红，苔薄黄腻少津，脉弦滑数。

既往史：既往血糖高 3 年，未规律服药。

体格检查：右上肢肌力 2 级，右下肢肌力 3 级，肌张力稍高，右侧肱二头肌肌腱和膝反射活跃，Babinski 征（+）。

辅助检查：CT 显示：右侧基底节区低密度灶。

西医诊断：脑梗死。

中医诊断：中风（中经络）。

证候诊断：痰火瘀阻。

治疗方案：①西药降糖治疗，②中药治疗：清热化痰、活血通络。

【处方】羚角钩藤汤加减。

水牛角(先煎) 6g　　　钩藤 10g　　　菊花 10g　　　桑叶 10g

[①] 杜小正、秦晓光、何天有：《何天有针药结合治疗脑中风经验》，载《西部中医药》2015 年第 28 卷，第 9 期，第 24-27 页。

生地黄 15g	白芍 10g	川贝母 12g	淡竹茹 15g
茯神 10g	桃仁 10g	红花 10g	赤芍 10g
川芎 10g	丹参 20g	水蛭 10g	甘草 6g

（3）针刺治疗：

头穴取穴：双侧顶颞前斜线、顶中线。夹脊穴取穴：颈5至胸5夹脊穴，胸9、胸11夹脊穴，腰1至腰5夹脊穴。患侧上肢取穴：肩髃、肩髎、肩前、肩贞、臂臑、曲池、手三里、外关、合谷、后溪；下肢取穴：血海、阴陵泉、三阴交、商丘、太溪、太冲、丰隆。

操作：使用0.30×40mm～70mm针灸针常规消毒后进针。

头穴透刺方法：进针时针与头皮呈15°～20°夹角快速刺入帽状腱膜下层后，再以15°角的针刺方向沿皮轻微、快速、不捻转刺入30mm，在双侧顶颞前斜线上接力式各刺入3针，顶中线上接力式刺入2针，快速捻转100转/min左右，捻转1分钟，使患者产生酸、麻、胀、重感为宜，留针30分钟，快速不捻转出针。

华佗夹脊穴：患者取俯卧位，穴位常规消毒后针尖向脊柱方向斜刺，深度为30mm～50mm，得气后行平补平泻法1分钟，留针30分钟。

体针针刺方法：常规针刺，针刺得气后行平补平泻法1分钟，留针30分钟。

每天治疗1次，连续治疗6天为1个疗程，休息1天，继续下1个疗程。

二诊：（2011年7月28日）神疲乏力，右侧肢体活动能力改善，言语较前清晰，饮食呛咳如前，饮食睡眠改变，二便调，舌淡暗，苔薄腻，脉沉缓。检查显示：右上肢肌力3级，右下肢肌力4级，肌张力同前，腱反射活跃，病理反射未引出。

辨证分析：疾病已由此前的痰火瘀阻证为主转变为气虚血瘀证为主，因此，西药和针刺治疗同前，中药治疗以补阳还五汤加减。

【处方】

生黄芪 60g	西洋参 10g	当归尾 10g	赤芍 10g
川芎 10g	红花 10g	桃仁 10g	鸡血藤 20g
伸筋草 20g	地龙 10g	全蝎 10g	菖蒲 10g
远志 10g	甘草 10g		

三诊：（2011年8月15日）精神尚可，右侧肢体活动能力进一步改善，言语基本清晰流利，饮食呛咳好转，能咽流食，饮食睡眠尚可，二便调，舌淡暗，苔白，脉沉缓。检查显示：右上肢肌力4级，右下肢肌力基本达到5级，肌张力改善，腱反射正常，病理反射未引出。针药治疗同前。

四诊、五诊：精神尚可，右侧肢体活动能力进一步改善，言语基本清晰流利，饮食呛咳好转，能咽流食，饮食睡眠尚可，二便调，舌淡暗，苔白，脉沉缓。治疗同前。

六诊：（2011年9月14日）精神尚可，右侧肢体活动能力进一步改善，言语清晰流利，饮食不呛咳，饮食睡眠尚可，二便调，舌淡胖，苔白，脉沉缓。西药和针刺治疗同前，中药治疗以四君子汤合四物汤加减以调理脏腑。

【处方】

| 党参 15g | 西洋参 10g | 白术 10g | 茯苓 20g |

| 炙甘草 10g | 熟地黄 10g | 当归 15g | 白芍 10g |
| 川芎 10g | 三七粉 10g | 鸡血藤 20g | 伸筋草 20g |

七诊、八诊治疗同前。

九诊：（2011 年 10 月 28 日）患者生活能够自理，行走如常，唯右手活动较差。继续同前治疗 2 月余，右手恢复正常。

二十五、洪郁文医案：脑血栓[①]

郭某，男，69 岁。

现病史：该患于半个月前出现右半身不遂，经脑 CT 检查诊断为脑血栓。经西医院治疗后无效，即求治于洪郁文教授。

证候诊断：气虚血瘀，夹有痰浊。

【处方】补阳还五汤加减。

赤芍药 15g	川芎 15g	当归 15g	黄芪 50g
地龙 15g	泽泻 20g	丹参 15g	桃仁 10g
红花 10g	海藻 20g	昆布 20g	

9 剂药后左侧肢体稍能活动，后又守原方加减服用 2 个月。患者生活自理。

【按语】

补阳还五汤治疗中风后遗症侧重补气行瘀。但中风患者，大多瘀血夹痰，互阻络脉，此方似嫌不足，故加用海藻、昆布乃取其化痰软坚之功，故用之疗效显著。

二十六、黄志强医案二则

案 1：腔隙性脑梗塞[②]

李某，女，40 岁。

初诊日期：2008 年 6 月 27 日。

现病史：患者因头晕头痛，恶心呕吐，四肢乏力，言语含糊不清而至当地医院就诊。住院后经头颅 CT、磁共振等检查，确诊"腔隙性脑梗塞"，予对症治疗后有所好转出院。

刻诊：言语含混，肢体麻木，神疲乏力，头晕困重，面色少华。舌淡胖、苔白，脉细。

证候诊断：脾肾亏虚，风痰上扰。

治法：健脾补肾，涤痰祛风。

【处方】

| 制南星 30g | 天麻 20g | 郁金 12g | 竹茹 12g |
| 枳壳 12g | 焦白术 12g | 苍术 12g | 半夏 12g |

---

① 洪桂敏：《全国名医洪郁文从痰瘀论治经验》，载《实用中医内科杂志》2006 年第 3 期，第 242－243 页。
② 严余明：《黄志强治疗神经系统疾病用药特色撷菁》，载《浙江中医杂志》2015 年第 50 卷，第 7 期，第 469－470 页。

茯苓 12g　　　　石菖蒲 10g　　　　川贝 6g　　　　陈皮 6g
远志 9g　　　　甘草 3g

上法治疗近 2 个月后，患者言语流利，头昏重已愈，但仍感肢体发冷，乏力，面部轻微麻木感。舌苔、苔薄白，脉细无力。

原方有效，病情已见转机，再以补阳还五汤后续调理。

月余后，家属代述患者病情稳定，已然能正常生活起居，言语流利，四肢活动正常，无肢体发冷及麻木感觉，经 CT、磁共振等复查，未见异常。

案 2：左侧脑血栓形成①

应某，男，71 岁。

初诊日期：2013 年 8 月 20 日。

现病史：患者原有高血压病史，1 个月前因突发意识障碍伴右侧肢体活动不能，至医院住院诊治，经头颅 CT、MRI 等检查明确病情为左侧脑血栓形成，血脂、血糖等检查均示正常，经系统治疗后患者病情好转出院。目前患者神志清醒，右上下肢呈弛缓性瘫痪，口角向左歪斜，言语含糊不清，大便 1 周未解，血压 140/90mmHg。为求进一步康复，家属特请中医治疗。

刻诊：右侧半身不遂，偏身麻木，口舌歪斜，言语謇涩，口角流涎，心悸气短，乏力汗出，面色白，大便难解。舌质暗淡、苔根中黄腻，脉弦滑数。

证候诊断：气虚血瘀，壅滞脉络。

治法：益气活血，祛瘀通络。

【处方】
黄芪 120g　　　　丹参 15g　　　　地龙 15g　　　　川芎 15g
当归 15g　　　　赤芍 15g　　　　桃仁 12g　　　　生军 10g
红花 6g

服药 1 剂之后，患者右侧下肢已能小幅度屈伸，7 日内大便 3 次，心悸气短，乏力汗出，诸症均见减轻。前方已效，原法再进，嘱坚持肢体功能锻炼。

患者连续服药 1 个月后，能自行下床活动，言语较以往清晰，大便 2 日 1 次。更服 3 个月后，患者右侧上下肢活动基本如常，生活能自理，言语较流利。停药后随访 1 年，未见复发。

二十七、姜良铎医案：左侧大面积脑梗死②

杜某，女，61 岁。

现病史：于 6 小时前因欲解大便时，突然昏仆，不省人事，右侧肢体偏瘫，肢体松懈，四肢逆冷，面部潮红，喉中痰鸣，腹部胀满，小便失禁，大便闭结 5 日未解，舌质暗淡，苔白腻，脉象弦大。

---

① 严余明：《黄志强治疗神经系统疾病用药特色撷菁》，载《浙江中医杂志》2015 年第 50 卷，第 7 期，第 469 – 470 页。

② 张志明：《姜良铎教授治疗热病重症经验举隅》，载《中国中医急症》2006 年第 5 期，第 512＋529 页。

查体：体温 39.6℃，脉搏 108 次/min，血压 180/105mmHg；右侧肌力 0 级。
辅助检查：CT 示左侧大面积脑梗死。
辨证分析：姜良铎教授认为患者素体肝肾阴虚，中焦湿热之邪蕴结，邪毒内生。复感肝风内动，痰火扰心，而气血逆乱所致。治疗应抓住中焦痰热蕴生邪毒内聚、腑气不通之关键。
治法：通腑化痰，解毒清热。
先给安宫牛黄丸灌入，3 小时后患者逐渐清醒，连服 2 天。

【处方】

瓜蒌 30g	胆南星 10g	枳实 10g	厚朴 10g
旋覆花 10g	郁金 10g	石菖蒲 10g	赤芍 10g
大黄 10g	荷叶 10g	天麻 6g	钩藤 15g
焦三仙各 10g	甘草 6g	连翘 10g	

经治疗后患者第 3 日热退，屙出硬结大便 10 多枚。依上方调治 30 余日，患者肢体功能逐渐恢复，病情好转出院。

【按语】

姜良铎教授认为中风急证，多因患者素体肝肾阴虚，气血不足，加之复感肝风内动痰火扰心，而致气血逆乱，阻于脑络，发为本病。本虚标实多数表现为不同程度的高热，昏迷，息粗痰壅，大便秘结。在临床上应抓住中焦蕴生痰热、腑气不通之辨证关键。本例采用通腑化痰、解毒清热治疗，而效果满意。

二十八、姜揖君医案：多发性脑梗塞[①]

李某，男，64 岁。

初诊日期：1995 年 7 月 26 日。

主诉：左下肢无力，不能站立 2 月余。

现病史：患者于 1995 年 5 月 23 日散步时突发左下肢无力，逐渐加重，左上肢活动亦受限。头颅 CT 提示"多发性脑梗塞"，继而出现胸闷憋气，平卧尤甚。5 月 26 日咳吐大量稀白泡沫痰，WBC 15×10^9/L，提示"心衰合并肺部感染"，立即予以抗感染、强心、利尿、扩张血管等治疗 1 个月。病情稳定，咳喘胸闷减轻，左侧肢体活动不利稍有缓解，遂出院。出院后在门诊诊治月余，能坐起，不能站立。7 月 26 日求诊于姜揖君教授。

刻诊：患者面容倦怠，少气懒言，咳嗽时作。纳呆，大便不畅，睡眠尚可。舌暗，苔腻，脉弦滑。

既往史：患者曾于 1987 年、1991 年先后 2 次出现右侧肢体活动不利，经治疗恢复近愈，生活可以自理。

体格检查：左侧肢体活动不利，左上肢肌力 4 级，左下肢肌力 3 级，左侧肌张力高，

---

① 杜琳、陈冬、王朋：《姜揖君教授治疗中风病经验点滴》，载《北京中医药大学学报（中医临床版）》2005 年第 6 期，第 25－26 页。

左侧腱反射亢进,未见明显肌萎缩。左侧 Babinski 征（＋）。

西医诊断：多发性脑梗塞。

中医诊断：复中风（中经络）。

证候诊断：痰瘀阻络，气血亏虚。

治法：化痰祛瘀，益气活血。

姜揖君教授认为此乃痰瘀阻络、上焦不能宣肃所致。

遂依次取大椎、风池、曲池、足三里、列缺、照海、尺泽、丰隆。大椎疾刺不留针，其余穴位均轻刺。

治疗结果：针 4 次后，患者可以站立；针 8 次后可挪 2～3 步；针 10 次后，可扶杖缓步行走。查左上肢肌力 4 级，左下肢肌力 4 级。

【按语】

在此病例中姜揖君教授重视整体观念，辨证施治，分清标本缓急。施术时，注重患者诸多状况，轻重有别，补泻各异，重视平喘、强心、调气，使气行血畅，故疗效显著。

二十九、黎少尊医案：血管性痴呆、多发性脑梗死[1]

患者，男，65 岁。

初诊日期：2014 年 6 月 6 日。

主诉：反应迟钝、健忘 6 月余。

现病史：患者 6 个月前无明显诱因出现言语重复、反应迟钝、记忆力下降，常有丢三落四现象，神情呆滞，表情淡漠，语音清晰，语声低微，善悲欲哭，倦怠懒言，神疲乏力，眠可，饮食差，舌质暗紫，脉弦细滑，二便基本正常。患者曾于 2010 年 4 月 2 日因脑梗死入院治疗，经治疗后未遗留明显后遗症状。遂予当地医院就诊，以"脑梗死"为诊断治疗月余后，病情较前稍减轻，但此后病情逐渐加重，近 1 周来出现烦躁、强哭及不识亲属，为进一步明确诊疗，遂来本院就诊。

既往史：患者既往高血压病 6 年，降压药物服用不规律。

体格检查：形体偏胖，步态正常，慢性病容，伸舌左偏，左侧鼻唇沟稍变浅，四肢肌力、肌张力基本正常腱反射存在，Chaddock 征（＋），左侧 Babinski 征（＋）。

辅助检查：颈动脉彩超提示：双侧颈部动脉粥样硬化并斑块形成。心电图提示：前侧壁 T 波改变。头颅 MRI 提示：多发性脑梗死，颅内动脉多发硬化及重度狭窄，脑萎缩，脑白质脱髓鞘。

西医诊断：①血管性痴呆，②多发性脑梗死，③冠心病缺血性心肌病型，④高血压病 3 级　极高危。

中医诊断：呆病。

证候诊断：心脾两虚、瘀血阻络。

---

[1] 董新刚、武继涛：《黎少尊主任中医师从心论治血管性痴呆临床经验》，载《中医研究》2015 年第 28 卷，第 12 期，第 32－34 页。

治法：健脾养心，益气化瘀。

【处方】归脾汤合血府逐瘀汤加减。

生黄芪 90g	川芎 12g	当归 12g	桃仁 12g
枳壳 15g	白术 12g	茯苓 12g	川牛膝 12g
赤芍 15g	生龙骨 30g	生牡蛎^(先煎) 30g	葛根 30g
生地黄 30g	桔梗 3g	水蛭 10g	远志 11g
炙甘草 6g			

14剂，水煎服，每日1剂，每日2次，早晚分服。

以上方为基础方加减治疗1月余，患者无烦躁现象，精神状态明显好转，但仍记忆力差，时有强哭。仍以上方加减服用3月余，患者反应力较前好转，记忆力改善，已无言语重复，情绪基本稳定，近事记忆较前有所好转，强哭症状未再出现，日常生活能够基本自理。

【按语】

患者为老年男性，平素异常喜欢肥甘厚味之品，长期饮食不节，导致脾胃损伤，健运无权，水谷精微不可正常运化，痰浊内生，痰郁相互胶结，日久导致气血运行不畅。中风后患者多可能出现阴阳失调，气血逆乱，又加上痰瘀互结，阻于脑络而发为此病。

《灵枢·邪客》记载曰："心者，五脏六腑之大主也，精神之所舍也。""心气虚则悲，实则笑不休。"脑梗死患者常会出现哭笑失常之临床症状，岐黄医学认为这与心主神志的功能失调有密切关系。此病为本虚标实之证，以心脾亏虚为本，痰浊瘀血上蒙清窍为标，精神萎靡、脑神失养则健忘、反应迟钝。《医林改错》中指出："元气既虚，必不能达于血管，血管无气，必停留为瘀。"治疗的关键环节在于健脾养心，益气化瘀。

归脾汤是治疗因思虑过度导致的气血亏虚、心脾两虚，而全方配伍具有健脾养心、益气补血之临床效果。血府逐瘀汤是治疗瘀血内阻的常用处方，具体功效是活血化瘀、行气止痛。上述2方合用则使气血生化有源，气旺则血行，气血同治，既可行血分之瘀滞，又可解气分之郁结，达到活血而无耗血之虑，行气又无伤阴之弊的较好临床效果。方中黄芪、葛根、桔梗皆有升举清阳之效；川牛膝则引血下行，升降相因，既可升达清阳，又可降泻下行；赤芍、枳壳、桃仁、川芎以活血行气；再加上生黄芪、白术、茯苓以健脾益气，气血调和；生龙骨、生牡蛎以重镇安神，改善睡眠。诸药合用，共奏益气化瘀、镇静安神、健脾养心之效。

三十、李宝华医案：脑梗塞[①]

章某，男，67岁。

初诊日期：2011年1月23日。

主诉：左侧肢体麻木乏力伴言语謇涩2月。

现病史：左侧肢体麻木乏力、言语謇涩，偶有头昏，咯少量白痰，食纳一般，眠

---

① 童存存：《李宝华辨治缺血性中风经验管窥》，载《陕西中医学院学报》2011年第34卷，第3期，第22-23页。

可，二便尚调。体格检查：血压 140/80mmHg。神志清，口唇紫绀，言语不利，左侧上、下肢肌力 3 级，肌张力稍增高，左侧 Babinski 征阳性。舌紫暗，苔白腻，脉弦滑。

辅助检查：颅脑 CT 检查示：双侧基底节区多发腔隙性脑梗塞。

西医诊断：脑梗塞。

中医诊断：中风（中经络）。

证候诊断：络脉失养，痰瘀互阻。

治法：益气活血，化痰通络。

【处方】

黄芪 30g	茯苓 15g	白术 30g	陈皮 9g
半夏 12g	瓜蒌 15g	远志 15g	石菖蒲 15g
牛膝 15g	丹参 15g	川芎 12g	蜈蚣 2 条
地龙 9g	胆南星 6g	水蛭 9g	甘草 6g
焦三仙各 10g			

上方煎汁 200mL，早晚分服。

复诊：（2 月 6 日）左侧肢体麻木乏力、言语謇涩均较前好转，无头昏，咯痰明显减少，舌紫暗，苔薄白，脉弦，原方基础上加桃仁 6g、红花 3g 活血祛瘀，服药 2 周后，诸症均明显好转。

继服前方 14 剂，并嘱其继续加强康复锻炼以促进肢体及语言功能的进一步恢复。

三十一、李昌源医案：脑萎缩[①]

刘某，男，77 岁。

初诊日期：1992 年 7 月 1 日。

现病史：患者曾有高血压史 10 年，数次出现中风先兆，1 个月前患感冒后出现神志不清、二便失禁、肢末不温等症状，经某医院作脑 CT 检查，提示"脑萎缩"。

刻诊：神情呆滞，双目无神，问之不答，头昏乏力，手足不温，炎炎夏日竟身着毛衣且戴帽，二便失禁。舌淡体胖大、苔白腻，双关脉弦、尺弱。

中医诊断：痴呆。

证候诊断：肾阴虚，命火衰，髓海空虚。

治法：温肾扶阳。

【处方】金匮肾气丸加减。

熟地 20g	淮山药 20g	枸杞子 20g	丹参 20g
益智仁 20g	菟丝子 20g	茯苓 10g	山茱肉 10g
郁金 10g	仙灵脾 10g	附片(先煎) 6g	丹皮 6g
肉桂 3g			

水煎服，每日 1 剂。

二诊以后加重温阳药，附片增至 20g、肉桂增至 6g，并用枸杞蒸羊脑炖服，另加用

---

① 徐学义、周道红、袁金声：《李昌源教授治疑难病症举要》，载《新中医》1994 年第 8 期，第 3–4 页。

鹿角胶（烊化）20g。其余增损药物如覆盆子、桑螵蛸、太子参、炙甘草、薏苡仁、巴戟天、远志、菖蒲等。调治近2个月后，二便正常，手足不冷，饮食睡眠均正常，神志清楚，对答自如，经脑CT复查已正常。

【按语】

本例辨证明确，治以温肾扶阳为主，佐以健脾益气，填髓化瘀。主用金匮肾气丸温补肾阳，因小便失控，故去泽泻。前后用药23剂，其中桂、附总量分别达129g和418g，其温肾阳之力不可谓不强；加入丹参、郁金，取其活血化瘀，改善心、脑、肾血循环以治脑栓塞；鹿角胶既助桂、附温阳，又助枸杞子、菟丝子、羊脑补髓填精；巴戟天、仙灵脾助命火，补肾气；益智仁、桑螵蛸、覆盆子补精固摄二便；枸杞蒸羊脑乃以脑补脑之脏器疗法；太子参、茯苓、淮山药、炙甘草益气健脾同补后天；菖蒲、远志通心阳而透脑窍。是方配伍严谨，药证合拍，故20余剂得收捷效。

三十二、李佃贵医案二则

案1：脑干梗死[①]

蒋某，男，68岁，干部。

初诊日期：2014年8月12日。

现病史：2014年8月12日主因意识不清以"脑干梗死"住院。第5天意识转清，但出现呃逆频作，影响睡眠及饮食，伴见发热，口气浊秽难闻，大便秘结，舌质红绛，苔厚腐，脉弦数。初诊为热结阳明、胃气上逆之证，以大承气汤加减未效，继以化湿祛痰、柔肝和胃之法亦未获寸效。遂请李佃贵教授诊治。

西医诊断：脑干梗死。

中医诊断：中风，呃逆。

证候诊断：痰瘀浊毒互结，气机升降失常。

治法：涤痰活血，化浊解毒，和胃降逆。

【处方】 化浊解毒止嗳方合涤痰汤加减。

旋覆花（包煎）15g	赭石30g	丁香9g	木香12g
半夏9g	紫苏梗15g	炒莱菔子15g	大腹皮15g
黄连15g	茵陈15g	藿香12g	佩兰15g
陈皮10g	茯苓15g	天竺黄10g	竹茹10g
丹参30g	鸡血藤30g		

3剂，水煎频服，每日1剂。

服2剂而呃逆止。

【按语】

中枢性呃逆为中风中难治症。李佃贵教授认为，呃逆为急性脑血管病后发生，为中风兼症，病机特点应具备中风的病机特点，又兼有口气浊秽、舌绛苔腐等浊毒见证，此

[①] 樊建平：《李佃贵教授化浊解毒法治疗脑血管病验案举隅》，载《河北中医》2015年第37卷，第10期，第1457-1459页。

呃逆当为气机逆乱，聚湿生痰，痰浊瘀血互结，郁而生毒，浊毒干胃，胃气上逆而致。李佃贵教授抓住"口气浊秽难闻，大便秘结"见证，从浊毒论治而效。

化浊解毒止嗳方为李佃贵教授治疗嗳气的常用方剂，由旋覆花、赭石、丁香、木香、半夏、紫苏梗、炒莱菔子、大腹皮、黄连、茵陈、藿香、佩兰等组成，用以治疗各种原因所致的浊毒干胃、胃气上逆之嗳气，因该患者之呃逆病机与此相仿，故以该方加减治疗而获效。其中黄连、茵陈、藿香、佩兰解毒化浊醒脾；半夏、木香、紫苏梗、炒莱菔子、大腹皮和胃理气；旋覆花、赭石、丁香降逆止呃；加茯苓、天竺黄、竹茹合半夏化痰降逆；加丹参、鸡血藤活血通络。李佃贵教授认为方中旋覆花和赭石二药，在单纯胃失和降而上逆时，旋覆花剂量要大于赭石；如是肝阳上亢或肝风内动引起的胃气上逆时则相反。

案2：脑梗死（基底动脉尖综合征）[①]

冯某，女，58岁，农民。

初诊日期：2014年7月11日。

主诉：眩晕发作，行动不能，神识不清3天。

现病史：2014年7月11日住院。眩晕发作，行动不能，神识不清3天。患者素体肥胖，又长期患原发性高血压，未规范服用降压药物。近因情绪变化而致眩晕发作，行动不能，经休息约10分钟后自行缓解，2小时后眩晕再作，伴见四肢活动不利，经休息不见缓解，且出现神识不清。查脑CT未见异常，脑MRI提示双侧小脑、丘脑及桥脑多发脑梗死，脑MRA提示基底动脉显示不良。诊断为脑梗死（基底动脉尖综合征），治疗3天未效。遂请李佃贵教授会诊。

刻诊：患者嗜睡，喉中痰鸣，口气浊秽，四肢活动无力，以右侧为著，鼻饲饮食，发热（体温38.6℃）无汗，腹胀，便秘，4天未行，小便黄赤。望其面潮红，眼球震颤，舌红绛，苔厚而燥，脉沉弦有力。

西医诊断：脑梗死（基底动脉尖综合征）。

中医诊断：中风。

证候诊断：痰浊郁毒积炽，上蒙清窍。

治法：通腑泄热解毒，涤痰通络，开窍醒神通经。

【处方】通腑泄浊解毒方加减。

姜黄6g	羌活10g	炙甘草3g	大黄(后下)6g
厚朴10g	枳实15g	天花粉15g	瓜蒌30g
胆南星6g	僵蚕10g		

上方水煎分2次送服安宫牛黄丸，每日1剂。

进1剂嗜睡减轻，服2剂泻下大量大便而热减，体温37.8℃，服3剂后患者神识转清，眼球震颤消失，其他症状减轻。

【按语】

基底动脉尖综合征为脑血管病中之凶症，病情多危重凶险，常常危及患者生命。该

---

① 樊建平：《李佃贵教授化浊解毒法治疗脑血管病验案举隅》，载《河北中医》2015年第37卷，第10期，第1457－1459页。

患者症见发热（体温38.6℃），口气浊秽，腹胀，大便4天未行，小便黄赤，颜面潮红，舌质红绛，苔厚而燥，脉沉弦有力等一派热毒秽浊内蕴之象。李佃贵教授认为此乃痰浊郁毒积炽，上蒙清窍，流窜经络而成；又因脱水之法伤其阴液，致浊毒炽盛而阴津不足。李佃贵教授据此从浊毒论治，以通腑泄浊解毒方加减治疗，救患者于危重之中。

通腑泄浊解毒方是李佃贵教授治疗浊毒证的经验方之一，由姜黄散合小承气汤加减而成。姜黄散出自《中医临证备要》，由姜黄、羌活、白术、甘草组成；小承气汤出自《伤寒论》，由大黄、厚朴、枳实组成。李佃贵教授根据临床经验常选用姜黄、枳实、厚朴和白术，具有疏肝理气之功，并兼止痛。方中姜黄辛散温通，能活血行气止痛，为芳香健胃药，并降胃之浊气；枳实、厚朴辛行苦降，长于行气；白术补气健脾。诸药合用，共奏通腑泄浊解毒之功。本例为浊毒积炽，上蒙清窍，下塞肠腑，气机壅滞所致，治疗取通腑泄浊解毒方之意，加重通腑泄浊之力，使痰浊毒热下泄大肠，随大便而去；合用安宫牛黄丸清热涤痰开窍。诸药合用，使气机得以条畅，气血运行正常，髓海得以充养，则神明清旷而获初效。

三十三、李辅仁医案：脑血栓形成①

黄某，男，74岁。

初诊日期：1991年11月14日。

现病史：因左侧肢体无力、眩晕复视入院。请李辅仁教授会诊：患者眩晕汗出，视物不清，出现复视，左半身无力，大便干燥，精神差，胸闷，脉象滑数，舌质暗，苔黄薄腻。

既往史：患者1977～1978年有发作性左侧肢体无力，1983年出现左侧肢体瘫痪，曾诊断为脑血栓形成，治疗缓解。有高血压病、冠心病史。近月余因眩晕汗出、左侧肢体无力、复视、心律不齐而入院。

证候诊断：正气不足，脉络空虚，气滞血瘀，闭阻脉络。

【处方】安脑化瘀汤加味治疗。

石决明(先煎)30g	白蒺藜15g	茺蔚子10g	天麻15g
丹参20g	党参20g	生黄芪20g	黄精15g
当归尾15g	郁金10g	菖蒲10g	制首乌15g
川芎10g	谷精草10g	蔓荆子10g	密蒙花10g
桑椹10g			

服药7剂后眩晕汗出好转，精神自觉略有振作，视物渐清，仍有复视，脉象弦细，舌苔薄白稍腻。仍宗原方7剂后，复视消失，精神大见好转，二便正常，左半身渐有力。又原方服1月余，诸症痊愈出院，并可坚持半日工作。

---

① 刘毅：《李辅仁治疗老年脑部疾患的经验》，载《山东中医学院学报》1992年第6期，第35-37+69页。

三十四、李军医案：腔隙性脑梗死[1]

刘某，男，65 岁。

初诊日期：2010 年 8 月 10 日。

主诉：左侧肢体麻木 3 年伴行动不便 1 周。

现病史：患者 3 年前无明显诱因出现头晕，呈间断性发作，伴有肢体麻木。诊见：左侧肢体麻木，行动不便，头晕，偶有心慌、胸闷症状，乏力，舌质暗、舌下散布瘀点、瘀斑，脉沉滑。血压 140/90mmHg，头颅 CT 示：双侧基底节区多发腔隙性脑梗塞。心电图示：V_5、V_6 导联电压增高。

既往史：有高血压病史 10 余年。

西医诊断：①腔隙性脑梗死，②高血压病 2 级　极高危。

中医诊断：中风（中经络）。

证候诊断：痰瘀交阻脑络。

治法：活血化瘀，化痰通络。

【处方】清脑通络汤加减。

草决明 18g	丹参 15g	山楂 15g	水蛭 6g
天麻 10g	赤芍 12g	姜半夏 12g	石菖蒲 12g
川牛膝 12g	神曲 30g		

水煎服，每日 1 剂，早晚各半分服。

继用上方加减治疗 1 月余，患者诸症均有减轻。

【按语】

患者以左侧肢体麻木，行动不便为主，神志清楚，诊为中风（中经络）。因风痰流窜经络，经脉痹阻，血瘀气滞，经髓不通，气不能行，血不能荣，故肢体麻木，行动不便。中风虽本虚之证，但李军教授认为，痰瘀交结为缺血性中风的主要病因病机，故治疗当以痰瘀并治，双管齐下，方为有效。

三十五、李鲤医案：左侧基底节区腔梗[2]

患者，男，工人。

初诊日期：2005 年 11 月 10 日。

现病史：患者述 3 天前晨起后无明显诱因而出现言语不利，右侧肢体麻木略无力，当时未予重视，未治疗，近 2 天症状逐渐加重，故来诊。

刻诊：神清，精神差，头晕昏沉，言语模糊不清，右侧肢体麻木无力，平时纳食可，近几日纳食欠佳，夜寐一般，二便调。舌质暗红，边有瘀斑，舌底脉络紫暗迂曲，舌苔白厚腻，脉弦滑。

---

[1] 白海侠、周海哲：《李军教授运用涤痰祛瘀法治疗脑病验案举隅》，载《陕西中医》2012 年第 33 卷，第 2 期，第 240 页。

[2] 李金环：《李鲤治疗脑梗死的经验》，载《中医药临床杂志》2007 年第 4 期，第 335 页。

体格检查：血压160/90mmHg，形体略胖（平时嗜食肥甘），右侧鼻唇沟变浅，伸舌右偏，右上下肢肌力4级，右侧Babinski征（＋）。

辅助检查：血脂4项：TC 7.1mmol/L，TG 2.5mmol/L，HDL－C 1.52mmol/L，LDL－C 6.9mmol/L；血流变示：高黏血症，纤维蛋白原3.97g/L；头颅CT示：左侧基底节区腔梗。

患者平素嗜食肥甘，形体胖，加之舌脉诊断，辨证为痰瘀阻络。方用和中通络汤10剂，每日1剂，水煎服。

10天后复诊，言语不利、右侧肢体麻木无力有明显好转，仍觉头晕，血压145/90mmHg。

在李鲤教授自拟和中通络汤方中加明天麻15g、乌梢蛇30g，半月后症状基本消失，略头晕，血脂四项指标明显好转。又继续服和中通络汤1个月，复查诸症消失，血脂四项指标正常。

【按语】

李鲤教授自拟和中通络汤：山楂10g～12g，神曲12g～15g，陈皮12g～15g，半夏12g～15g，茯苓30g，连翘10g～15g，炒莱菔子12g，三七3g，丹参30g，全蝎10g，地龙30g，赤芍20g。加减：舌苔黄腻、口苦者，去半夏，加竹茹10g、黄连10g；伴头晕头痛、血压高、肝脉旺盛者，加夏枯草30g、石决明30g；伴心中烦躁、大便秘结者，加大黄6g、芒硝10g。

三十六、李士懋医案：脑梗[①]

鲍某，男，60岁。

初诊日期：2011年3月28日。

主诉：间断言语不利、舌僵2年，加重半月。

现病史：间断言语不利、舌僵2年，加重半月。伴右手麻木，右下肢轻度活动不利，项皱，吃饭饮水费力，易呛，流涎，多寐，每天睡10小时以上，小便频。舌嫩红润，苔薄，脉沉弦徐紧。

既往史：4年前发现高血压，最高220/90mmHg，即刻血压180/90mmHg。曾于2009年、2010年2次发作脑梗，本次未行头颅CT检查。

中医诊断：中风。

证候诊断：正气内虚，寒痹经脉。

治法：扶正散寒，除痹通脉。

【处方】小续命汤加减。

葛根12g	桂枝10g	当归12g	川芎8g
麻黄7g	杏仁10g	石菖蒲6g	炮附片15g
细辛6g	羌独活各9g	防风10g	赤白芍各12g

[①] 于海：《国医大师李士懋教授平脉辨证医案2则》，载《中国中医药现代远程教育》2015年第13卷，第19期，第142－144页。

党参12g　　　　　蜈蚣10条　　　　　全蝎10g　　　　　炙甘草8g

4剂，水煎服。

加辅汗三法，即连续服药、啜热粥、温覆。取汗，汗出透后，改每日1剂。

二诊：（2011年4月4日）第1剂，温覆未啜粥即汗出30分钟，舌僵、易呛及项皱均减，仍多寐，每天多于10小时，眼粘、手麻如前，脉沉弦徐紧减，舌嫩红苔薄。降压药已停1周，即刻血压180/85mmHg。汗出未彻，寒痹未解，继服上方，再汗，4剂。

三诊：（2011年4月11日）汗已透，彻夜而出，全身皆见。汗后舌较前软，食水未再呛，项皱除，小便正常。流涎、嗜睡如前。脉沉弦徐，舌嫩红苔白。血压195/110mmHg（未服降压药），继予温阳解痉，不再用辅汗之法。

【处方】

葛根15g	防风10g	当归12g	炮附片12g
川芎8g	桃仁15g	红花15g	桂枝10g
僵蚕15g	全蝎10g	赤白芍各12g	羌独活各9g
麻黄6g	蜈蚣15条	地龙15g	蝉蜕12g

6剂，水煎服，每日3服。

四诊：（2011年4月18日）嗜睡减，舌僵不著，言语较清，项不皱，流涎减少。血压145/80mmHg，未服降压药已3周。上方加生芪18g，7剂。

【按语】

《中医内科学》（第五版）中论述："中风是以猝然昏扑、不省人事，伴口眼歪斜，半身不遂，语言不利，或不经昏仆而仅以歪僻不遂为主症的一种疾病。"对中风病因病机的认识，唐以前多认为风从外入，即以"外风"学说为主，如《素问·风论》篇曰"风中五脏六腑之俞，亦为脏腑之风，各入其门户所中，则为偏风"；《灵枢·刺节真邪》篇云"虚邪偏客于身半，其入深，内居营卫……发为偏枯"；《金匮要略》秉承《内经》之意，指出外风为主的机理是络脉空虚，外风入中，复以中络、中经、中腑、中脏来阐明受邪的轻重深浅。唐宋以后则多以"内风"立论，如李东垣主气虚、刘河间主火、朱丹溪主痰湿、叶天士主肝阳化风之论。近代名医程门雪则认为："……中风是经络间病。外风中经络，是因虚而召风，其虚以气为主，以脾为主；内风亦扰经络，是因虚而风动，其虚以阴液为主，以肝肾为主。内外风相引相煽致病，为最普遍。"也因以上对中风的认识，无论内外，今人对中风的治法也多以"息风"为主。

李士懋教授则认为，将高血压兼脑中风患者一概应用息风治疗有失偏颇，未能体现辨证论治的精神。对于阴虚阳亢之高血压、脑中风使用镇肝息风汤是对症的，但必须符合阴虚阳亢的中医指证，尤其是脉诊，患者出现弦劲或弦涌之脉，方可断为阴虚阳亢；若脉诊为痉脉兼无力之象，虽半身不遂、言语不利、高血压等症状相似，亦应断为正虚寒痹经脉。本案患者脉象即为沉弦徐而紧，沉主里，徐为正虚，弦紧为痉脉，主寒邪闭郁经脉，故断为正气内虚，寒痹经脉。治以扶正散寒，除痹通脉，方宗小续命汤。

小续命汤乃治六经中风之通剂，出自《备急千金要方》卷八，由麻黄、防己、人参、黄芩、桂心、甘草、芍药、杏仁、防风、生姜组成，主治中风卒起，筋脉拘急，半身不遂，口目不正，舌强不能语，或神志闷乱等。是真中风之方剂，兼治风寒湿痹疼痛者。李士懋教授甚为推崇此方，临床用作正虚寒痹经脉之要方，兼以"痉脉"作为应用此方的主要指证。如前述，痉脉的特征就是沉弦拘紧，摸之似呈痉挛状态，见此脉即提示有寒邪凝痹之证，即可散寒通痹。本案亦为李士懋教授应用汗法的经典病例，其将原方合虫类药蜈蚣、全蝎以加强搜风止痉之功，加细辛以启肾阳，葛根以生津止痉解项皱，菖蒲通舌窍，当归养血。同时，因脉无热象，故去原方中的杏仁、黄芩，以免在驱邪中掣肘。加减化裁后大大加强了原方之功效，切合病机，故奏速效。

三十七、李淑荣医案：右侧基底节区脑梗死[①]

李某，男，67 岁。

初诊日期：2014 年 3 月。

主诉：左侧肢体不遂伴尿失禁 2 天。

现病史：神清语利，左上肢肌力 2 级，左下肢肌力 4⁻级，肌张力正常，左侧 Babinski 征（+）。舌质红，苔薄白，脉细涩。

颅 CT 示：右侧基底节区脑梗死。B 超检查示膀胱残留尿 320mL。

患者在中风病的一般治疗和基础性疾病的常规治疗同时，给予艾灸治疗，取神阙、关元、水道穴予温和灸，每穴 15 分钟，灸后即刻予温肾固泉膏于神阙、关元、水道、肺俞、脾俞、肾俞行穴位贴敷治疗，每次贴敷 8～12 小时，每日 1 次，15 天为 1 个疗程。自制温肾固泉膏成分：益智仁、五味子、肉桂、砂仁、丁香按一定比例调配，烘干后研细末，过 200 目筛后，用陈醋加蜂蜜将药物调和成糊膏状，制成直径 2.0cm 左右大小的药饼，外以透气胶布固定。

治疗 5 天后可随意控制排尿，仍有尿急、尿频症状。15 天后肢体肌力明显改善，左上肢肌力 4 级，左下肢肌力 5⁻级，Babinski 征（+）。尿急、尿频症状明显减轻，2.5～3 小时排尿 1 次，B 超检查示膀胱残留尿 40mL，患者好转出院。

三十八、李振华医案三则

案 1：脑梗死、高血压病[②]

患者，男，59 岁。

主诉：右侧肢体活动不遂、言语謇涩 1 月。

现病史：患者病前因生气，情志不畅，发病当天于凌晨 4 点起床小便时出现行走不稳，随之右侧肢体活动不遂，心慌胸闷。速至当地医院就诊，测血压 160/100mmHg，头颅 MRI 提示脑梗塞。即入院治疗，2 周后病情基本稳定，心慌消失，但血压时高时低，遂出院针灸等治疗，同时服用降压西药。

刻诊：右侧肢体活动不遂，右上下肢肌力 3 级。言语謇涩，头晕乏力，面色萎黄，

[①] 华雪君、王田、李文敬、李淑荣：《灸法配合温肾固泉膏穴位贴敷治疗中风后排尿障碍疗效观察》，载《世界最新医学信息文摘》2017 年第 17 卷，第 45 期，第 156－157 页。

[②] 刘向哲：《国医大师李振华教授从脾胃论治中风病经验》，载《中华中医药杂志》2011 年第 26 卷，第 12 期，第 2884－2886 页。

舌体胖大，舌质暗，苔白腻，脉弦滑。

西医诊断：脑梗死、高血压病。

中医诊断：中风。

证候诊断：脾气亏虚，痰瘀阻络。

治法：健脾益气、化痰通络，兼以活血化瘀。

【处方】复瘫汤加减（李振华教授自拟经验方）。

生黄芪 30g	白术 10g	陈皮 10g	旱半夏 10g
茯苓 12g	薏苡仁 30g	木瓜 18g	泽泻 10g
节菖蒲 10g	郁金 10g	丹参 20g	川芎 10g
乌梢蛇 12g	炮山甲 10g	甘草 3g	

10 剂，水煎服。

继续服降压西药，并嘱保持心情舒畅，饮食清淡，加强患肢功能锻炼及言语训练。

二诊：身体转侧较前灵活，右上下肢肌力 3$^+$ 级。头晕减轻，言语稍感有力，苔腻已趋变薄。舌体胖大，舌质暗，苔白腻，脉沉滑。辨证分析：身体较前灵活，发音稍感有力，苔腻趋薄，为痰湿渐化，脾气亏虚有所改善；舌暗未见好转，络脉瘀滞之象仍较明显，治应加强祛瘀通络之力。

上方去陈皮、旱半夏、茯苓、薏苡仁，加土元 10g、鸡血藤 30g 破血逐瘀，行血补血；加远志 10g 祛痰开窍，以助节菖蒲、郁金开窍利音之功。10 剂，水煎服。

三诊：右侧肢体肌力恢复至 4 级。走路较长时间后右下肢有酸软感，言语发音正常。血压稳定在 130/85mmHg 左右，余无异常。舌体稍胖大，舌质稍暗红，苔薄白，脉沉细。辨证分析：经脉已然通畅，诸症基本消失，唯行走久则下肢酸软，为病久肝肾亏虚，筋骨失养，故以补益肝肾，益气活血通络善后。

加用炒杜仲 15g，续断 20g，川牛膝 15g。10 剂，水煎服。

后电话随访，知其每日步行 2 千米左右下肢无酸软感，其他一切正常。

【按语】

所举病案，患者情志不舒，肝郁克土，气血逆乱，并走于上，闭塞清窍，而骤发中风之半身不遂、言语謇涩。经救治后仍半身无力，行动不便，为脾虚不能运化水湿，聚湿为痰，风痰流窜经络，血脉痹阻，经隧不通，气不能行，血不能濡。风痰血瘀，阻滞舌本脉络则见言语不清；上盛下虚，故见头晕。舌质暗，苔白腻，脉沉细滑皆痰湿阻滞、血瘀阻络之象。依据脉症，其病机为脾虚失运，痰湿内郁，瘀血阻络。故治以健脾益气，化痰通络，兼以活血化瘀。方用李振华教授自拟经验方复瘫汤治之。方中生黄芪、白术补气健脾；白术、陈皮、旱半夏、茯苓、甘草取六君子汤之意，配薏苡仁、泽泻健脾化痰利湿以治本；同时加以活血通络之品共奏全功。二诊、三诊时，补气健脾之品仍为基础用药，随证加减，终获良效。

从以上病例可知，李振华教授治疗中风病，在辨证论治前提下，始终贯彻重视后天脾胃、重视整体调节的学术思想。

案2：脑血栓形成[1]

章某，男，66岁。

初诊日期：1991年4月26日。

主诉：右侧肢体无力9月余。

现病史：患者于1990年7月5日因情绪激动，加之饮酒过量，突发神志昏糊，肢体软瘫，语言不利，经CT诊断为"脑血栓形成"，曾在当地医院用西药治疗8个多月。就诊时症见：右侧肢体无力，语言欠流利，头晕耳鸣。神志清晰，语言声低欠流利，形体肥胖，面色红。舌象：舌质红，苔薄白。脉象：脉沉细。

辨证分析：患者年事已高，平素肝肾阴亏，复因情绪激动，饮酒过量，以致阴虚阳亢，肝阳暴张，引动心火，肾水虚衰不能制之，阳浮阴衰，血与气并走于上，壅塞清窍，气血逆乱，心神昏冒，筋骨不用，猝倒无知。上盛下虚，阴虚阳浮，故头晕耳鸣。风痰流窜经络，故语言欠流利。舌红，苔白，脉沉细，均为气阴亏虚之象。

西医诊断：脑血栓形成。

中医诊断：中风。

证候诊断：气阴亏虚。

治法：益气养阴，通经活络。

【处方】

黄芪30g	党参20g	当归12g	赤芍15g
蒸首乌20g	杞子15g	山萸15g	黄精15g
郁金10g	节菖蒲10g	山甲10g	乌梢蛇15g
桑枝30g	地龙15g	鹿筋10g	蜈蚣3条
土鳖虫10g	甘草3g		

医嘱：加强肢体锻炼，情绪不宜激动，饮食忌生冷、油腻、辛辣刺激之品。

二诊：（1991年5月8日）头晕耳鸣大减，言语较前流利，右侧手能伸开，足能抬举，精神饮食好，舌质红，苔薄白，脉沉细。上方显效，但脉象沉细，阳气亏虚，故守方黄芪改用50g，12剂，水煎服。

三诊：（1991年5月21日）头晕耳鸣基本消失，语言有力且流利，已能自己行走，但觉右侧肢体无力，舌质淡红，苔薄白，脉沉细。肢体无力，舌淡脉沉细，乃气血亏虚之象，仍应以益气养阴，强壮筋骨为法，方中加西洋参6g、丹参15g、川牛膝12g、鸡血藤30g。黄精性滋腻，土鳖虫有小毒，均不宜久用，故去之。12剂，水煎服。

四诊：（1991年6月4日）右侧肢体较前有力，已能自己上楼，语言流利，睡眠好，偶感头晕，舌质淡红，苔薄白，脉弦细。患者仍见头晕，舌淡苔薄脉弦细，继续加强益气养阴、强筋骨之功，在三诊方基础上去当归、乌梢蛇、桑枝、赤芍、蜈蚣、地龙，加草决明15g、黄精15g、山楂15g、泽泻10g。12剂，水煎服。

患者因去外地，半年后来信告知，上方随证加减治疗，共服100余剂，右侧肢体康

---

[1] 华荣：《国医大师李振华教授治疗中风病临床经验》，载《辽宁中医药大学学报》2011年第13卷，第12期，第26-28页。

复，无明显不适症状，病获痊愈。

【按语】

中风之病，其病变在脑，其病理形成与心、肝、脾、肾有关。尤其与肝肾关系密切。本证为肾阴亏虚，肝阳上亢，肝动化风，肝风夹痰上扰清窍，走窜经络，气血不畅所致。舌红苔白，脉沉细，均为肝肾阴虚、肝阳上亢之象。李振华教授自拟方中重用黄芪、党参益气，蒸首乌、山萸肉、杞子、黄精、当归等滋阴补血，滋养肝肾；赤芍、丹皮清热凉血；郁金、节菖蒲豁痰开窍；地龙、蜈蚣、土鳖虫、乌梢蛇、山甲息风通络，配黄芪、党参益气活血化瘀。服药后患者诸症明显减轻，方药显效，黄芪加量以加强补气，但恐滋腻碍脾，故去黄精，改予西洋参补气养阴，牛膝滋补肝肾，鸡血藤补血活络。

案3：脑血栓形成[①]

刘某，女，41岁。

初诊日期：1991年10月6日。

主诉：右侧肢体乏力5天。

现病史：患者有慢性胃炎病史4年余，加之工作劳累，平素体质虚弱。1991年10月1日午睡起床时，感右侧肢体软瘫，手不能举，足不能抬，被急送至某医院就诊。经脑CT检查提示：脑血栓形成，因该医院住院部暂无床位，前来求治。

刻诊：右侧肢体软瘫，腹胀纳差，嗳气。面色萎黄，形体消瘦，右侧肢体乏力，语言清晰但无力，时作嗳气。舌象：舌质淡暗，舌体歪向患侧，苔薄白。脉象：脉沉弱。

辨证分析：患者平素脾虚，日久不复，一直久病体虚，加之工作劳累，"劳则气耗"，损伤其气，使正气更虚。气为血之帅，气行则血行，气虚推动血液无力则血瘀，终致气衰血瘀，阻塞经络，而发为肢体软瘫。脾胃虚弱，运化无力，升降失常，则腹胀纳差、嗳气。舌质淡暗，苔薄白，脉沉细，为血瘀气虚之象。

西医诊断：脑血栓形成。

中医诊断：中风。

证候诊断：气虚血瘀。

治法：益气活血，透窍通络。

【处方】 补阳还五汤加减。

黄芪30g	当归12g	川芎10g	赤芍15g
桃红10g	红花10g	川牛膝12g	桂枝6g
地龙15g	丹参20g	陈皮10g	砂仁8g
枳壳10g	甘草3g	菖蒲10g	

6剂，水煎服。

二诊：（1991年10月12日）腹胀、纳差、嗳气大减，右侧肢体较前有力，并能举抬。脾气得健，气机升降恢复正常，故腹胀、嗳气大减，筋肉得养，则肢体有力。守方

[①] 华荣：《国医大师李振华教授治疗中风病临床经验》，载《辽宁中医药大学学报》2011年第13卷，第12期，第26-28页。

加桑枝30g、蜈蚣3条以疏通经络。12剂，水煎服。

三诊：（1991年10月25日）已能下床扶杖行走，精神、饮食转好，语言较前有力，舌质淡，苔薄白，脉沉细。气血渐充，血络通畅，但舌脉仍为一派虚象，方中去枳壳以防破气太过，加党参20g加强益气健脾。24剂，水煎服。

四诊：（1991年11月20日）诸症消失，右侧肢体已能随意运动，但活动时间稍长即感疲倦乏力。气血仍虚，守方继服，巩固疗效。

上方又服2个月，体重增加，面色红润，无明显不适感，病获痊愈。

【按语】

此病例为骤发半身不遂、言语謇涩，兼有形体消瘦、面色萎黄、神疲乏力等气虚表现，舌脉以舌淡暗苔白、脉细弱为主，当辨为气虚血瘀之中风中经络。本证乃年老体弱或劳逸失度，脏腑阴阳失调，气血本虚，气虚无力鼓动血脉运行，血瘀停滞，阻滞经络，肌肉筋脉失荣所致。《丹溪治法心要》云："中风证，口眼㖞斜，语言不正，口角流涎，或全身或半身不遂……此皆因元气平日虚弱。"本证主要病机为气虚血瘀、痹阻脑脉，治法当以益气活血、透窍通络，方药常用王清任《医林改错》之补阳还五汤方。

方中重用黄芪大补元气，配以少量活血通络之品，使元气大振，鼓动血行，活血而不伤血，瘀去络通，筋肉得养，痿废可愈。在临证上仍须根据气虚、血瘀的轻重程度，主证、兼证的不同进行药物的配伍加减。经络瘀痹，肢体麻木不遂者重，李振华教授经验加用地龙、蜈蚣等虫类药以加强活血通络，严重者加用乌梢蛇、山甲搜风涤痰，以尽快恢复中经络之偏瘫。桂枝、桑枝，温经活络，善走肢体；牛膝强筋壮骨滋肾平养肝，能引诸药下行，治足痿无力。节菖蒲除痰消积，透窍开音，对中风后言语、肢体不利均有良效。患者素有脾虚，腹胀、纳差、嗳气等脾胃虚弱、运化无力的表现明显，故方中酌加陈皮、枳实、砂仁等理气健脾化痰之品。

三十九、李仲愚医案：急性脑梗塞①

孙某，男，61岁。

主诉：急性脑梗塞（大面积）1天余。

现病史：急性脑梗塞（大面积）1天余入院，意识模糊，双眼结膜水肿，面色潮红，喉间痰鸣，大便秘结，小便正常。舌尖红，苔黄厚腻。左侧偏瘫，肌力0级。

中医诊断：中风（急性期）。

证候诊断：痰瘀挟肝风化火。

治法：涤痰消瘀，清肝泻火。

【处方】

三七粉10g	贝母粉（冲服）10g	藕节30g	白茅根30g
草决明15g	夏枯草15g	竹茹15g	天竺黄15g
酒军（后下）10g			

煎服。

---

① 杨莉：《李仲愚老中医治疗中风的用药经验》，载《四川中医》1999年第2期，第3页。

服上方3剂后，患者意识转清醒，大便通畅，球结膜水肿消失，喉间痰鸣减少。

该方以三七贝母汤为主方，加竹茹、天竺黄增强化痰之力，草决明、夏枯草增开窍之功，并以酒军通腑活血。该患者以后经调理恢复较好。

四十、连建伟医案：脑梗①

朱某，女，61岁。

初诊日期：2013年12月19日。

现病史：夙有高血压病、脑梗病史，眩晕，肢体麻木，诊得左关脉弦，右关脉大，舌苔白腻，舌边散布瘀点。

治法：平肝息风，痰瘀并治。

【处方】

制半夏 10g	陈皮 10g	茯苓 15g	炒枳壳 10g
竹茹 12g	当归 10g	赤芍 15g	川芎 6g
丹参 20g	广郁金 12g	生甘草 3g	桑叶 12g
菊花 12g	钩藤(后下)15g	羚羊角粉(冲服)0.5g	

14剂。

二诊：（2014年1月9日）眩晕好转，夜寐得安，守方，丹参改为12g，14剂。

三诊：（2014年1月27日）眩晕好转，守方，去羚羊角粉。28剂。

【按语】

本案患者眩晕、肢体麻木并见，《素问·至真要大论》云："诸风掉眩，皆属于肝。"连建伟教授治之以平肝息风法，桑叶、菊花、天麻、钩藤为连建伟教授平息肝风之常用对药，配合温胆汤清化痰热，使痰热不与肝风相合，配合四物汤，去生地之滋腻，加丹参，尤能养血活血，肝藏血，血能养肝，则肝阳不致上亢。羚羊角清肝火、息肝风，广郁金行气、解郁、凉血。全方合用，则风、火、痰、瘀兼顾，共奏平肝息风、清热活血豁痰之功。

四十一、刘东汉医案：大面积脑梗死②

患者，男，58岁。

现病史：因"突发头晕伴口角偏斜20小时，伴双颞部胀痛，反应迟钝"于2013年3月12日下午入院。头颅MRI提示右侧额叶、颞叶、枕叶、岛叶大面积脑梗死（右侧大脑中动脉供血区）。2013年3月13日，患者出现嗜睡，神志不清，双侧瞳孔散大，左侧7mm，右侧6mm，对光反射消失，生理反射消失，上肢肌力0级，颅内高压。影像学检查示右侧大脑中动脉完全闭塞，左侧基底动脉、大脑后动脉枕叶梗死。遂行开颅去骨

---

① 陈烨文、王鹏程、连建伟：《连建伟教授从痰瘀辨治杂病临床经验探析》，载《陕西中医学院学报》2015年第38卷，第2期，第29-31页。

② 刘喜平、刘倍吟、刘东汉：《刘东汉救治大面积脑梗死的经验》，载《中华中医药杂志》2014年第29卷，第12期，第3826-3828页。

瓣手术给予脱水等药物，术后转入 ICU 抢救。

一诊：（2013 年 3 月 17 日）术后持续亚低温冬眠、镇静镇痛治疗并经口气管插管呼吸机辅助呼吸，仍然神志不清，双侧瞳孔散大，病无起色，遂请中医会诊。

现舌质紫暗，脉弦数。

中医诊断：中风（中脏腑）。

证候诊断：痰瘀阻络，蒙闭清窍。

治法：豁痰化瘀，醒脑开窍。

【处方】

生黄芪30g	葛根30g	天麻20g	玳瑁20g
茯苓30g	当归20g	赤芍30g	三七粉3g
石菖蒲20g	远志10g	川牛膝6g	升麻3g
地龙20g			

2 剂，猪蹄煮汤，去上沫，猪蹄汤与水合煎药物，每次 250mL，胃管导入。

同时配合：安宫牛黄丸，早晚各半丸；炒干栀子粉加蛋清外敷，促进颜面部水肿消退。

二诊：（2013 年 3 月 19 日）患者病情平稳，双肺呼吸音低，可闻及双肺散在湿性啰音，心率 103 次/min，阵发性房颤。头部引流可见淡血性液引出。脉细数。

原方去川牛膝、地龙，加红参 20g、红花 10g、水蛭 10g、车前子 30g、大黄 3g、炙甘草 30g。增强活血利水之效。2 剂，用法同上，停用安宫牛黄丸。

三诊：（2013 年 3 月 21 日）患者意识欠清，自主呼吸弱。患者病情稳定，原方重用黄芪至 60g，加强益气活血之力，并加白及 10g 护胃，预防应激性溃疡。4 剂，用法同上。

四诊：（2013 年 3 月 25 日）患者神志已清，呼之能应，自主呼吸尚可。左侧瞳孔 5mm，对光反射迟钝，右侧瞳孔 4mm，对光反射灵敏。舌质淡红少津，脉浮数。为预防和控制肺部感染，在原方基础上加鱼腥草 30g、黄芩 10g 以清肺热。3 剂，用法同上。

五诊：（2013 年 3 月 28 日）气管切开处金属套管拔除，左上肢已可活动，可以简单交流。舌质淡红，苔白少津，脉数。在原方基础上加丝瓜络 20g 以通络升阳。4 剂，用法同上。

六诊：（2013 年 4 月 5 日）患者四肢可以抬举，生理反射正常，WBC 5.8×10^9/L，N 53.9%，肺部感染控制。舌质淡红，苔薄白，脉浮缓。在原方基础上去黄芩，加蜈蚣 3 条加强通络之效。4 剂，用法同上。

七诊：（2013 年 4 月 23 日）患者已转入神经内科治疗，神志清，应答切题，自主呼吸可，左右瞳孔 4mm，对光反射灵敏，四肢可以抬举，生理反射正常，复查头颅核磁示：右侧颞叶有少量点状出血。纳食可，夜寐安，二便调，舌质淡红，苔薄白，脉浮数。在原方基础上去红花、车前子、天麻、大黄加重三七粉 6g，以化瘀止血，活血定痛。7 剂，用法同上。

7 剂后左右瞳孔 4mm，上肢肌力 3 级，下肢肌力 4 级，可以坐立并自主活动，于 4 月 25 日出院。

【按语】

本案辨证，首重舌脉，一诊以"舌质紫暗，脉弦数"为切入点，明确证候特点为"痰、瘀、火"，确立"豁痰化瘀，清热解毒，醒脑开窍"法，随后数诊均以舌脉为辨证依据，以原方为基础加减，或突出益气活血，或清热解毒，或化瘀止血。药物煎法始终强调猪蹄汤与水合煎。

四十二、刘志明医案：脑血栓形成[①]

患者，男，68岁。

初诊日期：1989年10月9日。

主诉：半身不遂、言语不利1天。

现病史：患高血压病35年，长期坚持间断口服西药降压药，近日因精神不愉快，头昏头痛加重，口唇麻木，大便干结，彻夜难眠，去当地医院就诊，检查血压26/15kPa，并予降压药口服。回家后第2天突然发现右半身瘫痪，言语不利，即送某医院神经内科急诊，经头部CT检查确诊为"脑血栓形成"而求诊于刘志明教授。

体格检查：血压24.5/14.5kPa，表情淡漠，左鼻唇沟变浅，嘴向右偏，流涎，说话吐词欠清，右半身不遂，舌向右偏，苔薄黄，脉弦数。

中医诊断：中风。

证候分析：高年肾阴素亏，水不涵木，因精神受刺激，而肝阳暴张，遂成中风。

治法：滋肾平肝，活血通络。

【处方】

夜交藤12g	桑寄生15g	牛膝9g	当归9g
川芎4.5g	赤芍12g	钩藤12g	菊花9g
地龙12g	黄芩9g	石菖蒲9g	远志6g
酸枣仁6g	石决明30g		

服上方7剂，头痛、唇麻减轻，语言较前流利，右下肢稍能自主活动。血压21/13.5kPa，脉弦细。肝阳渐平，守前法稍加增损。

【处方】

何首乌12g	黄芪18g	当归9g	赤芍12g
川芎6g	地龙12g	桑寄生15g	钩藤12g
黄芩9g	防己12g	酸枣仁9g	石决明30g

服上方20余剂，右半身活动明显好转，手可持物，足可举步，语言流利。

继以上方进退再调治月余，康复已能外出活动。

【按语】

盖中风一病，多由肝肾不足，精血衰耗，水不涵木而致，为老年肾亏之人常发病。本病以肾虚为本，风、火、痰、瘀为标。患者初诊时右半身不遂，言语不利，头痛，以标急为主，取当归、桑寄生、牛膝以补肝肾，取钩藤、菊花、石决明、夜交藤、赤芍、

[①] 刘如秀：《刘志明治疗老年病经验》，载《中医杂志》2001年第7期，第404–405页。

川芎、地龙平肝通络；石菖蒲、远志化痰开窍，标本兼顾，全方合用重在治肝肾，固其根本，故取效快。

四十三、陆永昌医案：左基底节区脑梗塞[①]

胡某，男，62岁。

现病史：因右侧肢体活动不遂3天以"脑梗塞"收住院观察治疗。

刻下症见：右侧肢体完全性偏瘫，不完全性运动性失语，头晕头痛、烦躁易怒、腹胀不适，大便已7天未行，舌苔黄腻，质暗红、脉弦滑。

体格检查：血压26/15kPa，右侧鼻唇沟变浅，仲舌向右，右上下肢肌力0级，肌张力正常，右侧浅感觉减退，腱反射右大于左，右侧Babinski征阳性。

辅助检查：CT示：左基底节区脑梗塞。

中医诊断：中风（中经络）。

证候诊断：痰热腑实，风痰上扰。

治法：急以调理六腑之气为先。

【处方】

| 大黄9g | 芒硝(烊化)6g | 瓜蒌30g | 枳实20g |
| 土元10g | | | |

服药5剂，大便已通，舌苔变为薄白，继改拟息风化痰通络法以紧扣病机转归，对症下药。

【处方】

| 法半夏15g | 香附12g | 白术12g | 天麻20g |
| 白蒺藜30g | 威灵仙30g | 水蛭(研粉冲服)3g | |

药进20余剂，患者肢体功能明显好转，上肢可上抬过肩，下肢可站立，言语基本正常，双目干涩、眠少健忘、大便略干，舌质暗淡、苔薄黄，脉弦细而弱。施以益气养阴通络法治疗。

【处方】

生黄芪30g	党参30g	黑芝麻30g	桑椹子30g
威灵仙30g	百合30g	生地30g	元参15g
知母24g	豨莶草45g	水蛭(研粉冲服)3g	

服药30余剂，瘫痪肢体基本恢复，日常生活能够自理。

【按语】

本例首以调理腑气为治，待腑气通，则气机升降出入正常，清气得升，浊气得降，中风诸症自然减轻，此即"治风先调气，气顺风自息"。随着证候的转归，及时改拟息风化痰通络法，在上述调气的同时，酌加化痰祛瘀之品，以风痰瘀并治，解决其相互为患的病理环节。至疾病后期，邪实之象不显，本虚之征显著，重用益气养阴之品，以调补五脏气血阴阳，则该病即可告愈。

[①] 孙西庆、郭丽青：《陆永昌教授治疗中风病经验简介》，载《陕西中医》1995年第11期，第503-504页。

四十四、罗陆一医案十六则

案1：腔隙性脑梗死[①]

黄某，男，68岁。

初诊日期：2006年3月7日。

现病史：患高血压病10余年，最高血压180/105mmHg。近1周感双下肢无力，行走不稳，头晕，嗜睡，健忘，舌淡苔薄白，脉弦涩，重按无力。血压160/100mmHg，颅脑MRI：腔隙性脑梗死。

证候诊断：肝肾不足，瘀血阻窍。

治法：滋补肝肾，活血通窍。

【处方】

熟地15g	山茱萸15g	茯苓15g	黄芪30g
杜仲30g	桑寄生30g	当归15g	川芎30g
葛根30g	地龙10g	田七10g	巴戟天15g
蜈蚣5条	全蝎15g		

7剂，水煎服。

药后症状好转，继服20余剂诸症消失，血压恢复正常。

案2：脑缺血[②]

刘某，女，44岁。

初诊日期：2008年6月9日。

现病史：患者就诊时，罗陆一教授望其面色萎黄，眼圈发黑，左眼睑略下垂，鼻唇沟左侧较深右侧较浅，笑时更加明显，口角左高右低，伸舌右歪，口唇青紫，手指末端青紫及拇指指甲凸凹不平，舌质淡红、边有齿痕、苔薄白，脉沉细。患者神清，询问病史，患者7个月前开始出现口角流涎不能自止，后逐渐加重伴有言语不利1天，头晕，颈项僵硬疼痛，腰酸手麻，偶有头痛，胃胀隐痛。头部MRI示：双侧半卵圆中心异常信号影。

中医诊断：中风（中经络）。

证候诊断：脾肾亏虚，痰瘀阻络。

治法：健脾补肾，活血化痰通络。

【处方】

党参20g	白术20g	茯苓30g	黄芪30g
当归15g	川芎30g	三七15g	仙茅15g
淫羊藿10g	全蝎15g	蜈蚣5条	制半夏10g
制南星10g	陈皮10g	木香(后下)10g	砂仁(打碎、后下)10g

[①] 华青：《罗陆一运用虫类药的经验》，载《江西中医药》2007年第9期，第7-8页。

[②] 赵珊珊、罗陆一：《罗陆一辨治慢性缺血性脑血管疾病的望诊经验》，载《中医杂志》2009年第50卷，第6期，第499-500页。

连服 15 剂后复诊，望其面色淡黄略显光泽，黑眼圈变淡，左眼睑下垂不明显，鼻唇沟双侧基本对称，口角不歪，伸舌略右歪，口唇淡暗，自诉口角流涎得到控制，言语清晰，头晕、手麻等其他伴随症状消失。

【按语】

罗陆一教授从其左眼睑略下垂，鼻唇沟右侧变浅、口角左高右低即判断，患者口角流涎、言语不利、头晕病症属中风表现；从面色萎黄判断有脾胃气虚表现；从眼圈发黑、口唇青紫判断有肾虚痰瘀阻络表现。结合其他诊法，查头部 MRI 示：双侧半卵圆中心异常信号影，考虑为小缺血灶，验证了望诊辨证得出的结论。另外，舌质淡、边有齿痕也提示有脾虚证候。诊断患者属中风（中经络）之病，辨证属脾肾亏虚、痰瘀阻络之型。黑色主肾虚水饮，眼圈发黑、口唇青紫和手指末端青紫及指甲凸凹不平是瘀血阻滞经络、肌肤指甲失养之征象；眼睑下垂、鼻唇沟右侧变浅、口角左高右低及伸舌右歪均为中风之征象。因此，临床治疗应用健脾、补肾、活血、化痰、通络为主，效果显著。

案 3：脑梗塞，脑腔底供血不足[①]

杨某，女，58 岁。

现病史：右手指麻，右脚趾经常抽筋，自汗多，体重 162 斤，高血压 2 级病史，曾 2 次眼底出血入院。舌暗红，边有瘀点，苔薄白，舌体左歪，脉细。

西医诊断：脑梗塞，脑腔底供血不足。

中医诊断：中风先兆。

证候诊断：气血亏虚，瘀血阻络，筋脉失养。

治法：补益肝肾，益气活血，祛瘀通络。

【处方】金匮肾气丸配伍蜈蚣、全蝎加减。

熟地黄 20g	山茱萸 20g	茯苓 30g	黄芪 30g
当归 15g	川芎 30g	全蝎 15g	大蜈蚣 5 条
石菖蒲 30g	杜仲 30g	仙茅 15g	仙灵脾 10g
荷叶 30g	益母草 30g		

服上方 2 周后手指麻、脚趾抽筋减少，3 个月后症状基本缓解。

【按语】

本例患者因年老活动少，气血亏虚，加之饮食不节，痰瘀内生，痹阻脉络，筋脉失养则见手指麻、脚趾抽筋；气虚不固，则自汗多，故用金匮肾气丸加减配伍蜈蚣、全蝎补益肝肾，益气活血，祛瘀通络治之。

方中熟地黄、当归、川芎滋阴补肾，养血行血。山茱萸、茯苓补肝脾而益精血；黄芪助壮阳气，行气活血，疏通血脉；石菖蒲辛苦温，开窍宁神；杜仲补肝肾益精血；仙茅、仙灵脾温壮肾阳；荷叶固肾升阳，利湿祛脂。益母草活血祛瘀除湿；蜈蚣、全蝎互配为用能祛风痰，通经活络，行血活血，祛风止痉，且性善走窜能引药入络，通达内外，直达病所增强药效。是方使患者肝肾得补，气血得运，瘀血邪风尽祛，脉络畅通，

[①] 司徒宝珍、罗陆一：《罗陆一教授临证运用仲景方配伍蜈蚣、全蝎经验》，载《内蒙古中医药》2009 年第 28 卷，第 1 期，第 1—4 页。

筋脉得养，则手指麻、脚趾抽筋等中风先兆诸症状得以日渐改善。

案4：脑梗塞，脑腔底供血不足①

徐某，男，75岁。

现病史：左边膝软乏力数月，走路需靠人扶持，不能自己走动，常自汗，尿频尿多，睡眠差，眼浮肿，气短懒言，神疲乏力，二便常，舌淡红，边有齿瘀，苔薄白，舌体右歪，脉细弱。

西医诊断：脑梗塞，脑腔底供血不足。

中医诊断：中风。

证候分析：年老体弱，气血亏损，元气耗伤，脑脉失养。

治法：补益肝肾，益气活血，祛风止痉。

【处方】金匮肾气丸配伍蜈蚣、全蝎加减。

制首乌 20g	黄芪 30g	当归 15g	川芎 10g
地龙 10g	全蝎 15g	大蜈蚣 5条	党参 15g
白术 20g	熟地黄 15g	肉桂 5g	制附子 15g
紫河车 20g	僵蚕 20g	石菖蒲 15g	桑螵蛸 10g
砂仁 10g			

服上方2周后腰膝较前有力，但仍需人轻扶走路，3个月后基本可自行走动。

【按语】

本例患者因年老体弱，气血亏损，元气耗伤，脑脉失养，则见膝软乏力，不能走路。肾主骨主髓通于脑，肾虚脑海不足，故用金匮肾气丸配伍蜈蚣、全蝎补益肝肾，益气活血，祛风止痉治之。

方中熟地黄滋阴补肾；制首乌、党参、当归补肝脾而益精血；制附子、肉桂、紫河车辛热温阳补肾散寒，助命门之温阳化气；黄芪、川芎助壮阳气，行气活血，疏通血脉；桑螵蛸补肾助阳，固精缩尿；砂仁化湿行气温中；白术苦甘温，燥湿行水；石菖蒲辛苦温，开窍宁神；地龙、僵蚕、蜈蚣、全蝎互配为用能祛瘀通络，行血活血，祛风止痉，且性善走窜能引药入络，通达内外，直达病所增强药效。

该患者为年老体弱，气血亏损，元气耗伤，脑脉失养，用金匮肾气丸加减配伍蜈蚣、全蝎以补益肝肾，益气活血，祛风止痉，使肝肾得补，气血得运，瘀血祛新血生，邪风祛脉络通，则中风诸症状日渐改善。

案5：桥脑急性期脑梗塞、腔隙性脑梗塞②

罗某，男，57岁。

主诉：半身不遂3天。

现病史：半身不遂3天。症见右侧肢体瘫软，口眼歪斜，言语不利，腰膝酸软，心悸气短，夜尿频，便秘，健忘，伸舌右偏，舌质淡，边有瘀斑，苔薄，脉细无力。

---

① 司徒宝珍、罗陆一：《罗陆一教授临证运用仲景方配伍蜈蚣、全蝎经验》，载《内蒙古中医药》2009年第28卷，第1期，第1—4页。

② 程红：《罗陆一教授治疗中风病经验撷萃》，载《中华中医药学刊》2008年第10期，第2117—2119页。

辅助检查：头颅 MRI 提示：桥脑急性期脑梗塞，腔隙性脑梗塞，左侧大脑中动脉无显示（考虑先天变异）。

证候诊断：肾气不足，肾精虚衰，脑络受阻。

治法：补肾活血通络。

【处方】右归丸加减。

熟地 20g	山茱萸 10g	怀山药 20g	桑寄生 20g
菟丝子 20g	鹿角胶 10g	怀牛膝 20g	益智仁 30g
制首乌 20g	川芎 15g	当归 15g	郁金 15g
石菖蒲 10g			

加减治疗 2 个月，患者右侧肢体瘫软及其他诸症明显好转。嘱其以黑豆、鹿尾、红参或三七煲汤以助肾精充盈，再以上药加减治疗约 1 年，诸症明显减轻或消失。

案 6：延髓急性期脑梗塞，多发腔隙性脑梗塞①

王某，男，67 岁。

主诉：半身不遂 7 天。

现病史：半身不遂 7 天。症见右侧肢体瘫软、言语不利，口舌歪斜，头晕，面色苍白，胸闷胸痛时作，气短乏力，口角流涎，自汗心悸，食少腹胀便溏，舌质淡，体胖大，边有齿痕瘀斑，苔薄白，伸舌左偏，脉沉细。

既往史：高血压病史 20 年，冠心病史 16 年，血脂异常。

辅助检查：头颅 MRI 提示：延髓急性期脑梗塞，多发腔隙性脑梗塞，脑萎缩。

证候诊断：脾胃亏虚，正气不足，痰浊瘀血闭阻脉络。

治法：益气活血，化瘀通络。

【处方】六君子合补阳还五汤加减。

黄芪 60g	茯苓 15g	党参 20g	白术 15g
陈皮 10g	制半夏 20g	制南星 20g	赤芍 20g
川芎 10g	当归 15g	地龙 15g	红花 10g
鸡血藤 30g	郁金 15g	炮山甲 15g	

另加蜈蚣 5 条、全蝎 10g 等搜剔络中之痰。

以上方为主加减治疗 3 个月，诸症明显减轻。嘱其以田七、红参煲汤助药力。以上药加减，另酌加补益肾精之品如怀山药、杜仲、巴戟天、仙茅、淫羊藿、制附子等治疗 1 年，患者血脂恢复正常，血压稳定，除右侧肢体活动稍有不利外，其余诸症均减轻或消失。

案 7：左侧基底节急性脑梗塞②

张某，女，46 岁。

主诉：右侧肢体活动不利伴肌肤麻木 1 月。

现病史：右侧肢体活动不利伴肌肤麻木 1 个月。症见半身不遂，肢体拘急，口舌歪

---

① 程红：《罗陆一教授治疗中风病经验撷萃》，载《中华中医药学刊》2008 年第 10 期，第 2117－2119 页。
② 程红：《罗陆一教授治疗中风病经验撷萃》，载《中华中医药学刊》2008 年第 10 期，第 2117－2119 页。

斜，头晕时作，头重如裹，胸闷，呕恶，微有寒热，自汗出，伸舌右偏，舌质淡，苔薄白腻，脉濡缓。

辅助检查：血脂轻度异常；头颅 MRI 提示：左侧基底节（豆状核）急性脑梗塞，左大脑中动脉近端局部狭窄、变细。

证候分析：正气不足，络脉空虚，外邪贼风侵入人体，引动内痰阻滞脉络。

治法：祛风豁痰通络。

【处方】小续命汤合半夏白术天麻汤加减。

麻黄 10g	杏仁 10g	桂枝 15g	当归 15g
川芎 20g	党参 15g	白芍 15g	黄芩 10g
防风 15g	僵蚕 15g	川贝 15g	制半夏 15g
白术 15g	天麻 15g	陈皮 15g	茯苓 10g
甘草 10g			

上药为主加减服用 3 个月，诸症明显减轻或消失。

其后罗陆一教授嘱其以紫河车或血蛤煲汤，意取其血肉有情之品，滋润脉道，以使脉道通利，脏腑经络有养，尤其针对该患者之更年期，可以调养气血，补益肾精，濡养胞宫。

案 8：右侧丘脑急性期脑梗塞，多发腔隙性脑梗塞[①]

孙某，男，53 岁。

主诉：左侧肢体偏瘫 2 周。

现病史：左侧肢体偏瘫 2 周。症见左侧肢体偏瘫，眩晕，神疲气短，头痛，失眠，多梦易醒，乏力，心悸健忘，纳呆，腹胀，小便偏多，大便偏溏，舌质淡胖，边有齿痕，苔薄腻，脉细涩。

辅助检查：头颅 MRI 提示：右侧丘脑急性期脑梗塞，多发腔隙性脑梗塞。

证候诊断：心脾两虚，瘀血阻络。

治法：养心健脾，活血通络。

【处方】归脾汤合酸枣仁汤加减。

党参 20g	黄芪 20g	白术 15g	远志 15g
茯苓 15g	木香 10g	砂仁 10g	炒枣仁 20g
柏子仁 10g	当归 15g	川芎 20g	生姜 3 片
大枣 10 枚			

服上药 2 周后眩晕、失眠、多梦易醒明显好转，但其他症状改善不明显。

二诊加用防风 10g，益智仁 10g，蜈蚣 5 条，全蝎 10g。再服用 6 个月，诸症明显好转。后嘱其常以黄芪、当归煲汤以养气血。

案 9：左侧颞顶叶大面积急性脑梗塞伴灶性出血，多发腔隙性脑梗塞[②]

刘某，男，60 岁。

---

① 程红：《罗陆一教授治疗中风病经验撷萃》，载《中华中医药学刊》2008 年第 10 期，第 2117－2119 页。
② 程红：《罗陆一教授治疗中风病经验撷萃》，载《中华中医药学刊》2008 年第 10 期，第 2117－2119 页。

主诉：突然昏仆，不省人事1天

现病史：突然昏仆，不省人事1天入院。症见不省人事，目合口张，肢体瘫软，气息微弱，面色苍白，二便失禁，瞳孔散大，舌质淡紫卷缩，苔白腻，脉细微欲绝。

既往史：高血压病史25年，高脂血症。

辅助检查：头颅MRI提示：左侧颞顶叶大面积急性脑梗塞伴灶性出血，多发腔隙性脑梗塞，脑白质脱髓鞘改变，脑萎缩。

证候分析：此患者为二次中风，分析认为脏腑精气已衰，复加诱因，突致阴竭于下，阳浮于上，阴阳离绝，元气已脱，故神昏失守。

治法：急予益气回阳，扶正固脱。

【处方】参附汤。

人参60g　　　　　　制附子60g

煎汤服，并以地黄饮子加减以填补真阴，温壮肾阳。

2天后患者清醒，但不能言语及活动，余症未减，仍以地黄饮子加减服用。

1周后患者稍有言语，诉失眠多梦，腰膝酸软，视物不清，右半身不遂，口舌歪斜、舌暗红边有瘀点，苔少，脉细无力。继以桂附地黄丸加减治疗。

【处方】

制附子30g	桂枝15g	熟地30g	山茱萸15g
怀山药30g	泽泻15g	丹皮10g	茯苓15g
当归15g	赤芍15g	桃仁10g	仙茅15g
淫羊藿10g	生龙骨30g	煅牡蛎30g	

证属上盛下虚。治宜滋阴潜阳，引血下行，防肝阳浮越。肝体阴而用阳，辅以养血活血化瘀之品，助肝气之调畅，可选滋降味厚之品，入下焦补阴精之不足，遣药宜甘温滋润，不宜寒凉，方求阴阳双补，取"阳中求阴"意。

上药为主加减应用3个月，患者除右侧肢体活动不利、口眼歪斜外，其他无有特殊不适。罗陆一教授建议其长期服用中药调理，并嘱常以黄豆、黑豆、三七、怀山药等煲脊骨汤温补脾肾，通络活血，以助疾病恢复。半年后患者肢体活动不利、口眼歪斜症状明显好转。

【按语】

罗陆一教授指出，治病必要做到溯本求源，疾病的病因病机、病程、病性以及病位随病情的发展变化多端、各有不同，中风病尤其如此，临证不应仅从教科书或某指南之辨证分型进行论治，应该从疾病本身的病因、病机、病性以及病位出发，根据疾病的演变过程不断地调整用药，由此才能做到知其所传、应其所变。

案10：腔隙性脑梗塞，脑腔底供血不足[①]

李某，男，70岁。

初诊日期：2009年4月。

[①] 司徒宝珍：《罗陆一教授望诊辨治脑梗塞经验》，载《内蒙古中医药》2010年第29卷，第1期，第1-3页。

现病史：就诊时罗陆一教授先望其唇色青紫，左唇角歪上，微颤，认为其是中风的征兆。再望其齿，稿垢松动，牙龈萎缩，望其舌质偏暗有瘀点，边有齿痕，花剥苔，伸舌右歪，亦是中风的征兆。询问患者发现其左边膝软乏力数月，走路靠人扶持，不能自己走动，自汗，尿频尿多，睡眠差，眼浮肿，气短懒言，神疲乏力，二便常，脉细弱。

辅助检查：颅脑 CT 提示：左侧腔隙性脑梗塞，脑腔底供血不足。

西医诊断：腔隙性脑梗塞，脑腔底供血不足。

中医诊断：中风（中经络）。

证候诊断：元气耗伤，气血亏损，气滞血瘀，脑脉失养。

治法：补益肝肾，益气活血，祛风通络。

【处方】金匮肾气丸配伍蜈蚣、全蝎加减。

制首乌20g	黄芪30g	当归15g	川芎10g
地龙10g	党参15g	白术20g	熟地黄15g
肉桂5g	制附子15g	僵蚕20g	石菖蒲15g
桑螵蛸10g	砂仁10g	全蝎15g	大蜈蚣5条

服上方2个月后，复诊见患者腰膝较前有力，但仍需人轻扶走路，望其唇色较前红润，左唇角仅微歪，唇颤消失，望其舌质转淡红，齿痕减少，伸舌右歪较轻微，余症皆减轻。

予上方加紫河车20g、鹿角胶（另化服）10g，继服2个月以补肝肾益精血，养血益气加强疗效。

三诊见患者所有症状均基本消除。遂嘱其常服用人参丸、归脾丸等调理气血以防复发。

【按语】

中医学认为"脾开窍于口，其华在唇"，因此口唇能反映脾作为后天之本，生化之源的功能。今望患者其唇色青紫，提示寒凝血瘀，而左唇角歪上、唇颤则为中风的征兆。

中医学认为"肾主骨，齿为骨之余"，齿的生理功能和病理变化，与肾精的衰旺密切相关。再望其齿稿垢松动，齿龈萎缩，提示肾精败绝，气血亏虚，脾肾之气大虚之象。中医学认为"心主舌……在窍为舌"，而在舌面上也反映脏和腑的状况，有舌尖候心，舌根候肾，中央脾胃，左右两侧是肝胆之说。望其舌质偏暗有瘀点提示瘀血内结，边有齿痕则为脾虚而内有痰湿，花剥苔显示气血亏虚、瘀血阻络，伸舌右歪则为中风的征象。

单凭以上唇齿舌望诊诸症即可判断疾患为因元气耗伤，气滞血瘀，闭阻脑脉而导致的中风（中经络）。左边膝软乏力，走路靠人扶持，自汗，尿频尿多，睡眠差，眼浮肿，气短懒言，神疲乏力，脉细弱等均为元气耗伤，气血亏损，气滞血瘀，痰瘀阻络之象。故用金匮肾气丸配伍蜈蚣、全蝎补益肝肾，益气活血，祛风通络治之。

案 11：多发腔隙性脑梗塞，脑腔底供血不足[①]

黄某，女，65 岁。

初诊日期：2009 年 2 月。

主诉：半身不遂 5 天。

现病史：就诊时罗陆一教授先望其头面眼睑，见左眼睑略下垂（单侧眼睑下垂），认为是中风征兆，再观其面色青白无华，双眼呆滞无神，角膜老化，形成老年环，瞳孔变细、色灰，眼外眦角有多条钩状血管增生。询问患者其半身不遂 5 天、高血压病史 6 年、冠心病史 3 年，右侧肢体瘫软，语言不利，头晕，口角流涎，胸闷心悸，自汗多，食少便溏，舌淡胖，边有齿痕，伸舌左歪，苔薄白，脉沉细。

辅助检查：颅脑 CT 提示：多发腔隙性脑梗塞，脑腔底供血不足。

西医诊断：多发腔隙性脑梗塞，脑腔底供血不足。

中医诊断：中风（中经络）。

证候诊断：脾肾亏虚，痰浊瘀血，闭阻脑脉。

治法：补肾健脾，益气活血，化痰祛瘀通络。

【处方】六君子合补阳还五汤配伍蜈蚣、全蝎加减。

黄芪 30g	党参 30g	白术 20g	茯苓 30g
制半夏 20g	制南星 20g	陈皮 10g	赤芍 20g
当归 15g	川芎 30g	地龙 20g	桃仁 20g
红花 10g	炙甘草 10g	全蝎 15g	大蜈蚣 5 条

服上方 3 个月后，复诊望其面色较前红润，双眼较前有神，左眼睑已无下垂，伸舌左歪较轻微，但右侧身仍间歇地活动不利，余症皆明显减轻。

予上方加三七混红参粉各（另冲服）10g、鹿角胶（另化服）10g 继服 3 个月以补肝肾益精血，养血益气加强疗效。

三诊见患者肢体活动基本恢复正常自主，其他症状均消除或明显减轻，复查颅脑 CT 提示多发腔隙性脑梗塞情况改善，脑腔底供血恢复正常。遂嘱其常服用人参丸、归脾丸等及配合适当食疗滋补脾肾，调理气血以防复发。

【按语】

望患者头面眼睑神、色、形、态是中医望诊的基本。神之有神与无神，色之面部颜色与光泽，润泽鲜活或干枯晦暗，面部五官形态特征，皆能判断正邪气的强弱、脏腑阴阳气血的盛衰，今望患者双眼呆滞无神，提示正气虚衰、气血亏损；而老年环与眼外眦角钩状血管增生皆提示心脑血管供血不足的症状；而左眼睑（一侧眼睑）略下垂更提示脑供血不足，是中风的症状。

再望患者面色青白无华气提示气血亏虚、血行不畅、瘀血阻络之象，加之伸舌左歪、语言不利、口角流涎等症状已可判断疾患为中风（中经络）。

头晕，胸闷心悸，自汗多，食少便溏，舌淡胖，边有齿痕，苔薄白，脉沉细均为脾

[①] 司徒宝珍：《罗陆一教授望诊辨治脑梗塞经验》，载《内蒙古中医药》2010 年第 29 卷，第 1 期，第 1-3 页。

肾亏虚、痰浊瘀血、闭阻脉络之征象。故用六君子合补阳还五汤配伍蜈蚣、全蝎补肾健脾，益气活血，化痰祛瘀通络治之。

案12：右腔隙性脑梗塞，脑腔底供血不足①

陈某，男，55岁。

初诊日期：2008年12月。

主诉：右手指麻，右脚趾经常抽筋3月。

现病史：就诊时罗陆一教授先望其右手拇指食指甲面有数条棱角状紫暗条纹，甲面灰暗无光泽，指甲半月痕内呈灰黑色，罗陆一教授认为此乃中风的征兆，再望其双手见手指末端青紫，皮色干枯。询问患者其右手指麻，右脚趾经常抽筋3个月，面色苍白无华，眩晕，健忘，舌暗红，边有瘀点，苔薄白，舌体左歪，脉细。

既往史：高血压病史4年。

辅助检查：颅脑CT示右腔隙性脑梗塞、脑腔底供血不足。

西医诊断：右腔隙性脑梗塞，脑腔底供血不足。

中医诊断：中风先兆。

证候诊断：气血亏虚，瘀血阻络，筋脉失养。

治法：补益肝肾，益气活血，祛瘀通络。

【处方】金匮肾气丸配伍蜈蚣、全蝎加减。

熟地黄20g	山茱萸20g	茯苓30g	黄芪30g
当归15g	川芎30g	石菖蒲30g	杜仲30g
仙茅15g	仙灵脾10g	荷叶30g	益母草30g
全蝎15g	大蜈蚣5条		

服上方2个月后手指麻、脚趾抽筋明显减少，望其手指末端青紫色明显消退，色泽已较前红润，指甲面及半月痕亦较前有光泽平滑。效不更方继服上方2个月以巩固疗效。

三诊见患者所有症状均基本消除。遂嘱其应保持每天适量运动，与常服归脾丸及配合适当食疗滋补脾肾，调理气血以防复发。

【按语】

指诊与甲诊为古今中医所常采用。指与甲的色泽、形态、活动等可提示个体内里存在的生理病理情况，甚至能揭示某种疾病的发生。

今望本例患者双手手指末端青紫，皮色干枯。依据罗陆一教授多年临床经验总结，是脑供血不足、气血双亏的症状。甲面灰暗无光泽、甲面棱角状紫暗条纹，亦是因脑供血不足、缺氧，而微丝血管末梢循环长期障碍，精微不能达于四末所造成。半月痕内呈灰黑色亦提示瘀血阻络、脑供血不足。而右手指麻木、舌体左歪更是中风的征兆。根据以上望诊即能判断疾患为中风先兆。面色苍白无华，眩晕，健忘，舌暗红，边有瘀点，苔薄白，脉细，均为气血亏虚、瘀血阻络之象，故用金匮肾气丸配伍蜈蚣、全蝎加减补

---

① 司徒宝珍：《罗陆一教授望诊辨治脑梗塞经验》，载《内蒙古中医药》2010年第29卷，第1期，第1-3页。

益肝肾，益气活血，祛瘀通络治之。

案13：脑梗塞[①]

患者，男，70岁。

初诊日期：2010年12月1日。

主诉：反复头晕2月，伴手麻肢冷，食后腹胀不适。

现病史：患者就诊时，罗陆一教授观其右侧鼻唇沟较左侧为浅，口角左高右低，唇色紫暗，反应迟缓，舌暗红苔薄腻，脉滑，初步判断患者有脑梗塞的病变。查脑核磁共振证实患者有脑梗塞，询其病史得知患者反复头晕2个月，伴手麻肢冷，食后腹胀不适。

既往史：有高血压病、冠心病及高脂血症等病史。

中医诊断：中风（中经络）。

证候诊断：脾肾亏虚，瘀血阻络。

治法：益气健脾补肾，化瘀通络。

【处方】

党参20g	白术30g	茯苓30g	黄芪30g
当归15g	川芎30g	杜仲30g	桑寄生30g
仙茅15g	淫羊藿10g	三七15g	全蝎15g
蜈蚣5条	陈皮10g	煅龙骨(先煎)30g	煅牡蛎(先煎)30g

服药7剂后复诊，心慌头晕减轻，手麻、腹胀改善，续以原方加减治疗，再服药1个月后诸症明显改善，鼻唇沟变浅及口角歪斜亦见减轻。

【按语】

罗陆一教授从其鼻唇沟变浅、口角歪斜、反应迟缓、头晕及手麻综合判断患者属中风表现，从患者年事已高判断其因肾精亏损不能荣养脑窍，以致脑络失养；从食后腹胀判断其为脾气亏虚，加上唇色紫暗、舌色暗红反映其血行不畅、瘀血阻络之证候，诊断患者属中风（中经络），证属脾肾亏虚，瘀血阻络。因此，临床治疗以健脾、益肾、补气、活血、化瘀、通络为治则，效果显著。

案14：多发性腔隙性脑梗塞[②]

患者，女，63岁。

初诊日期：2010年11月10日。

现病史：患者就诊时，罗陆一教授观其左眼睑稍下垂，目眶黧黑，山根处有多条断横纹，伸舌时舌体向右歪斜，初步判断患者有脑梗塞的病变。询问病史得知患者近月言语艰涩，胸闷头晕，左手发麻，四肢厥冷，其舌色淡暗苔白厚腻，脉弦滑；查脑核磁共振发现有多发性腔隙性脑梗塞。

[①] 庄国立、罗陆一：《罗陆一在辨治脑血管疾病中的望诊经验》，载《中医药临床杂志》2011年第23卷，第7期，第570-571页。

[②] 庄国立、罗陆一：《罗陆一在辨治脑血管疾病中的望诊经验》，载《中医药临床杂志》2011年第23卷，第7期，第570-571页。

中医诊断：中风（中经络）。

证候诊断：心肾亏虚，痰瘀阻络。

治法：补益心肾，化痰祛瘀。

【处方】地黄饮子加减。

熟地黄 15g	山茱萸 20g	肉苁蓉 20g	巴戟天 20g
制附子(先煎)15g	石菖蒲 15g	桂枝 15g	黄芪 30g
茯苓 30g	白术 30g	当归 30g	川芎 30g
全蝎 15g	龙眼肉 15g	制半夏 15g	制南星 15g
蜈蚣 5 条	杜仲 20g	牛膝 20g	

服药 1 个月后复诊，言语明显较前清晰，头晕明显减轻，胸闷、手麻、肢冷症状亦有改善，续以原方加减治疗，2 个月后诸症大体消失，眼睑下垂、舌体歪斜症状亦见减轻。

【按语】

罗陆一教授从患者舌体歪斜、言语艰涩、头晕手麻判断其为中风表现，从山根处有多条断横纹、胸闷判断其为心虚病变，从眼睑下垂、目眶黧黑、四肢厥冷判断其为心肾亏虚不能荣养颜面四肢，从舌淡暗苔白厚腻、脉弦滑判断其为痰瘀互结之征，故诊断患者为中风病（中经络），证属心肾亏虚，痰瘀阻络。故此，临床以地黄饮子为基础以补肾益精、宁心开窍，辅以益气、养血、化痰、祛瘀之法，疗效显著。

案 15：多发性脑梗塞[①]

患者，男，44 岁。

初诊日期：2010 年 11 月 10 日。

现病史：患者就诊时，罗陆一教授观其面色黧黑，指甲棱纹明显，甲色紫黑，初步判断患者有脑梗塞的病变。询问病史得知患者在同年 7 月因剧烈头痛入院，检查发现右脑出血，经治疗康复出院，自此经常头晕，健忘，夜尿频数；其脉细滑，舌淡红、苔厚腻。有吸烟史；查脑核磁共振发现有多发性脑梗塞。

中医诊断：中风（中经络）。

证候诊断：肾气亏虚，痰瘀阻络。

治法：益气补肾，化痰祛瘀。

【处方】

黄芪 30g	白术 30g	防风 10g	车前子 30g
茯苓 20g	仙茅 30g	淫羊藿 10g	巴戟天 10g
远志 10g	石菖蒲 10g	益智仁 15g	砂仁(后下)10g
制半夏 15g	制南星 15g	鹿角胶 15g	三七 10g
乌药 20g			

服药 30 剂后复诊，面色好转，头晕、尿频明显改善，记忆力亦有改善。

[①] 庄国立、罗陆一：《罗陆一在辨治脑血管疾病中的望诊经验》，载《中医药临床杂志》2011 年第 23 卷，第 7 期，第 570－571 页。

【按语】

罗陆一教授从患者指甲变形紫黑、头晕、健忘判断患者为脑窍失养、脑络瘀阻的病变,从面色黧黑、夜尿频数判断其为肾气亏虚、精血不足,从其脉细滑、舌淡红、苔厚腻判断为痰湿阻络,综合诊断患者为中风(中经络),证属肾气亏虚,痰瘀阻络。因此,临床以益气、补肾、化痰、祛瘀为法治疗,并取得满意的疗效。

案 16:多发性脑梗塞①

患者,男,64 岁。

初诊日期:2010 年 12 月 22 日。

现病史:患者就诊时,罗陆一教授观其步履不稳,指甲暗紫,指掌色泽晦暗,以大指及次指紫黑明显,伸舌时舌体向右歪斜,舌色暗红苔厚腻,初步判断患者有脑梗塞的病变。询问病史得知患者失眠加重 2 个月,精神疲惫,肢体乏力,步履不稳,其脉滑。

既往史:有高血压、颈动脉粥样硬化、高脂血症、颈椎病及短暂性脑缺血发作等病史,有吸烟史。

辅助检查:脑核磁共振发现有多发性脑梗塞。

中医诊断:中风(中经络)。

证候诊断:心肾气虚,痰瘀阻络。

治法:益气养心补肾,化痰祛瘀。

【处方】

党参30g	白术30g	茯苓30g	黄芪30g
当归15g	川芎30g	远志15g	石菖蒲15g
天麻30g	制半夏30g	制南星30g	全蝎15g
蜈蚣5条	杜仲30g	桑寄生30g	煅龙骨(先煎)30g
煅牡蛎(先煎)30g	磁石(先煎)30g	水蛭10g	酸枣仁30g
首乌藤30g			

服药 7 剂后复诊,精神体力明显改善,仍失眠多梦,故续以原方合交泰丸加减治疗,以交通心肾。再服药 7 剂后失眠明显改善,步行亦较前稳健。

【按语】

罗陆一教授从患者舌体歪斜、步履不稳、指甲暗紫、指掌色泽晦暗判断其为中风表现,从失眠、疲惫、乏力判断其为心气不足的证候,加上舌色暗红、苔厚腻、脉滑等痰瘀内阻的症状,诊断患者为中风(中经络),证属心肾气虚,痰瘀阻络。因此,治以益气补肾、养心安神、化痰祛瘀为法,疗效显著。

---

① 庄国立、罗陆一:《罗陆一在辨治脑血管疾病中的望诊经验》,载《中医药临床杂志》2011年第23卷,第7期,第 570 – 571 页。

四十五、马云枝医案六则

案1：多发脑梗死[1]

患者，男，60岁。

主诉：右侧肢体活动不利8月。

现病史：右侧肢体活动不利8个月，右上肢拘急僵硬，右下肢无力，行走拖沓，双下肢夜间时有抽筋，伴头晕、耳鸣目眩，心烦易怒，胃纳尚可，夜寐差，梦多，小便频数，大便干，舌暗红，苔白腻，脉弦细。

既往史：既往有高血压病、冠心病史。

查体：右侧肢体肌力4级，腱反射亢进，肌张力3级，病理征（+）。

辅助检查：脑MRI提示多发脑梗死。

西医诊断：脑梗死。

中医诊断：中风。

证候诊断：肝肾阴虚，风痰瘀阻。

【处方】杞菊地黄汤加减。

熟地黄10g	山药15g	茯苓15g	白术15g
枸杞子10g	菊花10g	山萸肉15g	当归12g
白芍30g	牛膝15g	天麻12g	钩藤15g
全蝎5g	僵蚕10g	鸡血藤15g	木瓜15g
炙甘草6g			

每日1剂，水煎服。

治疗2周后，患者诉服药后肢体僵硬状态较前好转，活动幅度较前增大，仍有夜寐差，梦多，守方加珍珠母30g、夜交藤30g，继服月余，症状明显缓解，肢体活动大体如常。

案2：左侧基底节区脑梗塞[2]

魏某，男，66岁。

初诊日期：2003年3月3日。

现病史：2003年2月16日于晨起之际发现右侧肢体活动失灵，言语不利，遂紧急入某院治疗。当时查患者神志尚清，语言謇涩，右侧肢体呈不完全性瘫痪。头颅CT提示左侧基底节区脑梗塞。给予25%甘露醇125mL，每天2次，连用7天，同时应用扩容、抗凝、神经营养剂等治疗，病情无明显好转，且有加重趋势。患者表情淡漠，反应迟钝，严重构音障碍，吞咽困难，右侧肢体完全瘫痪，于3月3日请马云枝教授会诊。

刻诊：发热（体温37.5℃），嗜睡，眼窝深陷，皮肤干燥有皱折，舌质暗红，舌苔干燥，脉细数。

---

[1] 秦润笋：《马云枝教授辨治卒中后痉挛性瘫痪经验》，载《中医临床研究》2015年第7卷，第32期，第51-52页。

[2] 周晓卿：《马云枝教授从津论治临证验案撷华》，载《四川中医》2004年第4期，第9-10页。

辨证分析：马云枝教授仔细检查后认为，患者属中医中风中脏腑，病机初始为肝肾阴虚、虚风内动，后因持续应用脱水剂时间过长，未做到中病即止，损伤了津液，加之假性球麻痹妨碍进食，水津补充不足，故表现为津伤液脱之象。津液不足，津伤血燥，血液相对黏滞，血运不畅，导致瘀血阻络进一步加重。阴虚脏腑失于濡养，神明失充，因此表现诸脏功能低下，神识欠清。

治法：应立即停用脱水剂，西医治疗应及时补充液体。中医治疗则采用"增液行舟"之法，以达滋养阴液以行气血的目的。

【处方】增液汤合四物汤加味。

太子参 30g	生地 20g	玄参 15g	麦冬 15g
枸杞子 20g	当归 20g	白芍 12g	川芎 12g
丹参 30g			

水煎服，每日1剂。

1周后再诊：患者神志转清，眼窝深陷消失，皮肤润泽，舌质淡红，苔薄白，脉弦细。

马云枝教授仍守原方，另加生山药 30g、花粉 30g，继服 5 剂，以增强益气生津之力。随后采取中西医结合康复治疗，患者诸症好转出院。

【按语】

中医"增液行舟"法原为津伤便秘而设，最早由清代吴鞠通提出并实施。然津液与血有着同源与互生的关系，故《内经》有"津血同源"说。如《灵枢·邪客》云："营气者，泌其津液，注之于脉，以化为血。"生理上的互用，必然导致病理上相关。《灵枢·营卫生会》言："夺血者无汗，夺汗者无血。"张仲景亦有"人之气血，犹源泉也，盛则流畅，少则壅滞，故气血不虚则不滞，虚则无有不滞者"之论。周学海曾指出："夫血犹舟也，津液水也。""津液被火灼竭，则血行瘀滞。"这就明确说明了血液的正常循行需依赖津液的运载和流通，反之，如若津液不足，血液循行必受影响，从而造成血瘀征象。

近年的相关研究也证明，阴虚津伤患者血液流变学会发生改变，具体表现为全血比黏度、血浆比黏度、红细胞硬化指数增高，血沉加快；微循环显示出微血管异形，血流缓慢瘀滞，血管周围渗出明显。这与血栓病有着相同的病理基础。

该例患者缘于素体阴虚，突发中风后，应用脱水剂未根据体质情况及病情需要做到中病即止，而是用之过量、过久，致使津伤液脱，气血之舟无以运行，血流缓慢，血瘀程度更甚，所以病情呈现加重之势。采用"增液行舟"之法，增益耗损的阴液，促进血液的流通，诸脏得以濡润，神明得到濡养，故病情得以迅速好转。现代药理研究证明，增液汤能有效抑制全血黏度和血浆黏度升高，增加红细胞变形能力，减少血小板聚集，改善血液瘀滞状态，恢复正常的血液供应。这就是古法新用、中西医结合得很好的例证。

案3：右侧额、颞叶脑梗塞①

患者，男，60岁，干部。

主诉：左侧肢体瘫痪半年，健忘3月。

现病史：患者半年前劳累后出现左侧上下肢运动不遂，来我院住院，CT诊断为右侧额、颞叶脑梗塞，经给予中西医结合治疗，瘫痪好转出院。但近3个月来健忘明显，突出表现为近事遗忘。

刻诊：健忘，呆木少语，纳呆，眠少，大便2天1次，小便正常，舌质暗，苔薄白腻，脉沉细。智能检查见近记忆、计算力、定向力均有减退。

中医诊断：血管性痴呆。

证候诊断：肾精亏虚，痰瘀阻窍，神机失用。

治法：补肾填精，化痰活瘀。

给予复智胶囊：何首乌、熟地、山茱萸、黄芪、茯苓、远志、节菖蒲、桃仁、川芎、葛根。

连服3个月后，健忘症状大减，智能检查长谷川痴呆量表（HDS）和日常生活能力量表（ADL）较初诊时均明显改善。

案4：脑梗死、脉管炎②

买某，男，78岁。

主诉：左下肢麻木、发凉、疼痛3月余，加重伴左大小趾溃烂1周。

现病史：患者既往有多次脑梗死病史，遗留有左侧肢体无力。3个月前出现左下肢麻木、肿胀、发凉、疼痛，活动后加重，休息后减轻，至当地医院拟诊为"脚气病"，予相关治疗，效果欠佳。1周前出现病情加重，左下肢发凉、发绀、肿胀，夜间疼痛难忍，影响食欲及睡眠，左侧大拇趾及小趾溃烂流水。

入院后体格检查：神志清楚，精神萎靡，慢性病容。舌质暗紫，苔薄白，脉弦细滑。足踝部以下红肿，足背动脉搏动弱，皮肤发凉、发绀，足大趾、小趾处皮肤溃烂、流水。

辅助检查：双下肢血管彩超示双下肢动脉粥样硬化伴多发斑块，左侧股浅动脉、胫前、足背动脉闭塞，余血管狭窄。头颅MRI示右侧大脑基底节、侧脑室旁多发脑梗死。

西医诊断：脑梗死、脉管炎。

中医诊断：中风、坏疽。

证候诊断：脾肾阳虚，气血不足，瘀血阻络。

【处方】

黄芪60g	党参30g	三棱6g	莪术6g
桃仁12g	红花10g	肉桂6g	桂枝12g
小白花蛇1条	白术12g	生地黄12g	炙甘草6g

---

① 李社芳、李金环：《马云枝教授治疗血管性痴呆经验》，载《光明中医》2006年第12期，第52页。

② 田亚振、马云枝：《马云枝教授治疗中风合并坏疽验案》，载《中国实用神经疾病杂志》2011年第14卷，第13期，第98页。

服药 5 天后，患者精神好转，左足踝部肿胀、疼痛减轻，皮肤渐温，流水减少，未见溃烂加重。

【按语】

坏疽是指发生于四肢末端，严重时趾（指）节坏疽脱落的一种慢性周围血管疾病。患者年逾古稀，身体虚弱，正气亏虚。五脏俱损，其中脾肾亏虚尤为明显。脾气不健，肾阳不足，又加外受寒冻，寒湿之邪入侵而发病。脾气不健，健运失司，水谷不化，气血生化乏源。气血亏虚则内不能壮养脏腑；外不能充养四肢。脾肾阳气不足，不能温养四肢，复受寒湿之邪，则气血凝滞，经络阻塞，不通则痛，四肢气血不充，失于濡养则皮肉枯槁，坏死脱落。加之患者多次发生卒中，久病多虚，正气不足，卫外不固，外部寒湿之邪内侵。寒湿为阴邪也，寒性凝滞、趋下。故而疾病缠绵难愈。

本病病机为气血闭阻不通，不通则痛。证属本虚标实，气血亏虚为本，瘀血阻络为标。本虚：机体正气不足，气血亏虚，以致疾病缠绵难愈；标实：血行不畅，瘀血阻络，中医理论认为"痛则不通，通则不痛"，故疼痛难忍，夜眠不能，纳食不佳。因此治疗时宜标本兼治，以温肾阳，健脾气，逐瘀血为大法。

根据中医理论"血为气之母，气为血之帅"，气能生血，气能行血，重用黄芪、党参为君药，既能补气生血，又能增加活血化瘀药的作用。三棱、莪术药性峻猛，走而不守，功用以破血逐瘀为主。桃仁、红花活血通经止痛，共为臣药。补气药与破血消癥药共用，寓破血逐瘀于行气之中，二者相得益彰，可增强活血化瘀之效。但破血消癥药易耗气、动血、伤阴。故佐药中加用白术，药性味甘、苦、温，归脾、胃经，能健脾益气、燥湿，被前人誉之为"脾脏补气健脾第一要药"。而生地黄性味甘、微苦、寒，能清热凉血、养阴，二者共用以制莪术、三棱偏性而增强疗效。肉桂性味辛、大热，能温肾阳，散寒止痛，通经脉，增加活血化瘀的药效。经络不通，非草木之品所能宣达，必借虫蚁之类搜剔穿透，方能浊去凝开，气通血和，经行络畅。加用小白花蛇 1 条以增强活血化瘀通络之效。然虫类药性多燥，故应用时配以生地黄、石斛等，既可养血滋阴，又能制约虫类药的偏性。足，四末也，非常药所能达。而枝藤类药物大多有通络引经、增强药效的作用。故用桂枝为引经药，引诸药直达病所。炙甘草调和诸药为使药。诸药并用，君臣佐使适宜，共达温肾阳、健脾气、逐瘀血之功，药效显著，诸症遂轻。

案 5：脑梗死，再生障碍性贫血[①]

马某，男，65 岁。

初诊日期：2011 年 3 月 18 日。

主诉：言语不利伴右侧肢体无力 2 天。

现病史：患者既往有再生障碍性贫血（简称再障）病史 2 年。2 天前患者出现言语不利伴右侧肢体无力，在当地医院予以相关治疗，疗效不佳，遂来我院治疗。入院查体：精神萎靡，面色苍黄，口唇苍白，言语不利。舌质暗红，苔黄厚腻，脉弦细滑。四肢冰凉，右侧肌力 4⁻级，肌张力低，腱反射基本正常，Babinski 征阳性，Chaddock 征

[①] 范晓歌：《马云枝治疗中风合并再生障碍性贫血的临床经验》，载《中医学报》2012 年第 27 卷，第 1 期，第 40-41 页。

阳性。

辅助检查：头颅 MRI 示左侧基底节区多发腔隙性梗塞。头颅 MRA 示双侧大脑动脉多发节段性狭窄。血常规示白细胞、红细胞、血小板均减少。

西医诊断：脑梗死，再生障碍性贫血。

中医诊断：缺血性中风，虚劳。

证候诊断：气虚血亏，血行瘀滞。

西医治疗：西药治疗给予头孢地嗪针抗感染，酚磺乙胺针止血，依达拉奉针清除脑内自由基等。

中医治法：健脾益气养血，化痰通络。

【处方】八珍汤加减。

党参30g	黄芪90g	生白术15g	川芎15g
当归10g	生地黄12g	熟地黄12g	茯苓30g
陈皮10g	石菖蒲15g	远志15g	炙甘草3g

水煎，每日1剂，分2次服。

服药10剂后，患者病情稳定。再三斟酌，在原方基础上，加藿香15g、佩兰15g、厚朴12g，将黄芪用量增至150g。

再服10剂后，患者精神好转，颜面及唇甲渐见红润，右肢体无力有所好转。以后据病情变化在此方基础上调整用药。

【按语】

再障是由多种原因造成干细胞的数量减少和功能异常，从而引起全血细胞减少的一种疾病，归属于中医学虚劳、血枯、亡血等范畴。中医学认为，一方面，正气受损，机体抗病能力下降，免疫机能异常，邪毒乘虚而袭，导致病情几经反复，沉疴难解，此即虚劳缠绵难愈原因所在；一方面，毒能伤血、动血，与血相搏，瘀毒阻络，导致气血运行不畅，则阴阳失调，气血逆乱，而发生虚劳。在这种情况下患者本不易诱发缺血性中风，而患者出现缺血性中风，缘于其为老年人，劳乏过度，正气衰弱，气血不足，营卫失调，风邪乘虚而入，使气血痹阻，肌肤筋脉失去濡养而见偏枯，劳倦过度，易致人体脏腑阴阳失调，气血逆乱，日久必致阴亏于下，阳浮于上，虚阳鸱张亢盛，致内风骤生，偶因内外失宜，扰动气血，必致血随气逆，上冲于脑而发病。本病病机为气血亏虚，阴阳失调。证属本虚标实，气血亏虚为本，血行瘀滞为标。"师古而不泥古"，马云枝教授常曰中风治疗宜"治风先治血，血行风自灭"，故治疗时宜标本兼治，培元固本，以健脾益气养血、化痰通络为大法。

案6：多发脑梗死[①]

倪某，女，66岁。

初诊日期：2017年3月20日。

主诉：左侧肢体活动不遂1月余。

[①] 钱前进、刘晓楠、马云枝：《马云枝治疗中风恢复期经验介绍》，载《新中医》2018年第50卷，第6期，第251-252页。

现病史：患者1个月前突然出现言语不利伴左侧肢体麻木无力，无意识障碍，急查颅脑核磁加权成像，提示右侧侧脑室旁及枕叶额叶多发脑梗死，当即住院治疗，经综合治疗症状好转后出院，但仍遗留左侧肢体活动不遂，生活不能自理。近期又出现夜间烦躁不安，次日清晨则热退身凉，时有咽干口苦，饮食一般，大便不畅，2~3天1行，小便基本正常，为进一步诊疗来某医院。

既往史：糖尿病史、高血压病史10余年。

刻诊：慢性病容，精神一般，倦怠乏力，行走不稳，舌质暗红、苔薄腻，脉弦细。

证候诊断：气虚血瘀，阴虚热扰。

治法：补气活血，养阴清热。

【处方】补阳还五汤合青蒿鳖甲汤加减。

黄芪30g	醋龟甲30g	醋鳖甲30g	青蒿30g
炒桃仁15g	川芎15g	炒当归15g	醋郁金15g
生地黄15g	赤芍12g	红花12g	知母12g
牡丹皮12g	炒僵蚕12g	全蝎12g	地龙9g
甘草6g	蜈蚣2条		

8剂，每日1剂，水煎分2次服用。

二诊：（2017年3月30日）诉夜间烦躁症状基本得到缓解，但仍然感觉夜间发热，小便烧灼感，治则：补气活血，清热除烦。

【处方】

黄芪30g	淡竹叶30g	白茅根30g	炒桃仁15g
炒当归15g	醋郁金15g	川芎15g	红花12g
赤芍12g	炒僵蚕12g	全蝎12g	银柴胡10g
地龙9g	蜈蚣2条	炙甘草3g	

16剂，每日1剂，水煎分2次服用。

三诊：（2017年4月20日）诉服药后夜间已经不再发热烦躁，小便烧灼感也已经消失，左侧肢体较前有力，行走较前稳健。于是去淡竹叶、银柴胡，减白茅根至15g，余守前方，继续服用以巩固疗效。随访期间，其症状继续好转，至2017年8月再次就诊时，其生活基本能自理。

【按语】

患者年近七旬，五脏俱衰，既往又有糖尿病史10余年，即中医之消渴病，病史较长，而消渴病以阴虚为主，燥热为标，长期耗伤体内阴津。此次中风之后，长期卧床，久卧伤气，在本已阴液亏耗的基础上又耗伤阴津，阴虚益甚，故此患者表现出夜间发热烦躁，晨起热退身凉，一派气阴两虚之证，方用补阳还五汤合青蒿鳖甲汤加减。补阳还五汤是中风恢复期气虚血瘀的常用方，方中加大黄芪的用量，大补气血，气旺则血行也，并且可防方中红花、桃仁等活血之品的耗气之弊，合用青蒿鳖甲汤，可去除伏于阴分之邪热，且可养其亏耗之阴液，配以僵蚕、蜈蚣、全蝎善于走窜之品以祛风通络。二诊中患者自诉小便有烧灼感，此非小肠之实火，乃是下焦之虚热也，遂用淡竹叶、白茅根、银柴胡清热滋阴并利其小便，虽说是治其小便，但对于疗其阴虚也不可或缺。

四十六、孟宪民医案：脑梗塞[①]

关某，女，63岁。

初诊日期：1992年1月9日。

现病史：该患于1990年2月患脑出血，8月患脑梗塞。1992年1月9日初诊，右上下肢不能活动（肌力1级），肢体麻木疼痛，舌强语謇，口眼歪斜。舌红少津，舌根部苔黄，脉弦滑。

证候分析：综观脉症为肝肾阴虚，顽痰宿留清窍经脉，而致清窍、经脉痹阻不通，气血运行不畅所致。

治法：平肝祛痰通络。

【处方】

白芍35g	甘草15g	半夏15g	竹茹15g
橘红15g	茯苓30g	枳壳25g	地龙15g
天竺黄15g	僵蚕15g	丹参25g	白茅根25g

该患几屡病魔，均为肝肾阴虚，风阳内动，肝风挟痰走窜经络清窍所致。方中温胆汤理气化痰通络，入天竺黄、僵蚕助祛痰、通络之功，而不伤肝阴；入白芍、甘草酸甘化阴柔肝潜阳；入丹参，一味顶四物与地龙合用养血和血通络；入白茅根20g为痰邪找出路，除湿利小便。

连服21剂，肢体麻木疼痛、舌强语謇消失，患者能自己行走，生活可自理。

四十七、裴正学医案三则

案1：冠心病，脑梗死[②]

杨某，女，73岁。

现病史：晨起时突然昏倒，不省人事，急就诊于当地医院，确诊为：冠心病，脑梗死。症见：头晕，头痛，胸闷，口眼歪斜，舌强言謇，半身不遂，四肢不温，偏身麻木，大便干结，血压120/85mmHg，舌质暗淡，舌苔白腻，脉弦滑。

证候诊断：阴阳失和，痰阻血瘀。

治法：阴阳双补，活血化痰开窍。

【处方】地黄饮子合冠心Ⅱ号加味。

生地12g	山茱萸6g	石斛10g	麦冬10g
五味子3g	石菖蒲6g	远志6g	茯苓10g
桂枝10g	附子6g	巴戟天10g	桑枝30g
豨莶草15g	威灵仙10g	瓜蒌10g	薤白10g

---

① 刘明、李敬林：《孟宪民教授运用温胆汤异病同治经验》，载《黑龙江中医药》1993年第3期，第1-2+56页。

② 黄邦荣、吴伯宏、张桂琼：《裴正学教授治疗脑血管意外经验》，载《甘肃中医》2007年第2期，第15-16页。

半夏6g	川芎6g	赤芍10g	红花6g
降香10g	丹参20g	大黄6g	水蛭$^{(分冲)}$6g
汉三七$^{(分冲)}$3g			

服药20剂后，上述症状明显好转，上方加木香6g、草豆蔻6g，服药30剂，患者可扶杖下地活动，舌质淡红，苔薄白，脉来平和。

前方去瓜蒌、薤白、半夏，加地龙10g、僵蚕6g、全蝎6g、蜈蚣2条，取10剂，过筛，炼蜜为丸，1粒/次，2次/日。

2个月后家属诉患者恢复如前，生活基本能自理。

随证加减：头痛严重者加白芷、细辛、羌活、独活、防风；咯痰、痰多、胸闷不适者加瓜蒌薤白半夏汤或/和冠心Ⅱ号；半身不遂重者加地龙、僵蚕、全蝎、蜈蚣；大便秘结者加大黄；失眠者加炒酸枣仁、柏子仁；动脉硬化明显者与二仙汤并用；血脂较高者加用茵山合剂（裴正学教授自拟方）：茵陈20g，山楂10g，桑寄生10g，枸杞子10g，何首乌15g，丹参20g；头晕明显者加半钩合剂（裴正学教授自拟方）：半夏6g，钩藤30g，车前子10g，夏枯草15g，生赭石15g；手足麻木者加桑枝、豨莶草、威灵仙等。

案2：脑动脉硬化、腔隙性梗塞[①]

宋某，女，60岁。

现病史：无明显诱因出现口舌歪斜，半身不遂，气短乏力，面色㿠白，口角流涎，自汗出，舌质暗淡，苔薄白，脉沉细。血压100/60mmHg，CT示：腔隙性梗塞。

西医诊断：脑动脉硬化、腔隙性梗塞。

证候诊断：气虚血瘀。

治法：益气活血。

【处方】补阳还五汤合二仙汤加味。

赤芍10g	仙灵脾10g	川芎6g	当归10g
地龙10g	黄芪30g	桃仁10g	红花6g
仙茅10g	巴戟天10g	黄柏6g	知母20g
水蛭$^{(分冲)}$6g	汉三七$^{(分冲)}$3g		

服药20剂后，上述症状明显好转，但胃胀不适，舌质淡红，苔薄白，脉细。血压110/65mmHg。上方加丹参10g、木香6g、草豆蔻6g，更进30剂，上述症状基本消失。上方加大10倍研末，过筛，3次/日，6g/次，温开水冲服，以善其后。

随证加减：头痛严重者加白芷、细辛、羌活、独活、防风；咯痰、痰多、胸闷不适者加瓜蒌薤白半夏汤或/和冠心Ⅱ号；半身不遂重者加地龙、僵蚕、全蝎、蜈蚣；大便秘结者加大黄；失眠者加炒酸枣仁、柏子仁；动脉硬化明显者与二仙汤并用；血脂较高者加用茵山合剂（裴正学教授自拟方）：茵陈20g，山楂10g，桑寄生10g，枸杞子10g，何首乌15g，丹参20g；头晕明显者加半钩合剂（裴正学教授自拟方）：半夏6g，钩藤30g，车前子10g，夏枯草15g，生赭石15g；手足麻木者加桑枝、豨莶草、威灵仙等。

[①] 黄邦荣、吴伯宏、张桂琼：《裴正学教授治疗脑血管意外经验》，载《甘肃中医》2007年第2期，第15-16页。

【按语】

裴正学教授对脑梗塞、脑出血的认识常遵《素问·调经论》"血之与气并走于上，则成大厥"之论述，认为引血下行为治疗斯证的当务之急。裴正学教授说："张锡纯之镇肝息风汤，效在滋水涵木，益肾平肝，方中重用怀牛膝以引血下行，真乃画龙点睛之大手笔，对血压显著增高患者每多应手取效。"裴正学教授又谓："治风先活血，血活风自灭，活血化瘀为治疗本病之又一大法。"惯用血府逐瘀汤（王清任）、补阳还五汤（王清任）、冠心Ⅱ号（北京地区协作组）3方，3方对血压基本正常之患者，疗效颇佳。

补阳还五汤方中黄芪以30g为宜，地龙具有祛风痰、活血脉、解急痉之作用，对病久体虚、血压偏低患者屡投屡效。刘河间为"喑痱"专设的地黄饮子亦为治疗本病之佳剂，裴正学教授认为该方对脑出血之后遗症及轻、中度脑梗死患者疗效确切。在前述治疗本病之诸方中，裴正学教授每方辄加水蛭、汉三七等破血之大剂，药猛效著。因长期服用破血之品，易伤脾胃，方中惯用丹参、木香、草豆蔻等护胃之品，意在调节胃肠功能，便于服药吸收，预防胃肠道反应。裴正学教授认为，中医治疗此证之优势在于对其后遗症的调理，急性期宜中西医结合论治。待症状完全缓解后亦须长期服用中药，对预防复发具有深远意义。

案3：脑梗塞恢复期①

周某，女，60岁。

初诊日期：2016年5月。

现病史：患者家人代诉半月前劳累后出现头晕、左侧半身无力运动，口舌歪斜，语言謇涩，意识清楚。急查头颅CT提示：右侧侧脑室前角旁可见点状低密度灶，大小约为2mm，边缘不清晰。患者至当地医院住院治疗好转后出院。现患者为求进一步治疗遂来门诊求治，家人代诉刻下食欲差，头蒙沉，腹部胀满不适，左侧半身无力并感觉障碍，情绪易怒不稳，睡眠差。

刻诊：肥胖，腹部胀大，舌质暗淡，舌苔黄腻，面部萎黄，脉弦滑。肌肉收缩力测试2度。

西医诊断：脑梗塞恢复期。

证候诊断：痰瘀阻络，经络不通。

治法：行气化痰，活血化瘀。

【处方】地黄饮子合冠心Ⅱ号加减。

熟地黄 12g	茯神 12g	麦冬 10g	石斛 10g
巴戟天 10g	石菖蒲 10g	赤芍 10g	川芎 10g
远志 10g	降香 10g	肉苁蓉 20g	丹参 20g
木香 6g	草蔻 6g	厚朴 6g	红花 6g
薄荷 6g	肉桂 6g	附子 6g	五味子 6g
吴茱萸 6g	干姜 6g	大枣 4 枚	

---

① 李国莹、马泉、裴正学：《裴正学教授治疗痰瘀阻络型缺血性中风恢复期经验》，载《中国中医药现代远程教育》2017年第15卷，第21期，第70-71页。

15 剂，每日 1 剂。

药尽复诊，患者可自行交流，语言不似常人流利，但较初诊语言可辩，精神状态好转，面有光泽，自诉腹胀已愈，饮食尚可，睡眠好转，仍半身麻木不遂，裴正学教授谓痰湿虽去大半，然而经络仍不甚通畅，原方去木香、草蔻，加用虫类中药僵蚕、全蝎各 6g，蜈蚣 1 条，以通络活血，搜风解毒。10 剂，3 日 2 剂。

服药毕，患者半侧身体麻木减轻，仍活动力欠佳。肌肉收缩力测试 3 度。裴正学教授建议效不更方，继续服用 1 个月。

3 个月后回访，患者诉服药后已经可以生活自理，加之康复运动，现已可流利交流如常人，而身麻木症状已愈十之八九。

四十八、邱茂良医案：脑血栓形成[①]

胡某，女，66 岁。

初诊日期：1988 年 5 月 16 日。

主诉：突发左侧肢体偏瘫、语言不利 1 周。

现病史：患者因突发左侧肢体偏瘫、语言不利 1 周，于 1988 年 5 月 16 日入院。诊查神志清楚，形体较胖，左半身不遂，语言謇涩，口角歪斜，流涎，纳呆，小便通利，大便艰行，舌微红、苔黄腻，脉弦滑。血压 170/100mmHg，CT 提示脑血栓形成。

中医诊断：中风。

证候诊断：肝风痰热。

入院后经针刺风池、廉泉、三阴交、丰隆、绝骨、太冲（以上穴均用泻法），右侧肩髃、曲池、手三里、外关、合谷、阳陵泉（以上穴均用平补平泻）。每日针 1 次，留针 20 分钟。8 天后，症状减轻，唯大便 8 天未通。

时值邱茂良教授查房，问及患者口黏，纳呆，脘腹膨满，欲便不能，胀急难忍。邱茂良教授诊后谓其乃肥胖之人，痰湿素盛，郁于中焦，久而化热，热盛生风。内风夹痰阻于廉泉，则语謇流涎；流窜经络，则肢体瘫痪。痰湿留滞，气郁失宣，有升无降，故便秘不行。

治法：平肝息风、化痰降浊、润肠通便。

【处方】

石决明(先煎)20g	广郁金 10g	生牡蛎 30g	双钩藤(后下)15g
陈胆星 5g	杭菊花 10g	盐半夏 10g	炒白芍 10g
炒竹茹 10g	广地龙 10g	全蝎尾 3g	麻仁 10g

3 剂。

加针足三里、天枢二穴（均用泄法），每日针 1 次，以助药力。

药后，患者矢气连连，大便随之而行，杂有秽浊黏液，苔腻已化，纳食知味。

乃原方加减专以平肝息风、通络化痰，调治偏瘫，迅速好转出院。

[①] 刘万成：《邱茂良临证治验举隅》，载《中医杂志》1990 年第 6 期，第 21－22 页。

【按语】

中风便秘，颇为常见。本例患者年逾花甲，形体较胖，痰热壅盛、气火上逆而致中风，便秘为其并发症。究其病因，肝经气火偏盛，灼伤阴液，津亏肠燥，一也；脾胃痰热内壅，津液不得下行，二也；痰热困阻中焦，气机不畅，斡转失利，三也。故治以平肝息风、化痰降逆，佐以润肠通便。方中石决明、生牡蛎平肝潜阳，钩藤、菊花凉肝息风，芍药柔肝润燥，胆星、半夏、郁金、竹茹化痰运脾降逆，地龙、全蝎息风通络，麻仁润肠缓下。腑气得通，痰滞得下，不仅脾运恢复，风阳亦随之平稳，故能收效。

四十九、任继学医案二则

案1：亚急性感染性心内膜炎并发脑栓塞[①]

刘某，男，69岁，退休干部。

初诊日期：2002年12月21日。

主诉：右侧半身乏力伴失语6小时。

现病史：患者有高血压病史4年余，血压21.8/12.7kPa，平时服用络活喜、开博通等，血压控制在20.0/12.0kPa，无明显头晕、肢麻等表现。2个月前出现低热、贫血、心包积液，经抗感染治疗体温正常，但仍有贫血，复查心脏彩超仍示心包积液，定期静滴白蛋白治疗。6小时前无明显诱因出现失语，家人询问能点头示意，但不能发声，并有右侧肢体乏力，不能持物，行走尚可，饮水反呛，口角歪斜，急查头颅CT未发现异常。

刻诊：低热、微恶风寒，头晕，失语，饮水过快则有反呛，右侧肢体乏力，微觉麻木，纳差，大便3日未行。

体格检查：体温37.5℃，心率90次/min，呼吸20次/min，血压19.5/8.66kPa。神清，自动体位，查体合作，双侧额纹对称，眼裂正常，双侧瞳孔等大等圆，直径3mm，对光反射灵敏，右侧鼻唇沟变浅，伸舌右偏，颈软无抵抗，心界向左下扩大，心音稍低，心尖区SM2/6级柔和吹风样杂音，腹软，脾肋下二横指。

神经系统检查：神清，精神差，运动性失语，脑膜刺激征阴性，四肢腱反射不亢进，右侧上下肢体肌力4级，右侧Babinski征（+），双侧Hoffmann征阴性，Chaddock征阴性。舌质淡暗，苔薄白，根腻，脉滑。

辅助检查：头颅CT示左基底节区脑梗塞；心脏彩超示：二尖瓣前叶赘生物附着，二尖瓣轻度脱垂并中度关闭不全（考虑部分腱索断裂），高血压心脏改变，轻中度主动脉关闭不全。

西医诊断：①亚急性感染性心内膜炎，②高血压病2级　极高危。

中医诊断：中风（中经络）。

证候诊断：风痰瘀血，痹阻脉络。

入院后予来立信、来切利抗感染，并予醒脑静、血塞通针剂静滴，口服络活喜降

[①] 杨利、黄燕、蔡业峰：《任继学治疗亚急性感染性心内膜炎并发脑栓塞验案》，载《吉林中医药》2004年第6期，第2-3页。

压。经治疗3天后，仍有发热、失语，病情改善不明显，遂电话汇报病情，请任继学教授会诊。

辨证分析：任继学教授认为，患者中风初起，内外合邪，既有寒热外证，又兼痰热瘀阻于内，此即刘河间所谓"外有六经之形证、内有便溺之阻隔"。

【处方】三化汤合升降散化裁。

白僵蚕15g	蝉蜕10g	姜黄12g	酒大黄10g
全蝎6g	羌活10g	枳实10g	厚朴10g
钩藤(后下)30g	石菖蒲12g	远志10	郁金12g
人工牛黄(冲)1g			

上方服用6剂后，大便日行2次，体温恢复正常，右侧肌力较前有所改善，但只能发出一两个简单音节，饮水反呛较前略好。舌质仍暗，苔黄腻，脉滑。任继学教授认为，外证已解，去蝉蜕、羌活，以清化痰热、开窍透络为主。

【处方】中风回语散方。

川芎12g	石菖蒲10g	郁金12g	贝母6g
酒大黄6g	黄连5g	豨莶草30g	白薇10g
远志10g	胆南星6g	水蛭10g	人工牛黄(冲)0.5g

嘱煎药时加入茶叶3g。

上方连服10剂，患者右侧肢体肌力明显好转，上肢可以持物，能进餐，饮水反呛已消失，可说一些短句及读报纸。复查心脏彩超示：二尖瓣上赘生物回声减低，余同前。上方继服1周，患者语言功能渐有进步，体温正常，全身情况较好，于2003年1月15日行二尖瓣赘生物切除、二尖瓣置换术。

出院后予补阳还五汤作汤剂，任继学教授"中风回语散"加工成散剂，二者配合服用，在门诊随访，现语言较流畅，交谈无障碍，饮食起居如常。

【按语】

感染性心内膜炎分为急性和亚急性2种，本例为老年患者，起病缓慢，症见低热，贫血，心包积液，并有脾肿大，结合心脏彩超检查，确诊为亚急性感染性心内膜炎。受损瓣膜上的赘生物脱落，可以引起全身各处动脉栓塞，最常见于脑、肾、脾和冠状动脉等。本病即是脑动脉栓塞导致偏瘫和失语。中医虽无"感染性心内膜炎"之病名，但据其脉证，"随证治之"，亦能取得较好疗效。

本病初起，因有发热、微恶风寒，"有一分恶寒，即有一分表证"，风邪外袭，卫表不和；里则腑气未通，痰瘀阻结，内外合邪，升降之机失畅，影响脑之元神、神机、神经，导致上不能统下、下不能应上，窍络钝滞，发为中风。"外有六经之形证，内有便溺之阻隔"，法宜两解表里、宣通上下，故选用杨栗山《伤寒温疫条辨》之升降散合刘河间之三化汤，方证相契，故服后热退、便通，表里两和。然痰瘀之患，不能因汗、下而散，故二诊则以豁痰破瘀为主，佐以清热，以通窍络，改善失语与偏瘫，任继学教授创拟的中风回语散，在临床应用10余年，疗效确切。本案服此方后语言功能恢复如常，即为佐证。

中风诸证，多由风痰阻于清窍、经络而来，故任继学教授于方中取多种祛痰药为主，其中石菖蒲，《本经》言其"主风寒湿痹……通九窍，明耳目，出音声"，其气芳香，善开诸窍，且兼具化湿、豁痰、辟秽之功；远志涤心窍之痰，并安心神，《药品化义》言：远志"味辛重大雄，入心开窍，宣散之药。凡痰涎伏心，壅塞心窍，致心气实热，为昏聩神呆、语言謇涩，暂以豁痰利窍，使心气开通"；胆南星性凉，能祛风痰；郁金开郁、化痰、醒神通窍。4种化痰之药相伍，则涤风痰、开窍隧之功更著。风易化火，火助风威，痰郁则化热，故中风者多有火热为患，本方则用酒大黄、黄连以清之、泻之。《本经》言：大黄"下瘀血，血闭寒热，破癥瘕积聚，留饮宿食，荡涤肠胃推陈致新，通利水谷，调中化食，安和五脏"。大黄苦寒，功能泻下攻积、清热泻火、活血祛瘀。该药通腑泻热使邪有出路，是谓釜底抽薪，使内在之风火痰瘀顿为之挫，酒制则下行之性缓，而可清在上之风火；黄连清心脑之热，热去则心君宁静，"苍天者，清静则志意治"，静则神安、慧生、元神静谧、神机得复；水蛭破瘀通络，张锡纯谓"破瘀血而不伤新血"，赏用此品，任继学教授用此味，正取其义；白薇性凉，善入血分，既凉血热、又可养血，《内经》治血厥之"白薇汤"，即以此药为君。诸药相伍，豁痰以开窍，清火以助风息、痰降，破瘀以通脉络，配伍谨严，切合病机，故能奏效如斯。

案2：右侧基底节区多发性脑梗死[①]

郑某，男，47岁。

初诊日期：1994年11月29日。

现病史：患者3天前酒后夜寐中出现右侧肢体麻木，未治疗。2天后逐渐加重至右侧肢体活动不遂，语言謇涩，头颅CT证实为右侧基底节区多发性脑梗死，故来我院求治。

刻诊：患者形体丰盛，颜面红赤，神志清，大便秘结，小便黄赤，舌红，苔薄白，右侧肢体全瘫，血压120/80mmHg。

中医诊断：缺血性中风。

证候诊断：风痰瘀血，闭阻脉络。

治法：活血化瘀，化痰通络。

【处方】

炒水蛭5g	虻虫5g	地龙5g	豨莶草30g
赤芍15g	胆南星5g	法半夏15g	瓜蒌30g
丹参15g	白薇15g	酒大黄5g	

水煎服，每日1剂。

另予清开灵注射液40mL加入5%葡萄糖注射液500mL静滴，2次/日。

经治疗23天，痊愈出院，又巩固治疗1个月，追访多年未犯。

[①] 高尚社：《国医大师任继学教授治疗脑梗死验案赏析》，载《中国中医药现代远程教育》2013年第11卷，第10期，第8-10页。

五十、任琢珊医案四则

案1：右侧额叶脑梗死[①]

罗某，女，54岁，中学老师。

主诉：右侧肢体瘫痪、失语半年。

现病史：当时CT提示右侧额叶脑梗死。现诊右侧肢体肌力3级，情绪不稳，哭笑无常，头晕目眩，眠差，二便调，纳可，舌淡暗，苔薄黄腻，脉沉细。

中医诊断：中风。

证候诊断：气虚血瘀，痰蒙清窍，脉络不畅。

治法：益气活血通络，豁痰开窍除眩。

【处方】益气聪明汤合补阳还五汤加减。

黄芪30g	太子参30g	粉葛根30g	地龙15g
石菖蒲15g	川芎15g	蔓荆子15g	杭芍15g
炒黄柏10g	红花10g	桃仁12g	天竺黄12g
僵蚕12g	当归12g	炙甘草3g	生大黄4g

上方服14天，诸症好转，原方去大黄，加半夏12g、天麻10g、白术10g、泽泻20g、炒枣仁15g、夜交藤30g。继服14天，右侧肢体肌力5级，生活基本能自理。

案2：右基底节区脑梗死[②]

张某，男，55岁，工人。

现病史：主因左侧肢体活动不利半年来诊，伴头晕，纳差，大便不爽。体格检查：血压120/70mmHg，神志清楚，神情淡漠，默默不语，查体合作。近2个月来精神抑郁，懒于功能锻炼。心肺正常。肝脾未触及。左侧肢体肌力3级，右侧肌力5级，左侧Babinski征阳性，余病理征未引出。舌质暗淡、苔薄白，脉沉细无力。

既往史：既往体健。

辅助检查：头颅CT示右基底节区脑梗死。

中医诊断：中风。

证候诊断：气虚血瘀，络脉不畅。

治法：益气，活血，通络。

【处方】

黄芪60g	党参15g	粉葛根30g	地龙15g
当归30g	赤芍15g	红花6g	桃仁10g
大黄4g	甘草6g	柴胡9g	香附子15g
石菖蒲15g			

[①] 魏凤菊、宋书江、王新平：《任琢珊教授治疗脑梗死及其后遗症经验》，载《河北职工医学院学报》2007年第2期，第43页。

[②] 魏凤菊、宋书江、王新平：《任琢珊教授治疗脑梗死及其后遗症经验》，载《河北职工医学院学报》2007年第2期，第43页。

5剂，水煎服。

患者精神明显好转，肌力有所恢复，遵上方去大黄，继服10剂，左侧肢体肌力达4级，家人扶持行走，信心倍增，积极进行功能锻炼。嘱其原方继服1疗程以增强疗效。

案3：右侧基底节区脑梗塞[①]

姜某，男，62岁。

现病史：1998年12月23日因左侧肢体活动不利，语言障碍2天入院。查体：血压130/85mmHg，神清合作，左侧中枢性面瘫，伸舌左偏，双瞳正大等圆，左侧肢体肌力上肢0级、下肢1级，左侧Babinski征（＋）。血糖7.58mmol/L，尿常规：GLU（2＋）。CT提示：右侧基底节区脑梗塞。经住院治疗20天后出院，当时肌力4级。出院后间断予针灸、中药治疗。

1999年3月7日来诊，查肢体近端功能基本恢复正常，但手指灵活性差，且局部发胀，动作笨拙。舌质暗淡、舌苔薄白，脉沉细。

既往史：有糖尿病史6年余。

【处方】

桂枝10g	赤芍10g	白芍10g	地龙15g
川芎15g	黄芪30g	鸡血藤30g	当归20g
甘草6g			

水煎服。

约服用50余剂，上述症状明显改善，肢体功能恢复正常。

案4：多发性腔隙性梗塞，脑白质病，脑萎缩[②]

卢某，男，68岁。

初诊日期：1997年10月13日。

现病史：患者既往有糖尿病史10余年，反复发作的脑梗塞、脑出血病史6年，随着病情反复发作，患者逐渐出现精神障碍，表现抑郁不乐、少言寡语、认知能力差、记忆力减退、语言不清、答非所问、神情呆滞、强哭强笑、二便不知等症状，生活不能自理。舌质暗红、舌苔少无津、舌下脉络青紫曲张。

颅脑CT提示：双侧基底节区、额叶、小脑、脑干多发性腔隙性梗塞，脑白质病，脑萎缩。

任琢珊教授认为患者年近七旬，肾精本虚，又加病程日久，反复发作，耗伤真阴，脑髓空虚，失其主神明之功。故治以补肾填精，健脑益髓。

【处方】

鳖甲10g	熟地黄10g	龟甲10g	赤芍10g
白芍10g	五味子10g	石菖蒲15g	远志20g
茯神10g	川芎10g	当归20g	枸杞子20g
甘草6g			

[①] 成秀梅：《任琢珊治疗中风兼症经验2则》，载《中医杂志》2001年第6期，第337页。

[②] 成秀梅：《任琢珊治疗中风兼症经验2则》，载《中医杂志》2001年第6期，第337页。

水煎服。

患者坚持服药 1 年余，上述症状明显改善，二便自知，能与他人交流，答问基本切题，能看懂电视。

五十一、阮少南医案三则

案 1：风湿性心脏病，心房颤动，脑栓塞①

患者，女，53 岁，家庭妇女。

现病史：患者有风湿性心脏病史 30 余年。于 1996 年 8 月突然左侧肢体瘫痪，伴左侧口角歪斜，但意识清楚，体温正常，即至某医院急诊入院。诊断为风湿性心脏病，心房颤动，脑栓塞。经住院治疗 2 个星期，面瘫消失，唯左侧肢体偏瘫无明显改善，乃出院回家。后迭经中西药及针灸治疗，症状如故，前来就诊。

刻诊：神志清楚，面色无华，形肥乏力，纳可便调，五官无偏，语言流利，心悸善恐，左上下肢不遂，血压及血脂均正常，舌淡嫩，边有齿痕，苔薄润，脉细数。

中医诊断：中风（半身不遂）。

治法：补气益血，舒筋活络。

取百会、风府、关元、心俞、脾俞（均行补法，留针），左肩贞、曲池、天府、合谷、环跳、风市、阴市、足三里、解溪、昆仑（均行平补平泻法），隔日治疗 1 次。

经治疗 3 个月后，能步行 2 千米，上肢运动功能亦大为改善，其握力略差于右侧。

【按语】

前人有"血虚生风""治风先治血，血行风自灭"之说。此乃气血不足，经筋脉络失其所养致半身偏废不用。此乃血虚为其病之本，偏枯不遂则为其标。治拟补益气血，舒筋活络。取百会、关元、心俞、脾俞、风府、患侧肩髃、曲池、合谷、环跳、风市、阴市、足三里、解溪、昆仑。百会为诸阳之会，顺经而补以壮阳扶元；关元为生气之海，针之以补虚益气；心俞、脾俞分别为心脾经气输注汇聚之所，补之以补血和营；风府为治诸风之要穴以息风；其余诸穴均为局部治疗，以利偏枯不遂。

案 2：高血压、脑血栓形成②

患者，男，52 岁，工人。

现病史：患者有高血压史，于 8 个月前突然右臂麻木及右下肢无力，次日右肢即不会动弹，且伴口角歪斜，但意识清楚，即去某医院急诊入院。诊断为高血压及脑血栓形成。经住院治疗 2 个星期，血压稳定，但偏瘫无明显改善，出院而来门诊就治。

刻诊：形盛体肥，右肢偏瘫，口角歪斜，言语謇涩，纳可便调，神清，血压 22.5/14.5 kPa，舌淡红，苔薄腻，脉缓滑。

中医诊断：中风（半身不遂）。

治法：运中化湿，豁痰通络。

取左率谷、天冲（行平补平泻法），中脘、足三里（行补法），太渊（泻法），右颊

---

① 诸晓英：《阮少南治疗中风半身不遂的临床经验》，载《上海针灸杂志》2001 年第 4 期，第 3-4 页。
② 诸晓英：《阮少南治疗中风半身不遂的临床经验》，载《上海针灸杂志》2001 年第 4 期，第 3-4 页。

车、地仓、肩髃、曲池、外关、合谷、环跳、风市、阳陵泉、昆仑（均行平补平泻法），隔日1次。并嘱应以素食清淡为宜。

经治疗19次后，血压稳定，偏瘫症状消失，口㖞复正，参加工作。

【按语】

此类患者平素嗜膏粱厚味，形体肥胖，则痰湿蕴阻难化，虽形盛于外，却气虚于内。一旦气化无权，湿痰便阻塞脉络，故偏瘫㖞僻之证顿作。治宜化湿豁痰以治本，活血通络以治其标。取中脘、足三里、太渊及患侧肩髃、曲池、外关、合谷、环跳、风市、阳陵泉、昆仑。中脘、足三里为健运中宫之举，中宫运化，则痰浊可化，故用补法，留针；太渊为手太阴肺之俞原，泻之以清肺豁痰，则脉络自通。其余各穴均为疏通经络局部治疗。

案3：冠心病、心房纤维颤动、高血压、脑栓塞①

患者，男，81岁，退休职工。

现病史：患者有高血压病、冠心病史。于6个月前突然右侧上下肢瘫痪，于某医院急诊入院。诊断为冠心病、心房纤维颤动、高血压、脑栓塞。住院1个多月，除偏瘫如故外，其余较稳定，前来就诊。

刻诊：神志清晰，形体偏胖，面黄无华，五官犹端，语言畅利，心悸胸痞，动辄气急，纳可便调，尿后余沥不尽，唇色暗绛，舌有瘀点，苔薄润，脉结代，血压23.0/10.5kPa。

中医诊断：心悸、中风（半身不遂）、虚喘。

治法：养血宁心，理气行瘀，辅以益肾平喘。

取心俞、内关、肾俞、巨阙（均行补法，留针），膻中、膈俞、血海（均行泻法），右率谷、天冲、肩髃、曲池、合谷、环跳、风市、足三里、昆仑（均行平补平泻法），隔日1次。

经治疗30余次，舌之瘀点已消失，右侧肢体运动功能基本恢复，尿后余沥大减，心悸胸痞亦瘥。

【按语】

此类型多为胸阳不振，气虚血瘀，心脉受阻，则心悸，脉结代，口唇紫绀，舌呈瘀点，日久脉络瘀阻，致使半身偏废失用。治拟养血宁心，理气行瘀。取心俞、巨阙、内关、膻中、膈俞、血海、患侧肩髃、曲池、合谷、环跳、足三里、昆仑。心俞、巨阙为心之俞募，以养血宁心，调和血脉，内关为手厥阴心包经之络穴，以通调上焦，宽胸宁心，此三穴均行补法；膈俞为血之会，血海为治血之要穴，两者合而泻之达到活血祛瘀通络之作用；膻中为气之会穴，泻之以通理气机。辅以余穴以调其半身之经筋、脉络，以治其标。

---

① 诸晓英：《阮少南治疗中风半身不遂的临床经验》，载《上海针灸杂志》2001年第4期，第3-4页。

五十二、邵念方医案四则

案1：脑梗塞①

刘某，男，67岁。

初诊日期：1993年10月18日。

主诉：语言謇涩，右半身不遂5天。

现病史：5天前无明显诱因突感眩晕，遂即出现语言謇涩，右半身不遂，即送某医院，做CT示"脑梗塞"，静滴维脑路通、胞二磷胆碱等治疗5天，诸症不减，遂请会诊。现患者精神差，语言不清，右半身不遂，食少眠多，气粗口臭，腹胀，大便5天未行，舌红苔黄腻，脉弦滑而数。

既往史：有高血压病史11年。

体格检查：体温37.2℃，脉搏94次/min，呼吸19次/min，血压22.5/13kPa。嗜睡，呼之能应，双瞳孔等大，对光反射灵敏，伸舌右偏，腹胀，右上、下肢肌力0级，肌张力略高，膝反射略亢进，右侧Babinski征（+）。

证候诊断：肝肾阴虚，肝阳上亢，痰瘀内阻，腑气不通。

治法：急则治标，通腑泻浊。

【处方】通腑汤化裁（自拟方）。

酒大黄(后入)12g	芒硝(烊化)10g	川朴12g	葶苈子15g
全瓜蒌30g	半夏12g	茯苓22g	石菖蒲12g
胆南星10g	生山楂30g	桃仁12g	

水煎服，每日1剂，3剂。

复诊：（10月21日）药后泻下臭秽稀便，日4～5次，嗜睡、腹胀等症渐缓解，能进少量饮食，肢体已能活动。查：血压20/10kPa，舌红苔黄腻已减，肌力1级。腑气已通，上方去芒硝继服6剂。

三诊：（10月27日）精神好，纳谷已香，轻度头晕，大便畅行日1次，舌略红，苔薄白，脉弦。肌力2级，血压19/10kPa，腑证消失，宜益气养阴、活血通络为法。

【处方】

生黄芪30g	制首乌30g	炒土鳖虫9g	制水蛭9g
葛根30g	桃仁10g	鸡血藤30g	川芎12g
生山楂24g	怀牛膝15g	桑寄生20g	天麻10g

水煎服，每日1剂。

四诊：（11月14日）语言较流畅，肌力4级，出院带上方继服，以善其后。

案2：多发性脑梗死②

蒋某，男，63岁，退休工人。

主诉：神识昏蒙伴右侧肢体活动不利2天。

---

① 冯学功：《邵念方教授临证经验举隅》，载《山东中医学院学报》1994年第6期，第396-397页。
② 常富业：《邵念方教授运用活血利水法临证验案精选》，载《中医药学刊》2003年第2期，第190-191页。

现病史：患者有高血压病史 13 年，慢性肾衰竭 1 年。平时自服洛汀新、拜新同等降血压药物治疗。本次发病前因过服降压药物而致脑血栓形成，颅脑 CT 示多发性脑梗死。因患者肾功能损害，其家属拒绝使用甘露醇而要求用中药治疗。

刻诊：言语謇涩、饮水呛咳、口角流涎、头痛、烦躁等，舌质暗淡、边有瘀点，苔黄白而滑，脉弦滑略数。

中医诊断：中风（急性期）。

证候诊断：瘀阻脑络，水溢清窍，髓窍不利。

治法：急则治其标，必须从速活血利水，以络通水去，脑窍自聪。

【处方】

川芎 15g	酒水蛭 9g	益母草 30g	泽兰 12g
生大黄 10g	川牛膝 12g	红花 9g	琥珀粉$^{(冲)}$ 5g
泽泻 12g	猪苓 12g		

水煎服，每日 1 剂。

同时适当应用速尿等药物。

连服 6 剂，患者神识转清，再服 10 剂，神识如常，肢体功能活动基本恢复。以后改用补阳还五汤加减内服，患者痊愈。

案 3：右侧颞额顶叶大片脑梗塞[①]

宋某，女，71 岁。

初诊日期：1994 年 4 月 24 日。

现病史：患者晨起时突然倒地，左侧上下肢体活动失灵，语言謇涩，口舌歪斜 4 小时而来诊。

既往史：素有慢性支气管炎病史，长期咳痰。

体格检查：血压 14/10kPa，神志恍惚，轻度烦躁。中枢性面瘫。双肺散布哮鸣音。左侧上下肢肌力均 0 级。左侧 Babinski 征阳性。舌质暗淡、苔黄腻，脉弦滑。

辅助检查：颅脑 CT 示右侧颞额顶叶大片脑梗塞。

中医诊断：中风（中腑）。

证候诊断：风痰瘀水闭阻脑窍。

治法：活血利水，化痰通络。

【处方】活血利水通脉饮原方。

泽兰 15g	水蛭 6g	大黄 6g	三七粉$^{(冲)}$ 3g
葛根 30g	泽泻 30g	茵陈 30g	白术 24g
石菖蒲 12g			

水煎服，每日 1 剂。

因患者合并有慢性支气管炎发作，同时用青霉素 800 万 U 加入 5% 葡萄糖液中静滴，日 1 次。

治疗 2 日，神志清醒，左下肢肌力转为 2 级。1 周后左上下肢肌力达 3 级。半月后

[①] 骆丰：《邵念方教授运用活血利水法治疗急性中风经验》，载《新中医》1997 年第 11 期，第 6－7 页。

患者神志清楚，语言流利，肌力恢复至 4 级，可下地步行活动。

疗效评定：治疗前总分 6 分，治疗后总积分 22 分，达到显效标准。

【按语】

邵念方教授自拟活血利水通脉饮，组成如下：泽兰 15g，水蛭、大黄各 6g，三七粉（冲）3g，葛根、泽泻、茵陈各 30g，白术 24g，石菖蒲 12g。整个组方思路创新，构思严谨，将传统中药药性与现代药理相结合，共奏活血利水、清热化痰通腑之功。用以治疗急性中风病，使血活、水利、热清、痰化、气顺，并根据病情变化灵活化裁。

案 4：右额叶脑梗塞①

患者，男，48 岁。

初诊日期：1995 年 6 月 12 日。

现病史：高血压病史 10 年，3 个月前因疲劳突发右侧肢体偏瘫、失语，CT 检查为左基底节区脑梗塞。在某医院住院第 30 天时，又突发左侧肢体活动失灵、麻木，CT 检查为右额叶脑梗塞。治疗 60 天后病情好转出院，遗有四肢活动无力、肢麻。

刻诊：双上肢抬举不能平肩，步履艰难，四肢麻木，头晕耳鸣，舌质暗红，脉弦。四肢肌力 3～4 级。

证候诊断：气阴两虚，肝阳上扰，瘀血阻络。

【处方】中风康复饮（黄芪 30g～90g、制何首乌 30g、川芎 12g、桃仁 10g、鸡血藤 30g、葛根 30g、水蛭 8g、土鳖虫 8g、山楂 24g）加天麻 12g、钩藤 30g、白芍 15g。

水煎服，每日 1 剂。

12 剂后，肢体活动有力，头晕耳鸣减轻。

此方随证加减，共服 90 余剂，配合功能锻炼，四肢活动自如，余症好转，生活自理，肌力基本达到 5 级。

【按语】

元气亏损、肝肾阴虚是中风发病的本源。在中风病恢复期，机体气阴亏虚之象明显，而瘀血痼结脑络，致半身不遂、肢体麻木、语言謇涩等症状恢复缓慢，并伴有神疲乏力、少气懒言、头晕耳鸣、舌质紫暗等症，成为辨证论治的要点。

邵念方教授认为治疗宜益气养阴以扶本，活血通络而消顽瘀。拟中风康复饮，组成：黄芪 30g～90g，制何首乌 30g，川芎 12g，桃仁 10g，鸡血藤 30g，葛根 30g，水蛭 8g，土鳖虫 8g，山楂 24g。本方特点为重用黄芪、制何首乌益元气滋真阴，培本扶正，从而鼓舞血行，敛收浮阳；川芎、桃仁、鸡血藤、葛根活血化瘀，通经达络；加用虫类药水蛭、土鳖虫攻窜善走，祛脑络内久滞瘀血；山楂消食化瘀。若兼阴虚阳亢，见头晕头痛、脉弦者加天麻、钩藤、白芍、桑寄生；兼痰浊偏盛，见胸脘痞闷、神倦多寐、舌苔厚腻者加石菖蒲、半夏。临床应用本方配合功能锻炼，患者肢体、语言障碍都可较快恢复。

---

① 骆丰：《邵念方治疗中风病经验》，载《山东中医杂志》1998 年第 2 期，第 27－28 页。

五十三、沈宝藩医案五则

案1：脑梗塞，右侧偏瘫[1]

色某，女，78岁，维吾尔族。

主诉：头晕头痛，呕吐，失语，口眼歪斜，右半身不遂4小时。

现病史：因头晕头痛，呕吐，失语，口眼歪斜，右半身不遂4小时急诊入院。患者半年来经常头晕头痛，目胀干涩，耳鸣。入院前1天，因情志不畅使头痛加剧，翌日中午发生呕吐，随即跌仆于地，口舌歪斜，右侧偏瘫，大便3日未行。

体格检查：神志清楚但失语，血压21/13kPa，两侧瞳孔不等大，右侧大于左侧，对光反射存在，右侧肢体活动障碍，舌体向右偏斜，颈部活动稍有抵抗，双侧Babinski征阳性。脉弦细数，苔厚腻根微黄。

西医诊断：脑梗塞，右侧偏瘫。

中医诊断：中风（中经络）。

证候诊断：肝阳化风，痰火上扰。

治法：急拟息风开窍，化痰通络治之。

【处方】

钩藤10g	白蒺藜9g	半夏6g	竹茹6g
石菖蒲6g	郁金9g	桃仁9g	炒山栀10g
红花9g	牛膝9g		

水煎，分2次温服，每日1剂。

另以10%葡萄糖溶液200mL加复方丹参注射液10mL，每日1次静滴，10次为1疗程。

经治疗后，第2天瞳孔转为等大，颈部活动柔软，大便也能自解但干结，上方服用10剂，失语之症已无，下肢已能抬举活动，苔腻转净，舌暗稍红，脉仍为细弦。

治则改为标本兼顾，以滋水涵木，化痰清热通络法调治。

【处方】

生地9g	制首乌9g	元参9g	杜仲10g
牛膝9g	赤芍9g	丹皮9g	郁金9g
瓜蒌13g	桃仁13g	陈皮6g	

用法同前。

上方调治10余天后，患者已能自行活动，语言清晰，口舌歪斜消失，舌体微向右侧偏斜，两侧Babinski征阴性。

共住院22天，基本痊愈出院。

【按语】

患者年迈七旬，肝肾本已不足，又因五志过极，阳气暴张，化火生风，迫血上涌，

---

[1] 李国昌：《沈宝藩运用痰瘀同治法治疗心脑血管疾病经验》，载《新疆中医药》1991年第3期，第34-36页。

血凝阻络，风火相煽，灼津为痰，而致偏枯。急拟息风开窍，化痰通络治之。经治周余，标实诸症渐减，改用滋水涵木，清热化痰通络法调治，疗效卓著。共住院22天痊愈出院。

沈宝藩教授对中风病较长时期的临床实验研究中，按"百病兼痰""百病兼瘀""痰瘀同源"之说，创用了"痰瘀同治"之法治疗中风病，强调在辨证施治基础上，应将痰瘀同治之法贯彻始终。无论在中风病急性期或恢复期，应根据证情选用涤痰开窍、清化热痰、温化寒痰、润燥化痰、健脾化痰等药，这样"痰一化，窍自开，络自通，风自清"。

此学术见解，临床验证获得可喜疗效。近年来沈宝藩教授与医院中风病科研组全体成员一起，以辨证论治为主体，同时在重视辨病研究的基础上，纵横结合探讨该病证候的演变规律，进一步筛选中风病治疗的原有方药，研制出平肝脉通片、化痰脉通片、补气脉通片等多种治疗中风病系列制剂，应用于临床，疗效显著。

案2：右侧脑梗塞[①]

陈某，男，61岁，干部。

现病史：就诊当日清晨起床摔倒于地，神志清楚，然左侧半身不遂，患者上肢仅能左右摆动，下肢萎软无力，头晕，胸闷，身困，血压21/13kPa，瞳孔两侧等大。经CT证实为右侧脑梗塞。

中医诊断：中经络（缺血中风）。

证候诊断：风痰瘀血痹阻脉络。

【处方】

天麻10g	牛膝10g	茯苓10g	半夏9g
炒白术9g	橘红9g	菖蒲9g	川芎9g
红花9g	络石藤9g	泽泻13g	

水煎服，另予化痰脉通片，3次/日，6片/次，口服；卡托普利25mg，3次/日。

二诊：头晕、胸闷减，苔厚腻，上方加厚朴、地龙各9g，其他药物仍服用。

上法治疗近1个月，头晕胸闷均宁，已能扶拐行走，然身困乏力，舌体胖大、苔薄腻，脉弦细。

风已平息而痰去大半，病久体弱，改用益气健脾、化痰通络之补气脉通片。

中药补阳还五汤加用健脾化痰药治疗月余，诸症消失，能自由行走，嘱近期续服用补气脉通片、卡托普利片。

案3：脑梗死[②]

肖某，男，49岁。

初诊日期：2011年7月20日。

现病史：4个月前患者下班饮酒后右手不能抬起，至次日仍不能抬起，语言謇涩，

[①] 张磊、王格林：《沈宝藩教授应用古方治疗脑中风的经验》，载《新疆中医药》2004年第6期，第43-44页。

[②] 万智、赵翠霞、沈宝藩：《沈宝藩教授治疗中风临床经验介绍》，载《新疆中医药》2013年第31卷，第4期，第53-55页。

急送某医院就诊，查头颅核磁：左侧额顶叶、基底节区、双侧侧脑室旁及放射冠区缺血性改变。伴有右侧半身不遂，诊断为"急性脑梗死"，经中西医结合及针灸康复治疗近4个月，肢体活动稍有恢复，但仍有右侧肢体活动不利、麻木、行动困难，语言謇涩，气短，乏力，手抖，口干，口渴，饮食可。舌质暗红，脉细。

西医诊断：脑梗死。

中医诊断：中风（中经络）。

证候诊断：气虚血瘀，痰阻脉络。

治法：益气健脾，化痰通络。

【处方】

黄芪 13g	当归 13g	丹参 13g	生地 13g
赤芍 13g	白芍 13g	山楂 15g	陈皮 6g
牛膝 10g	红花 10g	郁金 10g	络石藤 10g

二诊：上方服用半月后，肢体活动仍差，身困乏力，气短，舌暗红，脉仍细弱，黄芪用量加至20g。

三诊：1个月后患者复诊，已能扶拐杖行走，语言开始单个字或词发音，身困乏力症状减轻，苔薄白，脉仍细弱，黄芪逐渐加大到30g。

目前，经2年治疗患者已能自行行走，但右手仍不能精细活动，只能做抬举动作，能组词及较短的句子表达言语。

【按语】

患者脑梗塞恢复期及后遗症期经针灸康复针剂等治疗后肢体活动仍不理想，语言不能，周身乏力，苔薄，脉细弱，辨证为气阴两虚、血瘀痰阻。

取补阳还五汤加加茯苓、远志、橘红化痰活血开窍，或加生地、白芍养阴，或加地龙、鸡血藤通血脉；每每必用牛膝，以强壮筋骨补肾。黄芪量逐渐加大，使气旺脾运，诸症改善明显。

案4：高血压病并发急性脑血管病脑梗塞[①]

刘某，男，64岁。

初诊日期：1988年12月6日。

现病史：素有高血压病史，断续服用西药降压药，近日家事烦劳。昨深夜外出淋雨而归，今晨家人发现其昏迷不醒，面色灰暗，口角流涎，半身不遂，苔白腻，舌暗淡，脉沉滑缓，血压150/90mmHg，脑CT示：右侧基底节部梗塞病灶。

西医诊断：高血压病并发急性脑血管病脑梗塞。

中医诊断：缺血性脑中风（中脏腑）。

证候诊断：痰浊瘀阻，蒙闭清窍。

治法：辛温开窍，涤痰息风通络。

【处方】

| 法半夏 10g | 茯苓 13g | 橘红 10g | 菖蒲 10g |

---

① 胡晓灵：《沈宝藩教授证治脑中风经验掣要》，载国家中医药管理局科技司、中华中医药学会《国家中医药管理局脑病重点研究室建设研讨会暨中风病科研成果推广交流会论文汇编》，中华中医药学会2010年版。

| 郁金 10g | 远志 10g | 制南星 5g | 天麻 10g |
| 僵蚕 10g | 川芎 10g | 牛膝 10g | 丝瓜络 10g |

水煎服，每日2次。

三七粉4g分2次冲服即灌服苏合香丸1粒，随证情演变再予加服。

经治2天后，患者仍昏迷不醒，然四肢不温、偏瘫，身见汗出，大小便自遗，脉象转为细弱，血压100/60mmHg。急加用参附注射液20mL加入10%葡萄糖注射液20mL静推。2小时1次，并加用红人参30g另煎兑服。

经过6小时后，血压130/60mmHg，身汗已见少，手足渐温，脉象沉细，停用参附注射液，原方加黄芪13g，去天麻，其他治疗方法不变。

3天后患者苏醒，原厚腻苔转薄腻，脉弦缓，前方加炒白术10g、当归10g、红花10g，停用苏合香丸。

2周后，患者瘫痪下肢已能在床上左右移动，舌强语謇，二便调，苔滑腻，脉弦缓，血压130/80mmHg，出院门诊继续康复治疗。

【按语】

缺血性脑中风（中脏腑）阴闭患者治程中渐显气阳欲脱诸证，急取用参附注射液和独参汤回阳救脱，病情转危为安。后继用益气健脾祛痰通络法调治见效。

案5：右侧脑梗死[①]

陈某，男，61岁，干部。

现病史：就诊当日清晨起床即头晕摔倒于地，神志清楚，然左侧半身不遂，患者上肢仅能左右移动，下肢萎软无力，不能行走，头晕，胸闷，身困，血压21/13kPa，颈软，瞳孔两侧等大，心肺（－），腹软肝脾未及，两侧Babinski征（－），苔厚浊腻，舌体胖大，舌向左侧偏斜，脉弦滑，经CT证实为右侧脑梗死。

中医诊断：缺血性中风（中经络）。

证候诊断：风痰瘀血痹阻脉络。

【处方】

天麻 9g	半夏 9g	炒白术 9g	茯苓 10g
当归 10g	红花 9g	川芎 9g	陈皮 6g
牛膝 9g	络石藤 9g		

7剂，水煎服，每日1剂。

化痰脉通片6片，3次/日。

二诊：头晕，胸闷减，苔转厚腻，上方加地龙9g，续服化痰脉通片，上法治疗近1个月。

三诊：胸闷头晕均宁，已能扶拐行走，然身困乏力，苔转薄腻，脉弦细，舌体胖大。风息而痰去大半，病久体弱，改用益气健脾化痰通络之补气脉通片，中药按补阳还五汤加用健脾化痰药治之月余，诸症消失，能自由行走，生活自理，嘱患者若无其他不

---

① 胡晓灵：《沈宝藩教授证治脑中风经验挈要》，载国家中医药管理局科技司、中华中医药学会编《国家中医药管理局脑病重点研究室建设研讨会暨中风病科研成果推广交流会论文汇编》，中华中医药学会2010年版。

适症状，近期可长期服补气脉通片调治。

五十四、盛循卿医案：急性型脑血栓形成[①]

刘某，女，57岁。

初诊日期：1977年10月3日。

现病史：昨夜气候突变，今晨外出时，朔风袭面。顿感头胀痛，返家后肢软乏力，继之骤然跌仆，四肢厥冷，右侧手足偏瘫，神态呆滞，口角歪斜，颜面呈痴笑状，舌謇语难，谷食衰少，脉浮滑，且右大于左，舌有齿痕。

证候分析：患者素体肥盛，脾弱湿困，复感风邪，阴阳失调，致痰阻窍络，证属风中心脾。

治法：祛风化痰，益脾柔肝。

【处方】《沈氏尊生》资寿解语汤佐菖蒲郁金汤出入。

羚角3g	羌活3g	附片3g	天麻3g
甘草10g	菖蒲10g	陈胆星10g	郁金10g
制半夏10g	茯苓10g		

二诊：服上方3剂，脉转沉细，神识清爽，手足转温，口歪渐正，吐字略清，可少量进食薄粥，能扶杖站立片刻。风邪已疏，阴霾之象亦散。改用补阳还五汤培补气血，畅络搜滞。

此后患者相继服补阳还五汤加减月余，同时配合体疗，病遂告愈。

【按语】

本病例西医诊为急性型脑血栓形成。患者平素心脾不足，络脉空虚，致风邪侵犯诱生中风，并表现出风、痰、虚夹杂之证。施以资寿解语汤，方中羌、防祛外袭之风邪；羚角、天麻平内生之肝风；炙草、附、苓温经益火补脾化痰，扶正祛邪；胆星及菖蒲郁金汤化痰开窍。终以补阳还五汤调治后遗症，50剂而告康复。

五十五、石学敏医案五则

案1：右侧基底节区及桥脑右侧腔隙性梗死[②]

王某，男，43岁，已婚。

初诊日期：2010年9月3日。

主诉：复视1月。

现病史：2010年8月4日就诊于某医院，入院诊断为：脑干梗死，高血压1级 极高危，空腹血糖受损。2010年8月6日头颅核磁共振示：右侧基底节区及桥脑右侧腔隙性梗死；双侧辐射区轻度脑白质脱髓鞘改变；右侧大脑中动脉远端变细，分支变少。经治疗后，患者自觉复视未缓解遂转诊。予以眼罩遮盖患眼。经治疗一段时间后，自觉复

[①] 孙卫平：《盛循卿主任医师急重症验案四则》，载《浙江中医学院学报》1986年第5期，第55-56页。

[②] 高翔宇、张春红：《石学敏以人迎为主穴治愈中风后视歧1例》，载《中医杂志》2012年第53卷，第11期，第914-915页。

视症状未缓解，并摘除眼罩后视物眩晕、头痛、恶心。于2010年9月3日就诊于我院高血压门诊。

刻诊：患者神清，精神可，眼球向右上偏斜，眼颤，右眼睑稍下垂，复视1月余，舌暗红、苔薄白，脉弦滑。

既往史：高血压病史10年，存在高血压、脑卒中家族史。服用拜新同、波立维，血压控制在130/90mmHg，既往血压最高为170/110mmHg，右侧轻度面瘫，四肢活动未见异常。

治疗：（1）人迎穴（喉结旁外侧手可触及颈动脉搏动最强处取穴），用0.25mm×40mm毫针迅速刺入真皮，缓慢垂直刺入1cm左右，见针柄随脉搏搏动为准。并使用"凤凰展翅"手法行针1min，留针30min。

注意事项：要求患者仰卧位，使用颈枕，闭目养神。

（2）双侧风池、翳风至风池线排刺2或3针、颈夹脊穴排刺、头皮针视区。风池（双侧），向对侧内眼角方向进针，针刺深度1cm～2cm，使患者自觉麻胀感向同侧头角放射为度。针感使整个后头部有连续的酸胀感，以患者可忍受为度。

（3）患侧睛明、四白、阳白、太阳。睛明，取仰卧位，微闭双眼目，术者左手将患者眼球推向外侧，右手持针沿眼眶边缘缓缓垂直刺入，进针深度为2cm左右。四白，针尖稍偏向眼部。阳白，分别向印堂、眉冲、头维、丝竹空4个方向透刺。太阳，针尖稍偏向眼窝部。刺上4穴使眼周有明显胀感为度。

每日治疗1次，患者连续针刺10次以后，眼球运动明显好转，患者家属述眼球明显向中正位偏移。针刺第16次（2010年9月21日），患者述当晚看电视未出现复视，针刺第18次（2010年9月23日），患者摘除眼罩，述平视不再双影，斜视及其他方向复视尚存在。

继续针刺治疗1个月后，复视未再出现，血压平稳。复查核磁共振示：右侧基底节区及桥脑右侧腔隙性梗死；双侧辐射区轻度脑白质脱髓鞘改变。后又针刺6次巩固疗效。

【按语】

视歧又名一视二物，在脑血管病涉及脑干的疾病中较常出现。此病的描述见于《灵枢·大惑论》，言："精散则视歧，视歧见两物。"病机是邪逢人体虚时从颈入脑，使脏腑精气不能正常输注于目系，目系精气耗散而发生视歧。同时《灵枢·大惑论》亦认为"目系上属于脑，后出颈中"。基于这一观点，治疗本例复视采用人迎、风池为主穴，颈夹脊排刺及翳风至风池线排刺为辅，视区、精明、四白、阳白、太阳穴为使的治疗方法。

人迎夹结喉两旁，位于足阳明胃经上，为足少阳与足阳明经的交会穴。《黄帝内经》记述足阳明精气入于此穴，为气海之输，其论述见于《灵枢·根结》："足阳明根于厉兑……入于人迎。"《灵枢·海论》："膻中者，为气之海，其输上在柱骨之上下，前在于人迎。"《针灸甲乙经》认为，仰刺人迎具有"候五脏气"的作用。因此，应用补法针刺人迎具有补纳宗气、祛邪、促进脏腑精气输布的作用，特别是促进精气上注于头的作用。现代研究表明，针刺人迎穴具有改善脑血液循环，纠正脑干缺血、缺氧状态，缓解脑水肿和脑功能恶化的作用。

风池位于项颈部，平风府穴，并处于胸锁乳突肌和斜方肌之间的凹陷处，为风邪入脑之冲，足少阳胆经、阳维之会，是头颈部祛风除邪的要穴。此外，针刺风池穴对椎基底动脉的收缩与舒张有双向良性调节作用，并具有调节脑血管的张力和改善脑部血液循环的作用。

《黄帝内经》曰："治病必求于本。"本例视歧之本在于邪乘虚时，从颈袭脑，扰乱脏腑精气上注于头，使精不明，不明故散，散则视两物。而人迎、风池为颈部前后诸经脉之要冲，补虚泻邪，一前一后，交相呼应，因此为主穴。从解剖生理学上亦可印证此点。人迎深部为颈动脉，而风池深侧为椎基底动脉，此两动脉总司人体头部的供血。针刺两穴显然具有显著地调节头部的供血作用。而颈夹脊穴、翳风至风池线排刺，是从横纵两个方向上，沟通多经经气、祛邪疏经、补益脑髓，辅助前后两大要冲（人迎、风池），使诸邪无遁形之处，无入侵之地。刺视区、患侧睛明、阳白、四白、太阳，使气直达病所，使精气输布于目。与人迎、风池、颈夹脊穴，起到补虚、除邪、明目的作用，进而达到治疗复视的目的。

案2：左侧基底节区脑梗塞①

李某，男，56岁。

初诊日期：1992年4月10日。

主诉：右半身不遂4天。

现病史：右半身不遂4天。头颅CT片示"左侧基底节区脑梗塞"。就诊时神清，语涩，表情呆板，右侧肢体肌力2～3级，需人搀扶才能行步，右手无力持物，舌淡苔薄，脉弦。

中医诊断：中风（中经络）。

治法：醒脑开窍，滋补肝肾，疏通经络。

穴取：内关、人中、三阴交、极泉、尺泽、委中。

按醒脑开窍手法施治1次，次日即持棍步行来诊，诉右侧肢体较前明显有力，续治1周后行走基本正常。

【按语】

由于针灸治疗的特殊性，同一配方中，对穴位针刺的深浅、进针方向及采用手法的不同，对临床效应及治疗结果亦有差异。为了更好地提高疗效，使醒脑开窍法的临床应用规范化，石学敏教授通过几十年的实践探索，在本法的进针方向、深度、时间上作了量学规定。

即先针双侧内关穴，直刺1～1.5寸，施捻转提插相结合的复式手法（泻法）1分钟，继刺人中穴，进针5分后，采取雀啄手法，以患者眼球湿润或流泪为度。三阴交沿胫骨后缘与皮肤呈45°角，进针1～1.5寸，用提插之补法使下肢抽动3次。极泉直刺1～1.5寸，用提插泻法，使上肢抽动3次。尺泽操作及量学要求同极泉。委中穴采取仰卧位，直腿抬高取穴，进针1寸，用提插泻法，使下肢抽动3次即可。风池、翳风、

---

① 姜华琦、苗德振：《石学敏针治中风病经验》，载《安徽中医临床杂志》1995年第4期，第38-39页。

完骨均针向结喉，进针 2～2.5 寸，施小幅度、高频率之捻转补法半分针。合谷针向三间处、第二掌骨下缘部位，采用提插泻法，使食指抽动为度；金津、玉液，点刺出血。

石学敏教授强调，本法关键在于手法，必须严格按要求去做，才能产生较好的临床效果。很多中经络的患者经本法治疗 1 次，即能产生立竿见影的疗效，而且病程越短，疗效越显著。

案 3：脑梗死[①]

高某，男，63 岁。

主诉：左侧肢体活动不利伴吞咽困难 14 天。

现病史：患者于 2012 年 7 月 14 日凌晨 3 时无明显诱因出现肢体麻木、吞咽困难，当时神清，无头疼头晕及胸闷憋气等症，就诊于当地医院。查颅脑 MR 示：脑干，小脑梗死。现病情减轻，遗留左侧肢体不遂，转入我院行针灸治疗。

入院时神清，精神可，语言欠流利，持续左侧肢体活动不利，麻木，饮水咳呛，吞咽困难，寐安，二便调。

既往史：有高血压病、冠心病史，否认糖尿病史。

西医诊断：脑梗死。

中医诊断：中风（中经络）。

证候诊断：阴虚风动。

治法：醒脑开窍，疏通经络，滋补肝肾。

取穴：内关、人中、三阴交为主穴，极泉、尺泽、委中等为辅穴。

患者于 2012 年 8 月 2 日早晨 6 点突发呃逆不止，声高频繁。即给予针刺双侧翳风穴，呃逆消失。

操作方法：患者仰卧位或坐位，局部消毒后，用 1.5 寸毫针快速刺入皮下，针尖向咽喉部刺入 1 寸，捻转手法，得气后大幅度捻转 5～6 次，同时嘱患者屏气 15s，如呃逆未止，可用同法操作 2～3 遍，留针 20min。

第 2 天呃逆再次发作，在上述治疗基础上加双侧内关穴、人中穴。

操作方法：内关穴直刺 0.5～1 寸，采用捻转提插结合泻法，施手法 1min，不留针；人中穴向鼻中隔方向针刺 0.3～0.5 寸，用重雀啄法，至眼球湿润或流泪为度。

按上述操作方法，每天治疗 1 次，1 周为 1 个疗程，治疗 2 个疗程后，呃逆未再复发，继续以往治疗。

【按语】

呃逆一证常因饮食不节、过食生冷寒凉之物或因暴饮暴食、过食炙热辛辣之品，或情志不畅，或由于胃肠、肝胆、胸膜、颅内的某些疾病，直接或间接影响呼吸中枢，使膈神经受到刺激，导致膈肌不自主、不规则地间歇收缩，从而产生出一种奇特的呃呃之声。对于脑血管病累及呃逆中枢所发生的呃逆，症状严重而且顽固，可使病情加重危及生命或使康复疗程延长。对呃逆有效的治疗有利于降低中风病死亡率和促进疾病康复。

[①] 王炎、石学敏：《针刺翳风穴治疗中风并发呃逆 1 例》，载《湖南中医杂志》2013 年第 29 卷，第 11 期，第 90 页。

翳风穴属三焦经穴，可疏利三焦气机，宽胸理气利膈，降上逆之胃气而止呃。《中藏经》载："三焦通则内外左右上下皆通。"从现代医学角度分析翳风穴位深处有面神经、迷走神经和耳大神经分布，刺激该穴能反射性地抑制迷走神经和膈肌的异常兴奋，缓解膈肌痉挛平息呃逆。翳风穴与内关穴是互为表里的穴位，可共同疏调三焦气机，宽胸利膈。针刺人中穴可调畅督脉及手足阳阴之经气，醒脑调神，通调阴阳经气，畅通气血，和胃止呃。三穴合用，共达醒脑开窍，健胃宽胸，降逆利膈之效。

案4：脑梗死、糖尿病①

郑某，男，53岁。

初诊日期：2015年3月23日。

主诉：双侧肢体无力伴汗出5月余。

现病史：患者诉于2014年10月某天夜间生气、着急，次日受风后突发右侧肢体活动不灵活，言语不利，口角下垂，闭目露睛，遂就诊于当地医院。颅脑CT示：左侧腔隙性梗死。经治疗27天后肢体活动无力伴汗出等症状无缓解。为求进一步治疗，遂就诊于某医院特需门诊。

患者被扶入诊室，症见：神清，精神可，语声低微，双侧肢体无力，右侧肢体可抬离床面45°，左侧肢体可抬离床面90°，肩关节外展内收均受限，多汗，汗液可湿透内衣，右嘴角低垂，易烦躁，不能久卧，纳少，寐欠安，大便4～7日1行，舌暗红，脉弦。

既往糖尿病史23年，注射胰岛素诺和锐，早、中、晚各16IU，空腹血糖8mmol/L～9mmol/L，餐后未检测。

查：双侧Babinski征（-），腱反射（+），右上肢肌力3级，右下肢肌力3级，左上肢肌力3级，左下肢肌力3级，神经功能缺损评分（NIHSS）：8分，Barthel指数（BI）：50分。

西医诊断：脑梗死，糖尿病。

中医诊断：中风。

证候诊断：阴虚风动。

治疗原则：醒脑开窍，滋补肝肾，疏通经络。

石学敏教授查看患者后认为，患者糖尿病20余年，由于其胰岛素分泌不足引起的糖代谢紊乱，会造成对其靶器官即心脑肾的损害，易引起缺血性脑卒中。嘱控制血糖，予醒脑开窍针刺治疗，同时口服丹芪偏瘫胶囊，并辅以筋骨针治疗。

治法：醒脑开窍，滋补肝肾，疏通经络。

取穴及操作。

（1）双内关：捻转提插泻法1min。

（2）人中：雀啄泻法至眼球湿润为度。

（3）双三阴交：提插补法至肢体抽动3次为度。

---

① 王晨瑜、石学敏：《石学敏针刺治疗中风后多汗症验案1则》，载《湖南中医杂志》2016年第32卷，第8期，第130页。

（4）双侧极泉、尺泽、委中：提插泻法至肢体抽动3次为度。

（5）风池、完骨、天柱：捻转补法。

（6）曲池、合谷、外关；肩髃、肩髎、肩前；足三里、阴陵泉；地仓、阳白、颊车。

另加筋骨针：肩关节，2天1次。治疗4天后，患者诉双侧肢体无力较前明显好转，汗出明显减少，但仍稍有汗出，皮肤潮润的微汗，肩关节可外展45°，可平卧，其神经功能缺损评分（NIHSS）：6分，Barthel指数（BI）：50分。

治疗2周后，患者可步入诊室，可自己独立完成穿衣、洗澡等日常活动，无异常汗出，肩关节外展内旋基本恢复正常，精神愉悦，两侧嘴角基本对称，无烦躁不安等症状，胰岛素用量同前，空腹血糖控制在7mmol/L～8mmol/L。NIHSS：2分，BI：75分。

【按语】

石学敏教授立足"治神"学术思想，创立了醒脑开窍针刺法，在中风病的针灸治疗中发挥了重要作用。石学敏教授认为中风病的病位在脑，强调"神"在中风病发病中的主导作用，重视对"神"的调理。"醒脑开窍"针刺法治疗中风病临床疗效显著；主副穴相配，体现了"醒脑开窍、滋补肝肾、疏通经络"的治疗原则。醒脑开窍针刺法，临床上除了注意选穴配方外，还对针刺操作上的手法量学提出了其特殊的要求和规定，从而使醒脑开窍针刺法体现出其科学性，并对人体多系统均有良性导向作用。

案5：脑梗死，运动性失语[①]

患者，男，68岁。

初诊日期：2015年3月27日。

主诉：语言謇涩3月余。

现病史：3个月前，患者无明显诱因出现右侧肢体不遂，语言謇涩，就诊于当地医院，颅脑MRI示：左侧岛叶、颞叶及额叶、顶叶大范围脑梗死。予溶栓治疗后，未遗留肢体不遂，但仍不能自主表达。为求进一步治疗，遂来我院特需针灸门诊。

刻诊：患者神清，精神不振，表情淡漠，语言謇涩，仅能发出"啊""嗯"等单音节语气词，纳可，寐安，二便调，舌暗红、苔白腻，脉沉细。高血压病史10余年，规律服用科素亚。否认其他内科病史。

西医诊断：脑梗死，运动性失语。

中医诊断：舌瘖（中风后失语）。

证候诊断：痰瘀阻窍。

治法：醒脑开窍、启闭开音，兼以补益脑髓。

取穴为印堂、上星透百会、内关、四神聪、上廉泉、四白、太溪，舌面及舌下金津、玉液点刺放血。患者取仰卧位，医者采用华佗牌无菌消毒针灸针（0.30mm×40mm，0.30mm×75mm）施术。

印堂：刺入皮下后使针体直立，采用轻雀啄手法，以流泪或眼球湿润为度。

[①] 金娇娇、石学敏：《醒脑开窍针刺法治疗中风后失语1例》，载《湖南中医杂志》2016年第32卷，第9期，第104－105页。

上星透百会：以75mm毫针沿上星穴沿皮透刺至百会穴，施以小幅度高频率捻转补法1min；内关：直刺0.5～1寸，提插捻转泻法1min；四神聪：向后斜刺0.3～0.5寸，施小幅度高频率捻转补法。

上廉泉：向舌根部震颤进针1.5～2寸，使针感放射至舌根部及咽喉部。

四白：直刺0.5～0.8寸，施小幅度高频率捻转补法。

太溪：直刺进针1～1.5寸，捻转补法。舌面用3寸长针进行点刺，由外向内，使可见微小出血点为宜；嘱患者张口卷舌，暴露舌底部，用三棱针点刺金津、玉液，使出血2mL～3mL。1次/日，每周治疗6次，2周为1个疗程。

嘱患者自行读报纸练习，与家属进行对话练习。治疗1周后，患者可说简单短句；2周后语句连续，可回答问题和数数，发音较清晰，情绪好转，面部神态逐显生动；治疗1个月后，患者与家人交流增多，发音清晰，精神状态良好。随访患者言语流利，精神好，生活质量明显提高。

【按语】

中风后失语属中医学"喑痱""舌瘖""舌强"等范畴。中医学认为，中风失语主要是由于风、火、痰浊、瘀血等病邪上扰清窍，致使"窍闭神匿，神不导气"，从而引起口舌、耳、目诸窍不利而发，病久髓海空虚，脑失所用。治以醒脑开窍、启闭开音，兼以补益脑髓。本方采用的是石学敏教授"醒脑开窍"针刺法第2组方。印堂为经外奇穴，位于督脉循行所过，具有醒神开窍之功。上星与百会同属督脉，"入络于脑"，属脑，络肾。肾生髓，脑为髓海，故收填精补髓、醒脑开窍之效。内关为心包经之络穴，可养心安神、通调气血。四神聪为经外奇穴，有安神定志之功。上廉泉深部有舌下神经和下颌舌骨肌神经分布，通过刺激末梢神经反射性地增强中枢神经系统的兴奋性，从而促进语言功能恢复。四白为阳明胃经穴，多气多血，可通调气血、扶助正气。太溪为肾经腧穴、原穴，可滋阴补肾、补益脑髓。现代研究表明，针刺太溪穴可激活脑功能区BA45，位于额下回后部，为运动语言中枢。金津、玉液位于舌系带两侧静脉上，穴下有舌神经、舌下神经分布，舌面有大量舌下神经分支末梢分布。通过刺激末梢神经可提高神经反射，增强中枢神经系统兴奋性，促进语言功能恢复，从而达到治愈本病的目的。

五十六、石志超医案：脑梗塞并发假性球麻痹，轻度脑萎缩[①]

赵某，男，75岁。

现病史：患者素有头晕、头痛，因突然失语、偏瘫、吞咽困难、饮水呛咳1天，于2002年3月26日急诊来我院住神经内科治疗，经查头颅CT等临床诊断为"脑梗塞并发假性球麻痹，轻度脑萎缩"。予吸氧、扩血管，给予低分子右旋糖酐、能量合剂、血浆蛋白等治疗2周后，偏瘫有所改善，但语言和吞咽功能未见好转而症状加重。又予中药益气复元、滋阴潜阳、调补脾胃等法治疗10天，仍无好转，遂邀石志超教授会诊。

刻诊：体温36.8℃，脉搏80次/min，血压130/80mmHg，呼吸平稳，形体消瘦，面色不华，表情淡漠，口角歪斜，舌强，发音无声，饮水呛咳，吞咽困难，右半身不遂，

---

① 乔淑茹：《血府逐瘀汤临床应用举隅》，载《光明中医》2012年第27卷，第11期，第2296－2297页。

舌偏，舌淡暗，苔白，脉弦细。

治法：拟活血化瘀、健脾养胃法，予血府逐瘀汤加调养脾胃之品。

服药 5 剂后，患者发音有声，言语断续，能少量饮水，呛咳明显减少。继服药 7 剂，患者发音清晰，语言较前流利，能进半流食，少有呛咳，患肢活动较前有力，语言及吞咽功能恢复。

【按语】

本例中医诊为中风，失语，痿证。病初肝肾不足，阴虚阳亢，肝风内动。病至后期渐致脾气虚弱，形瘦肉羸，血瘀经络、筋脉不用，气虚血瘀征象明显，故予活血化瘀法佐以调补脾胃治疗，使中风不语和吞咽功能障碍迅速得到恢复。

古代医家有"久病多虚""久病多瘀"的论述。本例因久病不愈，耗伤正气，而致气血阴阳皆虚，气虚则推动无力，阳虚则温煦无能，阴血亏虚则血脉不充，均导致气血运行不畅，形成瘀血，而瘀血又可阻滞新血之化生，使虚者更虚，虚中夹瘀，病情缠绵难愈。而住院期间静脉给予了大量支持补养的西药，又予中药一味壅补，其补之有余而祛邪不足，故难奏效。而石志超教授用血府逐瘀汤加健脾益气之品攻补兼施，使瘀血祛除，正气恢复而顽症顿愈。

五十七、孙光荣医案：双侧脑梗死[1]

张某，男，67 岁，退休教师。

初诊日期：2012 年 6 月 24 日。

现病史：2012 年 6 月 18 日，患者晨起头晕，继之全身麻木，右侧肢体出现跛行且语言不清。经 CT 检查，确诊为脑梗死（双侧）。经 1 周住院治疗，病情无明显改善。刻诊：右侧肢体跛行，言语不利，浑身无力，头沉麻木，似睡不醒，吐痰涎，舌肿大暗红，苔白腻，脉沉细弦。

中医诊断：中风。

证候诊断：气虚血瘀，痰阻清阳。

治法：益气化瘀，豁痰开窍，升清解语。

【处方】

黄芪 30g	丹参 12g	人参 15g	郁金 9g
石菖蒲 9g	川芎 12g	赤芍 12g	当归 15g
僵蚕 10g	地龙 12g	胆南星 10g	全蝎 5g
栀子 10g	菊花 10g	通草 9g	荷叶 10g
鲜竹沥水(分冲)30mL	生姜 5g	地龙 10g	丹皮 12g

每日 1 剂，水煎服。

二诊：（2012 年 7 月 28 日）上方连续服用 30 余剂，患者自觉头脑稍清，精神好转，纳食增加，痰涎减少，睡眠可，行走明显好转。但觉无力，记忆力有所减退，舌淡胖苔

---

[1] 翟磊：《孙光荣教授运用中和思想诊疗中风的经验》，载《国医论坛》2014 年第 29 卷，第 6 期，第 12 - 14 页。

薄腻，脉沉细稍缓。证属气虚血瘀、肝肾不足、髓海亏虚。治宜滋补肝肾、益气化瘀、填精益脑。

【处方】

人参15g	黄芪30g	丹参15g	牛膝15g
杜仲12g	续断12g	熟地15g	山萸肉12g
山药20g	川芎12g	地龙12g	制首乌20g
菟丝子12g	补骨脂12g	骨碎补12g	桑螵蛸10g
益智仁10g	覆盆子10g	羌独活各10g	

每日1剂，水煎服。

三诊：（2012年9月15日）上方连服40剂，患者说话较前清，但声音小，有时词不达意，走路较前有力，记忆力仍差，舌淡胖紫暗，脉沉细。辨属气虚血瘀、髓海不足。

【处方】

黄芪30g	人参12g	丹参15g	当归12g
地龙12g	白芍12g	玉蝴蝶6g	僵蚕12g
桔梗12g	诃子12g	全蝎5g	凤凰衣12g
制首乌20g	黑豆30g	黑芝麻30g	黑桑椹30g
羌独活各9g	甘草6g		

每日1剂，水煎服。

药进18剂后，患者诸症减轻。守方制水丸，6g/次，2次/日，口服。经调治18个月，收痊愈之功。

【按语】

本案确诊为脑梗死，并逐步进入后遗症期，恢复时间长，且治疗不当有"复中"的可能。孙光荣教授从"致中和"出发，宗"既病防变"之旨，始终抓住本虚（气虚）标实（痰瘀）这一关键点。采用中和思想指导，标本兼治，以扶正为主，兼顾祛邪。扶正即益气补血、培补肝肾，填精荣脑；祛邪，即活血化瘀，涤痰开窍，佐以升清。

一诊，关键病机是气虚血瘀，故孙光荣教授拟调气活血抑邪汤化裁，治以益气养血、活血化瘀为主，辅以豁痰开窍、解语升清之法。方中重用黄芪益气升阳，气血双补，配地龙力专善行，周游全身，辅以川芎、当归、赤芍、丹参以活血通络；痰瘀阻窍，清阳不升，故以石菖蒲豁痰开窍，合郁金更助清心开窍；僵蚕、全蝎相伍增强祛痰散结之力；竹沥乃"痰家圣药"，涤痰功专，同化痰祛瘀药同用，则豁痰效果更佳；栀子合通草通三焦而引热下行，另菊花、荷叶均可助清阳之升，此正是"中和"思想之升降共施、求平之举。

二诊，肝肾不足、髓海空虚为矛盾的主要方面，孙光荣教授在益气养血的同时，以滋补肝肾、填精益髓为主，辅以补气化瘀之法。方中加入杜仲、续断相须为用，以补肝肾强筋骨；熟地、山萸肉、山药为"角药"相合，肾肝脾三阴并补而以肾阴为主；菟丝子、补骨脂、骨碎补为"角药"相须，温补脾肾，强筋壮骨，重在补阳；桑螵蛸、益智仁、覆盆子为"角药"伍用，共奏温肾助阳、固精缩尿之功；羌独活为"对药"，长于升举清阳兼顾通筋络；加川芎、地龙为"对药"以促化痰通络，又体现了孙光荣教授注重"中和"之特色，使补中寓通，补中兼"舒"，则可久服无弊。

三诊之后，病情趋于稳定，诊疗效果日渐增强，故孙光荣教授转以益气祛瘀、填精荣脑以促康健。从中可以看出孙光荣教授时时注重痰瘀并治，且佐以荣脑升清，还改汤剂为丸药，以图缓治而求长功。其间仍以调气活血抑邪汤为主方益气化痰，还合温胆汤清热化痰，辅以胆南星、石菖蒲、半夏为"角药"以豁痰开窍醒脑；佐桔梗配甘草，诃子配凤凰衣，僵蚕配蝉脱等为"对药"，以利咽化痰、开音亮嗓。

综观全案，立法遣药始终抓住本虚标实这条主线，其中本虚为矛盾主要方面，故以益气补血、补肝肾、填精荣脑等多法并施，固正以祛邪；标实为矛盾次要方面，辅以祛瘀、豁痰，开窍醒脑，三法同用，直达病所，以收全功。

五十八、孙康泰医案：右侧脑梗死[①]

何某，男，63岁。

现病史：患者有高血压病史10年余，1994年又发现"脑动脉硬化症"，一直在门诊服用西药治疗。近1个月来觉左侧肢体乏力，麻痹，渐至行走不利，伴头晕头痛。

体格检查：血压165/98mmHg，神清，疲倦，伸舌略左偏，左侧肢体肌力4级，左侧Babinski征（+），舌质淡红，苔白，脉弦。

辅助检查：经头颅CT确诊为"右侧脑梗死"。

证候诊断：肝肾阴虚，阴虚阳亢。

治法：育阴潜阳，镇肝息风。

【处方】羚角钩藤汤加减。

石决明30g	牡蛎(先煎)30g	钩藤(后下)15g	麦冬15g
白芍15g	丹参15g	桑叶15g	白蒺藜15g
云苓15g	生地黄25g		

水煎服，每日1剂，连服5剂。

羚羊角胶囊3粒/日，吞服。

二诊：上次服药后好转1月余，但未坚持用药，近日又觉头痛不适，手足麻痹，左侧肢体乏力，舌红，苔白，脉弦滑，血压160/98mmHg，守上方连服5剂。

三诊：自觉精神好转，但仍觉左侧肢体麻痹乏力，面部麻痹，舌红，苔白，脉弦，血压148/90mmHg，守上方去生地黄、丹参，加水蛭5g，连服7剂。

四诊：左侧肢体麻痹减轻，仍乏力，咳痰多，舌红，苔白腻，脉弦滑，血压145/90mmHg。孙康泰教授认为其病机为痰浊中阻、上壅清窍，治宜息风除痰平肝，用羚角钩藤汤合二陈汤加减，连服7剂。

五诊：仍觉左侧肢体乏力，但较前减轻，咳痰减少，口干，睡眠欠佳，舌质淡红，苔白，脉弦细，血压140/88mmHg。此时宜滋养肝肾阴为主。

---

① 傅晓芸：《孙康泰主任医师治疗中风的经验》，载《中国基层医药》2005年第9期，第1285-1286页。

【处方】

天冬 15g	石斛 15g	白蒺藜 15g	白芍 15g
牛膝 15g	地龙 15g	豨莶草 15g	丹参 15g
葛根 15g	菊花(后下) 15g	石决明 30g	磁石(先煎) 30g
水蛭 5g			

此后间断服用此方以巩固疗效。

五十九、谭峰医案二则

案1：右侧胼胝体急性脑梗塞[①]

患者，女，60岁。

初诊日期：2015年6月2日。

主诉：左侧肢体乏力2天。

现病史：患者于2天前自觉肢体乏力，起身站立困难，可自行行走，伴四肢末梢麻木，无头晕头痛，遂至我院诊治。MRI提示为右侧胼胝体急性脑梗塞。

初诊：精神倦，情绪忧郁，肢体乏力，起身站立困难，可自行行走，伴四肢末梢麻木，间中胸闷，无口干口苦，便秘。察其舌淡暗，苔白腻，脉沉细。

谭峰教授仔细诊察，指出患者神疲乏力，便秘，脉沉为气虚之象，患者虽有舌苔白腻，但为气虚无以运化水湿而致，其为标象，本乃气虚，舌暗，脉沉细为内有血瘀，四诊合参，此辨为气虚瘀血之征。

治宜益气活血通络。患者郁郁寡欢，加行气解郁之药，一方面宽胸解郁，另一方面辅以行气化瘀。

【处方】

生黄芪 30g	桃仁 10g	川芎 10g	当归 15g
赤芍 15g	地龙 10g	田七 10g	川木瓜 30g
柴胡 10g	郁金 10g		

7剂，每日1剂。

二诊：服上方，患者肢体乏力麻木好转，大便日行2次，跟病友交谈可，于上方去桃仁，加桑寄生20g、党参15g。标实渐减而本虚突显之际加强扶正之功，续进10剂。服后诸症减轻、精神渐佳，半年随访，只遗留左上肢少许不灵活，生活如常。综观本案，理法方药精当，故疗效甚佳。

案2：右侧基底节脑梗塞[②]

患者，女，47岁。

初诊日期：2015年8月28日。

[①] 陈嘉慧、陈文霖、霍绮雯、谭峰：《谭峰教授缺血性中风早期运用活血化瘀药治疗经验》，载《中国中医急症》2018年第6期，第1091－1093＋1100页。

[②] 陈嘉慧、陈文霖、霍绮雯、谭峰：《谭峰教授缺血性中风早期运用活血化瘀药治疗经验》，载《中国中医急症》2018年第6期，第1091－1093＋1100页。

主诉：左侧肢体乏力3天。

现病史：患者于3天前突发左侧肢体乏力，不能行走，左面部及左侧肢体麻木。查头颅CT提示右侧基底节脑梗塞。

初诊：神清，精神稍倦，情绪低落易紧张，左侧肢体乏力，不能行走，左上肢不能抬举，左面部及左侧肢体麻木，伴少许头晕，言语稍謇涩，口角歪斜，胸闷不适，纳眠尚可。察其舌淡暗，苔白，脉弦滑。

谭峰教授考虑到患者年近五旬，肝脾肾渐亏，脾虚则健运失常，痰湿内生，痰滞经脉，血脉不行成瘀；肝肾阴虚则易阳亢生风，挟痰瘀上犯脑窍，横窜经络，清窍不通，故出现头晕、半身不遂、言语謇涩、口角歪斜等症。

证候诊断：风痰瘀血，闭阻脉络。

治法：痰瘀同治，以息风化痰、活血通络立法。

【处方】化痰通络汤加减，患者夜眠差，予以加疏肝养神之药。

丹参30g	桃仁10g	制地龙10g	郁金10g
土鳖虫10g	水蛭粉^(冲服)3g	姜半夏9g	胆南星6g
瓜蒌15g	石菖蒲10g	天麻10g	夜交藤30g
合欢皮30g			

二诊：患者诸症好转，已无明显头晕，胸闷缓解，言语基本清晰，眠可，左下肢可抬离床面，左上肢可左右平移，舌淡暗，苔薄白，脉弦，唯精神疲倦，谭峰教授考虑患者痰证已消大半，唯气虚血瘀证突显，方改补阳还五汤，而补其虚扶其本。

【处方】

黄芪30g	红花10g	桃仁10g	川芎10g
当归20g	赤芍10g	地龙10g	川牛膝15g
党参15g	石菖蒲10g		

10剂，每日1剂。

三诊：患者精神抖擞，诸症渐复，继续于上方稍事加减。随访3个月，病情渐趋好转稳定。

六十、陶克文医案：右基底节区腔隙性脑梗死①

罗某，女，62岁。

初诊日期：1993年3月1日。

现病史：原有高血压病、冠心病史，平素头昏、耳鸣时作，半个月前吃饭时突感左手握持无力，渐至左下肢乏力，不能行走，即去某医院头颅CT诊断为右基底节区腔隙性脑梗死。经住院治疗半个月，病无增减。左侧肢体不遂，上肢不能抬举，下肢步履艰难，左侧颜面麻木，但无明显口歪，语言略有謇涩，但神志清楚，头昏胀痛，失眠多梦，舌红苔少，脉细弦。

查左上下肢肌力2～3级。

---

① 邱伯梅：《陶克文治疗老年脑病经验》，载《实用中医药杂志》2008年第1期，第44-45页。

证候诊断：下虚上实，风中经络。
治法：滋肾潜阳，息风通络。

【处方】

钩藤 30g	天麻 10g	生地 15g	白芍 15g
珍珠母 30g	川芎 10g	当归 10g	丹参 15g
女贞子 15g	五味子 10g	酸枣仁 15g	桑寄生 15g
川牛膝 15g	首乌藤 30g		

每日 1 剂，水煎 2 次，取汁 500mL～600mL，早中晚分服。

后以此方增减出入，连服 30 余剂，左侧肢体功能渐次恢复，手掌握持有力，上臂能抬举过肩，下肢步履自如。

【按语】

患者年逾花甲，素体阴虚肝旺，中风之前，常有头晕、耳鸣，已露肝风之兆，中风之后肢体不遂而神志清楚，知风中经络而不在脏腑。病由阴亏于下，阳亢于上，肝阳化风，窜扰经络而发，用滋肾息风法标本同治，则阴复阳和，风息络通，气血畅行，故肢体功能渐次恢复。

六十一、万远铁医案二则

案1：脑梗死[①]

李某，女，48 岁。

主诉：突发左侧肢体活动不利 20 天。

现病史：患者 20 天前因情绪激动后出现头晕，左侧肢体活动乏力，急送附近医院就诊，测得血压 170/100mmHg，急查头颅 CT 提示：脑梗死。经住院对症治疗后病情稳定出院。现仍有左侧肢体活动乏力，头晕目眩，躁扰不宁，舌质淡苔腻，脉滑。

中医诊断：中风（中经络）。

证候诊断：风痰阻络。

【处方】

化橘红 15g	枳实 15g	竹茹 15g	浙贝母 15g
赤芍 15g	白芍 15g	郁金 12g	黄芩 10g
白蒺藜 10g	钩藤 10g	茯苓 15g	鸡血藤 30g
木瓜 10g	地龙 10g	薏苡仁 30g	

14 天后患者病情稍有好转，左侧肢体乏力明显改善。再续上方 7 剂，左侧肢体乏力明显改善。

【按语】

患者为中年女性，平素喜食肥甘之品，聚湿生痰，痰浊瘀血阻于经络，脉络不畅，经脉失养，故见左侧肢体活动不利；痰浊蒙闭清窍故见头晕，舌淡红，苔黄腻，脉弦滑

---

① 王琼、周冰、傅兰萍、周枫：《万远铁治疗中风诊疗经验》，载《湖北中医杂志》2014 年第 36 卷，第 4 期，第 24 页。

均为痰湿内盛之征。万远铁教授拟上方旨在化痰通络，辅以健脾运化水湿。药与证合，故收效明显。

万远铁教授认为，临床上中风者往往平素喜好辛甘厚腻之品，多为有高血压、高脂血症、高血糖病史之人。由于厚腻困脾，脾失健运，生湿生痰，痰湿壅盛，痰瘀互结，阻滞脉道至阳盛（火）阴空，火乘风势，扰乱脉道，至血液不循常道而妄行，发为中风。在中风病程中可出现痰蒙清窍、痰阻经络、痰壅气道、痰热腑实等证。

在治疗上，万远铁教授推崇：祛邪而不伤正，补益而不滋腻，崇古法而不拘古方。认为临床所见年老体弱者头晕目眩，口舌歪斜，肢体麻木，半身不遂，腹胀便秘，血液流变学、头部CT或磁共振检查有异常之中风先兆，或中风恢复期，多为风痰阻络，而予化痰通络之化橘红、枳实、竹茹、浙贝母、赤芍、白芍、郁金、黄芩、白蒺藜、钩藤、茯苓、鸡血藤、木瓜、地龙组方治之，均可获得很好的疗效。经多年临床实践证明，对中风先兆者可有效防止其发病，对中风恢复期患者可使其早日重返正常的生活和工作。

中风急性期，治宜豁痰通络开窍；中风后遗时仍可治痰，因为此类患者为"痰湿之体"，以痰热阻络、气滞血瘀为主，在豁痰开窍的同时能起到活血化瘀的作用，从而达到治疗的目的。万远铁教授认为，中风病的康复，在审因论治的同时，也必须重视治痰。"治痰当察其源"（《存存斋医话稿》）。痰为实邪，生于水液，中风久延不愈，脾肾虚弱，即是滋生痰浊和痰浊易于滞留的关键所在。可见调补脾肾以治痰，实为中风康复治疗的关键环节之一。针对中风病，从痰论治具有较强的理论和实践价值。

案2：右侧脑部基底节区多发性梗死[①]

程某，男，58岁。

初诊日期：2010年8月9日。

现病史：3天前无明显诱因出现左侧肢体麻木，未予重视，呈进行性加重。诊见：形体肥胖，左侧肢体乏力、活动不利，左手肿胀、握物无力。伴见头晕目眩，面红耳赤，咳吐痰涎，烦躁、舌红、苔黄厚腻，脉弦滑。

辅助检查：脑部CT检查显示右侧脑部基底节区多发性梗死。

西医诊断：脑梗死。

中医诊断：中风。

证候诊断：风火痰瘀。

治法：息风化痰，泻火通络。

【处方】温胆汤加减。

橘红10g	厚朴10g	浙贝母10g	远志10g
石菖蒲10g	陈皮10g	天麻10g	姜半夏10g
栀子10g	枳实12g	竹茹12g	生地黄12g
钩藤30g	蒲公英30g		

7剂，每日1剂，水煎服。

[①] 周中元、何燕：《万远铁教授治疗中风经验介绍》，载《新中医》2011年第43卷，第8期，第188页。

复诊：（8月16日）肢体麻木、乏力等症状改善，无明显头晕目眩、咳吐痰涎的症状。守原方再进服7剂。

三诊：（8月23日）诸症状均明显改善，继续治疗1个月巩固疗效。

随访至今，未见复发。

六十二、万政医案：右基底节区脑梗塞[①]

李某，男，62岁。

初诊日期：1997年4月16日。

主诉：左侧肢体活动不便2月伴左上肢疼痛半月。

现病史：患者2个月前晨起后出现左侧肢体瘫痪，经头颅CT诊断为"右基底节区脑梗塞"，以中西药物治疗，肢体功能有所恢复，能拄杖行走。近半个月出现左上肢拘急疼痛，功能锻炼明显受限。

体格检查：血压21/12kPa，偏瘫步态，语言流利，左上肢呈轻度屈曲、挛缩，主动运动及被动运动时左肩、肘关节疼痛，活动明显受限，肩、肘关节无脱位，左侧肢体肌张力增高，左上肢肌力3级，左下肢肌力4级，舌质暗红，苔薄白，脉弦细。

治法：养血滋阴，舒筋止痛。

【处方】

白芍30g	炙甘草10g	当归15g	鸡血藤30g
玉竹20g	伸筋草30g	桑枝30g	

每日1剂，水煎取汁300mL，分2次口服。

服药2周，左上肢疼痛消失。

【按语】

中风是中老年人的常见病、多发病，由于临床对本病诊治水平的提高，使中风急性期死亡率有了大幅度下降，伴随着急性期死亡率的下降，人群中的总患病率和致残率则大为上升。肢体瘫痪在本病的致残原因中占有重要的地位。

中风患者渡过急性期进入恢复期后，偏瘫侧肢体由于血液循环障碍，运动不足，引起关节囊、韧带、肌肉和肌腱的挛缩及对麻痹肌的过度牵拉等，很容易发生偏瘫侧肢体疼痛，上肢的疼痛比下肢更为多见。

由于疼痛的原因，偏瘫肢体被动运动和主动运动均受到限制，在很大程度上妨碍了偏瘫肢体的功能锻炼，能否进行正确的功能锻炼，与偏瘫肢体的恢复有着密切关系；同时由于肢体活动受限，对患者产生不良的心理影响，或是表现为抑郁，对疾病恢复丧失信心；或是表现为烦躁易怒，这些不良的情志刺激，容易引动肝风，使病情加重。

因此对中风患者并发的肢体疼痛给予有效的治疗，对中风病的康复有着不可忽视的作用。万政教授在临床中观察到，中风患者进入恢复期后，瘫痪肢体从软瘫变成硬瘫后，容易出现肢体疼痛。根据患者肢体僵硬疼痛这一症状特点，万政教授认为阴血不足、肌肉筋脉失养是发生疼痛的主要病机，治疗当宗养血滋阴、舒筋止痛之法。

---

① 张晓文：《万政治疗中风并发肢体疼痛经验谈》，载《中医药研究》1998年第3期，第3页。

方中白芍、甘草相配能滋阴养血、缓急止痛，当归、鸡血藤养血活血，玉竹能养阴柔筋止痛，伸筋草舒筋活络止痛，诸药合用共奏养血滋阴、舒筋止痛之功，药切病机，故疗效卓著。

六十三、王法德医案：脑梗塞、高血压病[①]

辛某，男，58岁。

主诉：右侧肢体活动不灵4天。

现病史：患者4天前无明显诱因出现右侧肢体活动不灵，伴有轻微头晕、言语欠流利、反应略迟钝。

既往史：患者既往有高血压病史2年，未系统用降压药物治疗。

体格检查：血压160/100mmHg，神志清，反应略迟钝，言语欠流利。右中枢性面舌瘫，右上、下肢肌力4级，右侧Babinski征阳性。舌质红，苔黄腻，脉弦滑。

辅助检查：彩超示：左颈动脉斑块形成。颅脑磁共振示：①左侧基底节区、放射冠、半卵圆中心脑梗塞（新发），②左侧大脑中动脉M1段、大脑前动脉A1段局限性狭窄；③符合颅内动脉粥样硬化MR表现。

西医诊断：①脑梗塞，②高血压病。

中医诊断：中风（中经络）。

证候诊断：肝阳上亢。

治法：平肝潜阳，化瘀通络。

【处方】天麻钩藤饮加减。

西药予以改善脑循环、代谢、营养脑细胞、抗血小板聚集等治疗，同时辅以针灸、康复等措施。

经上述治疗，患者右侧肢体活动不灵、头晕、言语欠流利等症状渐好转，但患者渐出现反应迟钝加重，记忆力下降，以近记忆力为主，时间、空间定向力下降，症状尤以下午及晚上为著，晚上有时甚至不识家人。舌淡，苔白，脉弦滑。考虑患者存在卒中后认知障碍。

证候诊断：肾精亏虚，痰瘀阻络。

治法：改为以补肾填精、化瘀涤痰为主。

【处方】

熟地黄15g	枸杞子15g	山药15g	山萸肉15g
党参15g	黄芪15g	肉苁蓉12g	巴戟天12g
杜仲12g	桃仁15g	红花12g	赤芍12g
川芎12g	丹参20g	水蛭10g	茯苓12g
石菖蒲12g	远志12g	甘草6g	

方中熟地黄、枸杞滋阴补肾；山萸肉、杜仲补益肝肾；肉苁蓉、巴戟天温补肾阳；

[①] 李亦文、张兆娟：《王法德治疗卒中后认知障碍的经验总结》，载《光明中医》2013年第28卷，第3期，第462－463页。

党参、黄芪益气健脾；石菖蒲、远志、茯苓宣窍祛痰；桃仁、红花、赤芍、川芎、丹参、水蛭活血化瘀；甘草调和诸药，益气补脾，共奏补肾填精、化瘀涤痰之效。

患者经上方治疗后，反应迟钝、记忆力下降及定向力下降等症状渐有好转，右侧肢体活动不灵等症状也逐渐恢复。

用药 1 周后患者又出现头晕，无明显视物旋转，上方加天麻 15g、钩藤 20g，继续服药治疗。

又用药 10 天后，患者反应迟钝、记忆力和定向力下降、右侧肢体活动不灵等症状基本恢复出院。出院后又继服上方加减 1 个月，患者完全康复，未留后遗症。

六十四、王光鼎医案：脑梗死恢复期[①]

患者，女，59 岁。

初诊日期：2010 年 11 月 26 日。

主诉：右侧肢体活动欠利、言语不清 20 余天。

现病史：患者 2010 年 11 月 3 日晨起如厕时突感头痛，头昏，右侧肢体发麻，沉重，口齿不清，当时神志清楚，无呕吐、抽搐及二便失禁现象。遂由家人送至某医院就诊，经头颅 CT 及 MRI 提示"左颞叶大面积脑梗死"。予相关治疗（具体用药不详），病情有所好转，出院后为求针灸治疗于今日到我科求诊。

刻诊：患者右侧肢体沉重，活动欠利，手指胀麻，偶有头痛，偶有饮水呛咳现象，言语欠流畅，纳可，眠安，小便失禁，大便尚能自控。

既往史：平素身体较差，有心房纤颤病史 10 余年，现服盐酸曲美他嗪片、地高辛、美托洛尔片治疗。有高血压病史 5 余年，现服氨氯地平缓释片 10mg，每日 1 次。否认糖尿病史。

体格检查：一般情况可，神清，双侧瞳孔等大等圆，对光反射存在，轻度中枢性面舌瘫。血压 130/80mmHg，双肺呼吸音清，两肺底无干湿啰音，心率 88 次/min，心音强弱不等，呈房颤律，各瓣膜区未闻及明显杂音。腹部（－）。左上肢肌力 2 级，下肢肌力 4 级，肌张力稍高，右侧 Babinski 征（＋），Gordon 征（＋），Hoffmann 征（＋），脑膜刺激征（－）。舌质红暗、苔薄，脉细涩。

辅助检查：头颅 MRI 示：左颞叶大面积脑梗死。

西医诊断：①脑梗死恢复期，②冠心病，心房纤颤，③高血压病 3 级　极高危。

中医诊断：中风（中经络）。

证候诊断：心脉瘀阻。

辨证分析：患者年近六旬，平素起居失慎，调摄失宜，患心脏病多年，以致脏腑渐虚，心脉失养，气血失运，脑脉失养，脑络瘀阻而发中风，见半身不遂等症，其舌质红暗、苔薄黄，脉细涩，乃心脉瘀阻之征。

治法：养心调神通窍，行气活血通络。

[①] 梁清、王光鼎：《王光鼎治疗缺血性中风的思路与经验》，载《中医杂志》2013 年第 54 卷，第 15 期，第 1280－1282 页。

取手少阴心经、手厥阴心包经、足太阳膀胱经、督脉经的穴位为主。

主穴：内关、通里、极泉、心俞、膈俞、人中、神庭、百会、风府、大椎，配穴：神门、次髎、关元、至阳、筋缩、廉泉、肩髃、合谷、曲池、环跳、阳陵泉、足三里、三阴交、太冲。

针刺手法：采取健患侧同取的平衡针法、患补健泻，以达经脉之气"阴阳相贯，如环无端"（《灵枢·营卫生会》）。手法以捻转、提插复式补泻为基础，隔日针刺1次，10次为1个疗程。

操作：主穴每次必取，配穴每次轮流选用3～4个穴位，均针肢体健侧和患侧，患侧用补法，健侧轻泻法，人中用雀啄手法，使双眼湿润为度，内关、三阴交用提插补法使患肢抽动3次为佳。每日1次，10次为1个疗程。

2010年11月30日：患者针刺5次后感右侧肢体沉重感有所减轻，手指麻木稍好转，头痛现象基本消失，纳可，眠可，二便正常。舌质淡暗、苔薄，脉细微涩。

继续按针灸原方案治疗，同时配合肢体康复训练。

【处方】醒神开窍活血方。

赤芍 15g	川芎 10g	桃仁 10g	红花 10g
血竭 6g	三七 15g	地龙 10g	水蛭 10g
石菖蒲 9g	制远志 6g	麝香（装小胶囊冲服）0.3g	鹿角胶 15g
丹参 20g	葛根 30g	甘草 6g	

3剂，每日1剂。

2010年12月10日：患者针刺10次后感右侧肢体欠利好转，沉重感明显减轻，手指麻木好转，头昏现象基本消失。纳可，眠可，小便基本正常。查体：左上肢肌力3级，下肢肌力4^+级，肌张力正常，右侧Babinski征（±），Gordon征（±），Hoffmann征（-），脑膜刺激征（-）。舌质淡暗、苔薄，脉弦细。

按针刺原方案治疗，同时配合肢体康复训练。并予中药原方基础上加熟地黄20g、杜仲20g，以加强补肝肾、益气活血通络作用。

2010年12月22日：患者针刺10次后感右侧肢体沉重感明显减轻，手指麻木好转，头昏现象基本消失。纳可，眠可，二便正常。查体：右上肢肌力4^-级，下肢肌力4～5级，肌张力正常，右侧Babinski征（±），Gordon征（±），Hoffmann征（-），脑膜刺激征（-）。舌质淡、苔薄，脉弦细。

嘱其坚持针刺加口服中药3个疗程，巩固疗效。半年后，基本恢复正常。

六十五、王静怡医案：后循环缺血性眩晕[①]

权某，男，56岁。

初诊日期：2010年9月5日。

主诉：发作性眩晕半月，加重1天。

[①] 刘岗、吕富荣：《王静怡主任医师治疗中风眩晕症的经验》，载《陕西中医》2011年第32卷，第9期，第1215-1217页。

现病史：患者平素饮食膏粱厚味，烟酒不忌。半个月前无明显原因出现发作性眩晕，甚则视物旋转，如坐舟车，闭目可略减。在外院诊断为"急性小脑后下动脉脑栓塞、2型糖尿病"，经"抗血小板、扩张脑血管、调脂、改善微循环、扩容、控制血糖"等西医系统治疗，好转出院。1天前无因再次出现前述症状，伴有恶心呕吐、汗出，呕出物为淡咖啡色，纳差，心悸，夜休差，腹胀便干。

体格检查：形体肥胖，血压为150/80mmHg，左侧病理反射阴性，深浅感觉减退。闭目直立征阳性。舌质暗红、苔薄黄，脉滑弦。

辅助检查：眼震电图：有供血不足改变。经颅多普勒示：左侧大脑后动脉及椎动脉血流速度减低。

西医诊断：后循环缺血性眩晕。考虑患者呕出咖啡色胃内容物为消化性溃疡所致，停用抗血小板药物。

证候诊断：痰瘀痹阻脑络。

治法：涤痰化瘀，镇眩通络，通腑降浊。

【处方】镇眩饮方加减。

茯苓30g	当归20g	天麻15g	川芎15g
葛根15g	白术15g	枳实9g	厚朴9g
姜半夏6g	生大黄6g	生姜3g	

二诊：（9月10日）患者偶有眩晕，发作持续时间缩短，已无视物旋转、恶心呕吐，仍头晕、行走不稳，腑气已通，食纳改善，舌暗红，苔薄黄，脉弦滑。测血压为120/75mmHg。

治之有效其法不变，仍以涤痰化瘀为主。

【处方】

| 茯苓30g | 葛根30g | 天麻15g | 川芎15g |
| 当归15g | 白术15g | 陈皮10g | 姜半夏6g |

三诊：（9月16日）患者时有头晕、头昏沉感，行走不稳，食欲略差，夜休差，舌质淡红，苔微黄，脉略滑。测血压110/70mmHg。邪气渐去，可以扶正祛邪为治则，治以健脾益胃，涤痰化瘀。

【处方】

葛根30g	川芎15g	茯苓15g	当归15g
白术15g	党参15g	天麻12g	砂仁6g
木香6g			

四诊：（9月22日）患者头晕次数较前明显减少，行走不稳症状减轻，舌淡红，苔薄白，脉略濡滑。邪去之后当以扶正为主，此后以健益脾胃、滋养肝肾善后收功。

【按语】

中医认为中风、眩晕的发生与生活起居不节，正虚邪实密切相关。肥人多痰湿，加之恣食膏粱厚味，内伤脾胃，生湿生痰；痰湿随气血流行，内而脏腑，外而筋肉，日久入于络脉，其必然影响、阻碍气血的正常运行，痰血交结，而成痰瘀。患者年近花甲，除痰浊、瘀血外，尚有肝肾精亏、肝风上扰等，且又互为因果，相互影响，进而上犯脑海、扰乱清窍而发病。故初诊先以镇眩饮涤痰化瘀、镇眩通络，辅以通腑降浊如枳实、厚朴、大黄之品，使痰浊瘀血有祛除的出口，达到了迅速涤除痰浊瘀血之目的。二、三诊在涤痰化瘀消除病因的基本思路上不忘气血津液的流通，故用陈皮、砂仁、木香等消痞散结、理气健脾，同时又绝生痰之源，达到治标又治本的目的。最后加用滋养肝肾善后收功而取得满意疗效。

六十六、王敏淑医案：脑血栓恢复期、2型糖尿病[1]

张某，男，56岁。

初诊日期：2010年5月10日。

主诉：右侧肢体活动不利40天，头晕1周。

现病史：患者家属代述40天前，在晨起休息状态下突然出现右肢活动不利，语言不清，到当地医院住院，头颅CT：脑梗死。住院半个月病情稍好转后回家口服药治疗。1周前出现头晕而来我院。

刻诊：头晕，头沉，右肢肢体活动不利，需人搀扶行走，言语不清，纳可，大便黏，眠安，舌暗红，苔白厚，脉沉。

既往史：既往糖尿病史18年，现应用胰岛素控制血糖，无高血压病史，无烟酒嗜好。

体格检查：身高175cm，体重70kg，血压130/70mmHg。双肺未闻及啰音，心率72次/min，律齐，未闻及杂音，肝脾未及，双下肢无水肿。神经系统查体：神清，不完全运动性失语，口角左偏，舌右偏，右侧肢体肌张力增强，腱反射亢进，右上肢肌力3级，右下肢肌力4级，右侧Babinski征（+），左侧肢体肌力肌张力正常。

西医诊断：①脑血栓恢复期，②2型糖尿病。

中医诊断：中风（中经络）。

证候诊断：痰瘀阻络。

治法：化痰通络。

【处方】半夏白术天麻汤加减。

半夏15g	白术30g	天麻15g	茯苓30g
石菖蒲15g	川芎30g	地龙15g	苍术30g
三七6g	麸炒薏苡仁30g		

14剂。

西药不变。

二诊：（2010年5月29日）药后头晕、头沉明显好转，右侧肢体无力亦较减轻，大便调，舌暗红，苔白厚，脉沉。上方去麸炒薏苡仁，加川牛膝30g、鸡血藤30g、炙黄芪30g，14剂。

三诊：头晕、头沉消失，右侧肢体无力明显改善，能自行行走，右上肢肌力4级，

---

[1] 高颜华、王改仙、周铭：《王敏淑治疗糖尿病合并脑梗死经验》，载《中国中医药现代远程教育》2011年第9卷，第4期，第162－163页。

右下肢肌力5⁻级,语言较前清楚,纳可,便调,舌暗红,苔白,脉沉。上方14剂巩固疗效。

【按语】

患者年老,正气不足,且消渴日久,耗伤气阴,气虚不能布津,津液不归正化,聚湿生痰,气虚推动无力,则血瘀,阴虚内热,灼津为痰,痰浊瘀血阻于脑络,发为中风。

治以半夏白术天麻汤加减,方中半夏、天麻平肝息风,白术健脾燥湿,与半夏、天麻配伍,祛湿化痰,并石菖蒲化湿开窍治头晕头沉。茯苓健脾渗湿,与白术相伍,治生痰之本。川芎行气活血通络,地龙、三七通行经络。大便黏,乃湿阻肠道,予苍术、炒苡仁祛湿。二诊湿邪渐去,去麸炒薏苡仁,加川牛膝、炙黄芪、鸡血藤,以益气补肾养血通络,加强扶正之力。三诊,病情明显好转,自行行走,巩固疗效。

六十七、王明杰医案:右侧基底节区腔梗[①]

患者,女,58岁。

初诊日期:2011年4月10日。

现病史:患者今日晨起后出现左侧肢体麻木无力,神疲,头昏,言语模糊不清,饮食尚可,伸舌偏左,舌质暗红,边有瘀斑,苔白厚腻,脉弦滑。查血压145/90mmHg;头颅CT示右侧基底节区腔梗。

中医诊断:中风。

证候诊断:风痰阻络。

治法:祛风通络。

【处方】 七味追风散加味。

羌活12g	川芎12g	葛根30g	鸡血藤30g
天麻15g	当归12g	防风12g	地龙12g
僵蚕12g	全蝎(研末冲服)5g	水蛭(研末冲服)3g	甘草6g

6剂,水煎服,每日1剂。

1周后复诊,肢体麻木无力、言语不利明显好转,上方去羌活,加黄芪30g、土鳖虫10g,6剂,制水丸。服用1个月后肢体功能逐渐恢复。半年后因其他病来诊,称生活完全自理,已能从事家务劳动。

六十八、王松龄医案:脑梗死,糖尿病,高血压病,下肢动脉硬化闭塞症[②]

李某,78岁。

初诊日期:2012年10月20日。

---

① 江玉、潘洪、闫颖、白雪、王明杰:《王明杰教授从风论治脑病的学术思想与临床经验》,载《时珍国医国药》2015年第26卷、第3期,第710-712页。

② 庞丹、王松龄:《王松龄教授治疗缺血性中风合并脉痹经验举隅》,载《中国中医药现代远程教育》2014年第12卷、第4期,第29-30页。

现病史：以言语不清、左侧肢体活动不利 2 小时为主诉，伴头晕、头疼，双下肢疼痛、麻木并已出现间歇性跛行，触之发凉。入眠后打鼾，时伴呼吸暂停。大便干，3 日 1 行，小便次数多。平素易口干、口苦，舌体胖大，舌质瘀暗，苔黄厚少津，脉弦细略滑数，触双侧足背动脉搏动减弱。

既往史：既往患有高血压病、糖尿病、脑梗死，长期服用西药控制。

体格检查：一般情况可，神清，构音障碍，左侧肢体肌力 3 级，肌张力稍高，左侧 Babinski 征（+）。

辅助检查：颅脑 MRI 提示：右侧基底节新发梗塞。查双下肢动脉彩超提示：①双下肢动脉粥样硬化斑块形成，②左侧股总动脉狭窄（轻度），③双侧胫前动脉中度狭窄。

西医诊断：①脑梗死，②糖尿病，③高血压病，④下肢动脉硬化闭塞症。

中医诊断：①中风病，②脉痹。

证候诊断：湿热伤阴，阳亢风动。

【处方】羚角钩藤汤合四妙勇安汤化裁。

钩藤 15g	天麻 15g	川贝母 12g	菊花 12g
连翘 12g	玄参 20g	黄芪 20g	当归 15g
全蝎 9g	生地黄 12g	薏苡仁 15g	苍术 12g
川牛膝 30g			

同时应用王松龄教授自拟的中药浴洗剂外洗及中风防治灵丸口服，先治疗 7 天。

其他控制糖尿病、高血压病的西药治疗继用。

二诊：（2012 年 10 月 27 日）患者言语稍清，肢体活动不利，头晕、头疼症状有所减轻，双下肢疼痛已明显减轻。大便正常，小便次数减少，眠后打鼾减轻。舌质瘀暗，苔黄稍腻，脉弦滑数，足背动脉触诊搏动较前有所增强。

根据四诊合参，辨证仍属湿热伤阴，阳亢风动证，因此中药汤剂去菊花、连翘，加忍冬藤 20g、土茯苓 15g，继服 7 剂。

三诊：（2012 年 11 月 5 日）患者言语渐清，肢体活动不利好转，未诉头晕，双下肢疼痛感明显缓解，二便调，口干、口苦症状已无，舌质暗，苔薄黄，脉弦细，足背动脉搏动较前增强。查体：神清，构音障碍，左侧肢体肌力 4 级，肌张力正常，左侧 Babinski 征（+）。

据其症状、舌脉，可见湿热已去，现以气虚血瘀为主，原中药汤剂去生地黄、玄参，黄芪加量至 30g、当归加至 20g，另加制穿山甲 6g、川木瓜 12g、炒山药 30g、葛根 15g、鸡血藤 30g。继服 14 剂后停用。

嘱其中药熏洗剂可继续应用 2 周，继服丸剂半年。

2013 年 5 月 21 日复查，患者血压、血糖稳定，脑梗死未再发，双下肢活动自如，每次走 500 米无间歇性跛行发生。嘱其继续服用中风防治灵丸，以巩固疗效。

六十九、王新志医案：假性球麻痹[①]

秦某，女，54岁。

初诊日期：2014年5月。

现病史：患者1年前因脑出血，遗留轻度言语障碍及右侧肢体活动不遂。1个月前逐渐出现言语含糊不清，吞咽饮水轻微呛咳，在某医院查头颅MRI示左侧基底节区、侧脑室旁软化灶伴含铁血黄素沉积；桥脑梗塞。按"脑梗死"给予对症处理，症状好转不明显，遂前来我院就诊。

刻诊：言语含糊不清，自感舌体肿大、僵硬，咽部有堵塞感，进食呛咳，右侧肢体活动不利，时有流涎，周身乏力，纳差，舌质淡，舌体胖大稍有齿痕，苔白腻，脉滑细。

神经系统查体：语言不利，右侧鼻唇沟变浅，能张口但伸舌不灵活，示齿口角左偏，右侧软腭力弱，抬举不能，双侧咽反射存在，左侧肢体肌力5级，右侧肢体肌力4级，双侧肌张力正常，右侧腱反射活跃，右侧Babinski征阳性。

西医诊断：假性球麻痹。

中医诊断：中风（中脏腑）。

证候诊断：气虚下陷兼脾虚。

治法：益气健脾，升阳举陷。

【处方】升陷汤加减。

黄芪40g	柴胡9g	升麻6g	知母12g
桔梗10g	白术15g	茯苓20g	生山药30g
甘草6g			

服药10剂后复诊，患者精神较前好转，右侧软腭明显上抬，与左侧相比仍较差，张口时舌头较前灵活，能左右运动，自述舌头肿大及咽部堵塞感明显减轻，进食呛咳及发音不清较前好转，纳眠可，大小便正常。

效不更方，后以升陷汤为基本方并加大黄芪用量，随证加减治疗2个多月，患者右侧软腭基本恢复正常，余症也明显好转。

【按语】

中风病的病位在脑，发病与诸脏腑有关，但根源在于脾胃。《内经》指出，脾胃为气血生化之源，后天之本，脾胃同居中焦，为仓廪之官，脾主运化，胃主受纳，在脾胃的共同作用下输布水谷精微，充养五脏、六腑、四肢百骸等各个组织器官。脑为髓海、元神之府，脑髓是脑的基本物质，有赖后天充养，若脾胃虚弱、气血生化之源不足则脑髓空虚，从而导致脑病。《内经》指出"故上气不足，脑为之不满，耳为之苦鸣，头为之苦倾"，王清任《医林改错》中提到"君言半身不遂，亏损元气，是其本源"。人体气血的升降也依赖中焦脾胃的枢转，脾为阴脏主升，胃为阳腑主降，二者为一身气机升

[①] 王新志、张艳博：《益气举陷法治疗中风后吞咽障碍案例举隅》，载《中国中医药现代远程教育》2015年第13卷，第1期，第123–124页。

降之枢纽，阴阳气血逆乱则病发中风，所谓"血之与气，并走于上，则为大厥"。所以，调理脾胃是临床治疗中风病的关键和根本。

本案患者病程绵长，精气大耗，中气受损下陷，脾胃受纳、运化、输布的功能失常，气血化源不足，肌肉筋脉失养以致筋脉弛缓而发软腭下垂之病，患者一侧软腭抬举无力，堵塞咽部，故自感舌体肿大、僵硬，咽喉部有异物堵塞感。"治病必求于本"，治当益气健脾、升阳举陷，方用张锡纯《医学衷中参西录》中治疗胸中大气下陷的主方升陷汤加减。该方原治气短不足以息等大气下陷证，但临床有典型症状的较少，现在多用于脏器下垂、心肺诸疾。王新志教授辨证明确，认为疾病不同，大气下陷的症状也不同，该患者虽没有胸闷气短、心悸怔忡诸症，但"脾不及，则令人九窍不通"，正是由于大气下陷导致脾胃功能失调，从而出现软腭的下垂。因软腭位置特殊，单纯地使用补气药难以取得满意效果，王新志教授认为升陷汤为辛甘平润之剂，能够通过升清降浊来调整五脏六腑的功能，使大气上升，从而使脾胃调和。

方中重用黄芪为君药，黄芪既善补气，又善升举固托，与胸中大气有同气相求之妙用，考虑其性味甘温，量大久服恐内热蕴结，故佐以知母之寒润济之，少阳之柴胡，阳明之升麻分从左右引下陷之大气上升至胸中，使升陷之力更强，桔梗为药中舟楫，能载诸药之力上达中焦，故用之为向导，后四味共为佐使。患者周身乏力，纳差，时有流涎，酌加白术、茯苓、生山药以健脾益气。王新志教授临床药物用量亦颇为考究，生黄芪用量一般从40g开始，根据患者病情变化酌情加至50g～100g，柴胡升阳举陷用常用剂量为9g～12g。纵观全方，正如李东垣所言："益气得升阳之品则气倍增。"诸药配伍，既收敛元气又使周身气血旺盛，疗效显著。

七十、武明钦医案二则

案1：高血压，脑动脉硬化症，腔隙性脑梗塞[①]

杨某，男，57岁，干部。

初诊日期：1990年9月9日。

现病史：妻子代诉：昨夜突然右半身不灵活，语謇口歪。患者头晕7年，近半年加重，健忘，少语，胸闷，烦躁，失眠，头昏胀，足底如踩棉絮感。

体格检查：神清，颈软，命名性失语，右侧肢体肌力4级。血压28/19kPa。脉弦滑无力，舌边尖红，苔薄黄腻。

辅助检查：脑血流图：脑动脉硬化，供血不足。心电图：心肌供血不足。

西医诊断：高血压，脑动脉硬化症，腔隙性脑梗塞。

中医诊断：眩晕、中风。

证候分析：肝肾阴虚，阴不抑阳。气虚湿阻，郁火浮越，化热炼液成痰，痰火阻络蒙蔽清窍。

治法：益气养阴，祛风豁痰开窍。

[①] 王达权、武步经、刘瑞琴、武步涛：《武明钦治疗老年脑病的经验》，载《河南中医》1992年第12卷，第2期，第78-79页。

【处方】固本通灵涤痰汤。

太子参30g	当归10g	生黄芪30g	防风10g
全虫10g	羚羊角粉^(分2次冲服)1.5g	山萸肉15g	杞果15g
胆南星10g	双钩藤15g	沙苑子15g	竹沥汁20mL
节菖蒲10g	麝香0.05g		

水煎服，每日1剂。

配合通脉舒络液静脉点滴1个疗程（10天）。

上方随证加减，共服药50余剂，出院时头晕基本消失，语言流畅，头脑清晰，行走自如。血压16kPa～20kPa/11kPa～12kPa。

11月10日心电图：心动过缓，偶发节性早搏。

案2：脑梗塞，脑萎缩①

陈某，女，74岁。

初诊日期：1990年9月16日。

现病史：其女代诉：2天前忽然左侧肢体不利，继而加重。诊时患者神昏，左半身不遂，痰涎壅盛，二便失禁。

体格检查：左上肢肌力1级，左下肢肌力2级，左侧痛、温、触觉减退，Babinski征（+）。脉沉取弦滑，舌质红，苔白干燥。

辅助检查：颅脑CT示右枕叶区脑梗塞、脑萎缩。

西医诊断：脑梗塞，脑萎缩。

中医诊断：中风（中脏腑）。

证候分析：气阴两亏，痰湿欠运，郁而生热，痰火蒙蔽清窍。

治法：益气养阴，豁痰息风开窍。

【处方】培元息风通经汤。

当归10g	生黄芪30g	生地15g	赤白芍各15g
全虫10g	天竺黄10g	白蒺藜15g	地龙15g
胆南星10g	天麻10g	双钩藤15g	白附子10g
桂枝10g	竹沥汁20mL		

配合静滴川芎嗪1疗程（15天）。

服药37剂。出院时神清语畅，上肢抬举过头，行走自如，生活基本可以自理。

七十一、吴荣祖医案：脑血管意外，上消化道出血②

郭某，男，67岁。

初诊日期：2014年8月12日。

主诉：胃痛并黑便1周，眩晕伴肢体无力2日。

---

① 王达权、武步经、刘瑞琴、武步涛：《武明钦治疗老年脑病的经验》，载《河南中医》1992年第12卷，第2期，第78-79页。

② 吴文笛：《吴荣祖主任医师温阳扶正学术思想及经验总结》（学位论文），云南中医学院2015年。

现病史：患者曾因胃溃疡、眩晕、严重贫血等病于3个月前至我处求治，当时神倦乏力，举步维艰，沉默寡言。患者1周前因饮食不节，过食肉类，自觉胃中饱胀隐痛，未予重视仍出门远游，之后疼痛日增，未得到及时救治，2日前病情加重。

刻诊：面色苍白，张口流涎；双脚拖地，足弓下垂；语声低微，言语不清；坐立不稳，需人扶持；头晃不止，口角左偏；右踝肿胀，右手无力。记忆模糊，不识家门；二便失禁，大便色黑。

既往史：胃溃疡、眩晕症、严重贫血。

过敏史：否认药物及食物过敏史。

体格检查：舌：淡白嫩，苔白腻，舌底静脉略粗。口唇苍白。脉诊：左寸略浮旺，略濡，重按无力；关沉细，略弦；尺沉细，弦。右寸略浮旺，略弦滑；关沉细弱，濡；尺沉细弱。手：掌及爪甲㿠白。

辅助检查：2014年4月20日胃镜检查：胃角溃疡面覆盖有1.0cm×1.0cm白苔，周边黏膜肿胀、充血，取材质脆，黏膜花斑样改变。病检：黏膜水肿，局部坏死。

经调治3个月后，诸症减轻，面色红润，精神健朗，一次步行可走2～3公里。胃角白苔也缩至0.3cm×0.6cm，取材质软。

西医诊断：脑血管意外，上消化道出血。

中医诊断：中风、血证（便血）。

证候诊断：血虚中风，痰阻脑络；食积不化，胃络受损。

治法：敛血养血，祛痰通络；扶阳固本，消积导滞。

【处方】吴萸四逆汤合二陈汤合当归补血汤加味。

白附片$^{(另包,开水先煎4h)}$240g	焦吴茱萸20g	干姜40g	茯苓50g
陈皮15g	法半夏20g	生鸡金$^{(打碎)}$20g	乌贼骨$^{(打碎)}$35g
当归40g	黄芪120g	姜炭15g	仙鹤草30g
石菖蒲35g	姜南星35g	川芎8g	焦黄柏10g
砂仁$^{(打碎)}$10g	厚朴10g	生龙牡各25g	上肉桂$^{(另包)}$15g
杏仁$^{(打碎)}$10g	炒续断30g	炒杜仲20g	炒狗脊20g
炙甘草6g			

5剂。

复诊：患者气血虚衰，中风已成；大便色黑为远端出血，结合病史，为胃出血无疑。脑中风为危重疾病，为慎重起见，吴荣祖教授嘱其做CT检查确诊，然后服药。

患者在某人民医院急诊检查，经CT检查结论：多发性脑梗塞。病情危重，须住ICU抢救。在ICU住院4日，病情未见明显好转，欲转对症专科治疗。该院神经内科看过住院病历后拒绝收治，原因为：神经内科只能给脑梗患者进行活血化瘀的治疗；伴有严重贫血，说明存在出血病灶，活血化瘀的药就不可能用了；出血应当找血液科。患者家属转求血液科。血液科亦拒绝收治，原因为：患者有严重中风症状，血液科无药可治；严重贫血，仅可能给予输血。胃出血当找消化内科。患者家属又改求消化内科。消化内科也拒绝收治，原因为：患者有严重中风症状和严重贫血，不属于消化内科治疗范畴；并且病情危重，不适合做胃镜检查。其女心急如焚，又来电求助。

回复：对于患者，只能说中药介入越早越好，越快越好；及早服药，不但可解燃眉之急，也可避免因错过最佳治疗时机而留下后遗症；西医无法，中医有方；其余决断，不便多言。其女出院回家取上方药，照单煎服。

1周后，患者步行前来复诊，面色渐有光泽，语言清晰，黑便已无，失禁未作。

患者至今精神健朗，未留任何后遗症。

【按语】

该患者之所以让西医棘手，缘于胃出血和脑梗是一对矛盾——胃出血急需止血，脑梗又需活血化瘀以改善脑供血，实在难为了西医。从中医而论，审症求因，不难得出病机：先出现胃出血，造成气血虚衰；气虚则血行无力，必然滞涩——正应了"气行则血行，气滞则血滞"的名句，脑梗即是血滞的产物。因此，在该患者的治疗中，不能急于活血，而当着力于补气敛血。方中乌贼骨生肌敛口；姜炭、仙鹤草止血敛血；重用黄芪以补气；当归、黄芪又补益虚衰之血；二陈汤合石菖蒲、姜南星共奏祛痰、开窍、醒脑之功；其余诸药直入少阴，迎阳归舍，振奋阳气，使其不得外越。

病情危笃，诊治却很简捷，何以为据？凭脉而论：左寸脉略浮旺，重按无力——与《金匮要略》"浮者血虚，络脉空虚，贼邪不泻"相符，有浮阳外越之势；右寸略浮旺，略弦滑，弦则为紧，"紧则为寒，浮则为虚，寒虚相搏"（出自《金匮要略》）。濡为湿邪壅阻，滑主痰饮。患者又有：双脚拖地，足弓下垂；口角左偏，右手无力；张口流涎；语声低微，言语不清；记忆模糊，不识家门的症状，合于《金匮要略》关于中风的论述："正气引邪，喎僻不遂……邪在于经，即重不胜；邪入于腑，即不识人；邪入于脏，舌即难言，口吐涎。"李东垣所谓"本气自病，若以风为虚象者"，即指"脏气失调，或是血虚失养引起的虚风"（引自《医方集解译注》卷中之三）。患者虚寒已定，痰湿内壅已成。虚则补之，补气血；寒则温之，温少阴；实则泻之，泻痰浊。如此而已。

七十二、向·初称江楚医案：脑梗塞[1]

患者，女，58岁，藏族。

初诊日期：2009年3月5日。

主诉：神志不清，口眼歪斜，左半身不遂，语言不利1周。

现病史：1周前无明显诱因，头昏、头痛、肢体麻木、神志不清，口眼歪斜，左半身不遂，语言不利，呕吐，眩晕，意识障碍。

既往史：平素身体健康，无特殊病史，预防接种史不详。父母健在，无家族同种病史及遗传病史。无药物和食物过敏史，已绝经，16岁初潮，生育1男1女，生长在本地，无不良嗜好。

体格检查：体温37.4℃，脉搏94次/min，呼吸21次/min，血压130/80mmHg。精神极差，面色萎黄，肤色苍白，弹性差，黏膜干燥，口唇青紫，发绀，轻度向右侧歪

---

[1] 姚晓武、杨友樟、仲格嘉、王春雷：《藏医名老专家向·初称江楚治疗"查龙"经验整理研究》，载《中国民族民间医药》2011年第20卷，第14期，第10-12页。

斜，左眼闭合不拢。心率 94 次/min，心律不齐。舌苔厚，舌面红黄。藏医检查脉细而弦，尿色暗红。

辅助检查：CT 示颞叶梗塞。

西医诊断：脑梗塞。

藏医诊断：脉瘫型查龙、列察嘎比直军。

治法：以醒神、开窍、通络、调和气血、安神镇静等对症治疗及针灸穴位治疗。

【处方】

早上：然纳桑培，1 粒；

中午：桑培通络丸，4 粒；

下午：觉香安神丸，4 粒；

晚上：珊瑚通容丸，1 粒。

针灸穴位治疗第 1 周 1 天 1 次，第 2 周开始隔天 1 次。

复诊：治疗 1 个月后，神志清楚，口眼歪斜纠正正常，上肢功能基本恢复，生活能自理，CT 检查示病灶完全吸收。

预后：良好。

【按语】

脑梗塞是老年人的常见病、多发病，病死率和致残率均较高，寻找有效的治疗方案是当前研究的重点，藏医学中属查龙症脉瘫范畴。向·初称江楚教授指出，藏区学理论认为其是由于龙的紊乱增长而致血龙病，以神志散乱，言语不清，口眼歪斜、半侧躯体功能障碍，麻木僵硬为常见症状，其后遗症偏瘫是尤为棘手的难题之一。在治疗上选用口服藏药以醒神、开窍、通络、调和气血、安神镇静等对症治疗，达到预期满意的效果。

七十三、熊继柏医案：脑梗塞[①]

刘某，男，66 岁。

初诊日期：2001 年 11 月 16 日。

现病史：右侧肢体活动不利 2 个多月。在当地医院作 CT 检查诊断为"脑梗塞"，经常规治疗后病情已稳定，但仍右侧肢体活动不利，僵硬肿胀，上肢肌肉疼痛，伴头晕失眠，口苦痰多，大便秘结，面色潮红，目赤。右侧肢体肌张力增强，关节屈伸不利，腱反射亢进。右手握拳，手指不能伸直，上臂不能上抬。右下肢震颤，足内翻。肢体肿胀，尤以手腕及足踝以下明显。舌歪向左侧，舌质红、舌苔黄腻，脉滑数。

证候诊断：风邪引动痰热，痹阻经络。

治法：清热化痰，祛风通络。

【处方】黄连温胆汤合大秦艽汤、三虫饮三方合裁。

| 陈皮 10g | 法半夏 10g | 茯苓皮 20g | 枳实 10g |
| 黄连 5g | 竹茹 10g | 胆南星 6g | 生大黄 4g |

---

① 许启蒙：《熊继柏运用温胆汤治疗心脑病证经验》，载《中医杂志》2003 年第 3 期，第 177-178 页。

秦艽 15g	羌活 15g	防风 10g	白芷 10g
当归尾 10g	僵蚕 20g	地龙 15g	全蝎 10g
天麻 15g	远志 10g	石菖蒲 15g	

15 剂。

另服鲜竹沥每日 2 次，每次 20mL。

药后右侧肢体肿胀减轻，右上肢肌肉疼痛好转，但仍活动不利，僵硬，舌质红、舌苔黄腻，脉滑数。原方茯苓皮改为 30g，加鸡血藤 30g。

服 15 剂后，患肢肿胀疼痛均除，运动功能同前，舌质淡红、舌苔薄黄腻，舌体歪斜。

以上方加减又连服 30 余剂后，患肢僵硬好转，肢体活动较前灵活，右手指能稍伸开，舌质淡红、舌苔薄白，舌体歪斜。

改用补阳还五汤合三虫三藤饮加减连服 60 余剂后，患肢僵硬明显好转，右手指能慢慢伸直，右臂稍能上抬，右下肢震颤除，能扶杖行走，生活基本能自理。

七十四、许雪君医案：脑栓塞[①]

罗某，男，70 岁。

现病史：1990 年元月 24 日因提水洗澡时突发头痛，随之扑倒，右侧肢体瘫痪，口角歪斜，二便失禁。某院诊断为脑栓塞。住院治疗 1 周，遂转我院邀许雪君教授诊治。

刻诊：神志不清，昏睡难醒，右侧肢体半身不遂，口角歪斜，失语，喉中痰鸣。脉细涩、结代，舌质紫暗、苔黄。

既往史：有风心病、心房纤颤病史。

中医诊断：中风（中脏腑）。

证候诊断：风痰蒙蔽心窍，瘀血阻滞经络。

治法：遵急则治标之旨，祛风、化痰、通络，佐以活血祛瘀。

【处方】导痰汤加减。

茯苓 15g	法夏 10g	枳实 10g	远志 6g
南星 10g	石菖蒲 10g	陈皮 10g	僵蚕 10g
丹参 15g	党参 12g	竹茹 15g	甘草 5g

连服 15 剂，症状有所缓解，喉中痰鸣消失，但言语吐词不清。复诊改投地黄饮子化裁，图缓动以治本。

【处方】

生地 15g	巴戟天 10g	山茱萸 10g	石斛 10g
肉苁蓉 10g	附片 6g	五味子 6g	肉桂 5g
茯苓 15g	麦冬 15g	菖蒲 10g	远志 6g

连服 25 剂，尽剂而瘥。随访 1 年，体健无恙。

[①] 许雪君：《验案二则》，载《湖南中医杂志》1994 年第 3 期，第 41 页。

【按语】

本案初起因痰浊蒙闭清窍,阻滞经络,以标为主,急予导痰汤加味以祛风化痰治其标;但患者年老体虚,下元衰惫。痰浊上泛乃致阻塞窍道,当标症缓解后,改投温补下元,开窍化痰而获效。

七十五、颜德馨医案二则

案1:两侧基底节放射冠区多发腔隙性脑梗死[①]

王某,男,71岁。

现病史:1994年曾发生脑梗死,经治疗后肢体功能完全恢复。本次发病出现在休息时突感右侧肢体乏力,右手不能持物,步履不稳。入院后CT检查提示两侧基底节放射冠区多发腔隙性脑梗死。查血糖16.8mmol/L,CHO 9.53mmol/L,TG 5.74mmol/L,脑血管血流动力学示左侧流量减少,流速减慢,外周阻力、动态阻力增高。右侧肢体乏力,右上肢肌力3级,右下肢肌力4级,头晕,消谷善饥,舌暗红,苔薄腻,脉细弦。

既往史:有高血压病史20余年、糖尿病史10余年,常服复降片、D860等治疗。

证候分析:肝肾不足,气阴本亏,肝阳挟痰浊上扰,清窍受蒙,脉络受阻。

治法:平肝化瘀,清化湿热,疏通脉络。

【处方】

生蒲黄9g	通天草9g	水蛭3g	桃仁9g
川黄连2.4g	石菖蒲9g	海藻9g	葛根9g
石决明30g	钩藤9g	决明子30g	生山楂15g
地锦草30g	苍术9g		

每日1剂,水煎服。

7剂后头晕、消谷善饥减轻,上方去石决明、钩藤。

2周后症情日渐好转,肢体活动逐渐恢复。复查血糖为7.1mmol/L,CHO 6.46mmol/L,TG 2.41mmol/L,脑血管血流动力学示左侧流量、流速在正常范围内。

【按语】

从颜德馨教授调治此验案脉证可知,其病位在脑,病变脏腑涉及肝脾肾。由于年龄已过七旬,年高体衰,脏气亏虚,复因病邪久羁长达20余年,则正气消残,精血耗伤,肝肾俱亏。肾虚则精不养髓,脑窍失养,虚风内动,则头晕;肝虚则血不荣筋而肢体乏力,手不能握物,步履不稳,脉细弦;肝火内炽,胃津被灼,则消谷善饥;肝肾俱虚,气机不利,气血失和,则湿热中阻、痰浊内生、脉络瘀阻,清窍被蒙,故病发中风。由此可见,其致病因素为虚、火、湿、痰、瘀、风六因交错,治宜平肝潜阳、清化息风,兼以化瘀涤痰、清化湿热、疏通脉络。

具体治法如下。

[①] 高尚社:《国医大师颜德馨教授辨治脑梗死验案赏析》,载《中国中医药现代远程教育》2012年第10卷,第6期,第5—7页。

1. 平肝潜阳，清火息风

中医认为"诸风掉眩，皆属于肝"。由于病机的关键是肝阴不足，阴不制阳，肝阳上亢及肝火挟气挟火上冲而致，治宜平肝、镇肝、清肝。因此，颜德馨教授在方中配用了石决明、决明子、钩藤、黄连这4味药。石决明味咸性寒归经入肝，本品气寒质重，能镇浮阳清利头目，凉肝潜阳而育阴，咸寒善入血分，清肝热、解郁火、散瘀滞、养肝血。故《医学衷中参西录》曰："石决明，味微咸，性微凉，为凉肝镇肝之要药……为其能凉肝，兼能镇肝，故善治脑中充血作疼作眩晕，因此证多系肝气肝火挟血上冲也。"决明子味甘苦咸性微寒归经入肝、大肠，本品气凛清扬，疏外泄里，清肝火、祛瘀滞、益肾水、开目窍、通肠腑以釜底抽薪。钩藤味微甘性微寒归经入肝，本品轻清气凉，其性捷利，善泻火而定风、消痰以安神，能平肝风、泻心火。祛风痰，且本品寒凉胜亢盛之火以平肝阳，清肝经之热以除烦躁，有清而不伤正、寒凉不上胃的特点。《本草述》曰："方书于治中风瘫痪，口眼歪斜，及一切走注疼痛、肢体挛急用之，又治远年痛风瘫痪，筋脉拘急作痛不已者。"《本草纲目》曰："惊痫眩晕，皆肝风相火之病，钩藤通心包于肝木，风静火熄，则诸症自除。"黄连味苦性寒归心、肝，本品苦以降火，寒以胜热，气味俱厚，清上泻下，直折火势，能清肝火、泻心火，清火以息风。如此相伍，则肝阴得补，肝阳得制，肝火得清，诸风得止，诸症自愈。

2. 活血化瘀，通窍醒脑

由于病机中尚有瘀血之邪阻滞脑络，使轻灵之气不能与脏气相接，治宜重在疏通脉道，推陈出新，通窍醒脑。因此，颜德馨教授在方中又配用了水蛭、桃仁、生蒲黄、地锦草这4味中药。水蛭味咸苦性平归经入肝，本品性缓善入，能破瘀血，攻癥积，通血脉。桃仁味苦性平归经入心肝，本品善入血分，能散瘀血、攻蓄血、活死血、破癥积、通心窍、凉血热，散而不收，有泻无补，为血结血闭之要药。生蒲黄味甘性平归经入心肝，本品清香，其性和平清上利下，止散皆俱，能清血热、止血溢、行血滞、散气聚，为止血行滞要药。且善入血分，走上彻下，无所不达，能行血滞、消瘤、破气结、通经脉，为活血化瘀、行气止痛要药。地锦草清热解毒，凉血通脉。如此相伍，则瘀去脉通，血活窍开，诸症自愈。

3. 痰塞脑络，豁痰开窍

《素问·通评虚实论》："凡治消瘅、仆击、偏枯、痿厥、气满发逆，肥贵人则高粱之疾也。"说明平素嗜食肥甘太过，可聚湿生痰，由痰生瘀，痰瘀互结，胶着难解，最终壅塞脉道，闭阻脑络，引发内风。因此治宜痰瘀同治，豁痰开窍。故颜德馨教授在方中又配用了生山楂、海藻、苍术、石菖蒲。生山楂味酸性温归经入肝，善走血分，化瘀血而不伤新血，开郁气而不伤正气，能消血块，行瘀滞，化痞气，通经络；海藻善走善破，能走血脉，通经络，破坚积，消痰水；苍术燥湿健脾，行气和中，以绝生痰之源。石菖蒲味辛性温归经入心肝脾，一可开窍辟秽，本品气薄清芬，能开心窍、通心神、辟秽恶，利清阳；二可安神醒脑，本品气香清爽，其性平和，善辟秽涤痰而卫宫城，宣心思之结而通神明；三可化湿开胃，本品辛开芳化，温化寒湿，能燥脾湿，化湿浊，调壅滞，和中州。正如《重庆堂随笔》所言："石菖蒲舒心气，畅心神，怡心情，益心志，妙药也。……清解药用之，赖以祛痰秽之浊而卫宫城；滋养药用之，藉以宣心思之结而通神明。"如此相伍，则痰浊得清，瘀滞得除，清窍得利，诸症自愈。

4. 巧用引经，直达病所

由于本脉证的病位在脑，为了更好地使药物发挥治疗作用，因此颜德馨教授在方中又配用了葛根、通天草这2味药物以引诸药到达发病部位。葛根气味俱薄，轻而上升，浮而轻微，阳中之阴也，为阳明经药，兼入脾经，与化痰药相配伍，能引药入脑，增加脑血流量，软化脑血管；通天草其气轻清上逸，与活血药相伍，能引药入脑，剔除脑络新旧瘀血，使瘀去络通，脑窍开复。如此相伍，祛痰浊以通脑络，醒心脑以复神明。共成祛痰化瘀、疏通脉道、平肝息风之剂。瘀去、脉通、窍清、风息，诸症自愈。

案2：右脑梗塞①

朱某，女，71岁。

现病史：患者3个月前突然出现昏仆，左侧肢体偏瘫，CT示右脑梗塞。经用脑活素、丹参等静脉注射治疗后，症情稳定，但左侧肢体仍不用，下肢不能行走，上肢不能抬举，且肿胀、无感觉，胃纳不佳，脉小弦而数，苔黄腻。

证候诊断：痰瘀交困，脉络不利。

治法：祛瘀化痰，疏通脉络。

【处方】

川芎9g	水蛭3g	通天草9g	生蒲黄(包煎)15g
海藻9g	赤芍9g	当归9g	桃仁9g
生紫菀9g	豨莶草15g	威灵仙15g	石菖蒲9g
川黄连2.4g			

14剂后自觉左侧肢体有麻木感，活动后疼痛较甚，纳食渐馨，脉小数，舌红，苔薄。高年气虚血瘀，治拟益气化瘀、兼补益肝肾。

【处方】

黄芪30g	川芎9g	水蛭3g	通天草9g
生蒲黄(包煎)15g	赤芍9g	桃仁9g	红花9g
怀牛膝9g	川断9g	狗脊9g	生紫菀9g
豨莶草15g	伸筋草15g	功劳叶9g	

14剂后肢体活动较前改善，加豨莶草、伸筋草各为30g。

以后随访，症情稳定，已能依杖行走。

【按语】

颜德馨教授认为，脑梗塞的病机主要为瘀血阻络，脑络受损，清灵之气不能与脏气相接，故强调疏通脉道、祛瘀生新是治疗脑梗塞的主要手段，并应贯穿于整个治疗过程。

---

① 夏韵：《颜德馨治疗脑梗塞的经验》，载《上海中医药杂志》1998年第6期，第6-7页。

七十六、颜乾麟医案六则

案1：脑部多发性小缺血灶[①]

李某，男，54岁。

初诊日期：2005年5月22日。

现病史：患者夙有高血压病史10余年与脑梗死病史年余。头颅MRI提示：脑部多发性小缺血灶。B超示：颈动脉斑块。常感手麻、精神萎、头晕，甚至站立不稳，胸闷，反应迟钝。曾求治于他医，以黄连温胆汤加减治疗不效。

刻诊：手麻、头晕依然，神萎，胃纳、二便正常，舌红、苔薄黄且干，脉弦。

证候诊断：痰瘀交阻，肝阳上亢。

治法：平肝息风，祛痰活血。

【处方】

黄连3g	枳实10g	半夏10g	独活10g
豨莶草15g	茯苓30g	桂枝2g	灵芝15g
生蒲黄18g	葛根15g	天麻15g	钩藤18g
丹参15g	黄芩5g	川芎15g	炙甘草3g

水煎，每日1剂，分2次服。

复诊：服用上方14剂，手麻好转，头晕仍有小发，大便畅，舌红、苔黄腻，脉细。即以原方去生蒲黄，加苍白术各10g以健脾化痰。

共治疗2个多月，手麻症状明显好转，头晕未发，其他症状次第减轻。

案2：多发性脑梗死[②]

张某，男，72岁。

初诊日期：2005年5月27日。

现病史：2005年4月2日出现言语不清，口齿含糊，不知所云，手足麻木，行动不利，伴咽部痰黏不壅，胃痞不舒，纳差，夜寐安，大便不畅，舌红、苔薄黄，脉弦。

既往史：夙有高血压、高脂血症病史。

辅助检查：查头颅CT示多发性脑梗死。

证候诊断：痰瘀交阻肺系。

治法：祛风开窍，祛痰活血。

【处方】

黄连3g	法半夏10g	全瓜蒌30g	制胆南星6g
黄芩5g	白附子6g	羌活5g	石菖蒲30g
薄荷6g	水蛭粉(吞服)3g	丹参15g	川芎15g
苍白术各10g	枳壳10g	桔梗6g	炙甘草3g

水煎，每日1剂，分2次服。

[①] 刘珺：《颜乾麟治疗中风手麻的经验》，载《江苏中医药》2007年第6期，第16页。
[②] 刘珺：《颜乾麟应用祛风药治疗脑病验案举隅》，载《江苏中医药》2008年第1期，第28-29页。

复诊：(6月10日) 言语略清，胃痞已减，大便畅，胃纳一般，左侧手足不遂，舌红、苔黄腻，脉弦。原方加广地龙10g活血通络。

又续服2个多月，患者已能说"你好"等简单词语，肢体活动也较前有明显改善。

【按语】

颜乾麟教授认为失语多与肺有关。《景岳全书》云："声由气而发，肺病则气夺，此气为声音之户也。"指出了各种发音器官的正常活动都与肺的宗气相关。因此，恢复肺的宣肃功能就成为治疗失语症的关键。而祛风药多辛散入肺经，为其治疗中风失语提供了理论依据。本方以神仙解语汤与小陷胸汤加减而成。方中黄连、全瓜蒌、半夏取小陷胸汤之意，清心豁痰、通腑醒脑；枳壳配桔梗调畅气机；选用南星、白附子、石菖蒲、羌活等祛风药搜风宣肺、化痰开窍；薄荷辛散上升，与他药同煎，取其开通脑窍之功；水蛭为天然溶栓之品，可化瘀通络；苍白术同用，以固后天，补而不滞；丹参、川芎活血化瘀，川芎又为脑病引经药。诸药合用，药证合拍，故收良效。

案3：脑梗死[①]

章某，男，76岁。

初诊日期：2005年4月15日。

现病史：患者于1个月前出现脑梗死，遗留右侧肢体无力（查右侧肢体肌力Ⅲ度），不能行走，伴头晕、胸闷且痛，大便不畅，舌红、苔薄黄，脉小迟。

证候诊断：痰瘀交阻，郁而化火。

【处方】黄连温胆汤化裁。

黄连3g	枳实10g	法半夏10g	陈皮6g
茯苓30g	黄芩5g	厚朴10g	蔓荆子6g
独活10g	广地龙10g	水蛭3g	葛根15g
丹参15g	川芎15g	决明子30g	木瓜15g
川怀牛膝各15g	炙甘草5g		

水煎，每日1剂，分2次服。

复诊：(6月10日) 下肢乏力好转，能在他人搀扶下行走，头晕、胸闷平，胃纳一般，夜寐安，舌红苔薄，脉弦。原方加入威灵仙、豨莶草、秦艽等祛风湿药以活血通络。

如是调治3个月，症情基本改善。

【按语】

颜乾麟教授认为，缺血性脑血管病虽属血瘀脑部，但"风邪入脑"是主因，又风药具轻扬升散之性，既能疏散风邪，调畅血脉，又能引导活血化瘀药上行而发挥作用，故临床喜用祛风药以提高疗效。

全方以黄连温胆汤为基础进行化裁。方中黄连、枳实、半夏、陈皮、茯苓、黄芩、厚朴清热豁痰；地龙、水蛭破血逐瘀、通经活络；配以蔓荆子祛风清利头目；独活祛风、强筋骨；木瓜、川怀牛膝引血下行，且利骨节；葛根祛风解痉以醒脑；治风先治

[①] 刘珺：《颜乾麟应用祛风药治疗脑病验案举隅》，载《江苏中医药》2008年第1期，第28-29页。

血,故以川芎、丹参通利脉道,并引气血上行头目,下行血海;决明子润肠通腑醒脑;后期加入祛风湿药意在疏通经络、活血祛瘀。

案4：脑梗死①

吴某,男,63岁。

初诊日期:2005年5月27日。

现病史:患者夙有脑梗死病史,血压125/80mmHg,平素表情抑郁,容易激动,强哭强笑,言语不多,语出困难,记忆力下降,昼时嗜睡,夜寐不安,胃纳一般,大便不畅,舌尖红、苔薄白腻,脉细。

证候诊断:痰瘀交阻神明,心肾不济。

治法:祛风化痰,交通心肾。

【处方】

黄连2g	桂枝2g	枳实10g	半夏10g
茯苓30g	川芎15g	细辛3g	羌活5g
白蒺藜15g	陈皮6g	石菖蒲15g	生蒲黄9g
蔓荆子10g	桔梗6g	丹参15g	炙甘草3g

水煎,每日1剂,分2次服。

复诊:(6月10日)表情略开朗,言语仍少,语出困难,记忆力下降,夜寐尚安,胃纳可,二便尚调,舌红、苔薄白且干。属痰瘀交阻,郁而化火之证。以原方去桂枝、白蒺藜、蔓荆子,加黄芩6g清郁热,白附子6g化痰解语,薄荷6g、葛根15g引药上行,清利头目。

加减治疗3个月,患者情绪平稳,记忆力明显改善。

【按语】

历代医家认为,情志所伤乃肝失调达,治疗多不离柴胡。而颜乾麟教授认为,中风抑郁属脑病,为气郁痰结,阴阳失交而致。其指出中风抑郁多因郁而气滞,气滞日久则化热,热郁则津液耗而不流,升降之机失度,初伤气分,久延及血,故用药多选苦辛宣通之品。全方以交泰丸加减而成,取辛开苦降,交通心肾之意。方中以桂枝代肉桂防温热太过;黄连清心开窍;半夏降逆和胃、燥湿化痰;枳实行气降气并能消痰;陈皮与茯苓相配行气健脾以消生痰之源。方中大量轻扬升散之祛风药如川芎、细辛、羌活、白蒺藜、石菖蒲、蔓荆子等,既能宣畅气机、调畅血脉,又能引导活血化瘀药丹参、生蒲黄上行巅顶而发挥作用。

案5：双侧放射冠区多发腔隙性脑梗死②

孙某,男,60岁。

初诊日期:2005年8月5日。

现病史:患者有高血压病、高脂血症史10余年,脑梗死病史6年,伴双下肢活动不

---

① 刘珺:《颜乾麟应用祛风药治疗脑病验案举隅》,载《江苏中医药》2008年第1期,第28-29页。

② 胡晓贞:《颜乾麟教授运用辛开苦降法治疗心脑血管疾病经验》,载《中国中医急症》2006年第8期,第881-882页。

利，近半年头晕、头胀，加重 1 个月，视物旋转，时有黑矇，胸闷、气短，入夜尤甚，两目干涩，腰膝酸楚，食入作恶，难以入眠，舌红苔黄且干，脉弦细。血压 150/90mmHg。

辅助检查：头颅 CT 示双侧放射冠区多发腔隙性脑梗死（部分为陈旧性），老年脑改变；颈动脉超声示双侧颈动脉硬化伴斑块形成。

证候诊断：湿热阻滞，痰瘀互结。

治法：辛苦法。

【处方】

黄连 3g	桂枝 2g	黄芩 6g	厚朴 10g
黄柏 6g	苍术 10g	白术 10g	半夏 15g
枳实 6g	夏枯草 10g	升麻 6g	荷叶 10g
葛根 10g	丹参 30g	川芎 15g	生蒲黄（包）9g
生甘草 3g			

每日 1 剂，水煎分服。

服药半个月，头晕、头胀略有好转，胸闷气短已平，腰酸改善，胃纳如常，舌红苔黄，脉细。

上方去丹参、生蒲黄，加天麻 15g、钩藤（后下）18g、防风 10g、怀牛膝 15g。

服药 14 剂后头晕、头胀症状消失，胸闷、气短亦逝，精神状态良好，舌红苔薄，脉缓。血压 130/80mmHg。守原法继服 1 个月巩固疗效。

【按语】

患者素有眩晕，突然加重，且视物旋转，腰膝酸楚，为风阳夹湿痰瘀上扰清窍，蒙蔽清空，中风之先兆也；舌、脉象均为其佐证。故投黄连、黄芩、枳实以燥湿泄浊；取厚朴、半夏、苍术之辛，升清宣散；桂枝通阳，并与黄连配伍，以起安神之效；半夏、夏枯草合用，以清肝降火，且安神效佳；川芎走而不守，尤能上行头目，引药入脑络，为治头痛之要药；黄柏配苍术，利下焦湿热，防苦寒败胃。另外，颜乾麟教授经验认为升麻、荷叶、葛根、丹参、生蒲黄、苍术化痰活血，可降低血液黏度，稳定斑块。复诊时，加天麻、钩藤、防风，加强祛风之效，止头晕；怀牛膝一味，引火下行，止痹痛。全方辛苦同用，清通并施，使脑络通，空窍清，气血平，头晕止。

案 6：两侧基底节及放射冠区腔隙性脑梗塞[①]

患者，男，60 岁。

初诊日期：2004 年 11 月 12 日。

主诉：失语 6 小时。

现病史：患者既往有高血压史 6 年，本次因"失语 6 小时"而入院，查头颅 CT 示：两侧基底节及放射冠区腔隙性脑梗塞，各项生化检查及心电图、胸片等正常，血压 140/80mmHg。患者失语，发音困难，表情呆板，反应迟钝，平时性格内向，不善言语。纳

[①] 孙春霞：《颜乾麟运用逍遥散治疗心脑血管疾病的经验》，载《中华中医药杂志》2006 年第 7 期，第 420－421 页。

食正常，大便不畅，夜间不易入睡，舌尖红，苔白腻，脉弦。

中医诊断：中风失语。

证候诊断：肝经有郁，痰迷心窍。

治法：散肝郁，祛痰浊。

【处方】逍遥散加减。

柴胡 6g	当归 20g	苍白术各 10g	赤白芍各 15g
薄荷 5g	茯苓 30g	白附子 6g	羌活 6g
石菖蒲 15g	全蝎 3g	防风 6g	生蒲黄（包）9g
水蛭 5g	通天草 9g	黄连 3g	桂枝 2g
生甘草 3g			

上方调服 2 周后，患者能简单发音，门诊加用蔓荆子 10g、白蒺藜 10g，继续调治 2 个多月，则见言语流畅，面带笑容，神清气爽。

【按语】

本例患者肝郁日久，痰气交阻，治疗当以调畅气机为先，使痰浊得以流动，邪有出路，在逍遥散基础上加入化痰开窍之品。方中白附子、羌活、全蝎、石菖蒲等，取神仙解语丹之义，化痰开窍；黄连清心开窍，预防中风后记忆力下降；水蛭化瘀而不伤正，通天草引药上行，二药相配使瘀化络通，脑窍复开；"头为诸阳之会，惟风可到"，权用羌活、防风、薄荷等大量祛风药，引血入脑，引药上行。

七十七、颜正华医案：脑栓塞①

患者，女，63 岁。

初诊日期：2000 年 4 月 24 日。

主诉：右半身不遂 3 年余。

现病史：3 年前因生气而致突然昏仆，醒后即右半身不遂、口舌歪斜、言语謇涩，西医诊断为"脑栓塞"，一直服用西药控制病情，同时配以针灸辅助治疗。近因自觉活动较前更为受限，欲配以中药辅助治疗而前来就诊。

刻诊：右半身不遂，口舌歪斜，言语謇涩，偏身麻木，气短乏力，眠轻心悸，纳便尚调。舌暗苔薄黄腻，舌下青紫，脉弦涩。

既往史：有高血压病、冠心病、糖尿病等病史。

证候诊断：气虚血瘀痰阻。

治法：益气活血，化痰通络。

【处方】

生黄芪 30g	丹参 30g	赤芍 15g	当归 10g
川芎 10g	桃仁 10g	红花 10g	制首乌 15g
石菖蒲 10g	远志 10g	茯苓 20g	胆南星 6g

---

① 吴嘉瑞、张冰：《国医大师颜正华教授益气活血法诊疗中风经验》，载《中华中医药杂志》2012 年第 27 卷，第 3 期，第 634－636 页。

14剂，水煎服，每日1剂。

并嘱其调情志，忌急躁和劳累。

二诊：（2000年5月8日）患者服上方14剂后，配合西药和辅助治疗，自觉症状明显改善。颜正华教授根据效不更方原则嘱患者原方继服14剂。

患者服药后，诸症大为缓解。

【按语】

本案患者久病久卧伤气，致气虚不能鼓动血脉运行，津液失布，而致痰瘀互结，瘀阻脉络而成气虚血瘀痰阻之证。瘀阻脑脉，则见半身不遂，肢体瘫软，口舌歪斜，言语謇涩；血行不畅，经脉失养，故见肢体麻木；心脉失养故见心悸眠轻；气虚不摄，则自汗、短气乏力。舌暗，舌下青紫，脉弦涩为气虚血瘀痰阻之象。

颜正华教授认为本案中风实与王清任"元气渐亏之症"及主瘀立论相符。且根据"急则治其标，缓则治其本"的原则，以"益气活血、化痰通络"为治疗的基本原则，以"补阳还五汤"为基本方加减，旨在补气养血，活血通络。方中生黄芪补气，桃仁、红花、川芎、当归、赤芍、丹参活血，石菖蒲、远志祛痰开窍，制首乌养精血，茯苓健脾安神，胆南星化痰，诸药合用，证症结合，标本兼顾，获得良效。

七十八、杨从鑫医案：多发性脑梗死，脑萎缩[①]

陈某，男，70岁，退休干部。

主诉：容易忘事，二便偶尔不知，言语不清半年余。

现病史：患者平素记忆力稍差，行动缓慢，反应稍迟钝，经常腰膝酸软、双下肢发软、头晕耳鸣、夜尿增多。1年前曾患脑梗死住院治疗遗留有右半身麻木无力，言语不清，但能自己活动、进食。近半年来，患者家人发现患者容易忘事、转脸就忘，言语重复不清，二便有时失禁，夜寐不安，病情逐渐加重。

刻诊：神情萎靡，表情呆板，言语含糊不清，反应迟钝，纳差腹胀。舌质淡胖，苔薄白腻，舌下脉络暗紫，舌边有齿痕，脉细涩无力。

辅助检查：头颅CT检查：多发性脑梗死，脑萎缩。

辨证分析：杨从鑫教授认为本患者平素腰膝酸软，头晕耳鸣，反应痴呆，因脑梗死后症状加重，结合舌脉，辨为痴呆，属肾精亏虚，髓海不足，瘀血阻络。

治法：补肾益髓，益气活血，化瘀通络，宁心安神。

【处方】益智方加减。

生黄芪20g	生晒参20g	麦冬20g	熟地20g
菟丝子20g	当归15g	首乌15g	川芎15g
菖蒲15g	制南星15g	远志15g	白术15g
地龙12g	全虫12g	锁阳10g	益智仁10g
夜交藤30g	炒枣仁30g		

[①] 马奎军、杨从鑫：《杨从鑫治疗血管性痴呆经验总结》，载《中医药临床杂志》2015年第27卷，第12期，第1692-1694页。

15 剂。

上药服尽后二诊：患者自觉神志清爽，头晕好转，二便自知，记忆力有所恢复，饮食较前增加，夜尿减少，夜寐好转。患者调理后，脾运得健，痰湿得以运化，故而神志清爽，纳食增加。但肾精空虚，瘀血之候仍在，继以补肾填精、活血化瘀。

【处方】

熟地20g	黄精20g	山萸肉20g	生晒参20g
当归15g	地龙15g	川芎15g	葛根15g
首乌15g	全虫10g	炒枣仁30g	菟丝子30g
锁阳30g	益智仁30g		

继进15剂。

三诊：患者记忆力明显好转，生活自理，二便正常，夜寐安，头晕明显减轻。

停服汤药，给予益智方颗粒，10g/次，3次/日，连服2个月。

随访，服药后精神正常，反应可，记忆、计算能力均有明显好转，睡眠、夜尿正常，再无失禁发生，饮食可，无头晕目眩，行走有力。病情较服药前明显改善。

【按语】

本案患者以记忆力下降，善忘，表情呆滞，二便不自知，睡眠差为主症就诊，查患者舌质、舌苔、脉象，既往有腰膝酸软，头晕目眩，脑梗死病史。四诊合参，杨从鑫教授考虑患者痴呆的病因、病机在于平素肝肾不足，脑髓失养，中风瘀血阻络，加重了虚损病情，导致脑灵性记忆渐失，神情呆板。瘀血为标，肾精亏虚为本，按血管性痴呆的分期原则属于病情波动期，标本兼治，以具有补肾填精、益气活血开窍的益智方化裁。

组方中的生黄芪、生晒参、麦冬、熟地、菟丝子益气生血、养阴填精益智，气旺则推动行血通脉；当归、川芎、菖蒲、制南星、白术等补血、活血化瘀、豁痰开窍；地龙、全虫搜风通络祛瘀，夜交藤、枣仁、远志交通心肾、安神定志；锁阳、益智仁补肾助阳。诸药合用，补中有通，滋而不腻，通补兼施。次方据证加减治疗1个多月，肝肾阴精亏虚得以补益，瘀血得化，清窍得开，记忆灵性得以恢复。

七十九、杨牧祥医案：动脉硬化性脑梗死[①]

杜某，女，58岁。

初诊日期：1998年10月19日。

现病史：患脑动脉硬化10年，今晨起发觉右半身不遂，肢体麻木，口舌斜，语言不利，心悸气短，神疲乏力，舌质紫暗，苔薄白，脉弦细。血压18.5/11.5kPa（139/86mmHg）。

CT检查示：脑梗死。

证候诊断：气虚血瘀，脉络阻闭。

治法：益气活血，逐瘀通络。

---

① 王占波、方朝义：《杨牧祥教授运用生水蛭治疗脑血管病经验》，载《河北中医》1999年第6期，第358－359页。

【处方】补阳还五汤加味。

黄芪 30g	丹参 15g	鸡血藤 15g	川牛膝 15g
桑寄生 15g	钩藤(后下) 15g	当归 10g	赤芍药 10g
红花 10g	桃仁 10g	地龙 10g	川芎 10g
石菖蒲 10g	郁金 10g		

水煎,分2次温服,每日1剂。

另配生水蛭粉,装入胶囊,以汤药送服,4g/次,2次/日。

治疗月余,语言清晰,肢麻消失,行走稳健。

八十、杨少山医案：右侧脑梗塞[①]

孟某,男,72岁。

初诊日期：2004年2月16日。

主诉：反复头晕8年,加重伴口眼歪斜、半身不遂1月。

现病史：患者8年前发现"高血压病",血压170mmHg～190mmHg/80mmHg～100mmHg,不规则服用珍菊降压片、北京降压0号等药物,血压控制情况欠佳。1个月前清晨出现口眼歪斜、语言謇涩,伴左侧肢体麻木、僵硬,头颅CT示"右侧脑梗塞"。就诊时神志清,两颧潮红,伸舌偏左,左上肢肌力1～2级,左下肢肌力0～1级,言语不清,自诉头晕乏力,大便已1周未解,寐差,口干。脉细弦,舌红少苔。

治法：养阴平肝、化瘀通络。

【处方】

明天麻 10g	枸杞子 30g	钩藤(后下) 15g	杭白芍 15g
炙甘草 5g	北沙参 15g	麦冬 10g	炒川连 3g
柏子仁 15g	炒白僵蚕 10g	丝瓜络 15g	川石斛 15g
生地 15g	太子参 15g	络石藤 15g	火麻仁 10g
丹参 15g	白蒺藜 15g	佛手片 6g	绿梅花 10g

水煎服,每日1剂。

服用14剂后诉头晕已减,左肢麻木、僵硬感改善,大便3日1次。

守前方加怀牛膝15g,改火麻仁15g,续服1个月后诉头晕消失,大便通畅。前方续服半年,患者言语转清,弃拐而行,生活基本能自理,体健。

八十一、易希元医案：急性脑梗塞[②]

黄某,男,70岁,退休工人。

初诊日期：1991年10月4日。

---

① 李航、杨少山：《杨少山临证诊治经验探析——血栓性疾病临床经验浅谈》,载《中医文献杂志》2007年第2期,第51-52页。

② 易宇飞、吴付成：《易希元活血化瘀法治疗疑难病症经验举隅》,载《湖南中医药导报》1996年第4期,第9-10页。

现病史：患者主诉右侧肢体偏瘫，语謇，嘴歪2天，伴出冷汗，神疲乏力，口角流涎。体格检查：嘴角左歪，右侧鼻唇沟变浅，右上、下肢肌力2级，右侧Babinski征阳性。舌苔白，质暗红，脉细涩。

辅助检查：头部CT提示：左基底节区腔隙性脑梗塞。

中医诊断：中风。

证候诊断：气虚血瘀，脑络痹阻。

治法：活血化瘀，益气通脉。

【处方】

桃仁10g	红花10g	当归15g	川芎10g
赤芍15g	黄芪30g	地龙10g	鸡血藤20g
丹参15g	炮山甲6g	泽兰10g	甘草6g

7剂。

二诊：口角流涎止，余症明显好转。原方加石菖蒲10g、牛膝15g。

服17剂后，肢体及语言功能基本恢复，行走自如。继用原方去炮山甲、泽兰，加杜仲15g、桑寄生20g以补益肝肾，强筋健骨，调治半月，诸症悉除。随访1年，未见反复。

【按语】

急性脑梗塞属于祖国医学中风范畴。易希元教授认为，正气亏虚、鼓动无力、血行瘀滞、脑络痹阻是本病发生的主要病机。故以黄芪益气，气足则血行，营养周身，使瘫痪肢体气血畅达，以利功能恢复；当归、赤芍、川芎、桃仁、红花、丹参活血化瘀以行血滞；穿山甲化瘀，为通经络，达病所之要药；地龙、鸡血藤养血通经活络；妙用泽兰既可活血，又能利尿，从而消除脑水肿，改善血液循环，有利于脑细胞功能恢复；甘草调和诸药，并能益气，通利血脉。诸药相合，共奏活血化瘀、益气通脉之效。

八十二、印会河医案：多发性脑梗死、脑萎缩[①]

张某，男，66岁。

初诊日期：1993年2月1日。

主诉：口舌歪斜1年余。

现病史：患者口舌歪斜，语言不利1年余，伴左手麻木、下肢无力，有时抽搐，大便略干，1～2日1次。体格检查：神志清晰，语言謇涩，活动不利。舌质暗，舌根苔腻，脉滑。

辅助检查：CT示：多发性脑梗死，脑萎缩。

西医诊断：多发性脑梗死、脑萎缩。

证候诊断：风中血络，气虚血瘀。

治法：益气活血，通络息风。

[①] 陈庆平、王诗雅、徐蒙：《名医印会河教授临床抓主症经验集粹（十）》，载《中国乡村医药》2001年第6期，第32－34页。

【处方】

生黄芪30g	赤芍30g	川芎15g	当归30g
鸡血藤30g	桃仁12g	红花10g	地龙15g
蛰虫12g	水蛭12g	生薏仁30g	木瓜15g
防己10g	桑枝30g	丝瓜络10g	白附子12g
僵蚕12g	全蝎6g		

7剂，每日1剂，水煎分2次服。

二诊：（1993年2月8日）药后左手麻木减轻，下肢已不抽筋。舌质青，舌苔薄白，脉弦。继服原方加入姜黄15g，桂枝5g。14剂，每日1剂，水煎服。

三诊：（1993年2月25日）服药半月，左上肢麻木基本消失，唯感肢体活动乏力。舌质红，苔薄黄有剥脱，脉弦。继以原方稍事加减，改为丸剂，巩固治疗。

【处方】

白附子12g	僵蚕10g	全蝎6g	赤芍30g
当归30g	川芎15g	丹参30g	桃仁12g
红花10g	生黄芪30g	川贝母10g	元参15g
夏枯草15g	昆布15g	海藻15g	海浮石18g
姜黄15g	桂枝6g	生牡蛎60g	

10剂共为细末，炼蜜为丸，每粒重10g，每次2粒，1日3次。

【按语】

该患者系多发性脑梗死1年之久，以补阳还五汤益气活血通络，合牵正散以祛头面之风；病为痼疾，故加水蛭、蛰虫、地龙以加强活血化瘀、疏通经隧之力。气虚则麻、血虚则木，麻木与气血虚弱有关，故重用黄芪，既能补气，合当归又能养血，通过补气以加强活血通经的作用；赤芍、川芎、桃仁、红花活血祛瘀，并有协同作用；地龙通经活络。另外，印会河教授认为多发性脑梗死是头脑中经脉闭塞，存在"障碍"，必须予以疏通，故加入软坚散结的消瘰丸（元参、川贝母、川牡蛎）以及昆布、海藻、海浮石、夏枯草等，以疏通经隧，扫除"障碍"，促进康复。

八十三、殷克敬医案：腔梗[①]

陈某，男，48岁，工人。

现病史：高血压病史3年，突发左侧半身不遂来诊。体格检查：神志清楚，语言不謇，左鼻唇沟变浅，人中沟偏斜，心肺无异常，左上肢肌力1级，左下肢肌力3级，左侧腱反射活跃，病理反射阳性，血压18/12kPa，舌质红、苔稍黄，脉弦滑。

辅助检查：脑CT示腔梗。

中医诊断：中风。

查经取穴：神庭、印堂、上肢瘫痪异功点、云谷、阳陵泉、申脉、太溪。

每日1次，并服用自拟活血通瘀汤。

---

① 杜旭、王瑞辉：《殷克敬教授针灸临证经验撷英》，载《吉林中医药》2006年第6期，第8-9页。

10天后症状减轻，1个月后自愈。

【按语】

神庭为督脉与足太阳、阳明之会，配以印堂醒脑开窍，祛风通络，平肝潜阳；查经络得上肢瘫痪异功点（曲池与手三里之间），云谷（合谷上1寸）皆可通经活络；申脉乃阳跷脉始生，活血舒筋；太溪补益肝肾。且针药并用，遂获良效。

八十四、詹文涛医案：左侧额叶脑梗塞恢复期[①]

罗某，女，53岁，中学老师。

初诊日期：2001年9月25日。

现病史：患者就诊前半年突发右侧肢体瘫痪，失语，当时头颅CT诊断为"左侧额叶脑梗塞"，经多方治疗患者仍右侧肢体活动不灵，行走不稳，言语不清，情绪不稳，哭笑无常，并诉头昏目眩，眠差，二便调，纳可。舌淡青、苔薄黄腻，脉沉细弱。

西医诊断：左侧额叶脑梗塞恢复期。

中医诊断：中风（中经络）。

证候诊断：气虚血瘀，痰蒙清窍，脉络不畅。

治法：益气活血通络，豁痰开窍除眩。

【处方】

黄芪30g	太子参30g	粉葛根30g	地龙15g
石菖蒲15g	川芎15g	蔓荆子15g	杭芍15g
炒黄柏10g	红花10g	桃仁12g	天竺黄12g
僵蚕12g	归尾12g	炙甘草3g	生大黄4g

用药2个疗程后，患者头脑较前清楚，精神佳，语言清楚，语速稍慢，对答切题，自行行走稍不稳，诉头昏，少寐梦多，大便稀，每天3～4行。舌淡红、苔薄白，脉沉细弱。

原方去大黄，加半夏12g，天麻、白术各10g，泽泻20g，炒枣仁15g，夜交藤30g。又续治2个疗程后，患者所有症状基本消失，能自理生活。

八十五、张崇泉医案五则

案1：双侧额顶叶腔隙性脑梗塞[②]

符某，女，69岁。

主诉：头晕反复5月余，再发1周。

现病史：5个月前因为头晕，视物旋转就诊某医院，诊断为椎基底动脉供血不足，颈椎病，脑动脉硬化，左颈内斑块形成。经住院采用改善循环、抗血小板聚集及对症治疗，头晕好转（具体用药不详）。近1周来，无明显原因头晕复发，为求中医治疗由家

[①] 琚坚、李青：《詹文涛教授中医药治疗脑梗塞及其后遗症经验总结》，载《陕西中医》2003年第8期，第723-724页。

[②] 赵瑞成、张崇泉：《张崇泉教授治疗中风经验》，载《中医药导报》2011年第17卷，第6期，第3-5页。

人陪同来我院就诊。

刻诊：头晕，颈胀，胸闷，心慌，睡眠不好，每晚只能睡 3～4 小时，口干，疲倦乏力。面色萎黄，舌质暗红，苔薄黄，脉细弦。血压 140/70mmHg，心率 70 次/min，MRI 示：双侧额顶叶腔隙性脑梗塞。

证候诊断：气阴两虚，肝阳上亢，血脉瘀阻。

治法：益气养阴，平肝潜阳，活血通络。

【处方】

天麻 10g	黄芪 30g	丹参 20g	炒酸枣仁 15g
赤芍 15g	生白芍 15g	葛根 20g	白蒺藜 20g
生地黄 20g	三七粉(冲)6g	山楂 15g	生牡蛎 30g
夜交藤 20g			

守方加减治疗 1 个多月，头晕症状消失，胸闷、心慌减轻，睡眠改善。

【按语】

本例患者，以眩晕为主诉，综合症状，舌象、脉象分析，辨证为气阴两虚、肝阳上亢、血脉瘀阻，拟益气养阴、平肝潜阳、活血通络之法。药用黄芪、葛根、生地益气养阴；丹参、赤芍、三七、山楂活血通络；天麻、白蒺藜、生白芍、生牡蛎平肝潜阳；酸枣仁、夜交藤养心安神。故收效甚佳。

案 2：脑梗死[①]

刘某，女，78 岁。

初诊日期：2010 年 3 月 15 日。

主诉：左侧肢体乏力 5 月。

现病史：患者 2009 年 10 月中旬因左侧肢体偏瘫在我院住院，诊断为"脑梗死"，经治疗后左侧肢体偏瘫好转出院，但需在家人搀扶下行走。现症见左侧肢体乏力，头晕头痛，睡眠不好，胸闷，大便结，口苦口干，皮肤瘙痒，腰痛，舌质红苔薄黄，脉细少力。

证候诊断：气虚血瘀，心肝火旺。

治法：益气活血，清肝泻火。

【处方】

黄芪 20g	当归 10g	夏枯草 15g	白蒺藜 20g
赤芍 15g	甘草 5g	生地黄 20g	天麻 10g
瓜蒌壳 15g	夜交藤 20g	杜仲 15g	怀牛膝 15g
丹参 20g	草决明 15g		

每日 1 剂，水煎服。

服上方 14 剂后左侧肢体无力好转，可独自步行半里路而未感疲乏，头晕头痛减轻，睡眠改善，守方治疗 1 个多月，诸症明显好转，病情稳定。

[①] 张崇泉：《益气通络法治疗中风恢复期经验》，载《湖南中医杂志》2013 年第 29 卷，第 3 期，第 21－23 页。

【按语】

本例患者中风病程 5 个月，气血亏虚，致血脉瘀滞，心肝火旺。治宜益气活血、清肝泻火之法。方中黄芪、当归益气养血，生地黄养阴；夏枯草、白蒺藜、草决明清泻肝火，赤芍、丹参活血化瘀，夜交藤养心安神，杜仲、怀牛膝补肾强腰，甘草调和诸药。方证对应，疗效明显。

案 3：脑梗死①

周某，男，54 岁。

初诊日期：2008 年 9 月 22 日。

主诉：左侧肢体麻木乏力，伴讲话吐词欠清 2 月余。

现病史：患者 2008 年 7 月 10 日突发说话吐词不清，左侧肢体乏力麻木，住某医院，诊断为"脑梗死"。经住院治疗后好转出院。

刻诊：左侧大腿外侧麻木乏力，左手掌麻木，说话吐词欠清，头晕，后头部及颈项胀痛，眼胀，疲倦乏力，口干，大便干结，舌质暗红，苔黄腻，脉细弦。血压 140/95mmHg。

既往史：患者有高血压病史 5 年，其父母及姊妹均患有高血压病。

证候诊断：气虚血瘀，肝风上扰。

治法：益气活血，平肝息风。

【处方】

黄芪 30g	当归 10g	赤芍 15g	川芎 10g
红花 10g	桃仁 10g	干地龙 6g	全蝎 3g
枳壳 10g	葛根 20g	生地 20g	天麻 10g
白蒺藜 20g	鸡血藤 20g	僵蚕 10g	草决明 15g
甘草 5g			

每日 1 剂，水煎服。共 14 剂。

复诊精神疲倦好转，口干、头晕头胀减轻，左侧肢体麻木乏力改善，大便转软，仍吐词欠清，口中流涎，舌质暗红，苔黄厚腻，脉弦缓。血压 140/90mmHg。治拟益气活血，化痰通络。原方加法半夏、陈皮各 10g，茯苓 15g。

续服 14 剂，患者病情稳定。守方再治疗 1 个月，病情改善，嘱其加强语言和肢体功能锻炼，以求康复。

【按语】

本例患者以讲话吐词欠清、左侧肢体麻木乏力为主诉，辨证为气虚血瘀、肝风上扰。治拟益气活血、息风化痰之法。药用黄芪、当归、赤芍、川芎、红花、桃仁益气活血化瘀；地龙、全蝎、僵蚕祛瘀化痰通络；天麻、白蒺藜平肝息风；葛根、生地、鸡血藤滋阴活血；枳壳、草决明行气润肠。二诊患者诉疲倦好转，左侧肢体麻木改善，大便转软，但仍吐词欠清、口中流涎，这是风痰内盛之证。故继用原方加半夏、陈皮、茯苓

---

① 张崇泉：《益气通络法治疗中风恢复期经验》，载《湖南中医杂志》2013 年第 29 卷，第 3 期，第 21–23 页。

配合方中天麻、僵蚕以增强息风化痰之力。

案4：腔隙性脑梗死①

梁某，女，67岁。

初诊日期：2008年10月27日。

主诉：头晕眩反复发作10月。

现病史：2007年7月在某医院做核磁共振诊断为"腔隙性脑梗死"。经西医治疗无效，而延请张崇泉教授用中医治疗。

刻诊：头晕眩，时有耳鸣，走路不稳，下肢无力，精神疲倦，面色萎黄，善太息，左肩臂疼痛，口干、睡眠一般，大小便正常。舌质暗红，苔薄微黄，脉细稍弦。血压115/60mmHg。

辨证分析：此患者年过六旬，气阴不足，肝脾肾亏虚。经云："年四十，而阴气自半也。"阴虚不能制阳，则内风时动，风阳上扰，故头晕，耳鸣，行走不稳；气虚故肢体乏力，精神疲倦，面色萎黄，善太息；气为血帅，气虚则血行不畅，瘀血阻络，风邪痹阻，故肩臂疼痛；阴虚故口干；舌质暗红，苔薄微黄，脉细稍弦，为阴虚肝旺夹瘀血之象。

证候诊断：气阴两亏，肝风上扰，瘀血阻络。

治法：益气养阴，养肝息风，活血化瘀。

【处方】

黄芪30g	天麻10g	炒白芍15g	白蒺藜20g
白参10g	葛根20g	麦冬15g	红花6g
丹参20g	川芎10g	生地20g	当归10g
杜仲15g	怀牛膝15g	甘草15g	山茱萸15g

7剂，每日1剂。

二诊：（2008年11月3日）头晕、耳鸣减轻。仍疲倦瞌睡，下肢无力，走路不稳，左肩臂及小腿疼痛，面色萎黄，食纳及睡眠尚可，口干。舌质暗红，苔薄淡黄，脉细弱。血压125/66mmHg。

此脾气亏虚，中气不足，治以益气平肝健脾，兼化瘀通络之法。继用原方去白蒺藜，加漂白术15g、葛根20g、石菖蒲15g、秦艽15g，14剂，每日1剂。加强健脾升阳，通络除痹。

三诊：（2008年11月10日）头晕、耳鸣较前明显好转。疲倦、下肢乏力减轻。小腿流胀及肩臂手指胀较前减轻，面色淡红，口干，食纳及睡眠可，二便调。舌质暗红，苔薄，脉细。

治以益气养阴，滋养肝肾，化痰通络。前方去天麻、红花，加肉苁蓉15g、五味子6g、枸杞15g、菊花10g 滋养肝肾。

3个月后随访患者，上方服药7剂后头晕、耳鸣基本消失，以后自己又继服原方半

---

① 李志、张崇泉：《张崇泉教授辨治疑难病验案》，载《中华中医药学刊》2011年第29卷，第8期，第1747–1749页。

个月疗效巩固。

【按语】

张崇泉教授认为，腔隙性脑梗死可归属中医"眩晕""中风"范畴。本病患者平素气阴不足，肝、脾、肾三脏亏虚，兼有瘀血、痰浊，本虚标实，虚实错杂。其发病常由肝肾阴虚，肝阳偏亢；或思虑烦劳过度，气血亏损，真气耗散，阴血不足，脉络空虚，易受风邪或痰浊入中经络发病。张崇泉教授治疗这类患者特别注重顾护正气，常采取益气养阴、滋养肝肾、平肝息风、活血化瘀等法同用，取得好的疗效。

本例头晕眩由腔隙性脑梗死、脑动脉供血不足所致，患者无高血压病史，乃由年老肝肾亏虚，脾虚失运，气阴不足以致气虚血瘀，虚风上扰导致头晕耳鸣。此类腔梗乃因虚致瘀，故用补益气阴，养肝息风兼通脑络之法，处方人参、黄芪与天麻、白蒺藜、白芍、杭菊同用；佐以养肝肾之枸杞、首乌、当归、地黄；健脾升阳之白术、葛根、石菖蒲；再加活血通络之品，常常能取得较好疗效。张崇泉教授谓此乃养肝（补肝）息风，通络止眩之法也。

案5：脑梗死[①]

刘某，女，78岁。

主诉：双下肢乏力1年，加重1月。

现病史：患者2009年10月因突发脑梗死在我院住院治疗，经治疗好转出院。近1年来双下肢乏力，需在家人搀扶下行走，近1个月来下肢乏力加重，今来我院专家门诊就诊。

刻诊：下肢无力，头晕头痛，睡眠不好，胸闷，大便结。口苦口干。皮肤瘙痒，腰痛。舌质红苔薄白，脉细少力。

证候诊断：气虚血瘀，心肝火旺。

治法：益气活血，清肝泻火。

【处方】

黄芪20g	当归10g	夏枯草15g	白蒺藜20g
赤芍15g	甘草5g	生地黄20g	天麻10g
瓜蒌壳15g	夜交藤20g	杜仲15g	怀牛膝15g
丹参20g	草决明15g		

服上方7剂下肢无力好转，头晕头痛减轻，睡眠改善，守方治疗1个多月，诸症明显好转，病情稳定。

【按语】

本例患者，中风病程1年余，气虚血瘀、气血亏虚，致心肝血虚、心肝火旺。以益气活血，清肝泻火为法。方中黄芪、当归益气养血；夏枯草、白蒺藜、草决明、生地黄养阴清泻肝火；赤芍、丹参活血化瘀；夜交藤养心安神；杜仲、怀牛膝补肾强腰。故服之效验。

[①] 赵瑞成、张崇泉：《张崇泉教授治疗中风经验》，载《中医药导报》2011年第17卷，第6期，第3-5页。

八十六、张道宗医案：左侧基底节区及侧脑室旁大面积脑梗死

患者，男，53岁。

初诊日期：2012年3月15日。

现病史：患者因突发右侧肢体活动不利伴言语不清3小时入院，查体示：神志清楚，不完全运动性失语，右上肢肌力0级，右下肢肌力1级，肌张力低，腱反射活跃，右侧针刺感减退，右侧病理征阳性，舌淡暗苔薄白，脉涩。

头颅MRI示：左侧基底节区及侧脑室旁大面积脑梗死。

治疗方法：选用督脉的神庭、百会、风府、大椎、至阳、命门、腰阳关等为主穴，辅以肩三针、臂中、后溪、伏兔、三阴交、悬钟。气虚血瘀配血海；风痰阻络配丰隆；肝阳上亢配行间；阴虚风动配太冲、太溪。选用50mm针，进针得气后，留针45min，期间行针2次。1个月为1个疗程。

住院后采用上述方案，并配合改善脑代谢，营养脑细胞及中成药活血化瘀药物治疗，2个疗程后患者左上肢肌力2级，左下肢肌力4级，4个疗程后左上肢肌力3级，左下肢肌力4^+级，言语清晰。

嘱患者继续康复锻炼，并每周针灸1～2次作为巩固治疗，随访2年病情稳定，可以正常工作生活。

【按语】

在十四经脉中督脉是唯一一条入属于脑又络于脑的经脉。经络所过，主治所及，故督脉可以治疗中枢神经系统的疾病。

对于各种因素引起的阴阳失调、气血逆乱、窍闭神匿所致的中风，多年前张道宗教授提出了"通督调神、益气康复"的理论思想，用于临床的确起到了健脑调神、化瘀通络、益气康复的作用。

八十七、张国伦医案：脑梗死、高血压病

任某，女，68岁。

初诊日期：2004年8月25日。

主诉：半身不遂伴头晕头痛、言语不利3周。

现病史：患者有高血压病史10余年，3周前于早晨起床时突发头晕头痛，继而跌倒，伴言语不利，口眼歪斜，右半身不遂。他院诊断为脑梗死、高血压病。用甘露醇、低分子右旋糖酐、卡托普利等治疗3周后出院，症状无明显好转，遂来诊。

刻诊：头晕头痛，神志清，口眼歪斜，语言欠朗，偶感胸闷，右侧肢体不遂，行走需人搀扶，步履维艰，周身乏力，舌质暗红，有瘀点，舌下络脉瘀滞明显，苔白腻，脉

---

① 程红亮、胡培佳、王涛、孙培养、张道宗：《张道宗的通督调神针刺法治疗脑病经验》，载《中国临床保健杂志》2015年第18卷，第4期，第426-428页。

② 王科峰、杨海卿、张国伦：《张国伦教授从痰瘀论治缺血性中风经验》，载《中医药学报》2009年第37卷，第4期，第47-48页。

弦滑，血压 150/80mmHg。

证候诊断：气虚血滞，痰瘀阻络。

治法：益气活血，化痰通络。

【处方】

黄芪 30g	当归 10g	赤芍 10g	川芎 10g
桃仁 9g	红花 6g	水蛭 9g	地龙 10g
鸡血藤 15g	威灵仙 15g	丹参 30g	瓜蒌 10g
薤白 10g	茯苓 12g		

服药 1 周。

二诊：诸症较前好转，无头痛、胸闷。血压 140/80mmHg。前方去瓜蒌、薤白，加土鳖虫 9g、胆星 12g、石菖蒲 12g。

守方加减治疗并嘱加强功能锻炼，2 个月后右侧肢体功能渐恢复，稍感无力，但生活可基本自理。

【按语】

中风病的发生与五脏功能失调有关，痰瘀交阻为其主要病机，化痰行瘀是治疗中风的基本方法，临床应用时当配合调理脏腑功能，方可达到标本兼治、固本清源之目的。

八十八、张觉人医案四则

案 1：左侧基底节区腔隙性脑梗死[①]

徐某，男，54 岁。

初诊日期：1997 年 2 月 10 日。

现病史：1 个月前脑 CT 报告：左侧基底节区腔隙性脑梗死。刻诊：半身偶感麻木，一侧有时手软，耳鸣、口干，多梦，腰膝酸软，脉象弦细，舌红、苔黄。

证候诊断：肝肾阴虚，阳亢有动风之势。

治法：育阴潜阳，平肝息风。

【处方】

天麻 10g	桑叶 10g	牡丹皮 10g	柴胡 9g
白芍 12g	白蒺藜 10g	钩藤 18g	石斛 10g
石决明 30g			

每日 1 剂。

服 30 剂后，诸症悉除。

【按语】

头为诸阳之会，手足三阳经均会聚于头。六淫之中火性炎上，故脑病多以阳亢、火炎为特点，《素问玄机原病式》曰："风火皆属阳，多为兼化，阳主乎动，两动相搏，则为之旋转。"张觉人教授认为，临床所见腔隙性脑梗死大多不具备半身不遂之中风诸症，

---

① 丁念、张觉人：《张觉人治疗腔隙性脑梗死经验》，载《中医杂志》2009 年第 50 卷，第 12 期，第 1074 + 1099 页。

而现单纯语言障碍，或发作性头晕，或一侧肢体麻木，另有出现构音障碍及笨拙手综合征，表现为面肌无力、言语謇涩、吞咽困难、手的精细活动不灵活等，凡此症状，无不与阳亢风动有关，故要潜阳息风，截断病势于早期。

中医辨证诸如：阳明腑实，痰火上扰所见头痛、失眠、眩晕、昏迷；胆郁痰扰导致的不寐、头晕、耳鸣；肝火上炎、肝阳上亢及肝风内动出现的头晕胀痛、面红耳赤、不眠易怒、头重足飘甚至欲仆、抽搐、震颤、头摇、项强；再如风挟火邪，火热上炎，侵扰清空而致头痛；阴血亏，虚火上炎所致午后颧红、耳鸣、健忘、失眠、眩晕等。基于以上病机的特点，治疗时应注重潜阳、泻火或养阴这一常法，以制易亢之阳。

案2：脑梗死、轻度脑萎缩①

汪某，男，56岁。

初诊日期：1996年12月20日。

现病史：舌强，构音困难，喜静嗜睡，痰涎多，鼾声大。脑CT示脑梗死，轻度脑萎缩。刻诊：颜面呆滞微肿，言语謇涩，口眼无歪斜，四肢活动自如，脉象弦滑，舌淡紫、苔白厚腻。

证候诊断：风痰阻窍。

治法：化痰开窍。

【处方】

石菖蒲10g	郁金9g	天麻10g	橘红10g
姜半夏10g	茯苓18g	枳实10g	白术10g
佩兰10g	远志9g	浙贝母10g	丹参15g
僵蚕10g			

每日1剂。

迭进50剂，舌强、言謇、嗜睡诸症悉除。

【按语】

脑为"清阳之府"，《医林绳墨》称"头为诸阳之首，位高气清"；《临证指南医案·眩晕门》也说："头为六阳之首，耳目口鼻，皆系清空之窍。"凡五脏精华之血，六腑清阳之气，皆上注于头，故凡六淫外侵，或内生之邪，均可上犯巅顶，阻抑清阳，蒙蔽清窍，瘀阻经络，导致气血逆乱。张觉人教授认为，临床所见"脑梗死"不少表现为舌强、言謇、迟钝、痴呆者，当为痰浊阻塞脑窍，治宜祛痰通窍，以使脑恢复"清阳之府"的生理特性。

案3：多发性腔隙性脑梗死②

王某，女，58岁。

初诊日期：1997年11月5日。

现病史：素有高血压病史，近感头晕肢体发麻，脑CT检查示：多发性腔隙性脑梗

---

① 丁念、张觉人：《张觉人治疗腔隙性脑梗死经验》，载《中医杂志》2009年第50卷，第12期，第1074+1099页。

② 丁念、张觉人：《张觉人治疗腔隙性脑梗死经验》，载《中医杂志》2009年第50卷，第12期，第1074+1099页。

死。刻诊：性情急躁，动则易怒，口苦口臭，心中觉烦，便秘溲黄，体丰痰多，脉弦滑，舌红尖赤、苔黄。

证候诊断：风火相煽，上扰元神。

治法：泻火息风，清心安神。

【处方】

黄连 5g	橘红 10g	姜半夏 10g	茯苓 12g
生甘草 8g	枳实 9g	竹茹 10g	胆南星 10g
莲子心 10g	夏枯草 20g	钩藤(后下) 20g	生大黄 5g
珍珠母 18g			

每日 1 剂。

连服 5 剂，复诊告头晕、肢麻、易怒诸恙悉除。

【按语】

《素问·脉要精微论》说："头者，精明之府，头倾视深，精神将夺矣。"所谓"头倾视深"，就是精神极端衰退。《灵枢·大惑论》及《灵枢·海论》，载《灵枢·口问》并将视觉、听觉及精神状态的病理变化与脑密切联系起来。李时珍更明确提出"脑为元神之府"。张觉人教授据多年临床观察，发现元神异常者有以下数端：其一，痰、湿蒙蔽元神，症见懒言嗜睡、精神抑郁、表情淡漠、神志痴呆等。其二，火扰元神，症见急躁易怒、头痛失眠，甚则骂詈叫号、不避亲疏、毁物伤人、狂暴不休。其三，元神失养，症见精神衰疲、头昏健忘、睡后梦扰、神魄不定等。其四，元神虚衰，症见目光暗淡、精神萎靡、表情呆滞、语言不利、嗜睡或少寐、健忘或痴呆等。其五，头脑外伤，或卒中充血，使血瘀脑络，神气逆乱，症见头痛如刺、不寐乱梦、眩晕健忘等。因此，痰、湿、火、瘀、虚为病机关键，故治宜祛病（涤痰或祛湿或泻火或补虚）调神，终使邪去神安。

案4：右侧大脑中动脉系统腔隙性脑梗死①

刘某，男，45岁。

初诊日期：2008年7月5日。

现病史：右侧脑及左下肢麻木2年余。外院住院诊断右侧大脑中动脉系统腔隙性脑梗死。MRI平扫示：脑萎缩，筛窦炎。舌质暗红，间布裂纹，舌下静脉瘀阻，脉弦涩。

证候诊断：髓海不足，脑窍瘀阻。

治法：活血通窍，填髓益脑。

【处方】通窍活血汤合杞菊地黄丸、二至丸化裁。

石菖蒲 9g	川芎 5g	赤芍 9g	桃仁 9g
红花 5g	三七 5g	焦山楂 10g	山药 9g
牡丹皮 9g	泽泻 9g	茯苓 10g	山茱萸肉 9g
女贞子 9g	墨旱莲 9g		

---

① 姚英杰、余莉萍、甘盼盼、张觉人：《张觉人教授应用开窍与通窍法治疗脑病的经验》，载《中国中医急症》2013年第22卷，第2期，第242-243页。

每日1剂，煎服2次。

守方连服60剂，右侧脑及左下肢麻木逐渐消失。

八十九、张沛霖医案四则

案1：多发性大面积脑梗塞[①]

宋某，女，65岁。

初诊日期：2005年5月8日。

主诉：左侧肢体活动不灵2年余。

现病史：患者2年前无明显诱因出现左侧肢体活动不灵，曾住院治疗。头颅CT示：右颞叶、枕叶及右基底节区多发性大面积脑梗塞。现左侧上肢的手指及腕关节屈曲，肘关节屈曲并旋前，肩关节内收，膝关节痉挛性伸直，足内翻下垂，脚趾屈曲。

证候诊断：阴急阳缓。

治法：针刺治疗宜补阳泻阴。

泻阴取尺泽、曲泽、内关、大陵、地机、三阴交，补阳取臂臑、手三里、外关、三间、足三里、解溪、申脉。

治疗20次后，痉挛状态明显好转。

复诊：针灸治疗10次后，痉挛状态明显好转。治疗20次后，手指及腕关节已能伸开。足内翻下垂有所矫正，脚趾能伸开，可自行缓慢行走，随访半年，病情稳定。

【按语】

《难经·二十九难》说："阴跷为病，阳缓而阴急。阳跷为病，阴缓而阳急。"缓是肌肉的弛缓状态，急是肌肉的紧张、拘急状态，弛缓或拘急是由于阴阳跷脉脉气失调，而出现肢体阴阳侧的不平衡，进而出现阴阳的偏盛偏衰，因而用补阴泻阳或补阳泻阴法能取得很好疗效。

在中风偏瘫患者的恢复过程中，有80%左右在发病后3周开始出现肢体痉挛，如果失治误治，让痉挛状态持续下去，则会阻碍正常运动模式的重建，影响临床疗效的提高。张沛霖教授认为中风后肢体痉挛状态表现为肢体一侧弛缓、一侧拘急，当属阳缓阴急，拘急痉挛属实，弛缓属虚，治疗宜泻阴补阳。

案2：左侧基底节腔隙性脑梗塞[②]

李某，男，65岁。

初诊日期：2005年10月8日。

现病史：右侧肢体麻木乏力，言语不清3个月。患者平时有高血压病史10余年，3个月前突感头昏，头痛，后即出现右侧肢体麻木沉重，同时并有语言表达困难。住院后经头颅CT扫描后示：左侧基底节腔隙性脑梗塞。经1个月血管扩张剂治疗，右侧肢体

[①] 段晓荣、何梅光：《张沛霖老师针灸治疗中风的特点》，载《云南中医中药杂志》2012年第33卷，第5期，第9－10页。

[②] 段晓荣、何梅光：《张沛霖老师针灸治疗中风的特点》，载《云南中医中药杂志》2012年第33卷，第5期，第9－10页。

麻木沉重症状虽略有减轻，但主要体征变化不大。有人扶持仍显行动摇晃，站立不稳。

检查：寸口脉与耳前脉明显呈现上盛现象。

辨证分析：张沛霖教授认为肝脉盛于上，肾阴虚于下，三阳经气向上冲逆太过，三阴经气无力制住上越的阳气，呈现上盛之证，先缓冲上盛的三阳经气，是治标，求本必在扶下元的经气。

抑阳取百会、印堂、头维，扶本取肾俞、气海、关元、足三里。

复诊：共治疗30次后，脉气随不断治疗而明显改善。诸症也都明显好转。

【按语】

上盛下虚常见于中风患者，在体征上因下元的肝肾阴虚出现肝阳偏亢，因肝经具有体阴用阳的特征，而引发气与血并走于上。在平时有高血压、高血脂、高血黏度的患者就较容易发生脑血管病变。阴虚阳亢，络脉阻塞，上盛下虚而发生类中。运用满则泻之、虚则补之，可明显提高疗效。

案3：陈旧性脑梗塞①

杨某，男，66岁。

初诊日期：2006年1月4日。

主诉：反复后枕部疼痛6年，加重10天。

现病史：患者6年前无明显诱因后枕部疼痛，经内服中药症可缓解，疼痛发作时痛势剧烈，心慌、胃部不适，经当地医院行头颅CT扫描示：陈旧性脑梗塞，近10天上症加重。

体格检查：左斜方肌有痉挛、压痛，第3颈椎棘突压痛明显，颈项转侧活动轻度受限，击顶试验（+），寸口脉小而紧，耳前脉大于寸口脉，患者躺下后脉的变化不大。

张沛霖教授判断病位在颈椎高段，属痉挛型的，要减轻脑部的压力，属阳有余而阴不足，应用阴经来解痉，张沛霖教授认为此患者痉挛较严重，此时不能泻阳，泻阳后血管痉挛会加重。应先从远道取穴来解痉。

取左内关、左曲泽、右复溜，用补法，针后10min观察脉松开了，再取曲池、风池、第3颈椎棘突下，用泻法后耳前脉变小，寸口脉变大，患者取针后感到疼痛缓解。

复诊：治疗5次后，脉气随不断治疗而明显改善。诸症也都明显好转。

【按语】

本例患者寸口脉小而紧，耳前脉大于寸口脉，应先补阴后泻阳，补阴寸口脉调大后，再从阳分上来祛邪。这也是张沛霖教授针刺后的即时效应，疗效与脉的一致性。

案4：中枢性面瘫②

夏某，女，65岁。

初诊日期：2005年3月8日。

主诉：右口眼歪斜2月。

---

① 段晓荣、何梅光：《张沛霖老师针灸治疗中风的特点》，载《云南中医中药杂志》2012年第33卷，第5期，第9-10页。

② 段晓荣、何梅光：《张沛霖老师针灸治疗中风的特点》，载《云南中医中药杂志》2012年第33卷，第5期，第9-10页。

现病史：患者2个月前出现右侧肢体麻木乏力，头昏，右口眼歪斜，经头颅 CT 扫描诊断为"脑梗塞"，经住院治疗20余天症状稳定出院，今日到本科就诊。

体格检查：额纹正常，口角轻度左歪，右鼻唇沟变平，脉细涩。

西医诊断：中枢性面瘫。

先祛风解表，取太阳经穴，一诊取右养老、支正、风池、天柱、完骨，用泻法，针后脉变得宽滑，达到了治疗目的。

复诊：耳前脉虚细，张沛霖教授判断是脑供血不足，血流动力不足，阳明经气推动力量不足，取右风池、天柱、头维、下关，针后脉气变大了，再取络却、左神门、外关。

【按语】

张沛霖教授说脉气不能太大，也不能太小，取络却可引血入脑，要使脉气稳住再取左神门，脉变软了，即"阴为之守也"，神门起到阴阳经协调的作用，最后再用外关锁住脉气。

九十、张琪医案二则

案1：脑血栓形成①

肖某，女，54岁，街道干部。

现病史：素患高血压症。1973年2月脑血栓形成，左半身不遂，血压230/130mmHg，经治疗后，肢体活动功能已恢复，走路一如往常。于1974年4月睡眠醒后，即感到舌强硬，说话不清，吃饭亦觉费力。痰涎多，呈黏稠状，随时咯吐，左右上下肢活动如常，血压170/100mmHg。

辨证分析：此为风痰客于舌本，闭阻脉络，气血流行不畅，舌不能转运，故语言謇塞，为中风症状之一，用涤痰汤，以涤除风痰之法治之。

【处方】

天南星三钱	半夏四钱	橘红三钱	茯苓四钱
甘草二钱	党参三钱	菖蒲三钱	竹茹三钱
枳实三钱			

二诊：服前方3剂，舌强见好，语言较前有所进步，饮食亦较方便，但痰涎仍为黏稠，舌体肥大，苔白，脉象沉滑，仍以前方增减治之。

【处方】

南星三钱	半夏三钱	橘红三钱	茯苓四钱
甘草二钱	沙参三钱	竹茹三钱	麦冬三钱
菖蒲三钱	枳实三钱		

三诊：服上方3剂，舌强明显好转，言语大有进步，痰涎减少，舌体见小，舌苔已转薄，脉象沉滑，此为风痰大减之佳兆。继用前方3剂。

四诊：患者服药9剂后，说话基本恢复，但舌体仍较有些硬感，说话、吃饭尚未恢

---

① 张琪：《医案五则》，载《黑龙江医药》1975年第3期，第36-40页。

复平常，痰涎已大减，舌质紫，脉弦滑，宜前方加活血通络之品。

【处方】

沙参三钱	半夏三钱	南星三钱	橘红三钱
茯苓三钱	竹茹三钱	枳实三钱	桃仁三钱
赤芍三钱	麦冬三钱	菖蒲三钱	

患者经服用上方数剂后，说话已经恢复如常，舌体已转软，嘱其注意休息，防止再发。

【按语】

本案为风痰阻于经络，气血运行不畅所致的舌强、语言謇塞之证。故立涤除风痰之法，选用涤痰汤方加减。方中用天南星、半夏、橘红、茯苓、竹茹、行气祛风化痰；菖蒲涤痰开窍；年迈之人，体质虚弱，用党参以扶气补虚。正气扶、风邪祛、痰邪除、则诸症皆愈。

案2：脑血栓形成①

刘某，男，47岁，干部。

现病史：患者既往有动脉硬化病史，于2周前突然感到右侧酸麻软弱，不能持重物，逐渐出现右侧上下肢瘫痪，口角歪斜，饮水即呛，舌强，语言謇塞，舌质红，无苔，脉虚弦。经某医院诊断为"脑血栓形成"，给予烟酸、芦丁等。2周以来上下肢恢复不明显，血压150/100mmHg。

辨证分析：本证为肾虚内夺而厥之喑痱。《内经》谓："喑痱之状，舌瘖不能语，足废不为用。"盖肾脉挟舌本，肾虚内夺故不能言而为喑；"肾脉循阴股内廉，斜入腘中，循骱骨内廉，及内踝后入足下"。肾气不顺，故废为痱。

治法：滋肾阴，温肾阳，以息内风。

【处方】刘河间"地黄饮子"加减。

熟地八钱	石斛三钱	麦冬三钱	五味子三钱
菖蒲二钱	远志三钱	苁蓉四钱	巴戟三钱
枸杞三钱	菟丝子三钱	附子一钱	肉桂一钱半

二诊，用上方5剂，肢体功能略有恢复，微感有力，脉象虚弦，舌质红，血压140/90mmHg。于上方加白菊花三钱。

三诊：用前方8剂，右侧瘫痪之肢体已有明显好转，能下地扶杖走10余步，说话也有较大进步，于上方加首乌四钱。

四诊：病情较前大有好转，扶杖能步行百步之远，语言基本恢复正常，舌质正红，血压140/95mmHg，脉弦较有力。仍继服前方。

五诊：患者患侧肢体活动功能陆续恢复，语言基本正常，但仍有头昏、健忘之症，脉呈弦象，继服用前方观察。

六诊：患者的患肢活动已恢复，语言如常人，嘱其按上方再服若干剂，以巩固疗效。

---

① 张琪：《医案五则》，载《黑龙江医药》1975年第3期，第36－40页。

【按语】

本案属于中风中之"内风",因肾虚内夺所致,由于肾中元阴元阳俱亏,不能上润肝木,肝风内动,故出现一系列内风证候,如只知滋水以涵木,不知肾中元阴元阳为水之本源,不从肾中元阴元阳入手,则不能治愈此症。只有滋肾阳,滋肾阴,引浮越之阳以归其宅,方能水升火降,内风得以平息。河间地黄饮子即宗此意而设。因此每遇此症,用本方则屡屡收效。

九十一、张涛医案:脑梗死后出血(急性期)[①]

李某,男,78岁。

初诊日期:2013年12月7日。

主诉:神志不清伴左侧肢体不遂5小时。

现病史:因"神志不清伴左侧肢体不遂5小时"于2013年12月7日入院。入院症见:神志不清,意识模糊,时有无意识睁眼,疼痛刺激后可见肢体收缩,躁动不安;左侧口眼歪斜,喉中痰鸣音,鼻鼾,纳眠差,小便可,大便无,舌质暗红,苔腻微黄,脉涩。

专科查体:Glasgow评分8分(有刺激或痛楚会睁眼,可发出声音,对疼痛刺激有反应,肢体会回缩)。头颅CT示:右侧基底节区及颞顶叶出血性脑梗死。

西医诊断:脑梗死后出血(急性期)。

中医诊断:中风(中脏腑)。

证候诊断:痰瘀互结。

入院后给予吸氧、动态心电监测、动态血氧饱和度监测、动态血压监测等处理,西医药物治疗以脱水、醒脑开窍、清除自由基、平衡电解质等为主。

中医治疗以"醒神开窍"为原则,以"活血化瘀通络"为法,针灸治疗。针刺方面,处方如下。

主穴:人中、内关、三阴交。

头皮针:颞三针、四神聪、智三针、小脑新区。

配穴:风池、完骨、天柱、哑门、风府、极泉、少海、尺泽、曲池、外关、合谷、足三里、照海、丰隆、涌泉,配合理疗。

治疗结果:患者于12月12日神志渐清,可眨眼示意,可完成简单指令性动作。查体:Glasgow评分11分。12月18日患者嗜睡,呼之可醒,可眨眼示意,可判断认知家属。Glasgow评分12分。12月27日患者神清,四肢乏力,可以发出简单单字音节,可独坐。Glasgow评分13分。

[①] 张涛、冀来喜:《促醒针刺疗法在昏迷病人中的应用》,载《山西中医学院学报》2017年第18卷,第1期,第42-43页。

九十二、张学文医案五则

案1：脑梗死[①]

刘某，男，47岁。

初诊日期：2005年11月3日。

现病史：患者2个月前无明显诱因出现上肢无力，后又逐渐出现左上肢无力，并伴有麻木感，血压正常，头颅CT示脑梗死。诊时症见：左侧肢体无力，左上肢麻木，舌质暗红，苔白腻，脉沉细略弦。

神经系统检查示：左侧上下肢浅感觉减退，左下肢肌力4级，双跟膝反射减弱，左侧Hoffmann征（＋），左侧Babinski征（＋）。

中医诊断：中风。

治法：清肝活血。

【处方】脑清通汤化裁。

天麻10g	决明子15g	菊花12g	豨莶草15g
川芎10g	地龙10g	桂枝6g	赤芍10g
红花6g	桑寄生15g	路路通15g	生山楂15g
伸筋草15g			

每日1剂，水煎服。

服10剂后，左下肢无力较前明显好转，行走有力。唯站立较久后左膝发软，偶于颠簸时觉头痛。舌质暗红、苔薄白水滑，脉沉细。药已获效，治法不变。在前方基础上加黄芪30g、僵蚕10g。

再服10剂，诸症消失。

【按语】

1. 平肝潜阳，清火息风

《内经》云："年四十，而阴气自半也，起居衰矣。"该患者年过四旬，阴气日衰，肾精不足，肾水不能涵养肝木，一则阴不敛阳，肝阳上亢，阳化风动，内风挟痰上蒙元神；二则阴虚生内热，热灼津为痰，痰热内炽。最终导致风、火、痰、瘀等毒邪阻脑络，郁闭神机，蒙蔽清窍，神机失用，并发本证。治宜平肝潜阳，滋补肝肾，清火息风。故张学文教授在方中配用天麻、决明子、菊花这3味药。

天麻味甘性平归经入肝，本品厚重坚实，明净光润，走肝经气分，能养肝血、育肝阴、抑胆气、息内风，为养阴滋液息风之药，且能抑肝阳、平肝木，为平肝息风之上品。故《本草纲目》曰："天麻，乃肝经气分之药。"《素问》曰："诸风掉眩，皆属于肝。"天麻入厥阴肝经而治诸风。罗天益云："眼黑头眩，风虚内作，非天麻不能治。"天麻乃定风"神草"，是为定风之神药。决明子味甘苦咸性微寒归经入肝，本品气禀清扬，疏外泄里，能清肝火、疏风热、祛瘀滞、益肾水、开目窍。菊花归经入肝，本品辛

[①] 高尚社：《国医大师张学文教授辨治脑梗死验案赏析》，载《中国中医药现代远程教育》2012年第10卷，第13期，第5－7页。

凉苦甘，可升可降，宣扬疏泄而达于巅顶，收摄虚阳而归于肝肾，能清肝火，息内风，抑木气之横逆，摄虚阳之上浮，为清肝明目之要药。故《本草纲目》云："菊花，昔人谓其能除风热，益肝补阴。盖不知其得金水之精矣尤多，能益金水二脏也。补水所以制火，益金所以平木，木平则风息，火降则热除，用治诸风头目，其旨深微。"《本草正义》也曰："故凡花皆主宣扬疏泄，独菊则摄纳下降，能平肝火、息内风，抑木气之横逆。《本经》主风头眩者，以阴虚阳浮，气火升腾，肝风上扰之眩晕言之，非外来风邪，能令人眩也。"如此相伍，则养肝阴，润肺金，益肾水，清肝火，平风木、息内风，诸症自愈。

2. 祛瘀通络，活血息风

肾精不足，水不生木，精不化血，肝血乏源，脉道失充，血缓成瘀；同时阴虚生燥热，"血受热则煎熬成块"，血行不利为瘀，终致肢体失濡而见麻木无力等症。治宜宗治风先治血，血行风自灭之旨，用祛瘀通络，活血息风之法以治之。故张学文教授在方中配用了赤芍、红花、川芎、地龙、生山楂这5味药物。

赤芍味苦性微寒归经入肝，本品气性凛寒，苦主降泄，能泻肝火，解炽热、凉血热，且善下气，入血分，能散恶血、破坚积、行血滞、通血脉；红花活血通经，和血止痛；川芎行气开郁，性最疏通，善行血中之气滞、通行十二经脉，能破瘀蓄、通血脉、消瘀肿、止疼痛；地龙味咸性寒归经入肝肾，本品大寒，其性下行，能祛热邪、泄肝火、解火郁，为凉血清热佳品。且善行走窜，走血分能通血脉、利关节、消瘀滞。生山楂本品酸温，走血分，善化瘀血而不伤新血，开郁气而不伤正气，能消血块、行瘀滞、化痞气，通脉络。如此相伍，则瘀去络通，血和风息，诸症自愈。

3. 通经活络，畅利关节

由于内风挟痰横窜经络，滞留不去，痹阻气血，使筋脉关节屈伸不利。因此，张学文教授在方中又配用了豨莶草、路路通、伸筋草。

豨莶草味辛苦性寒归经入肝肾，本品走窜开泄，其性猛烈，能祛风湿、调血脉、通经络、利关节。为治中风之上品，故《滇南本草》云："治诸风风湿症，内无六经形症，外见半身不遂、口眼歪斜、痰气壅盛，手足麻木，痿痹不仁，筋骨疼痛，湿气流痰，瘫痪萎软，风湿痰火。"路路通祛风通络，本品善于通行，能祛风湿、活血脉、通经络、止疼痛。伸筋草味苦辛性温归经入肝脾肾，本品辛温善行，走而不守，能祛风湿，舒筋骨，通经络，除痹痛。如此配伍，则通经活络，舒筋止痛。经络通则气血和，气血和则百脉畅，百脉畅则诸症自愈。

4. 滋补肝肾，温和气血

由于肾精不足、肝肾阴亏为起病之本，肝血乏源、气血不和、脉道失充是病变之标。因此，张学文教授在方中又配用了桑寄生、桂枝这2味药物。

桑寄生味苦甘性平归经入肝肾，本品苦甘平和，不寒不热，能补肝肾、通经络、强筋骨、益血脉、利关节，为平补肝肾、通经活络之上品。故《本草求真》曰："桑寄生，号为补肾补血要剂。缘肾主骨发，主血，苦入肾，肾得补则筋骨有力，不致痿痹而酸痛矣。"桂枝味辛甘性温，本品善于通心阳、暖脾胃、煦肝血、行气血、通经络。故《本草思辨录》曰："桂枝所优为，在温经通脉，内外证咸宜，不得认桂枝为汗药也。"《用药心得十讲》曰："桂枝有横通肢节的特点，能引诸药横行至肩、臂、手指，故又为上肢病的引经药。"如此相伍，则肝肾得补，精足血旺，气血温和，脉络畅利，此奏"气血冲和，百病不生，一有怫郁，诸病生焉"之意。

案2：脑血栓形成①

辛某，男，64岁，干部。

现病史：1979年9月6日看电影时，突然全身不适，继则右侧肢体活动失灵，曾在某院治疗，药用"低分子右旋糖酐"4日无效，前来我院就诊，以"脑血栓形成"收住院。

刻诊：神志清，语言謇涩，右侧肢体不完全性瘫痪，口舌歪斜，伸舌偏右，头昏眩晕，倦怠乏力，肢体麻木，舌红苔黄腻，脉弦滑。

证候诊断：气虚血瘀，兼痰热内盛。

治法：益气活血化瘀，佐以清热化痰。

【处方】通脉舒络液（药由黄芪、丹参、川芎、赤芍组成），每日静滴250mL。

同时口服通脉舒络汤（药由黄芪、红花、川芎、地龙、川牛膝、丹参、桂枝、山楂组成）去桂枝加大黄、白术、苡仁。

经治疗1疗程后（10天），病情显著进步，继续治疗，共住院28天，出院时，上下肢肌力均达5级，行动自如，肌张力及腱反射均正常，口舌不偏，语言清晰，脉舌正常，痊愈出院。

后经随访仍一切正常，可参加家务劳动。

案3：脑血栓形成②

范某，男，50岁，干部。

初诊日期：1979年8月26日。

现病史：患者于5天前，早晨上班时自觉头晕，手麻，右半身无力，举步困难，1小时后右半身活动失灵，语言不清，即来我院就诊，以脑血栓形成收住。查血压17.3/10.6kPa，神清，右鼻唇沟变浅，伸舌右偏，语言謇涩，右侧上下肢肌张力增强，腱反射亢进，痛温觉迟钝，右上肢肌力1级，右下肢肌力2级，并见右半身麻木，倦怠无力，舌淡尖红，苔薄黄，脉弦细。

证候诊断：气血亏虚，脉络痰阻。

治法：益气活血化瘀。

【处方】口服通脉舒络汤（药由黄芪、红花、川芎、地龙、川牛膝、丹参、桂枝、山楂组成），每日1剂。并滴通脉舒络液（药由黄芪、丹参、川芎、赤芍组成），250mL，每日1次。

住院12天，痊愈出院。

1983年9月22日随访时，其正在上班，肢体活动正常，语言清晰，血压17.3/

---

① 孙景波、华荣：《张学文教授从气虚血瘀论治中风病的经验》，载《陕西中医学院学报》1991年第3期，第1—2页。

② 孙景波、华荣：《张学文教授从气虚血瘀论治中风病的经验》，载《陕西中医学院学报》1991年第3期，第1—2页。

10.6kPa，自述出院后再未经任何治疗。

案4：基底动脉梗塞，脑供血不足①

石某，男，58岁。

初诊日期：1993年3月14日。

现病史：以头晕头痛、智能下降、健忘、答非所问等症，于1993年3月14日诊于张学文教授。患者平素自觉头顶不适，时有头痛眩晕，胸闷呕吐，腰膝酸软，体倦乏力，近1年来，偶尔有几次阵发性肢体麻木、一时性失语、不能站立等症状发作。曾在某医院作脑血流图和CT检查，提示为基底动脉梗塞，脑供血不足。

既往史：有高血压史8年，平时血压常在23.0/14.4kPa之间，最高可达27.0/15.0kPa，常服降压药。

体格检查：一般情况可，体温36℃，呼吸16次/min，脉搏88次/min，血压20.0/14.4kPa，神情呆板，形体肥胖，语言欠流利，记忆力减退，计算力明显下降，定向不清，舌质暗红、舌苔稍黄腻，脉弦滑而数。

证候诊断：肝肾阴虚，精髓不足，水瘀阻窍。

治法：滋肝肾，益精髓，化瘀利水。

【处方】

熟地25g	生地25g	山萸肉20g	鹿衔草15g
鹿角胶(烊化)10g	路路通12g	丹参15g	川芎12g
赤芍10g	葛根15g	三七3g	水蛭6g
川牛膝15g	茅根15g	麝香(冲服)0.1g	

此方服6剂后，自感神志清爽，头痛眩晕减轻，仍上方加桑寄生15g。尔后复诊几次，都守方稍可加减。上方调治30余剂，精神恢复，语言流畅，问答切题，能分清方向，张学文教授嘱其继服补精益髓化瘀之品，并平时注意调情志，节饮食，适劳逸以善其后。

案5：右侧丘脑梗死②

乔某，男，64岁。

初诊日期：2000年7月15日。

主诉：左侧肢体麻木伴活动不利半年。

现病史：患者半年前因左侧肢体活动不遂在某医院诊为"右侧丘脑梗死"，经住院治疗2个多月，左侧下肢恢复至能独立行走，左手可持物品，但尚欠灵活，且留有严重麻木感，如虫行皮中。查体见面白体胖，时自汗出，患肢浮肿。舌淡暗、苔薄白，脉沉细。

证候诊断：气血亏虚，痰瘀阻络。

治法：益气养血，化痰通络。

---

① 申锦林、于为民：《张学文教授论中风痴呆证治》，载《陕西中医》1995年第3期，第118-120页。
② 金杰、张振强、陈海燕：《张学文治疗丘脑卒中后麻木的经验》，载《江苏中医药》2006年第5期，第18-19页。

【处方】

黄芪60g	桂枝15g	白芍40g	炒白术40g
豨莶草30g	桑枝30g	鸡血藤30g	威灵仙15g
川牛膝30g	木瓜30g	水蛭15g	胆南星10g
白芥子10g	全蝎10g		

每日1剂，水煎分2次服。

同时将黄芪注射液40mL、刺五加注射液40mL加入生理盐水250mL静脉点滴，每日1次；当归注射液4mL进行穴位封闭注射，选患侧血海、阳陵泉、足三里、三阴交等穴，每次选2穴，每日注射1次。

1周后，麻木感明显减轻，继以前方加减共服1个多月，麻木感基本消失，肢体功能亦基本恢复正常。

【按语】

《金匮要略》云："血痹阴阳俱微，寸口关上微，尺中小紧，外证身体不仁，如风痹状，黄芪桂枝五物汤主之。"张学文教授认为，丘脑卒中后患肢麻木者，其症状与"血痹"有相似之处，病机多属气血亏虚、肌肤失养，黄芪桂枝五物汤较合病机，但临床使用中尚需酌加养血通络之品，以进一步提高疗效。

九十三、张志雄医案：脑血栓形成①

张某，男，62岁，干部。

现病史：因患遗传性高血压病40余年，近10年血压持续200mmHg～180mmHg/140mmHg～120mmHg，于1982年3月10日，突然中风舌强，语言謇涩，饮水呛咳，右侧肢体瘫痪，口角向左歪斜，神志清楚，舌暗红，苔厚腻，脉弦滑，血压200/150mmHg。

西医诊断：脑血栓形成。

证候分析：肾阴不足，水不涵木，肝风内动，挟痰浊瘀阻，流窜经络，阻塞清窍。

拟方天麻钩藤饮、补阳还五汤、血府逐瘀汤加羚羊角粉、石决明、菖蒲等，治疗4个月，病情无明显好转，改服通窍活血汤加味。

【处方】

赤芍9g	川芎9g	红花9g	桃仁9g
羚羊角粉(吞服)0.3g	葱白1根	生姜3片	大枣10个
元寸(分2天吞服)5厘			

药量稍有变动，服14剂，饮水呛咳即止，语词渐渐清楚，但说话仍慢，嘴歪纠正，血压130/90mmHg。

本方得效又服30余剂，说话完全恢复。

---

① 魏品康、张志雄：《通窍活血汤的临床运用》，载《江西中医药》1985年第2期，第35页。

九十四、张子义医案：脑动脉硬化，老年性痴呆[①]

张某，男，62岁。

初诊日期：1991年3月20日。

现病史：患者于半年前出现肢体麻木、言语不利，继而右侧肢体废用，口眼歪斜，诊断为中风。经住院治疗，上述症状有所好转。近1个月来突然发现患者表情淡漠，反应迟钝，近事记忆丧失，忽愁忽哭，日甚一日。经某院做脑部CT，示脑梗塞、脑萎缩。诊断为脑动脉硬化、老年性痴呆。因在家中治疗无效，遂求张子义教授诊治。

查舌质略暗，边缘可见瘀斑，舌体略歪斜，脉象沉涩而弱。

治法：补气活血通窍。

【处方】补阳还五汤加减。

黄芪30g	桃仁10g	红花10g	赤芍15g
川芎10g	当归10g	地龙10g	全蝎5g
炒山甲6g	牛膝10g	郁金10g	菖蒲10g

水煎服，每日1剂。

服药5剂，无不适，仍于原方加黄芪30g、槐米15g。继服5剂，神志转佳。守方出入，黄芪加至120g。共服80余剂，并配合针灸，患者肢体活动较前灵活，言语亦较前流利。

后随访，近期记忆较前明显好转，他人扶持可行走100多米。

调护：加强肢体功能锻炼，避免精神刺激，家人多与患者交谈。多食新鲜蔬菜水果，保持大便通畅。

九十五、章真如医案：脑血栓形成[②]

沈某，男，62岁。

初诊日期：1989年9月。

现病史：患者素有高血压病，劳累后或情绪不佳时反复发作，半月前因精神紧张，夜间失眠，突然右半身不遂，语言欠清，急送医院检查，当时血压为26.7/13.3kPa，神识尚清，诊断为"脑血栓形成"，用降压剂及静脉滴注低分子右旋糖酐治疗数日后，精神逐步恢复，语言稍清，但右半身不遂并无好转，乃出院求治于中医。诊其脉弦涩，舌暗，苔黄微腻，测血压为21/13kPa，右半身瘫痪，语言欠清晰。

证候分析：肝阳化风，痰湿阻络，气血失利，以致气虚血瘀，半身不遂。

治法：益气通络。

【处方】

黄芪30g	当归10g	赤芍10g	川芎8g

[①] 王仕鑫、胡懿读：《张子义治疗老年性痴呆五法》，载《山东中医杂志》1992年第5期，第34－35页。

[②] 郑翔、韩乐兵、章真如：《章真如运用补阳还五汤经验》，载《中国医药学报》1993年第3期，第28－29页。

| 桃仁 6g | 红花 6g | 地龙 10g | 天麻 10g |
| 钩藤 10g | 杜仲 10g | 怀牛膝 10g | 夜交藤 10g |

水煎服，嘱服 5 剂。

服完 3 剂，右手指能动，右脚稍能移动，日有转机，嘱服 10 剂。3 个月后随访，已基本恢复正常。

九十六、赵立诚医案：左丘脑腔隙性脑梗塞[①]

谭某，男，72 岁。

初诊日期：1998 年 9 月 22 日。

现病史：诉右侧肢体无力，言语不清 10 小时，伴头痛，咳嗽，痰黄。查：血压 24/14kPa，神清，舌强语謇，口角左歪，双下肺可闻湿啰音，右侧肢体肌力 1 级，舌红、苔黄厚腻，脉弦滑。

辅助检查：CT 示：左丘脑腔隙性脑梗塞，皮层下动脉硬化性脑病。X 线摄胸片示：双下肺感染。

西医诊断：左丘脑腔隙性脑梗塞，高血压Ⅲ期，肺部感染。

中医诊断：中风（中经络）。

证候诊断：痰瘀阻络，蕴肺化热。

治法：清热化痰，祛瘀通络。

【处方】

法半夏 12g	竹茹 12g	天麻 12g	枳实 15g
桃仁 15g	茯苓 15g	钩藤 15g	胆南星 10g
橘红 6g	甘草 5g	大枣 5 枚	

水煎服，每日 1 剂。

服上药 15 剂后，咳嗽、咯痰、头痛消失，大便 3 天 1 行，语言清晰，血压正常，双下肺湿啰音明显减少。舌红、苔薄黄腻，脉弦细。

【处方】

法半夏 12g	白术 12g	牛膝 12g	枳实 10g
桃仁 10g	大黄（后下）10g	桑枝 20g	丹参 20g
茯苓 15g	五爪龙 15g	橘红 6g	甘草 5g

服 13 剂后，诸症悉除，肺部湿啰音消失，语言流利，右上肢肌力 3 级，右下肢肌力 4 级。住院 1 个月出院。

【按语】

赵立诚教授认为中风病机多本虚标实，痰瘀阻络为其标。金元时代朱丹溪就提出了"半身不遂，大率多痰"及"湿痰生热"的病机。

中风本有脾肾气虚，气血津液运化失司而致痰浊内生，加之发病时升降逆乱，气血

[①] 郭晋梅、李南夷：《赵立诚教授运用温胆汤治疗心脑血管病的经验》，载《新中医》1999 年第 7 期，第 12 - 14 页。

津液不循常道，不但造成瘀血内阻，且可致痰湿内蕴，进而化热，蒙窍阻络，诸症丛生。临床上常见中风急性期患者多因排痰不畅，极易合并肺部感染而出现咳嗽、痰黄等症。内外之痰并作，故出现舌强语謇、舌红、苔黄厚腻、脉弦滑等痰热较盛之象。

此时要先清后补，方用清热化痰之温胆汤化裁。热象明显者用黄连温胆汤，取黄连清痰中之热。大便不通加大黄，痰多用橘红易陈皮，并加宣肺、化痰、活血、通便均宜的桃仁。偏瘫加用走肢体的药物，上肢用桑枝，下肢用牛膝。气虚者加用五爪龙。五爪龙有南芪之称，补气而不升阳，有高血压及热象不宜用黄芪者可用此代之。诸药合用，使痰去络通，诸症悉除。

九十七、郑邦本医案：脑梗死[①]

患者，女，59岁。

初诊日期：2008年9月22日。

现病史：脑梗死，头昏，头痛，腰痛，右上肢麻木不适，言语不利，痰多，便干，舌淡，苔白腻，脉缓。

证候诊断：气虚血瘀，痰瘀阻络。

治法：益气活血，化痰开窍通络。

【处方】

黄芪30g	当归10g	川芎10g	地龙10g
桃仁10g	红花10g	水蛭5g	牛膝15g
桑寄生15g	续断15g	天麻10g	钩藤15g
石菖蒲10g	女贞子15g	火麻仁15g	莱菔子15g
全瓜蒌15g	神曲10g		

3剂，水煎服。

与西洋参散（西洋参100g、天麻100g、土鳖虫50g、全蝎50g、地龙50g、水蛭50g共研细末，3g/次，3次/日，温开水冲服）交替服用。

至2008年12月15日基本痊愈。

九十八、郑绍周医案九则

案1：右基底节至顶叶脑梗塞，桥脑梗塞[②]

冯某，男，66岁。

现病史：左侧肢体运动不遂，3天后开始呃逆，呃逆连声，胸闷，伴吞咽困难，饮水发呛，面红，纳食少，二便失禁。神经系统检查：左侧肢体肌力2级，左侧Babinski征（+）。头颅MRI：右基底节至顶叶脑梗塞，桥脑梗塞。舌质红，苔黄厚腻，脉弦数。经穴位注射、药物等多种治疗方法效不佳。

中医诊断：中风后顽固性呃逆。

---

① 张文涛、郑邦本：《郑邦本运用虫类药经验》，载《中国民间疗法》2010年第18卷，第5期，第6-8页。
② 赵铎：《郑绍周教授辨证治疗中风后顽固性呃逆经验》，载《河南中医》2005年第5期，第18页。

证候诊断：肝脾不和，肝克脾土，胃失和降。

治法：疏肝和胃，除风降逆。

【处方】

当归 20g	赤芍 25g	半夏 10g	藿香 10g
地龙 15g	香附 15g	全瓜蒌 25g	佛手 12g
全蝎 10g	降香 10g	川牛膝 15g	丹参 20g
麦芽 30g			

服 1 剂后呃逆止。

【按语】

中医认为中风多由五志过极而生，或由素体阴虚，水不涵木，复因情志所伤，肝阳暴亢，引动心火，而肝阴虚复伤情志者，亦可郁而化热而生肝火，肝火过旺而致肝阳暴亢与心火暴盛，均可致风火相煽，气血上逆，上冲犯脑，进而肝风横逆犯胃，肝克脾土，胃失和降，冲气上干，即呃逆不止。

遵《素问》"高者抑之"之旨，故治以疏肝和胃，除风降逆，每取良效。方中当归、赤芍、麦芽柔肝疏肝；全瓜蒌、佛手、全蝎、降香除风降逆理气，半夏、藿香和胃燥湿，川牛膝为引经药。诸药合用，肝平胃和，呃逆停止。

案 2：小脑梗塞[①]

王某，男，72 岁。

现病史：眩晕，伴恶心、呕吐 3 天，患者出现呃逆，伴气不得续，面色苍白，舌质暗淡，苔白腻，脉滑。

神经系统检查：指鼻试验、跟膝胫试验不准确。

辅助检查：头颅 CT 示小脑梗塞。

中医诊断：中风后顽固性呃逆。

证候诊断：脾虚失于健运，湿邪壅盛，中焦湿阻。

治法：健脾化湿，理气降逆。

【处方】

党参 15g	白术 20g	半夏 10g	石菖蒲 15g
桂枝 15g	赤白芍各 20g	僵蚕 15g	川牛膝 15g
青陈皮各 12g	太子参 20g	全瓜蒌 30g	佛手 15g
藿香 10g	麦芽 30g		

服 1 剂后呃逆明显减少，3 剂后呃逆停止。

【按语】

中风患者平素嗜酒肥甘或形盛气弱，中气亏虚，脾失健运，聚湿生痰，痰郁化热，阻滞经络，发为中风。中风后脾为湿困，痰浊阻于中焦，阻碍胃气顺降，使胃气上逆动膈发为呃逆。所谓"土败胃绝"，治宜健脾化湿，理气降逆。

方中党参、白术健脾益气为君药，半夏、藿香、石菖蒲、陈皮醒脾化湿理气为臣

---

① 赵铎：《郑绍周教授辨证治疗中风后顽固性呃逆经验》，载《河南中医》2005 年第 5 期，第 18 页。

药，僵蚕除风解痉，全瓜蒌、佛手理气降逆，麦芽健胃柔肝，川牛膝为引经药。诸药合用，共奏健脾化湿、理气降逆之功效。

案3：脑梗死[①]

患者，男，56岁。

初诊日期：2011年10月。

主诉：言语不利、下肢无力1天。

现病史：患者1天前无明显诱因出现言语不利、下肢行走不稳无力，无其他不适。经查头颅MRI显示：桥脑新鲜梗塞，双侧豆状核腔隙性脑梗塞。舌脉症见：舌暗红，苔白腻，脉沉细。

既往史：有高血压病史20年。

西医诊断：脑梗死。

中医诊断：中风。

治法：补肾化痰，活血通络。

【处方】

淫羊藿30g	葛根30g	半夏10g	胆南星12g
泽泻30g	水蛭10g	红花15g	赤芍25g
川芎12g	全蝎10g	僵蚕15g	

7剂，水煎服，每日1剂。

二诊：（2011年10月）患者症状稍见减轻，纳眠可，二便调。脉沉细，苔薄白质红。予上方加黄芪30g、白芥子15g，7剂，水煎服，每日1剂。

三诊：（2011年11月）患者言语较前流利，下肢有力，行走功能基本恢复正常，给予上方再加党参20g、白术20g、巴戟天25g、山茱萸20g，10剂，水煎服，每日1剂。

半个月后随访患者疾病好转。

【按语】

此患者为中年男性，随着年龄增长，肾气渐亏，其高血压病史20年，血管壁产生病变，管腔狭窄、闭塞或有血栓形成，相当于中医学病机中的痰瘀内结，肾气不足，阴阳失衡，痰瘀痹阻脑脉，导致中风发生。患者舌暗红，苔白腻，脉沉细，为肾虚痰瘀内阻之象。肾虚骨髓失充，精血不足，筋肉失却滋养，则见下肢行走不稳无力；气虚血少，脉络不畅，则言语不利。

肾主藏精，为封藏之本，故在治疗中应补益肾气，发病初期，以淫羊藿补肾助阳，半夏、胆南星、泽泻化痰利水，水蛭、红花、赤芍活血化瘀，并以全蝎、僵蚕息风通络。恢复期加党参、白术、巴戟天、山茱萸等补肾益气药，以扶助机体正气，促进脏腑机能恢复，以利早日康复。此方抓住了疾病的本质，并在各期中辨证灵活用药，考虑得当。

[①] 崔名雯：《郑绍周教授应用补肾益气法治疗中风经验》，载《中医临床研究》2013年第5卷，第4期，第47-48页。

案 4：腔隙性脑梗死、高血压病[1]

李某，男，65 岁。

现病史：形体胖，有高血压病史 12 年，于 10 天前在医院头部 CT 检查示：左侧腔隙脑梗死，轻度脑萎缩。患者无明显症状，经详细询问，方知近来因家庭琐事而情绪不稳，时心烦急躁易怒，夜眠不安，双耳微失聪，口苦口干，检查前 3 天生气时出现头胀痛、头晕、耳鸣，持续约 5 小时，血压 20/16.7kPa（150/95mmHg）。服用降压药后即缓解，自认为是情绪不定加之吸烟饮闷酒所致。

刻诊：面微潮红，心烦易急躁，口舌端正，四肢自如，痰涎稍多，双耳稍失聪，大便干，小便色赤，眠差。舌质暗，舌体大，苔黄腻，脉弦滑细。

西医诊断：腔隙性脑梗死，高血压病。

中医诊断：中风（中经络）。

辨证分析：郑绍周教授认为无症状中风往往出现在形体肥胖、素有痰湿的患者身上，因此对无症状中风一定要参照体质学说。体质不同，感邪之后多有病与不病的差异，病情又有轻重缓急之分。现代医学亦认为，个体体质在一定程度上决定了疾病的易感性和趋向性，相同体质易患相同类型疾病，同类疾病的患者在体质上有较大的共性，这就为中医辨治某些无症状疾病提供了类比依据。对"无症"可辨者，体质辨证就尤为重要。此患者矮胖，嗜好烟酒，极易酿湿生痰，使脉络痹阻，加之久病体虚，情志不畅，气郁而化火生风。

证候诊断：风痰上扰，瘀阻脑络。

治法：化痰息风，祛瘀通络。

【处方】

天麻 15g	钩藤（后下）12g	石决明（先煎）30g	刺蒺藜 12g
清半夏 9g	石菖蒲 12g	枳壳 9g	川芎 6g
当归 10g	僵蚕 6g	茯苓 12g	制大黄 6g
水蛭 6g	甘草 6g		

每日 1 剂，水煎早晚 2 次分服。

二诊：上方服 10 剂，自觉神清气爽，大便通畅，夜眠安宁，手脚活动自觉较以往更为轻便。守上方去大黄、石决明、石菖蒲，加黄芪 30g、白术 12g、杜仲 10g、怀牛膝 30g；另配合中风回春片，3 片/次，3 次/日，口服。

嗣后又在此方基础上加减治疗 1 个月，患者自觉精神及四肢活动均良好，初诊之症亦消失殆尽，遂停药。

【按语】

郑绍周教授时常指出，任何病症都有阴阳虚实之分，病因人而异，此患者为典型的风痰中经络轻症，故首以驱邪畅气血为要；又虑其年纪垂老，染病必风、痰、火、瘀、虚交织，但总属本虚标实，故后期则以强肾调脾、固护根本为要。此讲求个体化的因人

---

[1] 翟磊：《郑绍周治疗无症状中风经验撷粹》，载《辽宁中医杂志》2009 年第 36 卷，第 9 期，第 1455–1456 页。

施治之案，可见郑绍周教授治病机变灵动之一斑。

案 5：脑梗塞①

患者，男，67 岁。

主诉：左侧肢体无力 5 天。

现病史：患者 5 天前无明显诱因下出现左侧肢体无力，握物无力，行走不稳，伴头晕，无头痛，至当地医院查 MRI 示右侧侧脑室旁及基底节区多发性急性脑梗塞，给予抗血小板聚集、改善循环后症状改善不明显，今来我院求进一步治疗。

体格检查：高级智能配合，颅神经正常，左侧上肢肌力 2 级，左下肢 3 级，左侧病理征阳性，腱反射亢进。舌脉：舌质红，苔厚腻，脉沉弦。

西医诊断：脑梗塞。

中医诊断：中风（中经络）。

【处方】

黄芪 30g	淫羊藿 30g	葛根 30g	川芎 12g
水蛭 10g	红花 15g	赤芍 25g	全蝎 10g
僵蚕 15g	莪术 30g	三棱 12g	半夏 10g
泽泻 30g	胆南星 12g		

4 剂，水煎服，每日 1 剂。

西医治疗：继续抗血小板聚集、改善循环、清除自由基等治疗。

复诊：患者诉左侧肢体无力较前稍有改善，饮食较差，大便干结，小便可。处理：守首次方，加焦三仙 10g、瓜蒌 30g，7 剂，水煎服，每日 1 剂；配合康复训练。

三诊：诉左侧肢体无力较前明显好转，饮食转好，二便正常。查体：左侧上肢肌力 4^- 级，左下肢 4^+ 级。

处理：守二诊方，去水蛭，加地龙 15g、山茱萸 20g，7 剂，水煎服，每日 1 剂；配合康复训练。

随诊：患者连续服用 3 个月中药后，左侧肢体活动较前明显改善，可下地行走。

案 6：脑梗塞②

贾某，男，48 岁。

现病史：与人吵架时突然出现头晕、头胀痛，伴口角歪斜，左侧肢体运动不遂。诊断为脑梗塞，给予溶栓、抗凝等治疗半个月后，患者仍头晕、头胀痛，口角歪斜，左侧肢体运动不遂，口干口苦，脾气暴躁，大便秘结。舌质暗红，苔黄腻，脉弦细。

体格检查：左上肢肌力 0 级，左下肢肌力 0 级，左侧 Babinski 征（+）。

治法：清热凉血，息风通络。

【处方】

| 黄芩 12g | 栀子 15g | 生地 12g | 白芍 15g |

---

① 王瑞柳：《郑绍周教授"肾虚痰瘀"致病学说治疗缺血性脑卒中的经验》，载《中医临床研究》2014 年第 6 卷，第 1 期，第 91–92 页。

② 赵铎：《郑绍周从肝论治中风病经验》，载《辽宁中医杂志》2005 年第 6 期，第 516–517 页。

| 全蝎 10g | 地龙 15g | 川牛膝 15g | 当归 12g |
| 玄参 15g | 菊花 15g | 麦冬 20g | |

5剂之后，患者自觉口干、口苦、头晕、头痛症状好转，去栀子、菊花，加入麻仁、赤芍各15g，继服6剂后患者肢体功能开始恢复，余症皆好转。

【按语】

中风病是目前发病率排前三位的疾病之一。及时有效的治疗对降低患者的死亡率、致残率及复发率都至关重要。《临证指南医案·中风》："今叶氏发明内风，乃身中阳气之变动。肝为风脏，因精血衰耗，水不涵木，木少滋荣，故肝阳偏亢，内风时起，治以……"《素问玄机原病式·火类》中说："所以中风瘫痪者……或热气太盛，郁结壅滞，气血不能宣通，阴气暴绝，则阳气后竭而死。"故郑绍周教授在临床辨治中风病时，认为中风病的病机与肝的关系密切，在治疗时应重视从肝论治。

李东垣在《医学发明》中提到治疗当"和脏腑，通经脉"，《医学纲目》云："中风皆因脉道不利，血气闭塞也。""气为血之帅，血为气之母，气行则血行，气滞则血瘀。"郑绍周教授认为，肝喜条达，主疏泄，气机通畅，则痰湿得化，瘀血得活，风邪自灭，中风乃愈。

郑绍周教授对中风病从肝论治，是基于中医的基本理论结合临床实际而成。在临床过程中，常纵横探讨，疏肝解郁，养肝通络，舒肝化瘀，舒肝化浊。统计病例显示，有效率达57%。郑绍周教授娴熟地运用肝的生理功能、病理机制与中风病的关系，治则和选药准确精当，每每效应桴鼓。不同的病机有不同的治则，均可达到活血通络治疗中风的目的。这体现了中医同病异治的辨证思想，体现了中医辨证更适合个体化治疗的特点。

案7：脑梗塞[①]

曹某，男，61岁。

现病史：突然出现口角歪斜，右侧肢体运动不遂，失语，情绪抑郁，喜太息。诊断为脑梗塞，经西药1个月治疗患者仍头晕、口角歪斜，左侧肢体运动不遂，失语。舌质暗红，苔白，脉弦数。

查体：右上肢肌力0级，右下肢肌力2级，右侧Babinski征（+）。

治法：养肝开郁，活血通络。

【处方】

白芍 15g	郁金 15g	香附 10g	柴胡 6g
全蝎 10g	僵蚕 15g	当归 12g	赤芍 25g
玄参 15g	蒸首乌 15g		

后酌情加减，1个月后，右上肢肌力恢复至3级，右下肢肌力恢复至4级，面部表情丰富，情绪稳定。

[①] 赵铎：《郑绍周从肝论治中风病经验》，载《辽宁中医杂志》2005年第6期，第516–517页。

案 8：左侧基底节区脑梗塞[①]

王某，男，37 岁。

现病史：右侧肢体运动不遂后即出现精神抑郁，情绪不稳，时有烦躁，胸部满闷，不欲言语，纳少，二便不能自理。神经系统检查：神志清，精神差，右侧肢体肌力 1 级，右侧 Babinski 征（+）。头颅 MRI：左侧基底节区脑梗塞。舌质暗红，苔黄腻，脉滑数。

中医诊断：①中风（中经络），②郁证。

证候诊断：痰瘀阻络，肝气郁结。

治法：化痰祛瘀通络，疏肝理气。

【处方】

半夏 10g	胆南星 12g	天麻 12g	全蝎 10g
地龙 15g	僵蚕 15g	当归 20g	芍药 20g
柴胡 12g	香附 15g	枳壳 12g	陈皮 15g
合欢皮 20g	川芎 12g	鸡血藤 30g	桂枝 12g
牛膝 20g	郁金 15g	厚朴 12g	

每日 1 剂，水煎，早晚分服。

同时配合心理疏导，帮助患者树立信心以保持良好的精神状态。

服用 10 剂后情绪渐正常，之后肢体功能迅速恢复，1 个月后患者康复自行出院。

案 9：脑血栓形成[②]

沈某，女，55 岁。

初诊日期：1999 年 12 月 14 日。

主诉：右侧肢体瘫痪，伴语言謇涩 2 小时。

现病史：1999 年 12 月 14 日以右侧肢体瘫痪，伴语言謇涩 2 小时为主诉来我院诊治。诊见：神志尚清，语言含糊，无头痛、恶心、呕吐，舌质淡、苔白腻，脉弦滑。

体格检查：右侧肢体活动不遂，右上肢肌力 2 级，右下肢肌力 3 级。

西医诊断：脑血栓形成。

中医诊断：中风。

急给化痰通络饮（石菖蒲、丹参各 20g，泽泻 30g，大黄、水蛭各 10g，淫羊藿 15g）口服。

次日症状减轻，病情稳定，语言好转。第 5 天，语言清楚，右上肢肌力 3～4 级，右下肢肌力 4～5 级，下肢可自由活动。

第 10 天，诸症消失，无任何后遗症，追访半年，未见任何复发病症。

【按语】

随着基础与临床研究的深入，缺血性中风的治疗也在不断深化。唐宋以前多从外风

[①] 王伟：《郑绍周教授治疗中风后抑郁症经验》，载《光明中医》2010 年第 25 卷，第 12 期，第 2175－2176 页。

[②] 郭会军、武继涛、金杰：《郑绍周教授治疗缺血性中风经验》，载《新中医》2001 年第 6 期，第 12－13 页。

立论。明代张景岳提出的"非风"说，可谓中风病因病机划时代的变革。但是由于历史条件的限制，对于"非风"的实质是什么还没有一个统一的认识。结合现代医学的认识，现在普遍认为，缺血性中风是由于"风火痰瘀虚"导致脑脉痹阻，脑髓神机受损。这其中，风指病势而言，说明起病急骤；火指人体脏腑气血阴阳失调引起的一种病理状态；痰、瘀是导致缺血性中风发生发展的两个基本病理因素；虚主要指肾虚，是缺血性中风发生发展的一个基本因素。

因此，郑绍周教授认为，肾虚为本，痰瘀互阻为标是缺血性中风的基本病机，补肾化痰活血是治疗缺血性中风的基本治疗大法。在此法的基础上结合具体病情进行辨证加减，是治疗缺血性中风的基本思路之一。郑绍周教授还根据缺血性中风临床不同时期的病机特点，提出了3期治疗思路，即中风先兆，补肾为先，佐以化痰活血；急性期，化痰为急，佐以活血补肾；恢复期，活血为主，佐以补肾化痰。这是治疗缺血性中风的又一条基本思路。

九十九、周仲瑛医案五则

案1：脑梗死[①]

患者，男，62岁。

初诊日期：2005年2月23日。

现病史：家属代诉，既往有房颤、早搏病史，2004年2月第1次脑梗死，经救治无后遗症。2004年3月第2次复发，病灶在右侧脑部。2005年1月第3次脑梗死。诊见：口角右偏，流涎，伸舌左偏，吞咽不能，饮水呛咳，构音障碍，舌强语謇，左侧半身不遂，下肢稍能活动，有痰不能咯吐，血压正常，烦躁，舌暗、苔薄，脉弦滑。

西医诊断：脑梗死。

中医诊断：缺血中风（中经络）。

证候诊断：风痰瘀阻。

治法：祛风涤痰，化瘀通络。

【处方】

制白附子10g	炙僵蚕10g	桃仁10g	地龙10g
法半夏10g	石斛10g	制南星12g	炙全蝎6g
炮穿山甲6g	钩藤15g	白薇15g	豨莶草15g
制大黄5g	炙水蛭3g		

7剂，水煎分服，每日1剂。

二诊：（2005年3月1日）家属代诉，药后诸症尚平，日来汗多，咳嗽转显，餐后尤剧，烦躁易怒，流涎较前减轻，吞咽尚顺利。

效不更方，加知母10g、浮小麦30g、鲜竹沥水（兑入药汁）1支。7剂，如法煎服，每日1剂。

[①] 丁彩霞、盛蕾、张兰坤、顾勤：《国医大师周仲瑛治疗中风后遗症验案赏析》，载《中华中医药杂志》2016年第31卷，第4期，第1267-1269页。

三诊：（2005年3月8日）家属代诉，诸症明显好转，未诉明显不适。再守方续服14剂以巩固疗效。

【按语】

周仲瑛教授认为，缺血性中风风痰瘀阻证乃因平素肝肾阴亏于下，阳亢于上，引动肝风，痰随风动，痰浊阻碍经脉，气血运行不畅，气血瘀滞，脉络痹阻，而致肢体萎废不用，故见半身不遂；痰浊阻于面络，可见口角歪斜；痰浊阻于舌络，可见舌强语謇，吞咽不能，饮水呛咳，咯痰不出。痰瘀闭阻脑络为主要病机，且贯穿于本病始终。正如《丹溪治法心要》曰："半身不遂，大率多痰。痰壅盛者，口眼歪斜者，不能言者，法当吐。"

本例患者平素肝肾阴亏，虚阳偏亢，发病以来风痰上扰，致面舌络脉不和。故治以祛风涤痰，化瘀通络。本方以牵正散为主药，重在祛风涤痰通络；配以制南星、法半夏、炮穿山甲、豨莶草加强祛风、涤痰、通络利关节力度；以钩藤平肝息风通络；腑气不通，则痰浊、瘀血之邪无排泄之途，使实邪肆虐更甚，以制大黄通腑泄浊兼能化瘀使邪毒外排；患者病史1年余，久病多瘀，故佐用炙水蛭、桃仁活血化瘀，桃仁兼能通便；配地龙血肉有情之品，清热通络兼能化痰；知母、白薇清虚热；浮小麦、石斛益气养阴，合用获止汗之效。全方协同，共奏祛风涤痰通络，兼以通腑泄浊之效。方证合拍，自能收效快捷。

案2：左侧多发性脑梗死、右侧出血①

胡某，男，66岁。

初诊日期：1999年10月22日。

现病史：高血压多年，1994年6月中风，1995年3月曾突发癫痫，1996年4月又发1次。现CT查见左侧多发性脑梗死、右侧出血。症见行路站立不稳，难以自主，右手活动欠灵，有时足肿，大便干结，近来血压较稳定。苔黄薄腻、舌质暗，脉细滑。

中医诊断：类中。

证候诊断：风痰瘀阻，肠腑燥热。

【处方】

熟大黄5g	生大黄(后下)5g	桃仁10g	水蛭3g
地龙10g	鬼箭羽12g	制南星10g	炙僵蚕10g
豨莶草15g	川石斛12g	大生地15g	怀牛膝10g
桑寄生15g	川续断15g		

服14剂复诊，大便通畅，但小便有时失控，上方加煨益智10g、路路通10g。

1月后再诊，又诉大便3～4日1行，且小便不畅，右手时有抖动，原方改生大黄至10g，加炒枳实10g。

调理3月后，大便隔日1次，但苔黄厚腻、质暗红，脉细滑。

【处方】

生大黄(后下)12g	桃仁12g	炙水蛭5g	广地龙10g

---

① 周仲瑛：《凉血通瘀法治疗出血/缺血两类中风的浅识》，载《南京中医药大学学报》2011年第27卷，第2期，第101-104+123页。

炙僵蚕10g	制南星10g	鬼箭羽15g	石斛15g
豨莶草15g	泽兰15g	泽泻15g	怀牛膝12g
赤芍12g	红花6g		

加减进退近1年，病情平稳。

2001年2月就诊时，CT复查：梗死灶明显缩小，未见出血灶。右下肢仍乏力，但不麻，头不昏，大便又秘，苔黄腻、质暗红，脉小弦滑。风痰瘀阻、肠腑燥热。

【处方】

生大黄(后下)15g	芒硝(分冲)6g	桃仁10g	水蛭5g
广地龙10g	豨莶草15g	红花10g	石斛12g
怀牛膝12g	炙僵蚕10g	陈胆星10g	天麻10g

服4剂后，大便通畅，一般情况良好，查血脂偏高，上方又加山楂肉15g、泽兰15g、泽泻15g、决明子15g、白薇15g、炮山甲（先煎）6g。

加减服用半年余后，肢体活动明显改善，诸症均见好转，间断服药，调理善后。

【按语】

纵观本例诊疗经过，"瘀、热、风、痰"明显，尤其肠腑燥热较为突出，故用药从生、熟大黄到生大黄，用量从5g，一直到15g，下其瘀热，才使热清瘀消，病情稳定。方中配芒硝、桃仁寓桃核承气之意，合水蛭、红花、鬼箭羽加大活血力度，又用白薇、泽兰、炮山甲进一步活血通络、清热凉血。由于络热血瘀，易致血脉不畅，故用天仙藤、鸡血藤，因形体稍胖，常见黄腻苔，故用炙僵蚕、南星、白附子化痰祛风。疗效堪称满意。

案3：缺血性中风①

钱某，男，69岁，教授。

初诊日期：2003年12月7日。

现病史：患者于入院前4小时被发现摔倒在办公室，当时呼之不应，呕吐非咖啡样胃内物、尿失禁，搬动时见其左侧肢体有活动，右侧肢体无活动。急行头颅CT检查示：左侧大脑中动脉高密度影；头部磁共振成像合磁共振脑血管造影（MRI+MRA）示：左侧颈内动脉至大脑中动脉闭塞。查体：右上肢和右下肢肌力均为0级，右下肢肌张力增高；轻瘫检查右侧阳性，右下肢Babinski征阳性。

既往史：既往有高血压病史30年，长期服降压药治疗，血压控制良好；糖尿病史5年，自服降糖药物。20天前曾有一过性言语不清，自行缓解，考虑为一过性脑缺血（TIA）发作。2个月前曾行甲状腺瘤摘除术。入院后即行溶栓、抗血小板聚集、扩血管、降脂、降血压及对症治疗，经治疗后第2天，病情仍危重，意识障碍加重。血常规检查：中性粒细胞比例升高。急诊10项检查：血糖升高、血钾降低。心电图示：心肌缺血，心房纤颤。

患者家属在医院下病危通知书后，要求综合治疗，延请周仲瑛教授会诊。

刻诊：患者神志不清，嗜睡，面容淡漠，面红，口唇紫暗，小便量少色黄，大便每

---

① 刘菊妍：《周仲瑛教授治疗缺血性中风验案》，载《新中医》2005年第12期，第70-71页。

天1次，舌紫暗、苔水滑，左脉细数，右脉滑数，应指有力。

西医诊断：缺血性中风。

中医诊断：中风（闭证）。

证候诊断：瘀热互结阻窍，痰浊蒙蔽神明。

治法：凉血活血祛瘀，清热豁痰开窍。

【处方】犀角地黄汤加减。

水牛角^(先煎)20g	生地黄20g	栀子10g	牡丹皮10g
石菖蒲10g	地龙10g	胆南星10g	炙僵蚕10g
白薇15g	赤芍12g	泽兰12g	泽泻12g
三七粉^(冲服)2g			

3剂，每日1剂，水煎，取药液200mL，鼻饲。

竹沥水每次20mL/次，1次/日；安宫牛黄丸1粒/次，2次/日。所用药物均鼻饲。

二诊：（12月12日）患者意识较前好转，偶见睁闭眼动作，咳嗽反射明显，左侧肢体有自发动作，痰多色黄难咯，二便尚调，舌紫暗、苔水滑，左脉细数，右脉滑数。体温37.2℃～38℃。

守方加天竺黄、郁金、法半夏、知母各10g，远志5g，10剂。另以猴枣散0.36g/次，2次/日；安宫牛黄丸1粒/次，2次/日，均鼻饲。

患者因上呼吸道梗阻，经纤维支气管镜检查确诊为喉头水肿、声带麻痹，于12月18日行气管切开术，术后患者稍有清醒意识，病情平稳。

三诊：（12月24日）停用猴枣散，同时给予左氧氟沙星。清醒时间进一步延长，看电视时可见其有欣快情绪反应，与人交流可示微笑、点头，可经口进食，二便亦调，舌偏紫、苔腻微黄，脉细数。

病情平稳，进入恢复期，拟从中风后遗症治疗，治以活血祛瘀、化痰通络。

【处方】

熟大黄5g	炙远志5g	炙全蝎5g	桃仁10g
泽兰10g	郁金10g	天麻10g	石菖蒲10g
胆南星10g	地龙10g	炙僵蚕10g	炙水蛭3g
炮穿山甲^(先煎)6g	白薇15g	丹参15g	豨莶草15g
葛根15g	竹沥水^(兑入)20mL		

每日1剂，水煎服。

嘱加强体能锻炼，配合康复治疗。

四诊：（2004年2月9日）服上药50剂，患者病情继续好转，可自行起床、穿鞋、行走、卧床，神清，饮食馨，睡眠佳，二便调，唯语言謇涩，口角歪斜，舌质暗、边尖有瘀斑、苔薄黄微腻，脉弦滑略数。仍守前法治疗，上方去郁金，泽兰用15g，加羌活6g、石斛10g、姜黄10g、白附子10g、天仙藤15g。

五诊：（4月28日）又服药2个多月，患者智能恢复，可书写较长句子，阅读简单书籍，讲简单词组，吐字尚不清晰，口角歪斜不明显，口微干，右侧肢体肌力恢复至2～3级，饮食及二便正常，舌暗红、苔微腻稍黄，脉滑数。4月26日行脑电图检查示：

大脑左侧半球慢波改变，中度异常脑电波。

治从心脾痰热论治，以四诊方去葛根、白附子，加竹沥水 20mL，郁金、天竺黄各 10g。每日 1 剂，水煎服。

药后病情稳定，除了语言有轻度障碍外，余无明显不适，嘱加强语言功能锻炼，停服中药。

【按语】

周仲瑛教授认为，缺血性中风与风、火、痰（水）、瘀、虚等有关，而痰瘀闭阻脑络是中风邪实主要病机，且贯穿于疾病始终。脉管是相对封闭的管道，具有"壅遏营气，令无所避"之功能，一旦血行停滞，即留而为瘀；瘀血内阻，津液凝聚，痰浊内生；痰瘀互结，阻遏气机，郁而化热，脑脉闭阻，气血不能上充营养脑髓，则出现神识不清、半身不遂、偏身麻木、口舌歪斜、舌强不语等症。本病急性期主要病理因素为瘀、痰、络、热，治以凉血化瘀、祛痰通络、开窍醒神法，而瘀热阻窍与阳明通降失司有关，故凉血散瘀又以通降为要。通腑泄实可引浊气下降，直折病势；通络开窍，可祛除脑中蓄血而醒神；通脉散瘀，可疏调血气壅滞而缓解症状。通腑下瘀热，又有上病下取、釜底抽薪、平抑肝风痰火和顺降气血作用。

周仲瑛教授在选用《备急千金要方》犀角地黄汤的基础上结合多年临床用药经验，根据患者兼杂症，选加炙远志、石菖蒲、胆南星、泽泻、炙僵蚕、天竺黄、竹沥等，全方活血化瘀，清热通腑，又可防止产生内生之毒。恢复期治疗，主张活血祛瘀，化痰通络，选用熟大黄、桃仁、炙水蛭、泽兰、丹参活血化瘀；胆南星、地龙、僵蚕、郁金、全蝎祛风化瘀，通络止痛；炮穿山甲、羌活、姜黄、天仙藤、豨莶草、葛根调和气血、疏通经络，但均以辨证为用药依据。

周仲瑛教授指出，临床救治缺血性中风要注意以下 3 点：①及早治疗，即 6 小时内的救治和发病后 3 天内急性期的治疗，防止产生并发症。尤其要注意疾病发展过程中"毒"之有无，内生毒邪作为一种剧烈的致病因素，最易败坏形体，攻伐脏腑，扰神闭窍。一旦生成必然会给脑髓造成巨大损害，使病情迅速加重。本例发病急骤，病势凶猛、病情演变快，由于患者发病后短期内得到及时、有效地综合治疗，因此用药取效快、病情控制好。②抓风、火、痰、瘀、虚致病因素主次，有针对性地用药。本例患者在疾病发展过程中"痰""瘀"是关键因素，选药时以此为主要矛盾，有效地阻断产生内生之"毒"。③强调综合治疗，中医药经典急救用药仍是治疗缺血性中风过程中不可少的治疗手段，患者在发病后急性期内服用以纯天然药物制成的安宫牛黄丸，对早期复苏起了关键性作用。

案 4：左侧基底节腔梗[①]

华某，女，60 岁。

初诊日期：2004 年 8 月 18 日。

现病史：两旬前因热贪凉，引起右侧后脑发胀，头皮麻木，右侧颜面感觉迟钝，背

---

① 霍介格、周同：《周仲瑛教授治疗疑难病案撷英》，载《南京中医药大学学报》2005 年第 1 期，第 50－52 页。

胀，手臂发麻，夜间口干，二便正常，形体较丰，既往有颈椎病史。苔黄质暗红，脉小弦滑。血压125/70mmHg。CT查左侧基底节腔梗。

拟从外风入客，痰瘀阻络，类中风治疗。

【处方】

天麻10g	白蒺藜10g	炙僵蚕10g	炙全蝎5g
广地龙10g	制南星10g	鸡血藤15g	片姜黄10g
羌活6g	防风10g	川芎10g	赤芍10g
川石斛10g	桑寄生15g		

每日1剂。

二诊：（2004年8月25日）后脑时胀时平，头皮颜面麻木减轻，右侧卧位时颈背部不舒，多言后头昏，右目有绷紧感，右手无名指、小指时麻，有时便溏，汗多，夜晚口干有减，舌苔薄黄腻质暗红，脉细滑。血压120/80mmHg。

治守原法：初诊方加葛根15g、生黄芪15g，每日1剂。

三诊：（2004年9月1日）后脑僵硬，牵引感有所缓解，右侧卧时较重，汗多，右手臂吹风不适，便溏，稍有口干，夜晚明显，苔脉如前。

效不更方，宗原意续进：初诊方加葛根20g、生黄芪20g、大生地10g。

【按语】

明代王履从病因学角度首次把中风分为"真中风"和"类中风"两大类，后世医家大都继承了王履提出的类中风概念，并不断从多方面将其发展、完善。本案素体痰湿内盛，复因空调贪凉，受风，外风引动内风，肝风夹痰上扰清空，湿痰阻络，气血失和。故当内外并治，标本兼顾。周仲瑛教授用天麻、白蒺藜息风化痰平眩，僵蚕、全蝎、地龙、制南星搜风通络祛痰，鸡血藤、片姜黄、川芎、赤芍活血通经化瘀，石斛、寄生补肝肾以固其本，羌防疏风散邪以治其标，形盛气虚，卫外不固，易于受邪，方中以一味黄芪卫外实表，兼能益气通脉，方药与病机丝丝相扣，故得显效。

案5：腔隙性脑梗塞①

张某，男，77岁。

现病史：高血压病史20年余，于晨起时发现右下肢无力3小时就诊于附近某医院。急行头颅CT示：左腔隙性脑梗塞；心电图示：ST-T缺血性改变，窦缓。当时查体见言语欠清，颅神经（-），右下肢肌力接近4级、病理征（+）。西医诊断为左基底节区腔隙性脑梗塞，高血压病Ⅱ期，冠心病。及时予扩血管、改善脑供血治疗，口服阿司匹林、维生素E、静脉点滴尼莫地平等治疗3天后，上症无明显改善，遂来周仲瑛教授处就诊。

刻诊：头昏头痛，言语欠清，右下肢行走拖曳，口干纳差，疲乏，动则心悸，苔黄薄腻、质暗，脉弦滑细。

证候诊断：心肾交亏，肝阳偏亢，气阴两虚，心营不畅，痰瘀上蒙。

---

① 王敬卿、叶丽红：《周仲瑛治疗腔隙性脑梗塞经验》，载《中医杂志》2001年第8期，第467+469页。

【处方】

党参 12g	黄芪 15g	当归 10g	丹参 15g
麦冬 10g	石菖蒲 10g	淫羊藿 10g	太子参 15g
川芎 10g	炙甘草 3g	制黄精 12g	罗布麻叶 12g

14 剂，每日 1 剂。

并继续口服阿司匹林、维生素 E，停静脉点滴药。

二诊：头昏减轻，无头痛，仍心悸，伴失眠、烦躁，余症与前无明显变化。仍以原法治疗，上方加熟酸枣仁 15g、肉桂（后入）2g。7 剂，每日 1 剂。

三诊：头昏明显缓解，言语对答较初时流利，自觉右下肢行走较前有力，心悸减轻，寐可，二便调，舌苔薄黄稍腻、质暗，脉弦滑。原方加熟地黄 10g、山茱萸 10g，14 剂，每日 1 剂。

患者经上述治疗后，复查心电图示：窦性心律，缺血改变改善，病情也明显缓解。后经中药间隔巩固治疗，辅以功能锻炼，患者症状已趋于痊愈。

一百、周志杰医案：脑梗塞[①]

乔某，女，74 岁。

初诊日期：2004 年 8 月 9 日。

主诉：饮水呛咳、失语 1 月。

现病史：患者 1 个月前突然出现饮水呛咳、言语不清，并进行性加重 10 天，来我院神经内科住院诊治，CT 检查示：双侧基底节区梗塞。曾用"尿激酶腹壁注射溶栓治疗"，病情稳定，现仍饮水时呛咳，语声嘶哑、不清，痰多，咯吐不利，口黏干，大便 3 日 1 次。

既往史：既往体健，无高血压病史。

体格检查：面色萎黄、精神差，口黏，语声嘶哑，分辨不清，左侧鼻唇沟稍浅，伸舌居中，四肢活动灵活有力，双下肢 Babinski 征（+）。舌质暗，苔白厚腻，脉滑、双尺弱。

西医诊断：脑梗塞。

中医诊断：中风（中经络）。

证候诊断：痰浊阻窍。

治法：健脾宣肺，化痰开窍，滋阴润燥。

取穴：头四针（平补平泻）、廉泉（泻）、印堂（平补平泻）、中脘（泻）、列缺（双、补）、照海（双、补）、后溪（双、泻）、足三里（双、补）、太冲（双、泻）。

每日治疗 1 次，留针 30 分钟，留针期间行针 1 次。

治疗 3 次后拔掉了鼻饲管，能进少量流食，饮水仍有呛咳，口黏、口干、食欲差，语声有力，能听清。

[①] 张福会、姚益龙、周志杰：《周志杰主任医师应用针灸治疗中风病的经验》，载《陕西中医学院学报》2005 年第 5 期，第 48－49 页。

治疗10次后，语声有力、吐字清晰、饮水仍有呛咳，好转出院。

一百○一、朱秀峰医案：脑栓塞①

陈某，男，62岁。

初诊日期：1986年8月5日。

现病史：发生头痛20天，左半身偏瘫8天，当地医院诊断为"脑栓塞"，经治无效。来诊时头左侧及脑部疼痛，神清，嗜睡，左上下肢活动明显障碍，不能走路，左手握物无力，皮肤感觉存在，无明显肌肉萎缩。舌苔白，脉弦缓。心率68次/min，律齐，肺（-），血压18.7/12.0kPa。

中医诊断：中风。

证候诊断：痰瘀阻络，气血不能贯通，筋脉失养。

治法：活血化瘀，祛痰通络。

【处方】

丹参30g	桃仁9g	红花9g	菊花6g
蔓荆子9g	钩藤15g	川芎15g	胆星6g
赤芍12g	僵蚕10g	甘草3g	

7剂。

另服人参再造丸1粒，2次/日。

复诊：（8月13日）药后症状减轻，能自行走路，仍继服原方7剂。

三诊：（10月7日）药后一般情况良好，能走路，头痛嗜睡消失。由于不慎跌倒，偏瘫又作，治宗原方加水蛭5g、地鳖虫6g、石决明15g。

服2剂后又能走路，继服24剂恢复正常。

【按语】

中风一症，《金匮》中有中络、中经、中脏、中腑之辨。后世多从风治（大秦艽汤、大小续命汤等），清代王清任治疗中风自出补阳还五汤一方。本例宗王氏之法，重用桃仁、红花、赤芍、川芎、丹参、水蛭、地鳖虫等活血药，降低血黏度，以推动血液循环；配合钩藤解痉，僵蚕、胆星息风化痰。方中重用川芎养血活血，有扩张血管作用；水蛭为峻烈破血药，含有肝素，能溶血栓。二者合用治脑血管性头痛亦屡见奇效。

一百○二、朱致纯医案：右侧基底节区脑梗塞②

患者，男，64岁。

初诊日期：2013年2月5日。

现病史：神志清楚，左侧肢体偏瘫、言语謇涩、吐词不清、头晕、乏力1个多月。伴表情淡漠、口干不欲饮、记忆力减退、腰膝酸软、小便正常、大便干结，三四日1行。

---

① 朱启芳：《朱秀峰治疗疑难杂症经验》，载《江苏中医》1995年第11期，第3-4页。
② 黄宏烨、陈海燕：《朱致纯治疗中风后遗症经验总结》，载《中医药临床杂志》2014年第26卷，第11期，第1167-1168页。

既往史：有"高血压病3级"病史5年余，最高200/100mmHg，目前予"氨氯地平片5mg qd"控制血压治疗，血压控制良好。

体格检查：左侧肢体肌力3级，肌张力增高。舌体左偏，舌质暗少津、苔白腻，脉细无力。

辅助检查：2013年1月于外院查头颅CT提示：右侧基底节区脑梗塞。

中医诊断：中风（中经络）。

证候分析：患者老年男性，初始肾阴不足，水不涵木，风阳夹痰上蒙心窍，后兼气虚血瘀、痰瘀阻络。

治法：益气活血，滋阴，化痰通络。

【处方】补阳还五汤加味。

黄芪60g	当归尾10g	川芎10g	桃仁15g
红花10g	赤芍10g	地龙25g	川牛膝20g
胆南星10g	远志10g	益智仁15g	麦冬15g
沙参10g			

7剂，水煎服，每日1剂，每日3次饭后半小时口服。

方中补阳还五汤益气活血，川牛膝活血通经、补肝肾、引药下行，胆南星豁痰开窍，远志、益智仁化痰开窍、补肾温脾等，佐沙参、麦冬养阴生津。

二诊：（2013年2月12日）精神较前稍好转，左侧肢体乏力稍好转，仍言语謇涩，查体左侧肌力4级，肌张力增高，舌质暗苔稍白腻，脉较前有力。

辨证为气虚痰瘀阻络，上方加黄芪至100g，加蜈蚣1条、僵蚕10g，搜风活络，菖蒲10g，配合远志化痰宣窍。15剂，水煎服，日1剂，日3次口服。

三诊：（2013年2月27日）精神明显好转，无头晕、胸闷等症状，能自行扶墙缓慢行走，仍记忆力较差，大小便正常，舌质暗，苔薄白，脉如前。

痰瘀阻络症状改善，仍气虚乏力，在上方基础上加大黄芪量至120g，去胆南星、二陈汤，加枸杞20g、山萸肉20g、龟板（久煎）10g补肾益精，20剂，水煎服，日1剂，日3次口服。

上方服完，言语已经清楚，右侧肢体活动恢复好转，能扶杖行走，舌质红，脉细。查体：左侧肢体肌张力下降明显，肌力恢复至5⁻级，生活基本可自理。

【按语】

朱致纯教授认为，中风后遗症在本为气血亏虚及肝肾阴虚为主，在标为肝风内动、痰瘀阻滞为主，治疗当以补气活血化瘀通络，兼顾补肝肾阴、豁痰息风为主，常用补阳还五汤、天麻钩藤饮、镇肝息风汤等加减治疗，获效显著。此外，中风急性期以此为法亦能获良效，值得深入钻研。

一百〇三、宗瑞麟医案：脑梗塞[①]

蔡某，男，57岁，干部。

[①] 宋南昌、宗重阳：《宗瑞麟用"四关"穴的经验》，载《江西中医药》1993年第6期，第11–12页。

初诊日期：1991年8月6日。

现病史：患者原有高血压病，经常头晕、头痛、眼花。4个月前突然不能翻身，左侧上下肢不能屈伸，伴口眼歪斜，诊为"脑梗塞"，在某医院住院治疗2个多月，病情稳定后，来我室就医。

体格检查：意识语言清楚，左眼闭合欠全，嘴角微向右歪，左脸麻木，左侧肢体不遂，上肢见甚，伴麻木。夜间觉肩臂疼痛，口中流涎。舌淡红、苔薄白，脉弦滑。

证候诊断：肝肾阴虚，风痰上扰。

治法：滋阴息风，豁痰通络。

【处方】遂取"四关"穴，泻法为主，必要时配合肩髃、外关、环跳、阳陵泉等，平补平泻法，隔日针刺1次，留针30分钟。

治疗5次后，上肢（左肘）弯曲度较前大，痛麻减轻。连续治疗23次后，诸症见好，近期恢复。

合谷与太冲配用，名曰"四关"穴，出自《针灸大成》，属"对穴"范畴。

第三节 脑出血

一、曹茂森医案：右基底节出血[①]

患者，男，66岁，退休工人。

初诊日期：2013年11月13日。

主诉：左侧肢体瘫痪4小时。

现病史：血压180/110mmHg，左侧中枢性面瘫，左侧上、下肢肌力0级，肌张力正常，左侧Babinski征阳性。舌质红，苔腻，脉弦滑。

辅助检查：头颅CT：右基底节出血，出血量约15mL～20mL。

中医诊断：出血性脑中风。

证候诊断：肝肾不足，气血瘀阻，痰热互结。

治法：补益肝肾，凉血活血，驱邪扶正，祛瘀生新。

【处方】天麻钩藤饮加减。

天麻10g	钩藤15g	石决明20g	川牛膝20g
杜仲20g	山栀子12g	生地20g	桑寄生15g
川断15g	大黄10g	枳实10g	羚羊角粉5g
水蛭5g	当归12g	石菖蒲10g	代赭石10g
郁金15g	丹参20g		

---

① 孙红、曹茂森：《曹茂森祛瘀生新辨治出血性中风》，载《实用中医内科杂志》2016年第30卷，第1期，第11－12页。

水煎服，7剂。

治疗2疗程后，左侧肢体瘫痪肌力恢复至4级，可下床行走，复查CT，出血吸收90%以上，显效出院。

二、常青医案：脑出血、高血压病3级　极高危[①]

患者，女，71岁，退休。

初诊日期：2010年12月20日。

现病史：有高血压病史10年，积年眩晕如堕，昨晨起因与邻人争吵而突然昏倒，肢体强痉，送当地医院救治，因疗效不显而转诊某中医院中医专科。

刻诊：患者面赤痰鸣，口唇向左歪斜，右侧肢体不遂，便秘3天，舌质暗红，苔黄腻，脉弦滑而数。血压200/105mmHg。

辅助检查：CT显示左侧基底节区类圆形高密度影。

西医诊断：脑出血，高血压病3级　极高危。

中医诊断：中风（中脏腑闭证兼中经络）之急性期实热型。

证候诊断：风阳上亢，痰热夹瘀，腑实络损。

治法：息风涤痰、通腑化瘀、清脑宁络、急救夺命为先。

【处方】中风夺命饮加减。

羚羊角6g	明天麻30g	嫩钩藤30g	淡竹沥(分兑)2支
天竺黄10g	赤芍30g	三七30g	川牛膝30g
怀牛膝30g	全蝎8g	地龙30g	生大黄(后下)20g
生甘草7g			

另安宫牛黄丸1粒研化兑入。

7剂（先予鼻饲，待日后恢复知觉及吞咽功能后继予口服）。

二诊：家属喜告药后已排秽浊宿便多次，患者神志转清，头痛头晕减轻，言语较含糊，舌质转红而有津，苔转薄黄，且脉象已去弦存滑，前方显效，故予原旨出入追进。

【处方】

羚羊角6g	明天麻15g	嫩钩藤15g	淡竹沥(分兑)2支
全瓜蒌30g	川牛膝30g	怀牛膝30g	广地龙30g
川蜈蚣4条	忍冬藤30g	赤芍30g	白芍30g
桃仁10g	三七30g	炒麦芽15g	炒谷芽15g
生甘草7g			

14剂。

三诊：言语已清，右侧肢体活动亦利，并能下床步行，舌红润，脉细滑，血压135/85mmHg，病入坦途而基本趋愈，乃续以地黄饮子合大秦艽汤化裁，滋阴息风宣瘀通络善后。

[①] 王燕、常青：《常青中风夺命饮制方特色及治验探析》，载《中华中医药杂志》2014年第29卷，第7期，第2215－2217页。

【按语】

该患者缘于年迈而素体肾精衰耗，水不涵木，木少滋荣而肝阳偏亢，适因怒动肝火，火无所制，风火相煽，痰瘀互阻，气血逆乱而致突然昏仆、面赤肢痉、半身不遂、口唇㖞斜、舌强不语；而痰涎壅盛、面赤口苦、舌质暗红、苔黄腻、脉弦滑数均为痰瘀互阻、肝热怫郁之象。方中以羚羊角为君，天麻、钩藤为臣，合力而清热镇痉、平肝息风；更用地龙、全蝎之息风通络止痉，川牛膝、怀牛膝之补益肝肾、引血下行，竹沥、天竺黄之清热涤痰，三七、赤芍之活血化瘀，生大黄之通腑泄热导浊而同担佐使之力。全方如此组合则标本同治、燮理阴阳，共奏清脑宁络、救急夺命之效。

三、陈宝贵医案二则

案1：脑出血[①]

王某，男，57岁。

初诊日期：2009年12月15日。

主诉：言语不利伴右侧肢体活动不利1小时余。

既往史：否认既往高血压、冠心病、糖尿病史，吸烟饮酒史30年，烟每日20余支，白酒每日半斤。

体格检查：形体肥胖，构音欠清，右侧中枢性面舌肌瘫，右上肢肌力2级，右下肢肌力3级，右侧Babinski征（+）。舌暗红苔厚腻稍黄，脉弦滑。

辅助检查：头颅CT：左侧基底节区脑血肿（出血量约23mL），右侧基底节区腔隙灶。

患者收住院后，给予西医脑出血常规治疗。

中医治法：化痰活血，息风通络。

【处方】

蒲黄10g	三七粉6g	半夏6g	瓜蒌10g
天竺黄10g	丹皮15g	生地15g	天麻10g
地龙10g	菖蒲20g	甘草5g	

3剂，煎取400mL，早中晚分服。

二诊：（12月18日）患者诉右侧肢体活动不利及言语不利无明显变化，右上肢肌力2级，右下肢肌力3级。予上方中加丹参15g、益母草15g，4剂，每日1剂。

三诊：（12月21日）患者诉右侧肢体活动不利及言语不利减轻，右侧肢体肌力3级。二诊处方去蒲黄及三七粉，加川芎10g、鸡血藤15g，继服4剂。

住院3周后复查头颅CT：左侧基底节区脑血肿已吸收，患者出院。继守三诊处方继服20剂。发病2个月后门诊复诊，患者言语稍欠流利，右侧肢体活动欠灵活，右侧肢体肌力4$^+$级。

[①] 崔俊波、陈宝贵：《陈宝贵教授活血法为主治疗出血性中风临证经验总结》，载《内蒙古中医药》2013年第32卷，第20期，第122页。

【按语】

此例患者形体肥胖，加之长期吸烟饮酒史，更易助湿生痰，痰湿内蕴，郁而化热，热极生风，导致风痰搏结，络破血溢，而发为出血性中风。

"离经之血即为瘀血"，且痰浊与瘀血常相兼为患，故治以"化痰活血，祛瘀生新"之法。方中蒲黄、三七两味药均具有活血、止血之功用，具有活血不伤正、止血不留瘀的特点，适合脑出血早期的发病特点。

半夏、瓜蒌、天竺黄清热化痰，天麻平肝息风，菖蒲化痰醒神开窍，舌暗红，故给予丹皮、生地凉血，并防半夏温燥之性。患者发病 3 天后，已无再出血之虞，故加用丹参、益母草以加强活血化瘀之功，且第 3 天乃脑水肿高峰期，脑水肿主要中医病机为痰瘀水互结而成，活血祛瘀有利于脑水肿的消退。

患者三诊时已发病 1 周，故去止血、活血之品，"巅顶之上，唯风可到""诸风掉眩，皆属于肝"，川芎乃血中之气药，具有上行巅顶及载药上行的特点，故加用川芎活血行气，赤芍活血平肝。

案 2：左侧壳核出血[①]

李某，男，50 岁，工人。

初诊日期：2004 年 3 月 20 日。

现病史：患者患有高血压多年，平素常头晕目眩，烦躁易怒。2 天前因情志不遂，突发口眼歪斜，舌强语謇，继则右侧肢体不遂，瘫软不用。曾一度神志昏迷，2 天后转醒。患者面红易躁，形体肥胖，喜食膏脂厚味。舌质红，苔黄腻，脉弦滑。血压 170/100mmHg。查头颅 CT 示左侧壳核出血。

证候诊断：风阳挟痰火上扰清窍，走窜脑络。

治法：息风化痰，养血通络。

【处方】 天麻钩藤饮加减。

天麻 10g	钩藤 15g	地龙 15g	菊花 10g
牛膝 10g	杜仲 15g	当归 15g	菖蒲 30g
桑寄生 15g	黄芩 10g	全蝎 5g	白僵蚕 10g
石决明(先煎)30g	龙胆草 10g	甘草 10g	

西药给予降血压、降低颅内压、扩血管、抗凝、脑细胞保护剂等神经内科基础治疗。

二诊：（2004 年 3 月 25 日）服药 5 剂后症稍有改善，继服前方 7 剂。

三诊：（2004 年 4 月 2 日）口眼歪斜，舌强语謇均大有好转，右肢不遂渐能活动，血压已降至 145/80mmHg，复查头颅 CT 示血肿已大部分吸收。继以息风豁痰为主，加活血通络之剂。守上方去白僵蚕、菊花、龙胆草，加鸡血藤 20g、赤芍 15g、川芎 10g、胆南星 10g。14 剂，水煎服，每日 1 剂。

四诊：（2004 年 4 月 16 日）病情大减，右手已能握拳携物，独自行走，唯有感觉右侧肢体酸胀麻木，继以上方调治 1 个多月。

[①] 陈慧娟：《陈宝贵治疗中风病经验》，载《河南中医》2012 年第 32 卷，第 10 期，第 1387 – 1388 页。

随访半年,病情稳定。

【按语】

此患者高血压,头晕目眩,烦躁易怒为肝阳上亢,因情志因素突发半身不遂,伴有面红易怒,形体肥胖,舌质红,苔黄腻,脉弦滑为痰火上扰,壅于脑窍。

方用天麻、钩藤、地龙、菊花平肝息风,通络;牛膝、杜仲、桑寄生补益肝肾,引热下行;当归养血活血;菖蒲开窍化痰;白僵蚕息风止痉,化痰通络;石决明、龙胆草、黄芩清肝泻火;甘草调和诸药。

全方共奏平肝、清肝、息风、化痰、通络、开窍,使肝火熄、痰火消。血压下降后,肝火减轻,去清肝息风之药,加入鸡血藤、赤芍、川芎、胆南星等活血、化痰、通络之品,而加强活血通络的作用,使肢体活动得以恢复。

四、陈苏生医案:轻度脑溢血[①]

现病史:1989年4月3日,因操劳过度,一度血压升高,但仍坚持上课、咨询门诊,后突发右侧偏瘫,语言謇涩。因向有冠心病房颤史,起先西医认为是脑血栓,予大量丹参静滴,傍晚又出现神志昏迷,嗜寐不语。某主任医师认为此是轻度脑溢血,嘱停用丹参,改用甘露醇静滴,肾上腺色腙片、氨苯蝶啶、维生素K常规口服,禁止摇动头部,另服安定以宁神。

次日神清,偏瘫语涩如故,立即自服柴牡三角汤加味。

【处方】

柴胡9g	生牡蛎(先煎)30g	山羊角(先煎)24g	水牛角(先煎)24g
茺蔚子9g	生鹿角(先煎)6g	决明子9g	女贞子9g
苍术9g	川朴6g	郁金9g	菖蒲9g
夜交藤15g	合欢皮24g	白芍9g	生甘草4.5g

连服1个月,已可下床行动,语言謇涩有所改善,但多讲话即不自主发笑。

连服2个月,前症十去七八,精力转佳,面色红润,唇紫全退,每天可以下楼散步。

续服前方隔天1剂,连续2个月基本痊愈。

五、邓世发医案:脑溢血[②]

周某,男,69岁。

现病史:由其子代诉:有高血压史约4年,突然昏倒,不省人事,频繁呕吐约10小时。体格检查:血压196/114mmHg,面色苍白,鼻息气微,舌伸不出,喉间痰声辘辘,口眼歪斜,左半身不遂,大小便失禁。舌体胖,舌质淡红,苔厚腻,脉沉弦。

西医诊断:脑溢血。

[①] 陈明华:《陈苏生治疗中风及其后遗症经验》,载《中医杂志》1992年第4期,第44-45页。
[②] 龚昌奇、邓世发:《邓世发论针灸在急危症中的应用》,载《四川中医》2013年第31卷,第7期,第6-8页。

中医诊断：中风。

经用氯丙嗪肌注，50%葡萄糖液静脉推注等，抢救6小时仍神志不清，遂改从痰瘀化风，气虚痰厥论治。

以三棱针刺手十二井穴、百会、四神聪令各穴出血各10余滴，疏利壅滞、调和气血；刺人中、承浆通任督调和阴阳；针涌泉、灸神阙、关元，温针足三里补益元气；用泻法刺丰隆、天突豁痰开窍，抢救2小时余，患者逐渐清醒，血压降至164/98mmHg，喉间痰鸣减轻，仅存语言謇塞，左半身不遂。

继用益气活血、疏风通络、豁痰化瘀之中药并按摩治疗3个月痊愈。

【按语】

邓世发教授在救治急危重症时，其中部分病例还是经西医药抢救疗效不理想，遂改用针灸抢救而获良效的。足见针灸抢救急危重症有独到之处。

现代医学的若干疾病，或因治不及时，或辨病辨证不准确、治疗不妥当，或护理不周全，发展到意识障碍时，均可出现神识朦胧甚至不省人事的急危重笃症，归结到中医学里，多属阴阳消亡、气血逆乱、毒蛇金刃创伤的范畴。

针灸治疗昏不识人的主要病机：一是调和阴阳。亡阴者，滋水生津，养阴济阳，主要用补法针刺；亡阳者，回阳固脱，强阳济阴，多用灸法或温针治之。二是调和气血，通利经脉，使患者复苏。但总属"留人治病"的权宜之计，待其复苏后，必须争分夺秒积极治本。

用针灸抢救急危重症，必须结合伴随症认真进行辨证分型，掌握施治规律，严守补虚、泻实、凉热、温寒的治疗原则，特别要重视传统针灸的补泻方法，才能收到好的救治效果。当今比较普遍流行的对急重症用针灸抢救时，论治不辨证型，配穴不讲配伍法则，运针不用传统的补泻手法，盲目臆断针刺穴位越多，刺激强度越大，救治效果就越好，已为临床的失败病例证明，是错误的和很有害的。

人体有些穴位，具有两种功效截然不同的作用，例如：涌泉穴既可滋水补阴，又可回阳补火；足三里穴既可补气补血，又可下食导滞；百会穴既可泻热，又可强阳等。是否由于施用补泻方法不同而产生调节生理功能，使已紊乱失调之生理功能趋于正常的作用，还有待于进一步探索，弄清其针灸救治急危重笃症的原理。

六、邓铁涛医案：左颞叶硬膜下血肿[①]

胡某，男，60岁，退休职员。

初诊日期：1999年8月3日。

现病史：患者于10天前晨起洗脸时突觉双下肢乏力，活动不利，卧床休息后症状缓解。当天上午突发头部胀痛，尤以前额及后脑部为甚，呈持续性发作，休息后症状未改善，无恶心、呕吐、抽搐、昏迷。曾在我院门诊治疗，头颅CT报告示：左颞叶硬膜下血肿（出血量约9mL），收入我院针灸病区治疗，患者及其家属慕名要求请邓铁涛教授会诊。

---

① 刘成丽：《邓铁涛教授治疗脑出血验案》，载《新中医》2004年第1期，第12-13页。

刻诊：神清，精神差，痛苦面容，头痛，尤以左颞部为甚，呈持续性发作，伴右侧肢体乏力、睡眠差、纳可、二便尚调。舌淡暗边有齿印、苔薄白、脉细涩。

既往史：有皮肌炎、痛风病史。

体格检查：左侧肢体肌力、肌张力正常，右侧肢体肌张力、腱反射正常，肌力4级，未引出病理征，脑膜刺激征阴性。

中医诊断：中风，头痛。

证候诊断：气虚血瘀痰阻，脾肾两虚。

治法：益气活血化痰，佐以健脾补肾。

方用补阳还五汤加减，配合针灸治疗。

【处方】

黄芪60g	五爪龙60g	鸡血藤30g	地龙12g
茺蔚子12g	桃仁12g	赤芍15g	牛膝15g
薏苡仁15g	竹茹10g	红花5g	三七末^(冲)3g

4剂，每日1剂，水煎服。

针灸取穴：太阴、印堂、足临泣、风池（均取左侧），合谷、足三里（均取双穴），以平补平泻手法，每天1次，留针30分钟。

二诊：（8月8日）患者头痛减轻，头痛以夜晚为甚，睡眠较前好转，舌淡暗边有齿印、苔薄黄，脉弦细。患者舌苔黄，可减黄芪用量，重用五爪龙。针灸暂不针头部，肢体穴位可开四关为主。

【处方】

黄芪30g	瓜蒌皮30g	五爪龙90g	枳实10g
水蛭10g	川芎10g	桃仁12g	红花6g
赤芍15g	茺蔚子15g	三七末^(冲)3g	牛膝18g

4剂，每日1剂，水煎服。

针灸取穴：合谷、太冲、外关、足三里（均取双穴），平补平泻，每天1次，留针20分钟。

三、四诊：（8月12、14日）头痛继续减轻，睡眠稍差，舌脉同前。症状渐趋稳定，予以健脾补肾固本。

【处方】

黄芪50g	五爪龙60g	薏苡仁30g	桃仁12g
红花6g	水蛭10g	川芎10g	法半夏10g
杜仲10g	牛膝15g	茯苓15g	白术15g
茺蔚子15g			

4剂。

针灸取穴治疗同前。

五诊：（8月19日）轻微头晕、头痛，睡眠欠佳，左膝关节酸痛，活动时加剧，考虑其有痛风病史，仍用补阳还五汤加健脾祛湿之药。

守四诊方去法半夏、杜仲、牛膝、白术，加厚朴（后下）10g，桃仁、泽泻、猪苓、地龙各12g。4剂。

针灸取穴：太阳、合谷、太冲、外关、足三里、三阴交（均取双穴），平补平泻，每天1次，留针20分钟。

六诊：（8月23日）头晕头痛消失，左侧肢体活动灵活，肌力5级，左膝关节酸痛，活动尤剧，睡眠佳，舌淡暗，苔薄黄，脉弦细。发现其双手掌、脚掌暗红，经询病史，诉20年前曾患肝吸虫病治愈，B超检查示：脂肪肝。嘱其注意饮食调护，中药治疗守方不变。

针灸取穴：梁丘、血海、犊鼻、膝眼、阳陵泉、足三里、三阴交（均取双穴），平补平泻，每天1次，留针20分钟。

七诊：（8月27日）右侧肢体活动自如，左膝关节酸痛减轻，睡眠佳，舌淡暗、苔薄白，脉弦细。复查头颅CT示：左颞叶硬膜下出血灶已全部消失，痊愈出院。

继续服药巩固，随访3年无复发。

【按语】

邓铁涛教授认为，本例患者为颅内积瘀，不能及时驱散，血瘀而致气滞，阻碍气机升降，清阳不升，血瘀阻络，则头痛、舌暗、脉细涩；气机不畅，津液输布失司，聚而成痰，痰瘀阻痹，则头晕、肢体乏力、活动不利；且患者为老年男性，既往有皮肌炎、痛风病史，脾肾皆已受损，故舌淡边有齿印，睡眠差，辨证属气虚血瘀痰阻、脾肾虚弱。治疗应益气活血化瘀，佐以健脾补肾，方用补阳还五汤。

该方出自王清任《医林改错》，原主治中风半身不遂者，确有良效，临床沿用至今。邓铁涛教授常用于治疗中风病属气虚有瘀者，效果甚佳，邓铁涛教授认为补阳还五汤适用于中风以虚证为主者。至于在脑出血急性期可否用补阳还五汤，历来有不同看法，邓铁涛教授认为，关键在于辨证。脑出血以虚证为主，尤其是气虚血瘀者则可大胆使用，早期即可用补阳还五汤；若脑出血属实证、热证，尤其是肝阳上亢化热化火动血致出血者，则不宜用，以免有动血之虞。如伴有昏迷者，可用安宫牛黄丸温开水化开，用点舌法。

在药物用量上，邓铁涛教授认为补阳还五汤取效的主要关键，在于重用黄芪60g～120g，甚至120g以上（煎药用水量及煎药时间须相应增加，否则不能获得应有疗效）。本例以头痛为主症，伴有肢体活动不利，故黄芪用中等量即可。邓铁涛教授用黄芪时多配用五爪龙，不仅可减轻黄芪偏温之性，还能助黄芪加强益气健脾之力，头痛较重加用茺蔚子。邓铁涛教授认为脑出血早期，应以活血化瘀，除痰消血肿为主，常加三七、水蛭、地龙、竹茹、枳实、瓜蒌皮等药；后期予以健脾补肾，加用茯苓、白术、杜仲、牛膝、薏苡仁等药，但均应以辨证为依据。

对于中风肢体活动不利者，邓铁涛教授主张要针药合用、益气养血、祛风通络为法。阳主动，肢体运动障碍，其病在阳，"治风先治血，血行风自灭"，故取手足三阳经穴位，尤以阳明为主。阳明经为多气多血之经，气血通畅，经气旺盛，则运动功能易于恢复。故根据上下肢经脉循行，分别选用手足三阳经要穴，以加强疏通经脉，调和气血的作用，促进康复。取足三里、三阴交、百会等穴，以滋生化之源，源足血得养，血足气得生。取风池、外关、合谷祛风清热；泻太冲以平肝潜阳；患者有痛风病史，左膝关节酸痛可选用郄穴、梁丘穴以通经止痛；阳陵泉、膝眼、犊鼻通经活络止痛（注：针灸治疗由针灸科医生主诊）。

七、杜晓山医案：脑出血[①]

患者，男，51岁。

现病史：患者以脑出血急诊入院，经1个月抢救治疗，病情稳定，会诊时神志已清，舌强难语，右侧肢体偏瘫。查体：神清，精神可，心肺（－），不完全性运动性失语，右侧肢体肌力0级，肌张力略增高，右侧Babinski征（＋）。

治疗：

（1）舌部取穴及针法：聚泉、金津、玉液。针法：聚泉穴在舌面正中点，先用消毒纱布钳子拉出舌体（亦可用医者左手用纱布裹住舌体拉出），以28号1.5寸针与舌面呈5°～10°，进针5～8分，捻转2～3次出针。然后用同法刺金津、玉液。出针后用消毒纱布压迫针眼。

（2）头面颈部取穴及针法：患侧攒竹、地仓、风池、百会、水沟、承浆、天突、廉泉。针法：用28号2寸针刺入，均以得气为准。

（3）四肢部取穴及针法：患侧肩井、臂臑、曲池、手三里、外关、合谷、八邪、秩边、环跳、足三里、阳陵泉、委中、悬钟、太冲、三阴交、八风。针法：患侧秩边及环跳穴用28号3寸毫针进针后用雀啄刺法反复捣刺3～4次，至患侧下肢剧烈抽动为宜；三阴交用2寸针，行捻转补法；太冲行强刺激泻法。其他穴位均以得气为准，留针30分钟，隔日1次。

用上法治疗2次，舌体较前灵活，语言较前流利，右侧肢体功能较前改善。共针52次，语言基本恢复正常，右上下肢肌力达4级，生活基本能自理。门诊随访1年，病情稳定。

【按语】

杜晓山教授认为，中风多为阴阳平衡失调，阴虚阳亢，心火暴盛，又以精神因素或劳累等诱发。气血并走于上，痰浊阻于清窍，横窜经络而成。在治疗上，以协调阴阳、平息肝风、理气活血化痰通络为主。

舌三针位于舌体，中医学认为，心藏神、主血脉、心开窍于舌，且心、肝、肾之经别、经络或经筋直接或间接上行与舌体相联。针刺舌三针可通过舌与心、心与脑、心与肝肾的关系，而达到醒脑调神、启闭开窍、利舌扬音、恢复肢体及语言功能的目的。其操作简便安全。杜晓山教授在临床中长期运用，每获良效。百会穴为诸阳之会，配风池以平肝息风，另外取多气多血之阳明经曲池、外关、足三里，使阳明经气畅通，正气旺盛，补三阴交兼顾其阴，泻肝经之原穴太冲以潜阳息风。诸穴合用，可起补益肝肾、健脾化痰、活血通络的作用。

杜晓山教授认为针刺治疗中风偏瘫失语的疗效与以下几种因素有关。

（1）疗效与发病原因、病变部位及症状的轻重有关，一般脑血栓形成较好，脑梗塞

[①] 郭玉峰：《杜晓山医师舌三针加体针治疗中风经验》，载《新疆中医药》2002年第4期，第32页。

次之，脑溢血相对较差。

（2）病程在3个月以内者疗效较好，1年以上则疗效较差，故需掌握治疗时机。

（3）针刺的处方选穴及手法的运用与疗效有密切关系，其次对精神紧张、体弱、血压过高等患者，每次选穴不宜过多，无论运用补法、泻法，其刺激量均应酌情掌握。

（4）待全身性症状稍稳定后，应鼓励患者作早期功能锻炼（包括被动、自动运动），能加速肢体功能康复。

八、杜雨茂医案：右侧基底节区血肿术后[①]

钟某，男，32岁，公司职员。

初诊日期：1994年11月15日。

现病史：左侧半身不遂，手脚关节僵硬，口眼歪斜4年，伴阵发性晕厥抽搐，口吐白沫，两目上吊，持续约1min～3min，每周发作1次，醒后头脑不清爽，神疲，发作3年。曾在某区医院住院治疗，服用苯妥英钠0.1g（tid）等药未见明显好转。舌淡紫胖，舌苔薄白，脉右弦细而左沉。

刻诊：意识清楚，口角右歪，伸舌偏左。左侧上下肢肌力4级，肌张力增强，轻度肌萎缩，左手指、腕、踝关节僵硬。左侧浅感觉减退，掌颌反射阳性，Babinski征阳性，血压105/72mmHg。

既往史：患者平素有高血压病史。1989年8月患脑出血而昏迷，CT示"右基底节区大面积血肿，出血量约为70mL"，经抢救及开颅术后清醒。后经西药治疗生活能自理。1994年8月4日CT复查示"右侧基底节区血肿术后改变，低密度软化灶"。

辨证分析：《素问·至真要大论》篇云："诸风掉眩，皆属于肝。"《素问·调经论》篇云："血之于气，并走于上，则为大厥，厥则暴死，气复反则生，不反则死。"患者因肝阳上亢，肝风内动，挟痰浊上冲于脑，鼓荡脑髓脉络，以致络破血溢，瘀血、痰浊滞于脑窍而风中于脏，经过西医抢救及开颅术等措施后，肝风扩张之势收敛，痰瘀减轻，但肝阳肝风未息，痰瘀未净，故仍有半身不遂，口角歪斜，关节强硬，风阳痰浊瘀血蒙蔽心窍，流窜经络，则痫证发作。其肌肉萎缩面色暗滞，神疲，头昏，舌淡紫苔薄白，脉弦细沉，表明气虚血瘀痰滞。

证候诊断：肝风痰浊内扰，气虚血瘀。

治法：息风涤痰开窍，益气活血。

【处方】定痫丸加减。

天麻10g	钩藤(后下)30g	全虫(焙研末冲)5g	僵蚕10g
胆南星10g	石菖蒲10g	半夏10g	陈皮5g
黄连10g	黄芪20g	丹参10g	炙甘草5g

3剂，水煎服。

期间不中断抗癫痫西药。

[①] 虢周科、杜治锋：《杜雨茂教授指导疑难杂症临床验案两则》，载《现代中医药》2011年第31卷，第3期，第39－40页。

二诊：（11月18日）头目清爽，面目麻木感减轻，舌脉同上。药去黄连，加开窍化痰之远志9g。3剂，水煎服。

三诊：（11月21日）患者补诉平时夜尿较多，平均3次。脉舌同上。为久病及肾，肾气不阖之象。上方加金樱子10g、夜交藤30g，7剂，水煎服。

四诊、五诊、六诊仍以前方加温肾益精，强筋治痿的巴戟天15g、杜仲10g、桑寄生10g。

七诊：（1995年1月3日）患者头脑清爽自觉腿脚轻便有力，走路轻松。查左侧上下肢肌力4级以上，肌张力降低，关节不甚强硬，痫证未发作。患者诉：手足仍发凉，舌胖紫而胖减，脉细尺沉。为肾阳不足，经脉失煦所致。治宜补益肝肾，健脾化痰，活血利筋。

【处方】地黄饮子加减。

熟地10g	山茱萸12g	女贞子10g	枸杞子10g
桑寄生10g	巴戟天15g	肉苁蓉10g	麦冬10g
五味子12g	黄芪20g	茯苓10g	石菖蒲10g
远志9g	桂枝8g	丹参12g	田七粉(冲)3g

其后均以此方化裁。并嘱其慎起居，调情志，远房事，节饮食。

随访至1996年12月，除1995年春节期间因风俗习惯停服药8天后有一次抽搐外，痫证未再复发。手足发凉消失，左侧上下肢肌力增加至5级，肌张力不高，关节较前灵活。

【按语】

本病为痫证，中风后遗症，西医诊断为脑出血后继发性癫痫，反复发作3年，每周约1次，单用抗癫痫西药效果不佳，为风阳不息，痰浊瘀血不化而风痰闭阻清窍，血脉瘀滞，肝脾肾亏损，属本虚而标实之证，故治疗先以治风痰之标为主，着重豁痰息风，开窍定痫，佐以益气化瘀通络。待痫证病情控制，则渐以治本为重，补益肝肾，健脾化痰，活血利筋，以地黄饮子加减。同时注意调摄精神，注意饮食，避免劳累过度，故能收到控制癫痫发作，改善中风后遗症之肌力，恢复关节功能之效。

九、高辉远医案：脑出血、多发性脑梗塞[①]

周某，男，49岁，干部。

初诊日期：1992年1月8日。

现病史：患者平素体健，4天前因赴外地出差过度劳累，忽感言语不利，说话费力，右半身沉重，右侧肢体无力，站立不稳，偶有饮食呛咳。当时神识清楚，测血压不高，故未作处理即由随员急护返京。某医院脑CT扫描示"左侧低节区内囊前角小灶性出血"，遂收入病房。入院后诊断为"脑出血""多发性脑梗塞"，曾用路丁、甘露醇、止血敏、维脑路通等药物，治疗无明显好转，特邀高辉远教授诊治。

刻诊：头晕，右侧肢体软弱，行动不便，神疲乏力，言语不清，喉间痰鸣，伸舌偏

[①] 王发渭、于有山：《高辉远拯危急难病症经验鳞爪》，载《湖北中医杂志》1993年第6期，第2-4页。

右。舌暗红，苔白中厚，脉沉弦。

证候诊断：气虚血瘀，风痰上扰。

治法：益气通络，祛风化痰。

【处方】

生黄芪15g	赤芍15g	防风10g	菖蒲10g
远志10g	川牛膝10g	白薇10g	荷叶10g
丹参10g	胆南星8g	羌活8g	炙甘草5g
大枣5枚			

1周后症状日渐改善，依上方为基础稍加减出入治疗1个月，言语清晰如常，肢体活动明显好转，舌偏右纠正。复查脑CT示"与原片比较出血灶有明显吸收，但有残余断续环形及点状钙化"。

共治40余天，病情稳定出院。嗣后以滋养肝肾、活血通络之剂，调治1个多月，头脑清爽，言语流利，肢体功能恢复正常，能正常上班，至今无反复。

【按语】

脑出血（脑溢血）属中医学"中风""卒中"的范畴。《医门法律》谓："中风一证，动关生死安危，病之大而且重，莫有过于此者。"本案兼有语言不利的见症。究其所由，患者素体健，因出差奔波过劳，情绪激动，使风痰内动，瘀阻经络，真气不能周循于身，遂成此舌转失灵、半身不遂之证。高辉远教授针对病机证候，拟益气通络、祛风化痰为主，取黄芪补气益血；赤芍、丹参活血和营；防风、羌活祛风通络；菖蒲、远志、胆星开窍化痰、息风安神；白薇清热凉血；荷叶升清降浊；川牛膝引血下行；甘草、大枣补中益气。调和诸药，继以滋养肝肾善后。终使痰化瘀消，则真气渐复，脑络畅通，中风得瘳。

十、高社光医案：右基底节出血[①]

王某，男，65岁。

初诊日期：2010年10月6日。

现病史：患者形体肥胖，高血压病史5年。因3小时前家庭纠纷突感头痛，左侧肢体活动不利，继而昏仆，不省人事，家属急送医院。检查：血压160/96mmHg，中度昏迷，左侧肢体上、下肢肌力均为0级，左下肢Babinski征阳性。头颅CT示：右基底节出血。经西药常规抢救治疗1天，病情仍未缓解，伴鼻鼾痰鸣、烦躁不宁、气粗口臭、腹胀，家属言其3日未大便，舌红或暗红、苔黄腻，脉弦滑数。

中医诊断：中风。

证候诊断：阳亢风动，痰火上扰，气血逆乱，腑实窍闭。

治法：涤痰开窍，泄热通腑。

【处方】涤痰通腑汤。

胆南星10g	天竺黄10g	瓜蒌25g	大黄(后下)10g

---

① 魏勇军：《高社光从痰瘀论治中风病经验》，载《中医杂志》2012年第53卷，第5期，第379－381页。

芒硝(分冲)8g	莱菔子15g	枳实12g	石菖蒲12g
郁金10g	人工牛黄(分冲)2g	羚羊角（粉）(分冲)1g	牛膝15g
鲜竹沥30mL			

上方8味药先加水400mL，浸泡1小时，煮沸后加大黄，煎取200mL，再纳芒硝、人工牛黄、羚羊角（粉）、鲜竹沥，并冲服安宫牛黄丸1粒。1剂/日，3次/剂，鼻饲管注入。

1剂之后，矢气频频，大便未解，再服1剂，泄下大便臭秽异常，质软。上方去芒硝，再服2剂。患者神志渐转清楚，痰量减少。

上方去安宫牛黄丸、羚羊角（粉）继服，配合西药治疗10余天，患者病情明显改善，神志清楚，语言稍謇涩，左侧肢体肌力恢复4级，生活能自理。

十一、郭鹏琪医案三则

案1：脑溢血伴脑梗塞[①]

陈某，男，56岁，教师。

初诊日期：1993年5月14日。

现病史：突发头痛，语言不利，右侧肢体麻木无力1小时余，于1993年5月14日入院。症见神志朦胧，面部潮红，瞳孔尚等圆等大，颈部稍有抵抗，双肺（-），心率56次/min，律齐，右侧肢体瘫痪，右下肢Babinski征（+）。舌红，苔黄浊，脉弦。

辅助检查：颅脑CT示：左基底节区出血，出血量约40mL，右内囊膝部见腔隙梗塞。

西医诊断：脑溢血伴脑梗塞。

证候诊断：肝肾阴虚，肝阳上亢，痰热痹阻。

治法：平肝潜阳，清热化痰。

【处方】羚羊角汤合温胆汤加减。

枳壳10g	竹茹15g	胆星12g	浙贝10g
生白芍15g	丹皮10g	双钩15g	天麻10g
龙骨24g	牡蛎24g	菊花10g	

另送服羚羊角磨汁10g。并用安宫牛黄丸，2粒/日。

治疗到5月20日，患者出现呃逆，大便呈暗褐色，OB（2+）。5月24日见嗜睡，四肢不温，自汗出，呕血约400mL～500mL，已转向阳脱，急回阳、救脱，用大量西洋参，配用参附汤加味。

郭鹏琪教授视诊指示，患者胃气已衰微，应急固胃气，否则治疗前功尽弃，加强回阳救逆，益气健脾固摄。

【处方】

西洋参10g	麦冬15g	五灵脂10g	黑蒲黄10g
白及15g	酒芍15g	淮山30g	炒芩6g

[①] 许真真：《郭鹏琪治疗中风重症经验》，载《福建中医药》1994年第3期，第25-26页。

紫珠草 10g　　　　白术 10g　　　　　炙草 6g

守方治疗到 5 月 30 日，患者黑便止，神志逐渐转清，反应清楚。随后运用益气养血通络、化痰开窍等法。患者神清，对答清楚，右上肢仍不利，右下肢已能扶物行走，于 7 月 5 日出院。

案 2：脑溢血①

李某，男，70 岁。

初诊日期：1991 年 6 月 4 日。

主诉：猝然昏仆，左半身不遂 6 小时。

现病史：猝然昏仆，左半身不遂 6 小时，于 1991 年 6 月 4 日入院。昏睡状态，面色潮红，血压 20/16kPa，瞳孔不等大等圆，对光反射迟钝，颈部有抵抗，心率 68 次/min，心音低钝，左侧腹壁反射消失，左侧肢体肌力 0 级，双侧 Babinski 征阳性，舌红、苔黄，脉沉弦。

辅助检查：颅脑 CT 示：脑出血，出血量约 60mL。

西医诊断：脑溢血。

中医诊断：中脏腑（阳闭）。

西医处理：适时吸氧，静注 20% 甘露醇 250mL，每 6 小时 1 次；并配合支持疗法，纠正电解质失衡。

治法：平肝潜阳，化痰开窍。

【处方】

钩藤 15g　　　　石决明 15g　　　白芍 15g　　　　龙骨 20g
牡蛎 20g　　　　远志 10g　　　　石菖蒲 15g　　　玄参 15g
酒大黄 10g　　　怀牛膝 10g　　　甘草 3g

每日 1 剂。

连服 2 剂，神志转清，大便未解，再服 2 剂，大便仍未解，但见左侧眼睛偏盲，视物成双影。

郭鹏琪教授复诊指出，患者系年老肝肾阴亏，阴血虚不能滋肝养目，津血虚损不能载舟而行，故采用直攻泻下之法仍不能通便，须加强滋阴养血之品。上方去龙、牡、石决明，加麦冬 15g、生地黄 15g、石斛 15g、当归 10g、火麻仁 10g、瓜蒌仁 10g、枳实 10g。终使便通，神志反应更清楚，肢体肌力亦有增加。

6 月 16 日，因情绪波动，受到刺激，出现应激性消化道出血，见鼻衄、呕血、黑便，大便隐血（3+），神志又转朦胧。郭鹏琪教授查示，急鼻饲云南白药 1/2 支，2 次/日；西洋参 10g，炖汤频频灌入。

6 月 18 日，呕血、便血渐止，但神志仍时清时昧，时有错语，舌暗淡、苔薄少，脉结代。心电图示：频速性心房纤颤。证属痰热内闭，兼中气虚衰，血脉空虚不和，邪少虚多之象。治以益气养阴，佐以化痰开窍。

【处方】地黄饮子加减。

---

① 许真真：《郭鹏琪治疗中风经验》，载《中医杂志》1999 年第 12 期，第 716－717 页。

生地黄 25g	石斛 25g	山茱萸 25g	麦冬 25g
党参 25g	茯苓 25g	石菖蒲 10g	远志 6g
郁金 10g	炙甘草 6g		

每日 1 剂，连服 3 剂。

6 月 21 日，神志转清，血压 15/9kPa，心率 65 次/min，律齐，呼吸平稳，病情好转，化险为夷。继以滋养肝肾、益气养阴、活血等善后。患者神清，反应清楚，行走自如，于 7 月 27 日出院。

【按语】

郭鹏琪教授认为，治疗中风神昏之重症，当先辨阴、阳之闭。阳闭急需平肝潜阳，化痰开窍促苏醒，但阳闭又常痰热互结于内，导致大便不通，加重神昏，因此化痰开窍又不能忽视通腑泄热。然患者年事已高，阴血亏损，乃需育阴养血通腑才能见效。中风阴阳闭证，在发病过程中，又可以互相转化。患者大量便血之后出现神昏、脉结代，出现阴闭——脱证，郭鹏琪教授启用独参汤益气固脱、回阳救逆，然后用地黄饮子化裁治疗其后遗症，使垂危古稀老人得以康复。

案 3：蛛网膜下腔出血①

苏某，男，25 岁。

现病史：患者头痛、左侧肢体瘫痪、恶心欲呕、语言不利发作 1 天，于 1992 年 5 月 6 日入院。平素嗜烟、酒、茶，生活起居长期无度。入院时神志朦胧，颈部有抵抗，双瞳孔等圆等大，对光反射存在，压眶反应较迟钝，心肺（-），左侧肢体肌力 0 级，肌张力增强，左侧膝腱反射亢进，左下肢 Babinski 征阳性。舌红、苔黄，脉滑数。

辅助检查：颅脑 CT 示蛛网膜下腔广泛出血。

西医诊断：蛛网膜下腔出血。

证候诊断：阳亢风动，风痰相兼，上冒巅顶。

治法：清热化痰开窍，平肝潜阳，佐以通腑泄热。

【处方】 羚角钩藤汤加减。

羚羊角（磨汁冲下）3g	钩藤 15g	黄芩 15g	川贝母 10g
胆南星 12g	茯苓 15g	半夏 10g	石菖蒲 10g
石决明 20g	白芍 15g	菊花 10g	生大黄 10g

服 2 剂后，患者神志转清，情绪亦较安定，大便通，头痛也渐缓解。尔后采用羚羊角磨汁多次送服，配鲜竹沥、导痰汤化裁，以及采用益气活血加减治疗 2 个多月，诸症消失，痊愈出院。

【按语】

患者正值血气方刚之年，平素肝阳偏亢，复因饮食起居不节，过量烟酒，痰热久蕴，热极动风，风阳夹痰，上冲巅顶，而致神蒙肢瘫。郭鹏琪教授指出，阳亢之体，复因嗜酒，犹如火上加油，应直泻肝火，重镇潜阳，非用羚羊角平肝潜阳不可。再用黄芩、胆南星、川贝母、石菖蒲清热化痰开窍，佐以大黄泻腑热。患者症情得到控制，为

---

① 许真真：《郭鹏琪治疗中风经验》，载《中医杂志》1999 年第 12 期，第 716－717 页。

以后的治疗奠定良好的开端。

十二、何炎燊医案二则

案1：右侧内囊区出血[①]

李某，女，62岁。

初诊日期：1998年12月7日。

现病史：当日中午，因情绪激动，突然昏倒，口角歪斜，肢体偏瘫，神志昏迷，面赤壮热（39℃），息粗痰鸣，无汗，舌干绛中有黑苔，脉沉弦滑数，左侧Babinski征（+），头颅CT提示右侧内囊区出血，血压190/120mmHg。

既往史：高血压史10余年。

中医诊断：中风（闭证）。

证候分析：风火炽极，痰热壅塞，属中风闭证之甚而致三焦壅塞不通。

急进防风通圣散加减。

【处方】

防风9g	荆芥9g	大黄(后下)15g	芒硝15g
栀子12g	赤芍12g	连翘12g	桔梗9g
石膏30g	竹叶20g	滑石20g	安宫牛黄丸1粒

鼻饲给药，同时用西药脱水剂等。

用药后12小时症无改变，再进上药1剂。10小时后泻下黄褐色粪便2次，微汗出，体温下降至37.6℃，血压165/100mmHg，呼气有反应。壅塞得通，病有转机。

次日神志略清，继而先后用降火息风涤痰、育阴潜阳及益气活血等法治疗，病逐渐好转。

【按语】

此案为中风闭证之重症者，即《素问·调经论篇第六十二》所说："血之与气并走于上，则为大厥。"《金匮要略》说："寸脉沉大而滑，沉则为实，滑者为气，实气相搏，血气入脏即死，入腑即愈，此为卒厥。"说明厥证之所以发病，是因为阴阳失调，以致血气运行不循常道而并走于上，转化为病邪。医家对此病机一般采取"镇逆"之法，而何炎燊教授则认为只有"泄可去闭"，重用硝黄急下，以折风火上腾之势，才能达到"镇逆"的目的。何炎燊教授善用河间防风通圣散加减，通腑泻火之中兼能疏风活血，加上牛黄、至宝之通窍苏神，临床中用此经验治疗多例均效。

案2：脑溢血、高血压病[②]

温某，女，63岁。

现病史：有10年以上高血压病史，患者形瘦色苍，平素阴虚火旺，1962年11月8日午膳之际，猝然昏厥，口歪肢瘫，某院诊断为脑溢血，中西药并进，3天无起色，14日下午转来我院。患者神志不清，口噤失语，直视握拳，肢体强直，面赤壮热

[①] 宁为民、董明国：《何炎燊运用下法治疗内科急症举隅》，载《中医研究》2000年第4期，第20-21页。

[②] 何炎燊：《下法治疗内科急症案例并体会》，载《中医杂志》1984年第3期，第25-28页。

（39.8℃），气粗痰鸣，无汗，胸腹热满，撬视其舌，色干绛、中有黑苔如烟煤，脉沉弦滑数，小便涓滴自遗，血压 192/124mmHg。问其治疗经过，家人谓曾用大量西药（未详），中医处方则是羚羊角、钩藤、龙、牡、冬、地、阿胶、牛膝之类。

证候分析：目下风火炽极，痰热壅盛，乃闭证之甚而致三焦壅塞不通者。

急进风引汤合防风通圣散加减。

【处方】

防风 9g	荆芥 9g	大黄 15g	芒硝 15g
栀子 12g	赤芍 12g	归须 12g	连翘 12g
桔梗 9g	薄荷 3g	竹叶卷心 20 支	石膏 30g
滑石 30g	寒水石 30g	姜竹沥 1 盅	安宫牛黄丸 1 粒

鼻饲给药。

西药只用降压药及高渗葡萄糖。

药后 12 小时无动静，再进大黄 15g、芒硝 15g、甘草 6g、安宫牛黄丸 1 粒。

又 6 小时，患者腹中鸣动，大泻胶秽黄粪 2 次，微汗出，体温降至 37.6℃，血压降至 170/116mmHg，能瞬目。

壅塞得通，病有转机，翌晨神志略清，继用降火息风涤痰 20 余剂，重用三甲复脉汤以育阴潜阳，最后交替使用左归饮与补阳还五汤，以峻补下元，益气活血。

治疗 4 个月，精神良好，唯左手若废，左足跛行，能操持家务。发病后 20 载，犹健在。

【按语】

此乃中风闭证中之重者，即《素问·调经论篇第六十二》所说的："血之与气并走于上，则为大厥。"《金匮要略》："寸脉沉大而滑，沉则为实，滑则为气，实气相搏，血气入脏即死，入腑即愈，此为卒厥。"进一步阐述厥证之所以发病，是因为阴阳失调，以致血气运行不循常道而并走于上。这时并走于上的血气已非正常的血气，而转化为病邪了，故《金匮要略》揭示出此属实证。王旭高治中风一案云："痉盛神昏，风淫火炽极矣，夫内风多从火出，欲熄其风，必须清火，欲清其火，必须镇逆。"他针对气血并走于上的病机提出"镇逆"之法，是有真知灼见的。他仿风引汤立方，"取石药剽悍滑疾以平旋动之威"，是可取的，但方中既去大黄，又杂以生地、天冬等物则不妥。何炎燊教授认为此时冬、地育阴，介属潜阳，已是缓不济急，只有"泄可去闭"，重用硝黄急下，以折风火上腾之势，才能达到"镇逆"的目的。何炎燊教授每用河间防风通圣散加减，通腑泻火之中，兼能疏风活血，又取风引汤之石药大寒沉降，加上牛黄至宝之通窍苏神，治疗多例均效。

十三、黄保中医案：左侧丘脑出血[①]

单某，女，55 岁。

[①] 雷成阳、黄小林：《黄保中运用泻下通腑法治疗内科危急重症经验》，载《中国中医急症》2000 年第 6 期，第 271－272 页。

现病史：因饮酒后突然出现头痛，呕吐，吐出物为咖啡色，继之昏迷，急诊入某医院。患者有高血压病史10余年。入院后头颅CT显示：左侧丘脑出血，约120mL，已扩展至内囊。遂开颅清除颅内血肿，并行外减压术。术后仍深昏迷，高热，去脑强直。经抗感染、脱水、头部置冰帽、止血、输血等支持、对症治疗1周后，仍高热不退，遂请黄保中教授会诊。

刻诊：患者神识昏迷，面赤身热（体温持续在39.2℃～39.8℃），喉中痰鸣，大便已3天未解，舌质红，苔黄腻，脉弦滑数。

中医诊断：中风（阳闭）。

证候诊断：风火痰瘀内闭清窍。

治法：急用通腑泄热，豁痰开窍，平肝息风法。

【处方】

生大黄^(后下)10g　　芒硝^(化)10g　　石决明^(先煎)18g　　全瓜蒌15g
胆南星10g　　黄芩10g　　钩藤^(后下)15g

4剂，每剂浓煎，取汁约300mL，6小时1次鼻饲。

并配合鼻饲安宫牛黄丸1粒，2次/日，及云南白药1g，3次/日；清开灵60mL加入10%葡萄糖注射液250mL静点，2次/日。

会诊后当晚11时，患者即解恶臭大便1次，体温降至37.8℃，3天后体温已降到37.3℃左右，且上消化道出血停止。

遂停服安宫牛黄丸及云南白药，继续静点清开灵，汤药改用镇肝息风汤加生大黄6g、胆南星9g、全瓜蒌12g。继服6剂后，患者体温正常，且神识已清。

十四、姜揖君医案：脑出血（右基底节区）[①]

李某，女，49岁。

初诊日期：1995年6月13日。

主诉：左侧肢体活动不利2个半月。

现病史：患者于1995年3月31日晚自觉左手麻木，活动欠利，次日清晨逐渐加重，出现左侧肢体麻木，活动更加困难。头颅CT提示"右基底节区脑出血"。静脉点滴甘露醇、氯化钾等，住院治疗2个月，病情平稳，在他人搀扶下可勉强挪步。1995年6月13日求诊于姜揖君教授。

刻诊：左侧肢体活动不利，左手呈半握拳状弯曲，左足内翻，神清，语音低微，纳可眠安，二便正常。舌暗，苔白，舌下静脉隐隐紫暗，脉沉弦。月经色暗，量少。

体格检查：左上肢肌力3级，左下肢肌力4⁻级，远端肌张力高，腱反射活跃，左侧Hoffmann征（+），左侧Babinski征（+）。

西医诊断：脑出血（右基底节区）。

中医诊断：中风（中经络）。

[①] 杜琳、陈冬、王朋：《姜揖君教授治疗中风病经验点滴》，载《北京中医药大学学报（中医临床版）》2005年第6期，第25－26页。

证候诊断：气虚血瘀，痹阻经络。
治法：益气活血。
治疗：

（1）针刺。风池、百会、神庭、本神、曲池、足三里为基础穴。配双侧内关、三阴交及患侧上肢穴位（手三里、外关、合谷）、下肢穴位（环跳、阳陵泉、悬钟、昆仑）。针刺上述诸穴，按法施术，先针基础穴，后针配穴。

（2）内服汤药，以补阳还五汤化裁。

此患者不易得气，姜揖君教授以搓针法治之，并适当采用恢刺、齐刺，促其感传，数分钟后，再行提插，即得满意传感。

治疗结果：针3次后，患者自觉左侧肢体麻木减轻，走路较前轻快；针10次后，可扶杖行走，足内翻基本趋愈，左手痉挛状况亦见缓解，月经经色、量好转。查左上肢肌力4级，左下肢肌力5⁻级。

【按语】

此例得气是取效的关键，针刺务求得气，是姜揖君教授对施术的基本要求。正如《内经》所言："气至而有效，效之信，若风之吹云，明乎若见苍天。"

十五、李长生医案：蛛网膜下腔出血[①]

患者，男，51岁。

现病史：有高血压史13年。晨起突然头痛剧烈，继则突然昏倒，不省人事。MRI检查示：蛛网膜下腔出血。

刻诊：神昏、气粗、鼻鼾痰鸣、大便秘结、苔黄腻、脉弦滑数。

中医诊断：中风（闭证）。

先以羚羊粉10g、生地50g、当归10g，水煎（溶化2粒安宫牛黄丸）鼻饲。

并给予通腑方。

大黄30g　　　　芒硝10g　　　　葶苈子15g

3味药浓煎成100mL，分2～3次，给予灌肠通腑。

约1小时后，大便通畅。2小时后又给予安宫牛黄丸1粒鼻饲，再予通腑方剂灌肠1次，约3小时，患者苏醒。

【按语】

脑卒中患者早中期表现大便不通者有普遍性，急性期以风痰上扰、腑热结实的痰热腑实证多见。常规治疗收效甚微。运用通腑泻下法治疗，痰热随燥结而去，风火熄灭，气机调畅，诸症随之缓解。对于意识清晰者，汤剂中入大黄。对于中风闭证、腑实不通患者，通腑泻下。我们自拟一方：大黄30g、芒硝10g、葶苈子15g，3味药浓煎成100mL，分2～3次，给予灌肠通腑。

---

① 盛子敬、李长生：《通腑泻下法在危重病中的应用》，载《中西医结合实用临床急救》1995年第4期，第174页。

十六、李辅仁医案：脑出血、左心衰竭[1]

渠某，男，76岁。

现病史：1990年7月20日因高热昏迷，西医诊断为脑出血、左心衰竭入院抢救。气管切开，人工呼吸机辅助呼吸。血压22.7/12.0kPa，体温38.7℃，脉搏88次/min，左瞳孔2.5mm，右瞳孔2mm，光反应迟钝，左口角流出粉红色液体，四肢肌张力低，反射未引出。

急请李辅仁教授会诊：患者呼吸微促，有鼾声，高热昏迷，脉象弦数无力，大便不通，下肢浮肿。

证候诊断：痰浊阻遏清窍，心气衰馁，血脉瘀阻。

治法：急以醒脑清热、止血开窍、强心补气救之。

【处方】

西洋参^(另煎兑入)10g　　麦冬15g　　五味子10g　　茅根30g
羚羊粉^(分冲)0.5g

急煎100mL。

安宫牛黄丸2次/日，1粒/次，用温开水化开，鼻饲送药，缓缓分2次送下。

药后3剂，高热下降至正常体温，神识略有转机。仍服用原方3剂后，呼吸转为均匀，神识清醒，下肢浮肿消退，唯烦躁不安，左半身略无力，脉象转为三五不调，血压转常。以补气强心化痰、安神醒脑通络治之。

【处方】

西洋参10g　　麦冬15g　　五味子10g　　丹参20g
生黄芪20g　　沙参10g　　炒白术15g　　羚羊粉^(分冲)0.25g
竹沥水^(分冲)20mL　　茯神20g　　珍珠母^(先煎)30g
菖蒲5g

服药7剂后，停用呼吸机，精神明显好转，唯心悸、乏力，左半身软而无力。

原方加阿胶珠10g，服药1个月后，可下地活动，左半身软而无力大见恢复，心功能良好。后继以瓜蒌薤白汤合补阳还五汤调理，诸症恢复出院。

十七、李寿山医案：脑溢血[2]

王某，男，60余岁。

现病史：以患脑溢血症急诊入院，特邀李寿山教授会诊。症见：大汗淋漓，手足厥冷，面色微红如戴阳状，喉中痰声辘辘，神志昏迷，二便失禁，口噤不开，两手握固。脉浮大而空，沉取欲绝。

证候分析：脉症合参，乃中风入脏，闭脱相兼，病属十分危急之候。

---

[1] 刘毅：《李辅仁治疗老年脑部疾患的经验》，载《山东中医学院学报》1992年第6期，第35-37+69页。
[2] 杨容青：《李寿山老中医遣方用药拾萃》，载《辽宁中医杂志》1989年第11期，第1-3页。

诊后建议用大剂四逆汤加人参浓煎鼻饲抢救。有人怀疑患者喉中痰声辘辘，两手握固，口噤不开，一派闭窍证候，又是脑溢血，唯大辛大热之剂，恐生意外。李寿山教授力排众议，遂决定先用参附煎，投红人参、炮附子各50g，水煎浓汁徐徐鼻饲。

至次晨，患者未见明显好转。李寿山教授当即投四逆汤加人参。

【处方】

人参50g 干姜25g 附子25g 甘草25g

浓煎1剂，鼻饲后汗出已少。又服1剂，手足转温。昼夜连服2剂，并不见燥热之象，医者及患者家属皆露喜色。继服2剂，厥回汗止，身轻大热，体温38℃，脉转洪大而数。

李寿山教授认为此阴证已转阳，应予以平肝息风、清心开窍，方用羚羊钩藤汤加减，配服安宫牛黄丸等，约1周神志清醒，二便自理，痰声已平，体温正常，病情稳定。唯右侧半身不遂，经中西医结合治疗，配合针刺疗法，2个月后已能扶杖行走，遂出院在家休养，针药并用而渐能生活自理。

十八、李幼昌医案：出血性中风①

周某，女，56岁。

现病史：患者突然昏迷失语，右侧肢体活动障碍逐渐加重收住脑系科，诊断为"出血性中风"，行手术治疗。术后4日请李幼昌教授诊治。

患者昏迷不省人事，呼之不应，口眼歪斜向左，右侧上肢稍能动，下肢不能自动，食少纳呆，舌淡红苔白腻，脉细弦。

证候诊断：痰热蒙蔽心窍，阻滞经络。

【处方】《时病论》开窍导痰汤加味。

炙远志10g 石菖蒲10g 天竺黄10g 杏仁10g
瓜蒌仁10g 烧牙皂10g 郁金10g 地龙10g
僵蚕10g 红花5g

服药2剂，神志朦胧，呼之能应，言謇不清，余症变化不显，大便2日未解，脉沉稍快，舌淡红苔白腻。湿浊化热，心窍受蒙，经络阻滞不通，当除湿化痰，清心开窍、通络。

【处方】拟蒿芩温胆汤加郁金10g、石菖蒲10g、天竺黄10g、僵蚕10g、天麻15g、丹参30g。

服药6剂，神志转清醒，口眼歪斜有改善，仍言謇塞不清，右上肢活动改善不显，食欲不振，大便溏薄，舌淡红苔黄腻，脉弦。此肝胃不和，湿浊上蒙，拟调和肝胃、化痰除湿、开窍通络。

【处方】柴平汤加味。

柴胡10g 黄芩10g 陈皮10g 苍术10g
石菖蒲10g 郁金10g 天竺黄10g 法夏15g

---

① 罗珊珊、徐涟：《李幼昌治疗湿病的临床经验》，载《昆明医学院学报》1993年第4期，第73-75页。

茯苓 15g　　　　　钩藤 15g　　　　　甘草 5g

服药 6 剂，神志完全清楚，饮食转佳，右侧上下肢稍能活动，舌淡红苔微黄腻。服药有效，守上方加苡仁、羌活、独活、红花等除湿通络。

服药 10 余剂，右侧上下肢活动增加，口眼歪斜消失，语言基本清楚，病情好转，带药出院。

【按语】

本病案痰热蒙蔽心窍，经络阻滞。可因痰湿阻滞经络，气血运行不畅而成瘀，瘀阻经络致三焦气化不利，水湿停滞而化为痰，二者相互影响互为因果，李幼昌教授在治疗中选用蒿芩温胆汤、柴平汤等分消湿浊、宣展气机而通畅三焦，使痰化湿除，气血得以正常运行，则病自愈。

十九、李振华医案：高血压性脑出血[①]

张某，男，68 岁。

初诊日期：1993 年 9 月 17 日。

主诉：右侧肢体麻木不遂半年。

现病史：患者素有高血压病史 20 余年，半年前打麻将时突然半身不遂，言语不利，右侧肢体麻木，随即送至某市人民医院，又见昏迷。经 CT 诊断为：脑内囊基底部出血，住院治疗。曾用甘露醇、利血平等药物治疗 2 周，后出院。

刻诊：头晕头痛，双下肢及面部浮肿，右侧肢体麻木，口角流涎。面部浮肿，下肢重沉无力，兼有肿胀，形体肥胖，语言不利，口角流涎。舌象：舌质淡，体胖大，边有齿痕，苔薄白。脉象：弦滑。血压：195/118mmHg。

辨证分析：患者平素脾虚，痰湿内盛，痰湿郁阻化热，复因打麻将时心情激动，导致心肝火盛，火动生风，风痰上逆，痰随气升，上蒙于清窍，故见昏迷。痰湿阻于廉泉之络，故见言语不清，横窜经络故见肢体麻木，经络不通，水湿停滞，故面部及下肢可见浮肿。口角流涎，舌质淡，体胖大，边有齿痕，苔薄白，脉弦滑，均系脾虚湿盛，风痰上逆之征。

西医诊断：高血压性脑出血。

中医诊断：中风。

证候诊断：脾虚湿盛，风痰上逆。

治法：豁痰利湿，健脾通络。

【处方】祛湿通络汤（自拟方）。

土白术 12g	云苓 20g	泽泻 15g	郁金 10g
菖蒲 10g	丹参 18g	鸡血藤 30g	地龙 12g
半夏 10g	桑枝 30g	乌梢蛇 12g	川木瓜 18g
蜈蚣 3 条	豨莶草 20g	穿山甲 10g	甘草 3g

[①] 华荣：《国医大师李振华教授治疗中风病临床经验》，载《辽宁中医药大学学报》2011 年第 13 卷，第 12 期，第 26-28 页。

20剂，水煎服。

医嘱：忌食生冷油腻，多活动肢体。

二诊：（1993年10月7日）语言较前流利，右侧肢体麻木得减，口角已不流涎，面部及下肢浮肿减轻，仍有头晕头痛，舌象脉象同前。水湿未得去，故仍见肢体肿胀，应继续加强健脾渗湿利水之功，豨莶草性味苦微寒，久用易伤阳气，原方去之加薏仁30g、玉米须30g，20剂，水煎服。

三诊：（1993年10月28日）右侧肢体麻木基本已愈，言语正常，口角已不流涎，面部及下肢浮肿消失，仍有头晕，舌淡苔薄，脉象滑。水湿尽去，浮肿消失，然脾气仍虚，肝风内动，治疗应以益气健脾化痰为主，酌加天麻、白芷、菊花等平肝息风。15剂，水煎服。

四诊：（1993年10月22日）头晕消失，血压152/100mmHg，精神饮食正常，行走自如，语言流利，舌质淡红，苔薄白，脉滑。方证相合，肝脾得调，诸症已去，守上方继服，以资巩固疗效。

续用前方。半年后随访未再复发。

【按语】

病例为风痰上逆，痹阻脉络之中经络。患者因平素饮食不节，嗜食肥甘，致脾气亏虚，聚湿生痰，复因忧思劳累、情志不畅，肝郁化火，引动肝风，风痰上逆，痰随气升，蒙蔽清窍，横窜经络所致。李振华教授经验，治疗以豁痰祛湿，息风通络为法。李振华教授自拟经验方祛湿通络汤治之：方中白术益气健脾燥湿，配橘红、半夏、云苓、薏仁、泽泻以增健脾渗湿之力，佛手、枳实破气健脾开郁，郁金、菖蒲芳香开窍、化湿豁痰，丹参、鸡血藤补血活血，舒筋活络，川木瓜祛湿通络，桑枝、地龙、乌梢蛇、蜈蚣、山甲等搜风通络。如因经络不通，水湿停聚，而出现头面部及四肢浮肿，可予泽泻、玉米须等渗湿利水消肿。若肝风上扰清窍，致头晕头痛难止，可加天麻、白芷、菊花等以平肝息风止眩。中风本为虚中有实，实由虚致，到疾病后期气血阴阳亏虚之象益显，故常重用黄芪、党参大补元气，牛膝补肝益肾。

二十、李仲愚医案：左侧脑出血血肿清除术后[①]

宋某，男，56岁。

现病史：左侧脑出血血肿清除术后，入我科时，病程已1月。神清，痰多，右侧肢体瘫痪，肌力0级，肌张力较高，左侧中枢性面瘫，口角流涎，语言謇涩，吞咽困难，假性球麻痹，大便10余日未解，曾在院外用过诸多通便药无效。舌暗红，苔白厚腻，脉沉弦缓。

【处方】 乌附星香汤化裁。

制川乌(另包先煎2h)10g	制南星10g	酒军(后下)10g	制白附子(另包先煎30min)10g
桃仁10g	木香10g	红花10g	姜黄10g
炒白术10g	郁金10g	地龙10g	僵蚕10g

---

① 杨莉：《李仲愚老中医治疗中风的用药经验》，载《四川中医》1999年第2期，第3页。

天竺黄 10g　　　　　　潞参 30g

煎服。

服药 1 剂，大便即解出。服药 3 剂，大便正常，每日 1 行。服药半月，配合针灸治疗，右上肢肌力恢复到 3 级，右下肢肌力恢复到 3～4 级，吞咽困难、语言謇涩均有明显好转。

继以上方出入，配合针灸治疗 2 个月后，右上肢肌力 4 级，右下肢肌力恢复正常出院。

该方加地龙、僵蚕以增强乌附星香汤通络之力，另加潞参、天竺黄益气化瘀，整张处方不离涤痰通络之大法。

二十一、路志正医案：脑溢血[①]

张某，男，54 岁。

初诊日期：2002 年 6 月 16 日。

现病史：患者平素嗜酒，近期心情不畅。5 月 22 日夜间小解，突然昏仆，不省人事。急送某医院救治，2 小时后开始复苏，诊为"脑溢血"。对症处理，住院治疗。后在路志正教授处求治于中医。

刻诊：右侧半身不遂，下肢肌力 1 级，上肢肌为 2 级，语言謇涩，喉间痰鸣，咯痰不爽，睡眠不安，心烦自汗，小便黄，大便 3～4 日 1 行，右脉弦－左脉弦大而滑，舌淡苔黄腻。血压 170/100mmHg。

证候诊断：肝风挟痰热上蒙清窍阻滞经络。

治法：平肝息风，涤痰开窍。

【处方】导痰汤合黄连温胆汤化裁。

黄连 4g　　　　　陈皮 10g　　　　　法半夏 10g　　　　胆星 6g
枳实 9g　　　　　钩藤 15g　　　　　生龙牡各 30g　　　石决明 15g
菖蒲 10g　　　　 远志 10g　　　　　僵蚕 10g　　　　　酒大黄 4g
竹沥水^{（分3次冲服）}60mL

二诊：进药 7 剂，舌能伸出口外，肢体强直、语謇、自汗减轻，睡眠稍安，大便仍干，苔仍厚腻，血压 160/96mmHg。

药中病机，上方去生龙牡、僵蚕，酒大黄改为生大黄 5g，加瓜蒌仁 12g、白蒺藜 15g、天竺黄 8g，共进 7 剂。

三诊：大便得畅，右侧肢瘫好转，喉中有痰减，仍咯痰不爽，血压 140/90mmHg，脉弦小滑，黄腻苔渐退。

又进药 10 余剂。语言吐字清楚，右手足已无僵硬感，转为软弱无力，常口角流涎不能自控。舌淡质暗苔薄白，脉细涩。为气虚血瘀之候。

【处方】补阳还五汤加减。

黄芪 40g　　　　　太子参 10g　　　　当归 15g　　　　　川芎 10g

[①] 商阿萍：《路志正教授治疗中风经验撷菁》，载《中医药学刊》2003 年第 7 期，第 1057 页。

赤白芍各 10g	地龙 12g	桑枝 20g	法半夏 10g
胆星 6g	天麻 10g	鸡血藤 15g	五味子 6g
牛膝 12g			

上方进退 20 剂，血压 130/80mmHg，语言清晰，汗出正常，睡眠安，上肢肌力 4 级，下肢 3 级，口角偶有流涎，可缓步而行。

经补肝肾、健脾胃进一步调理，加强肢体锻炼。3 个月后已能工作。

二十二、吕继端医案三则

案 1：脑溢血[①]

患者，男，63 岁，教师。

现病史：前日夜半登厕，突然昏仆不语，单侧纵缓，某医院诊断为脑溢血。治疗 2 天无效，遂转入我院。诊时神志昏迷，气息若断若续，目合口开，汗出如油，肢厥，二便失禁，舌体短缩，脉象散大。

辨证分析：患者花甲有余，阴虚内热，阳失潜藏，厥阴风阳交织，机窍壅塞太甚而发病。病情误延，致病势一溃再溃，阴液愈见大伤，终使阴不敛阳，出现阳亡欲脱。盖此气复则生，不复则死。

治法：急救阴敛阳，直进生脉、参附辈，俾阳回阴复，尚有生望。

【处方】

| 西洋参 10g | 麦冬 10g | 五味子 6g | 制附子 3g |

浓煎 100mL，频服。

另用人参注射液 8mL，肌注，3 次/日。

药后 10 小时，气息渐匀，神志稍清，舌能略伸，面色转好，鼾声及肢厥汗出稍瘥，但二便仍失禁，口干，唇齿尤燥，脉细数。

斯阳回阴复，守方加山药 30g、芡实 30g 顾护脾胃，中焦取资有望，下焦之肾约束有权。

上药 2 剂，神志转清，气息已匀，汗止厥回，二便失禁告愈。但语謇音低，肢体纵缓，舌虽伸而质红光亮，脉细数。

此恶候已平，机窍得宣，不唯肾约束有权，且脾精亦见来复。然络虚风痰留滞，津伤气不注脉，拟益气养阴，祛风和络。

【处方】益胃汤合牵正散加减。

沙参 30g	麦冬 15g	玉竹 15g	石斛 15g
黄芪 15g	山药 15g	桑枝 15g	僵蚕 10g
全蝎 6g	竹沥水 15mL		

上药 10 剂，纵缓之侧渐次乃起，扶之可慢步病榻周围，语謇日趋向愈，舌脉如平人。后调整方药，少佐大活络丸，住院月余，基本痊愈。

[①] 王晓岩：《吕继端中风治验》，载《中国社区医师》2009 年第 25 卷，第 18 期，第 36-37 页。

案2：高血压心脏病，脑溢血[①]

患者，男，55岁，干部。

现病史：早餐时发现身首偏左欲倾，神识如蒙，某医院诊断为高血压心脏病，脑溢血。治疗4天无效，来请会诊。斯时患者形如尸厥，面色青惨，气息间断，左肢不用，身热无汗，苔灰黄垢腻，脉象模糊。

辨证分析：时值盛夏，君火挟肝阳上亢，心脑受阻，诸窍闭塞；近日冰复其头，阳气郁遏在里，邪气步步陷入。恐内闭外脱之虞，宜急开闭。

【处方】

| 鲜菖蒲10g | 郁金10g | 连翘12g | 栀子10g |
| 炙远志6g | 枳壳10g | 冰片3g | 竹沥15mL |

另用玉枢丹（溶化）3g对药频服。

翌日厥回神清，知饮汤水，面色转红，左侧肢体已能活动。但左额痛剧，发热未减，大便4日未行，舌质红甚，脉弦滑数。此浊阴已去，热势独孤，上则充斥厥阴之络，下则燥结阳明之腑。宜滋肾养阴，清热通腑。

【处方】建瓴汤加减。

| 水牛角60g | 银花30g | 枳实10g | 大黄10g |

药5剂，发热退，头痛愈，大便畅，能扶杖慢步。唯纳食不香，舌红少津，脉软细数，进益胃汤后食欲大增。

继服牵正散去白附子，补阳还五汤加苡仁、桑枝、生地，遂愈。

案3：脑溢血[②]

患者，男，72岁，教师。

现病史：突然头晕欲倒，诊断为脑溢血。见神识恍惚，瞳孔左大于右，口眼歪斜，左侧肢体纵缓，偏侧汗出，手足不温，面色较红，舌质红苔黄燥，脉弦劲实数。

治法：镇肝潜阳，冀能缓急剧之变化，防止由闭转脱。

【处方】

生龟板30g	白芍15g	生地15g	怀牛膝24g
鲜菖蒲10g	生龙骨30g	牡蛎30g	石决明30g
竹沥15mL			

另用安宫牛黄丸1粒（6g）溶化，对药频服。

上药2剂，神识转清，瞳孔等大，对答如常，偏侧纵缓转好，肢温汗和，面色稍红，脉弦细数。

守方去菖蒲、竹沥，加僵蚕10g、白薇10g、桑枝15g共奏滋阴潜阳，祛风活络之功。服药2周，能由家属陪伴散步。

---

① 王晓岩：《吕继端中风治验》，载《中国社区医师》2009年第25卷，第18期，第36－37页。
② 王晓岩：《吕继端中风治验》，载《中国社区医师》2009年第25卷，第18期，第36－37页。

二十三、罗诗荣医案：脑溢血恢复期、高血压病Ⅲ期[①]

宗某，男，49岁，干部。

初诊日期：1988年12月20日。

现病史：患者于1988年11月1日参加工作会议时突然失语，面部肌肉抽动并随之瘫坐在椅子上，当时无意识障碍，无四肢抽搐，无恶心呕吐，无大小便失禁。即请当地医师会诊，体检时发现右侧上下肢瘫痪，即以"高血压病和脑溢血"急送某医院抢救，采取降颅压、降血压及抗感染治疗，遗有右侧肢体不完全瘫痪伴语言不清，排尿困难，须依赖导尿或注射利尿剂方能解出。经介绍来我院针灸治疗。

体格检查：神志清楚，面色少华，形体较丰，语言謇涩，右上肢肌为1级，右下肢肌为1～3级，肌张力下降，左侧肢体活动正常。两便有便意，但排不畅。舌淡红苔白腻，脉弦。血压17.3/12kPa（130/90mmHg）。

辅助检查：颅脑CT示左基底节（豆状核）出血，血肿大小7cm×2.3cm。心电图示ST-T呈劳损型改变，电轴左偏。血脂化验示：TC 5.46mmol/L，TG 1.36mmol/L。

西医诊断：脑溢血恢复期，高血压病Ⅲ期。

中医诊断：中风。

证候诊断：阴虚阳亢。

主穴：风府。配穴：肩髃、曲池、手三里、外关、合谷、八邪、中渚、环跳、秩边、阳陵泉、足三里、绝骨、三阴交、解溪、丘墟、太冲。

先针风府，令患者卧床静养。次日小便能自行解出。

入院第3天，以配穴为主，每次交替选用7～8穴，留针30分钟。

治疗1周后已能自行扶物步行，半月后步行自如，可以在家人陪同下步行1公里以上，配合服用华佗再造丸，语言清楚，思维敏捷，可写短信，颅脑CT复查，血肿已全部吸收。调理2个月后，痊愈出院。

【按语】

《行针指要歌》曰"或针风，先向风府百会中。"风府为督脉经穴，针此处可使脑内出血立止，起到病情稳定和减轻的效果，但此穴深处邻近延髓，浅刺无效，深刺有一定危险，须绝对掌握针刺方向及手法。风府穴见效后再取手足阳明经，调和气血，引血下行，兼而吸收脑内血肿，大脑功能恢复则肢体功能必愈矣。

二十四、骆安邦医案：脑溢血[②]

赖某，女，54岁。

初诊日期：1987年7月7日。

现病史：患高血压病，屡治罔效。1周前操劳过度，猝然昏仆，神志不清，左侧半身不遂，急住某院，诊为脑溢血。抢救2天，未见好转，家属恐其死在院，抬回家备丧

[①] 朱月伟、王健：《罗诗荣老中医临证经验》，载《针灸临床杂志》1997年第Z1期，第20-22页。

[②] 周来兴、骆伟斌：《骆安邦老中医治疗危重急症经验简介》，载《福建中医药》1991年第4期，第2-3页。

事，经友邀骆安邦教授诊。

刻诊：神昏不语，面赤气粗，鼾声痰鸣，口眼歪斜，瞳孔不等，口噤，颈强，小便失禁，腹满便秘，身热口臭，左半身瘫痪，舌红苔厚腻，脉弦数有力。

中医诊断：风中于腑之阳闭证。

证候诊断：肝阳暴张，阳升风动。

治法：泻火通便，清心豁痰开窍。

【处方】三化汤加味。

大黄 15g	川朴 10g	天竺黄 10g	枳实 10g
羌活 5g	竹沥（冲服）30g		

配清心牛黄丸，2粒/次，3次/日。

二诊：药后，大便下秽水粪块2次，面赤退，气促平，痰鸣减，但神未清，呻吟不已，躁动不安，舌苔黄厚腻转薄。改用风引汤。

【处方】

大黄 10g	龙牡各 15g	干姜 6g	桂枝 6g
寒水石 30g	滑石 30g	赤白石脂 30g	紫石英 30g
生石膏 30g			

进2剂。热退神清，舌红绛无苔，脉细数。原方去大黄加生地、元参、麦冬、菖蒲、郁金、地龙、双钩藤之辛凉甘寒，滋阴潜阳，开窍清神。

再进4剂。二便通调，神志已清，但表情淡漠，舌謇语謇，偏身不遂，手足背浮肿，舌淡红无苔。治宜补益气血，化瘀通络，濡养筋脉。

【处方】

黄芪 120g	川芎 15g	归尾 15g	红花 15g
桃仁 15g	赤芍 15g	牛膝 15g	豨莶草 30g

先后出入化裁计进22剂，肢体瘫痪日见好转，调理数目，病告痊愈，能料理家务。

【按语】

本病为肝阳暴张、风火痰热、相互交炽所致。初选三化汤，羌活祛风泄邪，大黄、枳、朴行腑气，腑实得通，配清心牛黄丸清化痰热，开窍安神，神识自清。中期宗仲景风引汤引风内泄，祛风填窍，扶正祛邪。至后期，则以增液汤养液息风，补阳还五汤补养气血，活血通络以濡筋脉，借以恢复肌体功能，使濒于死亡中风患者获得安康。

二十五、马云枝医案二则

案1：左基底节区脑出血[①]

段某，男，64岁。

初诊时间：2002年11月18日16时。

现病史：因生气突然感到头痛、言语不利、右侧肢体无力于2002年11月18日16时收治入院。入院后体查：神志恍惚，言语不清，右中枢性面舌瘫，右上、下肢肌力1

[①] 周晓卿：《马云枝教授从津论治临证验案撷华》，载《四川中医》2004年第4期，第9-10页。

级，双眼向右侧凝视。血压 180/100mmHg。头颅 CT 示：左基底节区脑出血，量约 35mL。遂给予 20% 甘露醇 250mL、每 6 小时 1 次脱水降颅压及其他内科对症处理。次日，患者出现烦躁不安，发热，体温 38.5℃，给以安定 10mg 肌肉注射，烦躁尤甚，又给安定 10mg 肌肉注射，每日 2 次，第 3 日，患者出现狂躁，左侧肢体舞动。遂请马云枝教授会诊。

马云枝教授认真查体后，发现患者面红目赤，狂躁不安，腹部膨隆，可触及肠形，7 日未行大便。舌质红绛，苔黄厚焦燥有裂纹，脉洪数。

马云枝教授诊察后认为，该患者属中医"出血性中风"，源于患者素体阳盛，因大怒肝阳暴张，肝火上灼脑络，迫血外出发为中风。邪热蕴结与燥屎相互搏结，阻闭于腹，渐成"痞、满、燥、实、坚"之候。热毒蕴结，上扰心神和脑窍，故出现失眠，狂躁不安。

证候诊断：阳明腑实热结。

治法：攻积导滞，急下存阴。

【处方】大承气汤合增液汤加味。

| 大黄(后下)9g | 芒硝 6g | 枳实 12g | 厚朴 12g |
| 生地 12g | 玄参 12g | 麦冬 12g | 天花粉 30g |

1 剂，水煎服。

患者服后不久即频转矢气，当日行大便 2 次，体温有所下降，烦躁症状减轻。

次日再诊，因实结已除，改用竹叶石膏汤加减。

【处方】

| 生石膏(先煎)20g | 淡竹叶 12g | 知母 12g | 石斛 12g |
| 玄参 12g | 生地 12g | 麦冬 10g | 天花粉 30g |

5 剂，每日 1 剂，水煎服。

服后体温正常，神清而安详。

【按语】

中医常言"留得一分津液，便存一分生机"。因此，张仲景便针对阳明腑实证，创立了大承气汤，目的在于"釜底抽薪，急下存阴"。然急下之后，热结虽除，余热未清，加之热邪耗伤人之气阴，故张仲景又立竹叶石膏汤以益气生津、和胃除烦，寓意仍在于固护人体阴液。该例患者由于实热与燥屎互结，浊气填塞，腑气不通，故大便秘结，数日不行，脘腹痞满；邪热内盛于里，上扰心神，故表现为狂躁不安；里热炽盛，燥屎结于肠中不得出，故腹部按之坚硬有块；热灼津液，阴精大伤，不能上承，故舌苔焦黄干裂。综观诸症，阳明腑实征象已悉数呈现，故治疗应急下实热燥结，以图存阴救阴。

中医对于阳明腑实见证一直强调要"下不言早"，因"祛邪即所谓扶正""邪去正自安"。现代研究也证实，通腑泄下法可促进新陈代谢，使体内毒素假借肠道而排出，在脑血管病的急性期能起到降低颅内压、减轻脑水肿、改善脑细胞缺氧状态的作用。但攻下时需考虑患者的体质及病程，做到中病即止，不可过量。同时合用增液汤，一可以协助攻下，二可补充因热病而受损的阴津。两法合用可发挥攻补兼施之功。

攻下之后，虽腑实已解，然余热未清，此时采取且清且补之法，可收清不伤正、补不恋邪之妙。本例患者就是随着腑气的通畅而神志转清，血压也渐趋正常。大量的临床实践证明，保持患者的大便通畅，是提高脑出血抢救成功率及防止出血再发生的重要保证。在临床上常见到一些老年高热患者，因治不及时或治不得法而突发中风之患，如能采取中西结合，中药攻下与保津同施，西药及早补充液体，就可以避免此类事件的发生。因此，"急下存阴"不但对治疗热性病而且对防治中风病也具有十分重要的意义，这即是中医的特色和优势所在。

案2：右侧外囊脑出血并脑水肿、两侧基底节区陈旧性脑梗死[①]

患者，女，68岁。

初诊日期：2004年4月26日18时45分。

主诉：突然口角偏斜、左侧肢体不遂，剧烈呕吐1小时。

现病史：口角偏斜，左侧肢体活动障碍，时有喷射性呕吐胃内容物，意识不清，皮肤湿冷，小便失禁。

查体：体温36.3℃，脉搏61次/min，呼吸16次/min，血压190/100mmHg。中度昏迷，面色黄，营养发育一般，舌质稍暗，舌边有齿痕，苔薄黄，脉沉缓，皮肤湿冷，两瞳孔均1.5mm，对光反射迟钝，左侧鼻唇沟稍变浅，心肺腹部无异常，四肢肌力、肌张力均低下，腱反射减弱，双侧Babinski征（+），Kerning征（-）。

辅助检查：头颅CT示：①右侧外囊脑出血（25mL）并脑水肿，②两侧基底节区陈旧性脑梗死。

中医诊断：出血性中风。

证候诊断：元气败脱，心神散乱。

救治：立即用地塞米松10mg、速尿40mg、20%甘露醇250mL iv及可拉明0.375g、洛贝林3mg iv，其他急救措施及方法按脑血管病急救常规，吸氧、输液、导尿，保持水电解质酸碱平衡，预防呼吸道及泌尿系感染，输液治疗脑病药物早期采用中性治疗等。

经上述抢救治疗，患者住院4小时后病情缓解，瞳孔2.5mm，对光反射已有恢复，对语言能理解，能听懂并部分配合检查，伸舌时舌尖左偏，双侧Babinski征阳性。此时脱证已复，脑窍风火热迫，开始用中药清开灵针40mL qd 静滴，醒脑开窍，清热解毒。

病情出现转机后，患者一度嗜睡，腹满，呛咳有痰，用星蒌承气汤通腑泻浊解毒。

【处方】

| 胆南星12g | 全瓜蒌12g | 石菖蒲12g | 炒枳实12g |
| 大黄6g | 茯苓15g | 陈皮15g | 炙甘草3g |

每日1剂，鼻饲6剂。

应用上方后患者大便通，痰少，神志清。

5月8日，患者仍语言表达障碍，双眼仍向右凝视，左上下肢肌力为0级，患者舌红苔黄，脉弦滑。治以清肝泻火，豁痰开窍加利水通络法。

【处方】

| 胆南星6g | 石菖蒲9g | 钩藤20g | 石决明20g |

[①] 傅爱民：《马云枝教授治疗脑中风经验》，载《河南中医》2004年第10期，第14-15页。

栀子 12g	炒杜仲 15g	川芎 10g	怀牛膝 15g
夜交藤 30g	益母草 30g	水蛭 10g	鸡血藤 30g
炙甘草 3g			

每日 1 剂，连用 17 剂。

静脉同时用血塞通粉针 0.4 + NS 250mL ivgtt. qd. 配合。

用药后患者神志清，语言渐流利，肢体肌力开始恢复。

继以益气、活血、养阴、通络药物调理，共服药 60 余剂，病告痊愈。

【按语】
对于中风元气败脱，神明散乱型的治疗用回阳救逆的参附汤。显然，本例病情如此之危重，采用中药根本不可能争分夺秒地抢救患者的生命。现代医学已认识到患者此时的脑水肿非常严重，已处于脑疝前期，若不及时抢救，可能几分钟内就有脑细胞的大量死亡，后续治疗将非常困难。

二十六、裴正学医案二则

案 1：高血压，脑出血[①]

张某，男，65 岁。

现病史：高血压病史 10 年余，间断性服用卡托普利，血压控制不理想，一般在 150/90mmHg 左右。因夫妻吵架后晕厥，急就诊于当地医院，确诊为：高血压，脑出血。经治疗后出血控制，但口眼歪斜，半身不遂。患者尚有失眠、头晕等症。舌质红绛，苔薄黄，脉弦数有力。

证候诊断：肝阳上亢。

治法：平肝潜阳。

【处方】镇肝息风汤合半钩合剂加味。

白芍 15g	天门冬 10g	麦门冬 10g	生龙骨 15g
生牡蛎 15g	龟甲 15g	生赭石 15g	元参 15g
茵陈 20g	生麦芽 30g	川楝子 20g	甘草 6g
怀牛膝 60g	半夏 6g	钩藤 30g	车前子 10g
炒酸枣仁 15g	夏枯草 15g	柏子仁 15g	水蛭(分冲) 6g
汉三七(分冲) 3g			

服药 20 剂后，患者可扶杖行走。失眠明显好转，头晕减轻大半，血压 130/80mmHg，舌质红，苔薄白，脉弦。

嘱继服前方 20 剂，患者可慢步行走，其余症状基本消失。

【处方】

炒酸枣仁 15g	柏子仁 15g	地龙 10g	僵蚕 6g
全蝎 6g	蜈蚣 2 条	丹参 10g	木香 6g

---

① 黄邦荣、吴伯宏、张桂琼：《裴正学教授治疗脑血管意外经验》，载《甘肃中医》2007 年第 2 期，第 15 – 16 页。

草蔻6g

取10剂研末，过筛，每日3次，每次6g，温开水冲服。

3个月后血压恢复正常，四肢感觉、活动如常人，生活完全能自理。

随证加减：头痛严重者加白芷、细辛、羌活、独活、防风；咯痰、痰多、胸闷不适者加瓜蒌薤白半夏汤或/和冠心Ⅱ号；半身不遂重者加地龙、僵蚕、全蝎、蜈蚣；大便秘结者加大黄；失眠者加炒酸枣仁、柏子仁；动脉硬化明显者与二仙汤并用；血脂较高者加用茵山合剂（裴正学教授自拟方）：茵陈20g、山楂10g、桑寄生10g、枸杞子10g、何首乌15g、丹参20g；头晕明显者加半钩合剂（裴正学教授自拟方）：半夏6g、钩藤30g、车前子10g、夏枯草15g、生赭石15g；手足麻木者加桑枝、豨莶草、威灵仙等。

【按语】

裴正学教授对脑梗塞、脑出血的认识常遵《素问·调经论》"血之与气并走于上，则成大厥"之论述，认为引血下行为治疗斯证的当务之急。裴正学教授说："张锡纯之镇肝息风汤，效在滋水涵木，益肾平肝，方中重用怀牛膝以引血下行，真乃画龙点睛之大手笔，对血压显著增高患者每多应手取效。"又谓："治风先活血，血活风自灭，活血化瘀为治疗本病之又一大法。"惯用血府逐瘀汤（王清任）、补阳还五汤（王清任）、冠心Ⅱ号（北京地区协作组）3方，3方对血压基本正常之患者，疗效颇佳。

补阳还五汤方中黄芪以30g为宜，地龙具有祛风痰、活血脉、解急痉之作用，对病久体虚，血压偏低患者屡投屡效。刘河间为"喑痱"专设的地黄饮子亦为治疗本病之佳剂，裴正学教授认为该方对脑出血之后遗症及轻、中度脑梗死患者疗效确切。在前述治疗本病之诸方中，裴正学教授每方辄加水蛭、汉三七等破血之大剂，药猛效著。因长期服用破血之品，易伤脾胃，方中惯用丹参、木香、草豆蔻等护胃之品，意在调节胃肠功能，便于服药吸收，预防胃肠道反应。裴正学教授认为，中医治疗此证之优势在于对其后遗症的调理，急性期宜中西医结合论治。待症状完全缓解后亦须长期服用中药，对预防复发具有深远意义。

案2：高血压，脑出血，高脂血症[①]

王某，男，50岁。

现病史：饮酒后出现头痛进行性加重，活动逐渐不灵，3日后来裴正学教授处就诊。

症见：头痛，口眼歪斜，半身不遂，舌质暗红，苔薄白，脉弦涩。

查：血压140/85mmHg，TG 2.5mmol/L。

西医诊断：高血压，脑出血，高脂血症。

证候诊断：瘀血内阻。

治法：活血化瘀。

【处方】血府逐瘀汤合茵山合剂。

桃仁10g	红花6g	川芎6g	赤芍10g
生地黄12g	当归10g	桔梗20g	柴胡10g

[①] 黄邦荣、吴伯宏、张桂琼：《裴正学教授治疗脑血管意外经验》，载《甘肃中医》2007年第2期，第15—16页。

川牛膝 15g	枳壳 10g	甘草 6g	茵陈 20g
山楂 10g	桑寄生 10g	枸杞子 10g	何首乌 15g
丹参 20g	白芷 6g	细辛 3g	羌活 10g
独活 10g	防风 12g		

服药 10 剂后，头痛减轻大半，肢体肌力有所恢复，血压 130/80mmHg，舌质暗红，苔薄白，脉涩。

上方加用水蛭（分冲）6g、汉三七（分冲）3g，更进 20 剂，患者可下地活动，血压 130/75mmHg，TG 1.8mmol/L。上方加水蛭（分冲）10g、汉三七（分冲）6g、木香 6g、草豆蔻 6g，进 40 剂，患者症状基本消失，能参加农业劳动。

随证加减：头痛严重者加白芷、细辛、羌活、独活、防风；咯痰，痰多，胸闷不适者加瓜蒌薤白半夏汤或/和冠心Ⅱ号；半身不遂重者加地龙、僵蚕、全蝎、蜈蚣；大便秘结者加大黄；失眠者加炒酸枣仁、柏子仁；动脉硬化明显者与二仙汤并用；血脂较高者加用茵山合剂：茵陈 20g、山楂 10g、桑寄生 10g、枸杞子 10g、何首乌 15g、丹参 20g；头晕明显者加半钩合剂（裴正学教授自拟方）：半夏 6g、钩藤 30g、车前子 10g、夏枯草 15g、生赭石 15g；手足麻木者加桑枝、豨莶草、威灵仙等。

【按语】

裴正学教授对脑梗塞、脑出血的认识常遵《素问·调经论》"血之与气并走于上，则成大厥"之论述，认为引血下行为治疗斯证的当务之急。裴正学教授说："张锡纯之镇肝息风汤，效在滋水涵木，益肾平肝，方中重用怀牛膝以引血下行，真乃画龙点睛之大手笔，对血压显著增高患者每多应手取效。"又谓："治风先活血，血活风自灭，活血化瘀为治疗本病之又一大法。"惯用血府逐瘀汤（王清任）、补阳还五汤（王清任）、冠心Ⅱ号（北京地区协作组）3 方，3 方对血压基本正常之患者，疗效颇佳。

补阳还五汤方中黄芪以 30g 为宜，地龙具有祛风痰、活血脉、解急痉之作用，对病久体虚，血压偏低患者屡投屡效。刘河间为"暗痱"专设的地黄饮子亦为治疗本病之佳剂，裴正学教授认为该方对脑出血之后遗症及轻、中度脑梗死患者疗效确切。在前述治疗本病之诸方中，裴正学教授每方辄加水蛭、汉三七等破血之大剂，药猛效著。因长期服用破血之品，易伤脾胃，方中惯用丹参、木香、草豆蔻等护胃之品，意在调节胃肠功能，便于服药吸收，预防胃肠道反应。裴正学教授认为，中医治疗此证之优势在于对其后遗症的调理，急性期宜中西医结合论治。待症状完全缓解后亦须长期服用中药，对预防复发具有深远意义。

二十七、裘昌林医案：右侧脑室旁及顶叶脑出血[①]

洪某，男，82 岁。

现病史：反复 2 次病发中风，于就诊前 1 周突发言语不清，神识模糊，左侧肢体偏瘫明显加重，行走不能，小便失禁，舌苔腻，质淡红。

---

① 林祖辉、王珏、裘昌林：《裘昌林妙用石菖蒲治脑系顽疾经验浅识》，载《中医药学刊》2005 年第 2 期，第 231－257 页。

辅助检查：头颅 CT 提示：①右侧脑室旁及顶叶脑出血，②左基底节区脑软化灶，③脑萎缩。

证候诊断：痰蒙清窍，风邪入中。

治法：开窍醒神，祛风化痰，固肾缩尿。

【处方】

石菖蒲 15g	半夏 10g	川厚朴 10g	益智仁 15g
乌药 10g	淮山药 15g	炒苍术 10g	丹参 15g
新会皮 6g	茯苓 15g	炙内金 10g	全蝎 5g
乌梢蛇 12g			

7 剂，每日 1 剂，水煎服。

复诊患者神志较前清楚，对答切题，小便已无失禁，舌苔转薄，继前方去苍术加减连服 1 月，神志清楚，能扶杖下床活动。

二十八、任达然医案：脑溢血①

王某，男，58 岁，职工。

初诊日期：1986 年 2 月 16 日。

现病史：素有高血压、脑动脉硬化病史 10 余年。5 天前，因饮酒过量后突然半身不遂，口眼㖞斜，不省人事，血压：28.0/21.31kPa，急诊住入西医内科病房，诊断为：脑溢血。入院后，经输液、降压、止血等处理，病性略稳定。但昨晚续发呃逆，至今晨仍未止，病房邀请任达然教授会诊。

刻诊：患者呃逆频作，声音响亮，神志稍清楚，口眼㖞斜，语言謇涩，半身不遂，手足时有拘挛，舌苔黄，脉弦有力。

证候诊断：肝阳亢盛，横逆犯中，胃气上逆。

病势重笃，虑防生变，亟投潜阳镇肝、降逆止呃之剂。

【处方】

羚羊角粉(冲服)5g	双钩藤(后下)10g	石决明(先煎)30g
代赭石(先煎)30g	天麻 10g	茯苓 10g
橘皮 10g	竹茹 10g	柿蒂 10g
川郁金 10g	炒枳实 10g	上沉香片(研细末和服)2g

3 剂。

复诊：（2 月 19 日）迭进上药后，呃逆控制，面赤、手足拘挛亦好转，血压 20.0/13.31kPa。

后经中西药物治疗 3 周，恙入坦途，好转出院。

【按语】

中风续发呃逆在医刊上披露较为鲜见，任达然教授从 1980 年至 1991 年 8 月治疗本病数十例，均用镇肝降逆一法，效果让人满意。任达然教授认为，本病与一般的寒性或

---

① 张恩树、任光霞：《任达然治疗中风续发呃逆的经验》，载《中医杂志》1993 年第 4 期，第 205 页。

热性呃逆迥然有别,若单纯运用止呃药,难以奏效,必须遵衍"高者抑之"(《素问·至真要大论》)"凡肝阳有余,必须……潜之"(叶天士《临证指南医案》)的治疗法则。方中的代赭石能镇逆气上冲,与天麻相伍,加强镇肝之力;橘皮散逆气;茯苓、郁金、竹茹、柿蒂、枳实、沉香片行气和中降逆,全方共奏镇肝降逆之功。俾肝阳平静,气不上逆。

任达然教授还指出,出血性中风者,若肝风内动显露,加用羚羊角、双钩藤、石决明平息肝风;缺血性中风者,加用丹参活血通络,辅助治疗。本方对尽快地控制呃逆有所裨益,并对中风后一阶段的治疗提供有利条件。

二十九、任继学医案二则

案1:急性脑出血[①]

任某,女,52岁。

初诊日期:2005年3月20日。

现病史:患者于2小时前去卫生间时,突然觉头晕目眩,仆倒,瞬间头痛如破,并伴左侧肢体强直不可屈伸,随后出现神志不清,遂由家属送至某医院,经门诊急检头颅CT扫描(基底节区高密度灶,并破入侧脑室、四脑室,出血量约80mL)诊断为"脑出血",鉴于出血量较大,建议手术治疗,且向家属交代:患者病情较重,即使手术治疗,亦不能排除死亡的危险。遂转往某中医院救治。

刻诊:头痛如破,躁动不安,谵语,2小时内已呕吐3次,均为胃内容物,左侧肢体活动不利,不能翻身及转侧,不能言语,颜面潮红而青,呼吸气粗,不能进食水,嗜睡,大便秘结,小便失禁。舌质红,有瘀斑,苔厚腻,脉沉弦而滑。

既往史:既往高血压病史5年,最高血压达160/100mmHg,未规律服用降压药物治疗,血压维持在110mmHg~150mmHg/85mmHg~95mmHg;甲状腺结节病史2年。否认肺结核、乙肝等传染病史;否认药物及食物过敏史。

体格检查:血压240/140mmHg。神经系统查体:嗜睡,言语不能,概测智能不能配合,项强2横指。肌力查体不能配合,左侧肢体肌张力降低,左侧Babinski征阳性。

中医诊断:出血性中风,风头眩。

证候诊断:络损血溢。

治法:破血化瘀,醒神开窍,通腑泻浊。

【处方】

①至宝丹1粒　　　真紫雪散1支　　　醒脑健神丹0.2g　　　西藏红花1g
真天然牛黄0.1g　　血竭粉0.1g　　　琥珀粉0.1g　　　　　珍珠粉0.1g

用真犀牛角尖加用羚羊角5g,玳瑁15g。煎水50mL磨汁化上药,高位保留灌肠法给药,每次5mL,1~2小时1次。

②大黄[后下]10g　　赤芍10g　　　　地肤子15g　　　　胆星3g

[①] 兰天野、任玺洁、王健:《国医大师任继学教授治疗急性脑出血验案赏析》,载《中国中医药现代远程教育》2013年第11卷,第15期,第100-101页。

| 赤茯苓 15g | 生蒲黄 15g | 地龙 15g | 竹沥拌郁金 15g |
| 石菖蒲 15g | 羌活 15g | 羚羊角 10g | |

1剂2煎100mL，高位灌肠，2小时1次。大便以通为度。

用②号方3小时后大便未通，又方：

③酒炙大黄 7g	烫水蛭 5g	生蒲黄 15g	枳实 10g
厚朴 15g	车前子 15g	羌活 10g	地龙 15g
朴硝 5g			

兑入煎好的汤剂中，1剂2煎100mL，高位灌肠2小时1次。以通为度。

④醒脑静注射液20mL，兑入0.9%氯化钠注射液250mL，1/日静点；清开灵注射液50mL，兑入0.9%氯化钠注射液250mL，1/日静点。在此间静脉加点20%甘露醇注射液250mL1次。

二诊：（2005年3月21日）患者头痛减轻，头昏脑胀，仍躁动不安，时有谵语，左侧肢体活动不利，不能翻身及转侧，颜面色泽青黄少华，神志渐清，言语不能，呼吸气粗，已无项强，可以自己用吸管进饮食及汤散药物，口淡无味，小便黄赤，大便偏溏，日行2次。

查：血压150/100mmHg。神经系统查体：嗜睡，言语不能，概测智能不能配合，肌力查体不能配合，左侧肢体肌张力降低，左侧Babinski征阳性。脑膜刺激征阴性。舌质暗，有瘀斑，苔微黄厚腻欠润，脉象沉弦而滑。

【处方】

制豨莶草 20g	生蒲黄 15g	酒川芎 10g	当归尾 15g
胆星 3g	赤茯苓 20g	生地 10g	秦艽 20g
金钱白花蛇（打碎）2条	酒大黄（后下）3g	石斛 15g	

1剂，水煎，每日3次口服。

三诊：（2005年3月22日）患者病情明显好转，神志清，问答反应灵敏，头痛明显减轻，仍面色青赤，觉头晕沉重，左侧肢体活动不利，心烦易怒，善太息，五心烦热，饮食正常，口淡无味，睡眠差，小便频，大便略干。

查：血压140/90mmHg。神经系统查体：神志清楚，构音障碍，概测智能正常，左侧肢体肌力3级、肌张力降低，右侧肢体肌力5级，肌张力正常，左侧Babinski征阳性，脑膜刺激征阴性。舌质隐青，有瘀斑，苔白厚腻少津，脉沉弦无力。

任继学教授指出，瘀血渐化，脑元神见聪，神志得清，腑气已通，正气来复。

治法：化瘀通腑，涤痰醒脑，养阴清热。

【处方】

生蒲黄 15g	栀子 3g	石菖蒲 15g	竹沥拌郁金 15g
当归尾 15g	制豨莶草 30g	白薇 15g	生地黄 15g
石斛 15g	玄参 15g	酒大黄 3g	秦艽 15g
厚朴 15g	羚羊角 6g	玳瑁 15g	

2剂，水煎，每日3次口服。

四诊：（2005年3月25日）患者病情稳定，神清，问答反应灵敏，颜面青赤，已无头痛，头晕沉重明显好转，心烦易怒，善太息减少，五心烦热减轻，仍左侧肢体活动不利，饮食见增，寐安，小便正常，大便不畅。

查：血压140/95mmHg。神经系统查体：神志清楚，构音障碍，概测智能正常，左侧肢体肌力3级、肌张力降低，右侧肢体肌力5级，肌张力正常，左侧Babinski征阳性，脑膜刺激征阴性。舌质隐青，有瘀斑，苔厚腻黄少津，脉沉弦而缓。

患者病情趋于平稳，上方已收效，效不更方，治法同上。

【处方】

玄参15g	生地黄15g	石斛20g	酒军5g
姜厚朴15g	白薇15g	赤芍15g	生蒲黄15g
石菖蒲15g	竹沥拌郁金15g	胆星3g	水蛭5g
地龙15g			

2剂，水煎，每日3次口服。

经以上救治，患者病情日趋平稳，继以中药汤剂调治1个月后，患者一般状态良好，生活质量显著提高，病情好转而出院。

【按语】

本例患者由于出血量较大（80mL），西医外科手术治疗疗效也不十分肯定，任继学教授应用破血化瘀为主的治法，辨证施治，取得了确切的疗效，为中医治疗急性出血性中风树立了治疗典范。

任继学教授提出，出血性中风的病机为气血逆乱，脑之元神为瘀、痰、热、风、浊毒，五邪所伤。"阴在内，阳之守也，阳在外，阴之使也"，人年四十，阴气自半，该患由于久患风头眩，气血已失常度，气血逆乱而风生，风热、火毒性炎上，上窜脑之络脉，血脉、毛脉，脉络之血受风热鼓动，痰瘀、浊毒随之相加损伤脉络之体，导致"脑中血海"失于正常，固守失职，血溢于外。离经之血化而为瘀血、浊毒，损及脑髓，清窍失养，神机失于元神之统摄，不能灌注周身脏腑经络、四肢百骸。该患者头痛如破，即为风热挟痰浊、瘀毒损伤脑髓而致。且该患者出血量较大，"琼室"为离经之血充塞，导致脑之元神、神机、神经不能协调配合，一身之主不明，上下失应，内外失和，故而神志失常、躁扰不宁。

任继学教授认为，出血性中风的急性期应以通为主，新暴之病，必宜"猛峻之药急去之"，邪去则通，故治法必以"破血化瘀、泄热醒神、豁痰开窍"，为指导临床急救用药准绳。该患者初诊时腑气不通，致使风热痰毒内聚上壅加剧，故以至宝丹、真紫雪散、醒脑健神丹等清热开窍、化浊解毒药配合破血化瘀通腑之品治之。其取高位灌肠之法，思其取灌肠之由有二：一者，患者神志不清，不易进药，且容易误吸从而延误治疗时机；二者，可使药物直达病所，使通腑泄热之品更快、更佳发挥功效。以清开灵注射液、醒脑静注射液静脉滴注，增加泄热醒神、涤痰开窍之功。初诊用药后，腑气通，神志即有渐清之势，随后三诊则以破血化瘀、豁痰开窍为主导，佐以通腑泄热养阴而收功。可见"破血化瘀、泄热醒神、豁痰开窍"虽为治疗出血性中风的有效之法，但也应视病情轻重缓急，在治疗时有所侧重，才能不失任继学教授应用该法的灵魂。

"见痰休治痰，见血休治血……明得其中趣，方为医中杰。"对于出血性中风的诊治，任继学教授首次提出"破血化瘀、泄热醒神、豁痰开窍"的治法，并以此为课题，对此进行了验证，其有效性、安全性得到了证实，为出血性中风的治疗提供了新的治疗思路。

案 2：右侧基底节脑出血①

戴某，男，57 岁。

初诊日期：1994 年 11 月 7 日。

主诉：头痛、呕吐、嗜睡 3 小时。

现病史：患者 3 小时前正在做饭，突然剧烈头痛、头晕、呕吐，呕吐物为胃内容物，继之左侧肢体欠灵活，约 30 分钟后，出现嗜睡、鼾声，立即送至我院诊治。

刻诊：嗜睡、鼾声，但呼之能应，面色潮红，形体丰盛，舌红，苔薄黄，左侧鼻唇沟变浅，左侧肢体轻瘫，左侧 Babinski 征阳性，脉弦滑有力。

既往史：有高血压病 15 年，现血压 160/105mmHg。

辅助检查：急查头颅 CT 示：右侧基底节脑出血，出血量约 20mL。

中医诊断：出血性中风，风头眩。

证候诊断：风火上扰，络损血溢，闭阻脑窍。

治法：平肝潜阳，开窍醒神。

【处方】

羚羊角粉（分2次冲服）0.6g	玳瑁 10g	烫水蛭 3g	虻虫 3g
豨莶草 30g	白薇 15g	石菖蒲 15g	川芎 10g
地龙 10g	胆星 5g	珍珠母（先煎）50g	

水煎服，每日 1 剂，3 剂。

另用清开灵注射液 40mL 加入 5% 葡萄糖 500mL，1 次/日，静点；安宫牛黄丸 1 枚，2 次/日，口服。

3 天后，患者神志清醒，对答切题，但反应迟钝，鼻鼾，大便较干，2～3 日 1 行，左侧肢体肌力上肢 3 级、下肢 4 级，左侧 Babinski 征阳性，舌红苔黄厚，脉弦滑。阳明腑气欠畅，上方加生大黄（后下）6g，天竺黄 10g，继服 3 剂。

患者药后明显好转，大便已畅行，神清，反应灵敏，舌质较前转淡，苔薄白，脉弦细，肝火渐熄，转以填精滋肾、清肝和胃、化痰通络为法治疗 1 个月，患者肌力恢复正常，血压 130/80mmHg，CT 复查脑出血完全吸收。

【按语】

该患者素体肝肾阴虚，肝阳失敛，阳动生热，热盛化风，肝风内动，引动内在之痰火，正邪相争，沿其经络传导之能、反射之力上犯于脑脉，致使经络不利，脉络受伤，络破血溢而为出血性中风，故任继学教授拟用平肝潜阳、开窍醒神为大法。

张山雷《中风斠诠》指出："潜阳之法，莫如介类为第一良药。"方中玳瑁、珍珠母平肝潜阳、清热息风；羚羊粉"平肝舒筋，定风安魂，散血下气"（《本草纲目》）；地

---

① 樊冬梅、任宝琦：《国医大师任继学救治危急重症验案三则》，载《湖北民族学院学报（医学版）》2012 年第 29 卷，第 2 期，第 54－55＋58 页。

龙性寒下行，清热平肝息风；此四者合用则阳定风息热消。水蛭、虻虫专入血分，不走气分，破瘀血而不伤新血，为活血通络之佳品；川芎乃血中气药，"其特长在能引人身清轻之气上至于脑"（《医学衷中参西录》）；豨莶草祛风平肝降压；白薇清热凉血，《神农本草经》谓其"主暴中风，身热肢满，忽忽不知人"，《神农本草经疏》指出："凡治似中风证，除热药中，亦宜加而用之良。"石菖蒲豁痰开窍；胆星清火化痰、息风定惊。全方潜阳息风、祛瘀化痰而奏效。

三十、任琢珊医案二则

案1：右侧基底节区脑出血[①]

杨某，男，68岁，农民。

初诊日期：2004年11月8日。

现病史：晚餐后突然出现头痛、呕吐，继则昏仆不省人事，左侧偏瘫，尿失禁。

既往史：既往有高血压病史10年，未规律服降压药，血压波动在26.7kPa～20.0kPa/16.0kPa～14.7kPa（200mmHg～150mmHg/120mmHg～110mmHg）。

体格检查：体温36.9℃，脉搏90次/min，呼吸24次/min，血压28.0/16.0kPa（210/120mmHg）。呈浅昏迷状态，压眶反应存在，双瞳孔正大、等圆，双肺呼吸音清，心率90次/min，律齐，腹部正常，左侧肢体肌力0级，右侧肢体有自主活动，左侧Babinski征阳性，余病理反射未引出。

辅助检查：头颅CT示：右侧基底节区脑出血。

中医诊断：中风（中脏腑）。

经及时给予脱水、降颅压等对症及支持治疗1周后，病情逐渐稳定，意识转清，血压高，精神差，纳差，表情淡漠，时烦躁，左侧肢体肌力无明显恢复，肢体软瘫，便秘，舌质红，苔黄厚腻，脉弦滑。

证候诊断：痰热蕴结，肝风内动。

治法：平肝息风，化痰通腑，醒神开窍。

【处方】镇肝息风汤加减。

赤芍药15g	玄参15g	龟板30g	茵陈10g
代赭石30g	菊花15g	桑枝30g	牛膝20g
甘草6g	钩藤20g	大黄(后下)10g	胆南星10g
石菖蒲15g	当归10g	川芎10g	

每日1剂，水煎服。

3剂后，血压21.3/12.0kPa（160/90mmHg），精神好转，腑气已通，舌苔白略厚，脉弦，较前缓和。6剂后，左下肢肌力3级。

上方加桃仁6g、红花6g，再进5剂，左下肢肌力3⁺级，上肢肌力2级，血压20.0/10.7kPa（150/80mmHg），患者精神明显好转，复查头颅CT血肿明显吸收，住院3周出院。

[①] 魏凤菊：《任琢珊教授治疗脑出血的经验》，载《河北中医》2008年第5期，第456－457页。

后以上方加减再服 1 个月，未服其他降压药血压基本正常，已能扶杖行走。

【按语】

本例为基底节区脑出血，经抢救治疗病情渐稳定，但血压仍高，便秘，精神状态差。辨证属痰热蕴结，肝风内动。治宜镇肝息风，化痰通腑，活血化瘀。用赤芍药、牛膝、红花、桃仁等促进瘀血吸收；大黄、玄参通腑泄热，且二者有活血祛瘀的作用；龟板、钩藤、代赭石、菊花、桑枝有平肝息风降压的作用；胆南星、石菖蒲化痰醒脑。

案 2：脑出血（恢复期）伴精神抑郁[①]

张某，男，60 岁。

现病史：脑出血后 4 周来诊。表情淡漠，精神差，左侧肢体偏瘫，肌张力减低，进食量少，不配合功能锻炼，少气懒言，思睡多寐。

否认既往高血压病、糖尿病史。

体格查体：血压 16.0/10.7kPa（120/80mmHg）。神志清楚，查体合作，构音正常，双瞳孔正大、等圆，对光反射灵敏，左侧鼻唇沟变浅，伸舌左偏，心肺正常，腹部正常，左侧肢体肌力 0 级，肌张力减退，腱反射减弱，右侧正常。检查未见病理体征。舌质暗红有瘀斑，舌苔薄白，脉沉细。

辅助检查：头颅 CT：右侧基底节区脑软化灶。

西医诊断：脑出血（恢复期）伴精神抑郁。

中医诊断：中风。

证候诊断：气虚血瘀。

治法：补气活血。

【处方】补阳还五汤加减。

黄芪 40g	当归 20g	川芎 20g	桃仁 10g
红花 6g	地龙 15g	枸杞子 20g	生地黄 10g
川楝子 10g	石菖蒲 15g	柴胡 12g	

每日 1 剂，水煎服。

3 剂后，精神好转，上方再进 5 剂，左下肢肌力 2 级，精神已明显好转，脉弱。上方去生地黄、川楝子、柴胡，加黄芪至 60g、桑枝 30g、鸡血藤 20g。

再进 10 剂，左下肢肌力 3⁺级，上肢肌力 2⁺级，肌张力增强，嘱其加强功能锻炼。上方加减服 20 余剂，能扶杖行走，生活基本能够自理。

【按语】

本例以气虚血瘀为主要表现，因其合并脑血管病后精神抑郁，影响其功能恢复，可通过精神疏导提高其战胜疾病的信心，补阳还五汤补气活血，并加入石菖蒲、川楝子、柴胡疏肝理气之品，以改善精神状态，并加入桑枝等促进肢体功能恢复，收到较好疗效。

[①] 魏凤菊：《任琢珊教授治疗脑出血的经验》，载《河北中医》2008 年第 5 期，第 456－457 页。

三十一、阮少南医案：脑溢血、高血压①

患者，男，56岁，干部。

现病史：患者有高血压史10年。1977年12月间突然昏迷，急诊入某医院。诊断为脑溢血及高血压。经抢救脱险，但后遗右侧肢体、颜面瘫痪，历经中西药及针灸治疗1年，疗效不著，前来就诊。

刻诊：神识清楚，面色红润，语言不利，右侧颜面瘫痪，同侧肢体不遂，肌肉痿软，口干不欲饮，胃纳尚可，腑行为艰，尿频数，尿检无殊，血压24/16 kPa，舌绛见裂，苔薄黄微干，脉弦滑。

中医诊断：中风（半身不遂）。

治法：育阴潜阳，息风通络。

取太溪、肾俞（均行补法）、百会、行间（均行泻法），右颊车、地仓、肩髃、曲池、合谷、环跳、风市、足三里、昆仑（均行平补平泻法），海泉（三棱针点刺出血），隔日1次。

经上法治疗30余次，血压维持在正常范围，偏瘫基本消失，其余诸症悉除，参加工作。

【按语】

此类病机乃肾阴虚惫，水不涵木，肝阳上亢，血气上扰清阳，乃瞬息间神志昏蒙而卒中，正如《素问·调经论》云"血之与气，并走于上，则为大厥"之证。唯内真水不足，身半之经脉乏以濡润，内风未见尽息，故为阴虚阳亢，偏枯失用之候。此类型最为常见。治拟育阴潜阳、息风通络以标本兼治。取太溪、肾俞、百会、行间及患侧肩髃、曲池、合谷、环跳、风市、足三里、昆仑，隔日1次。百会、行间均为泻法，百会为诸阳之会，泻以潜镇浮越之阳；行间为肝经之荥，泻以引木气下行，俾息内风；太溪、肾俞均行补法，太溪为足少阴肾之原，兼肾俞以滋肾育阴；其他诸穴均行平补平泻手法，为舒筋通络以治肢体之不遂。

三十二、邵念方医案：脑干出血②

患者，女，58岁。

初诊时间：1996年12月25日。

现病史：1996年12月25日因突发眩晕呕吐，四肢无力，语言謇涩4小时入院，伴嗜睡、头痛，舌质红，苔薄黄，脉弦细。血压22.7/13.3kPa，四肢肌力4级，脑CT检查示脑干出血。

中医诊断：出血性中风病。

证候诊断：瘀水互结，痹阻脉络。

治法：活血利水、通腑降气。

---

① 诸晓英：《阮少南治疗中风半身不遂的临床经验》，载《上海针灸杂志》2001年第4期，第3-4页。
② 骆丰：《邵念方治疗中风病经验》，载《山东中医杂志》1998年第2期，第27-28页。

【处方】活血利水通脉饮加减。

泽兰 15g	泽泻 30g	茵陈 30g	水蛭 6g
三七粉(冲服) 3g	葛根 30g	石菖蒲 12g	大黄 6g～10g
白术 24g	枳实 10g	天麻 12g	钩藤 24g

水煎服，每日 1 剂。

并静滴双黄连粉针剂以清热化痰。

用药后病情好转，治疗 1 个月，诸症消失，语言流利，四肢肌力恢复正常，血压 20/12kPa，脑 CT 示血肿已全部吸收。

【按语】

邵念方教授认为瘀水互结是急性中风病的病机核心。

瘀，是指血脉瘀阻，出血性中风为血溢脉外而成瘀，缺血性中风为血阻脉络而瘀塞。风、火、痰、虚等诸多致病因素导致中风病的发生，无不与瘀血形成相关。水，包括痰浊、水饮，是津液运行障碍所产生，其形成与血脉瘀阻有紧密联系。脑脉血瘀既成，气机阻滞，则水津不行，水聚而成饮，饮敛化为痰，痰饮积聚髓窍，并进而加重气血阻滞。前贤对血病与水病的相互联系多有论述。如《血证论》指出，"血病而不离乎水""水病而不离乎血。"《医碥》云："气水血三者，病常相因……有先病水肿而血随败者，有先病血结而水随蓄者。"

急性中风病只要瘀血阻塞在进展，水饮滞留也必然进展，脑脉瘀血愈重，水饮痰浊聚积就愈甚。瘀血与水饮痰浊搏结于脑，导致窍隧瘀闭，神机失运。临床表现除有半身不遂、口舌歪斜、语言不利等中风病主症外，还出现头痛头胀、嗜睡、神志不清、恶心呕吐、项强肢痉等症状。瘀水互结除作用于脑的局部外，并常与其他病邪相互影响、相互作用，引起和加重全身气血津液运行失调，产生许多中风并发症状。如导致肺气上逆，痰浊内生，出现喘促痰鸣；引起脾胃升降失常，痰热互结胃腑，而见呃逆、腹胀、便秘等。

故邵念方教授认为治疗的关键在于活血利水，辅以通腑降气，拟活血利水通脉饮。方药组成：泽兰15g、泽泻30g、茵陈30g、水蛭6g、三七粉（冲服）3g、葛根30g、石菖蒲12g、大黄6g～10g、白术24g、枳实10g。

方中泽兰活血通经，行水利湿；泽泻、茵陈利水而兼清热；水蛭、三七粉、葛根活血化瘀，通利水道；石菖蒲化痰醒神开窍；大黄通腑降气，逐瘀泄浊；白术健脾运中而行水湿；枳实调气通腑，行瘀除痰。

经治疗急性中风病 60 例，痊愈显效率 68.3%，总有效率 95.0%。结合现代医学研究，急性中风病多伴有不同程度的脑水肿。动物实验表明，活血利水通脉饮可降低脑缺血大鼠脑内毛细血管通透性，减轻脑水肿，并能改善小鼠软脑膜微循环血流灌注，提高脑组织的耐缺氧能力。

三十三、沈宝藩医案五则

案1：高血压病Ⅰ期、脑出血[①]

徐某，女，53岁，汉族，工人。

发病节气：夏至。

现病史：以"突然昏仆不省人事6小时"急诊入院。1年来经常头晕头痛，体检发现高血压病，断续服用西药降压药物治疗，发病当日上午手提重物赶乘公共汽车时，突然昏仆在车上，即护送来院抢救。

入院时见：肥胖体型，体温38.6℃，神识昏糊，颜面潮红，呼吸气粗、口臭、躁动不安。

体格检查：血压28/15kPa，颈部活动检查有阻抗感，两侧瞳孔不等大，右侧2.5mm～3mm，左侧2mm，对光反应迟钝。两肺呼吸音粗糙，未闻及干、湿性啰音。心率120次/min，心音亢进。腹部检查：肝脾未及，其他无异常。双侧肢体痛感减弱，右侧Babinski征阳性，左侧（±）。唇舌暗而红，舌苔厚腻而黄燥，脉弦滑而数。

辅助检查：腰穿于发病后12小时检查，脑脊液呈暗红色均匀脑脊液116滴/min，潘迪氏试验阳性，细胞计数：红细胞$800/mm^3$（即$0.8×10^9/L$），其他无异常。

西医诊断：高血压病Ⅰ期、脑出血。

中医诊断：中风（中脏腑）。

证候诊断：痰热风火，内闭心窍。

辨证分析：因患者形体肥胖，性急易怒、阳盛痰盛之体、病发于提携重物之旅途，适值盛夏炎热酷暑之际，阳气蒸腾，内外交加，致肝阳暴张。阳化风动，血随气逆，挟痰挟火，横穿经隧蒙蔽清窍，急拟清肝息风化痰开窍，鼻饲安宫牛黄丸后，以下汤药灌服。

羚羊角2g	菊花9g	夏枯草12g	丹皮9g
桃仁9g	焦山栀9g	石决明3g	牛膝9g
胆南星9g	郁金9g		

加用利血平、甘露醇、速尿等降压，脱水药物配合抢救。

第2天神志稍清，呼之能应，苔脉等症同前，继续服用中药安宫牛黄丸等，其他治疗用药不变。

入院5天，血压已降到22.6/13.3kPa，神志稍有改善，能进食，但嗜睡或时有谵语、无大便，苔黄腻而燥。

原方加大黄粉3g冲服，以清热通腑泻热。加用醒脑静滴注。

经治疗后大便渐顺，入院第2周体温正常，神志完全清楚，舌红之势已减，苔仍然黄腻，脉弦滑。

汤药改用涤痰汤加清热化痰通络之药及配用复方丹参片调治，一个半月后病症基本消失而出院。

[①] 沈宝藩、路桂英：《痰瘀同治法治疗中风病》，载《光明中医》1994年第3期，第27-28页。

案2：脑溢血（右侧内囊部位）①

陈某，男，59岁。

初诊日期：1993年9月。

现病史：2个月前突然昏倒于地，急送某医院救治，后以脑CT检查确诊为脑中风、脑溢血（右侧内囊部位）。就诊时左侧半身不遂，语言謇涩，气短，周身乏力，口角时有流涎，饮食二便正常。

体格检查：血压20/12kPa，心肺无异常，腹软，肝脾未扪及，无病理反射引出。脉细弱，苔滑腻质暗。

治法：益气健脾，化痰通络。

【处方】

生黄芪15g	茯苓13g	当归9g	红花9g
川芎9g	地龙9g	桃仁9g	菖蒲9g
郁金9g	远志9g	牛膝9g	络石藤9g
橘红6g			

另予补气脉通片6片/日。

上法治疗约半个月余，能扶拐杖而行，身困乏力明显减轻，已无口角流涎，苔薄，脉仍细弱。

上方生黄芪加大至20g，去橘红加白术9g。嘱患者服药同时加强语言和肢体恢复的功能锻炼。

又经月余，患者语言已较清晰，已能弃杖自行走动，血压稳定，脉仍弱。上方黄芪改为30g，去菖蒲、远志，加丹参10g。

此方连续服用2周，巩固调治，并嘱患者较长时期服用补气脉通片，注意调摄以防复中。

案3：左侧内囊出血②

王某，女，58岁。

现病史：高血压病已多年，长期服用西药降压药，近日劳累又与同事发生争吵，猝然昏仆，右侧偏瘫，喉中痰鸣，口臭，面赤气粗，时而四肢抽搐，大便已3日未解，舌暗红、苔黄而燥，脉弦滑数。血压22/14kPa，CT示左侧内囊出血。

证候诊断：痰热风火内闭心窍。

治法：清肝息风，涤痰开窍，通腑泄热。

【处方】

羚羊角粉（冲服）1g	钩藤15g	生石决明30g	胆南星6g
郁金9g	枳实9g	僵蚕9g	贝母9g
决明子13g	赤芍10g	夏枯草10g	丹皮10g

---

① 洪军：《沈宝藩应用补阳还五汤治疗脑中风的经验》，载《新疆中医药》1995年第4期，第29-31页。

② 张磊、王格林：《沈宝藩教授应用古方治疗脑中风的经验》，载《新疆中医药》2004年第6期，第43-44页。

天麻10g　　　　　　　牛膝10g　　　　大黄粉^(冲服)3g

水煎服。

安宫牛黄丸，1粒/次，3次/日，灌服。清开灵60mL，2次/日，静点。下午即大便2次，抽搐止，但仍躁动。

次日，原方去大黄粉继服。

第5天，患者苏醒，苔转薄腻、舌暗红，上方再去胆南星、僵蚕、贝母，加地龙9g、丹参10g。停用安宫牛黄丸、清开灵注射液。

上法按证型演变加减调治20余天，患侧下肢已能伸动，言语欠清晰，血压尚平稳20/12kPa，嘱回家常服平肝脉通片，6片/次，3次/日；卡托普利25mg，3次/日；加强康复锻炼。2个月后基本痊愈。

案4：脑出血[①]

万某，男，46岁。

初诊日期：2012年2月。

现病史：2011年11月19日因情绪激动后出现不能言语，头晕、头痛症状，口角流涎，第二天又出现右侧肢体偏瘫情况，急某医院查头颅CT：脑出血。诊断为"脑出血"并给予引流，降颅压，改善脑细胞代谢等相应治疗后病情逐渐平稳，后经3个月的康复治疗及锻炼后，仍有活动不利、语言不清、口角流涎等症。

刻诊：右侧肢体活动不利，麻木，口舌歪斜，舌强语謇，口干，不欲饮、胸闷、身困，乏力，夜寐安，二便正常。舌质暗淡、苔薄白，脉细弱。

西医诊断：脑出血。

中医诊断：出血中风（中脏腑）。

证候诊断：气虚血瘀，痰阻脉络。

治法：益气活血，化瘀通络。

【处方】

黄芪13g	丹参13g	赤芍13g	当归10g
红花10g	川芎10g	郁金10g	茯苓10g
远志10g	牛膝10g	络石藤10g	陈皮6g

炒枳壳6g

并加用化痰脉通片口服。

二诊：上方服用3周后，肢体麻木、头晕、身困乏力症状减轻，口角流涎减轻，舌暗淡，苔白微腻，脉细滑，守方连服2个月，并配合功能锻炼。

三诊：2个月后，已无明显头晕、胸闷症状，能自行行走，稍有身困乏力症状，无明显口角流涎症状，开始字词等发音练习，饮食欠佳，舌暗淡、苔薄白，脉细滑。加用补气脉通片口服。

患者目前继续服用中药汤剂治疗，症状改善，已能自行行走，右上肢抬举自如，但

[①] 万智、赵翠霞、沈宝藩：《沈宝藩教授治疗中风临床经验介绍》，载《新疆中医药》2013年第31卷，第4期，第53-55页。

不能做精细拿捏等动作，能说简单字、词和句子。

【按语】

患者初诊时表现为风痰血瘀、痹阻脉络型，仍因气血亏虚，脉络空虚，脾虚痰盛，易致风痰血瘀入侵脉络而发病，治疗几月余，患者风息且痰去大半，肢体运动改善，仍有乏力、脉细等表现，加大黄芪量，加强补气之力，并用牛膝加强活血强筋骨之力，配合补气脉通片，标本兼顾，使病情获得明显改善。

案5：高血压并发急性脑血管病脑溢血①

程某，男，58岁，汉族。

初诊日期：1986年9月24日。

现病史：高血压病多年，断续服用西药降压药治疗，今上午与人争吵时，突发昏仆、不省人事，左侧半身不遂，肢体强急、躁动不安、面赤身热、痰多而黏、气粗口臭，大便已2日未解，舌暗红，苔黄腻而燥，血压180/100mmHg，脑CT示：右侧内囊出血。

西医诊断：高血压并发急性脑血管病脑溢血。

中医诊断：出血性脑中风（中脏腑）。

证候诊断：肝阳暴张，阳亢风动，痰火壅盛，气血上逆，神窍闭阻。

治法：清肝息风，豁痰开窍，通腑泄热。

【处方】

羚羊角粉（分2次冲服）1g	天麻10g	钩藤13g	决明子15g
夏枯草10g	胆南星6g	郁金10g	象贝母10g
莱菔子15g	枳实10g	当归10g	桃仁13g
牛膝10g	三七粉（分2次冲服）4g		

水煎服，每日2次。

安宫牛黄丸，半粒/次，3次/日，灌服；大黄粉，3g/次，灌服；清开灵40mL，2次/日，静点；卡托普利25mg，3次/日，口服。

药后当日即解大便1次，已无躁动，停服大黄粉，其他治疗用药不变。

3天后苏醒，痰少，苔转腻稍黄，舌质已润，舌暗红，脉弦滑，血压150/90mmHg。停用安宫牛黄丸原方加丹参13g，卡托普利续用，清开灵改为40mL，1次/日。

经治2周后左下肢已能抬举30°～40°，血压平稳140/86mmHg，苔薄腻、舌暗稍红、脉弦。

出院门诊调治以促早日康复。

【按语】

出血性脑中风肝阳暴张、痰热风火内闭心窍患者，取羚角钩藤汤加减，加用生大黄粉通腑泄热，三七粉祛瘀止血，安宫牛黄丸、清开灵辛凉开窍，卡托普利平稳血压，药证相符而获显效。

---

① 胡晓灵：《沈宝藩教授证治脑中风经验挈要》，载国家中医药管理局科技司、中华中医药学会《国家中医药管理局脑病重点研究室建设研讨会暨中风病科研成果推广交流会论文汇编》，中华中医药学会2010年版。

三十四、盛灿若医案二则

案 1：脑出血①

患者，男，65 岁。

现病史：突发神志不清，偏瘫 1 周。因劳累后突然仆倒，家人急送我院急诊，头颅 CT 示：左脑基底节出血。经西医抢救治疗，症情趋于稳定，转入针灸科治疗。

刻诊：神志欠清，烦躁不安，右侧肢体偏瘫，伴口眼歪斜，口角流涎。饮食少，口干便秘，舌质红，无苔，脉弦数。右侧肢体肌力 2 级，肌张力正常，腱反射存在，病理反射阳性。

西医诊断：脑出血。

中医诊断：中风（中脏腑）。

证候诊断：肝肾阴虚，风阳上亢。

治法：滋阴潜阳，平肝息风。

取穴：印堂、神门、足三里、太溪、行间透涌泉。均用提插泻法。

每日 1 次，连续 1 周后神志安定，饮食稍多。去印堂、行间等穴，加入曲池、合谷、风市、阳陵泉等穴加减出入。治疗 1 个月，肢体瘫痪好转，能下床活动。

案 2：脑出血②

患者，男，60 岁。

主诉：偏瘫、失语 1 月余。

现病史：患者 1 个月前，突发昏迷，肢体瘫痪，经过 CT 检查诊断为脑出血。经脑外科治疗后，神志逐渐清楚，遗留肢体瘫痪，失语，今由家人扶来门诊治疗。

刻诊：面色灰暗无华，夜眠不宁，容易惊醒，乏力，纳差，舌质淡，苔薄，脉象细数。

西医诊断：脑出血。

中医诊断：中风（中经络）。

证候分析：此中风出血后，气血耗损，饮食少进，化源告乏，形成气血两虚之证，经络失荣，瘫痪也难恢复。

治法：以调补气血为主。

取穴：心俞、脾俞、中脘、气海、关元、足三里、三阴交、通里、神门等。针用补法，中脘、气海、关元等针后加灸。

每日 1 次，调治 1 个多月，饮食睡眠均见好转，精神较振，气色转佳。但是瘫痪失语依然，原法中加入疏通经络，以治瘫痪。

取穴：廉泉、舌下针、曲池、通里、合谷、中脘、关元、风市、足三里、阳陵泉、

---

① 孙建华：《盛灿若教授针灸治疗中风临证经验萃要》，载《南京中医药大学学报》2006 年第 6 期，第 386 - 388 页。

② 孙建华：《盛灿若教授针灸治疗中风临证经验萃要》，载《南京中医药大学学报》2006 年第 6 期，第 386 - 388 页。

三阴交、绝骨等。

每次取 6～18 穴，隔日 1 次，连续 3 个月，饮食睡眠均见好转，精神渐振，肢体已经逐渐恢复活动，生活能自理，能简单发音。

三十五、盛国荣医案二则

案 1：高血压性脑溢血[①]

林某，男，60 岁。

初诊日期：1981 年 12 月 14 日。

现病史：患者突然头痛，意识迷糊，左侧上下肢瘫痪，伴发热 6 天。体格检查：体温 39℃，呼吸 20 次/min，脉搏 90 次/min，血压 180/130mmHg，神志昏迷，时作呓语，口眼歪斜，呼吸深长，鼻鼾声重，颜面潮红。查右侧上下肢腱反射均消失。

西医诊断：高血压性脑溢血。

证候分析：中医认为，气粗息高，面赤唇红，牙关紧闭，舌謇语涩，脉象弦动滑大，乃肝火横逆，上蒙心窍。

治法：息风而兼清热，开窍而兼潜阳。

【处方】

地龙干30g	双钩藤30g	桑寄生30g	石决明30g
竹叶心30g	黄芩9g	龙胆草9g	连翘心9g
莲子心9g	川菖蒲9g	川贝母9g	

水 3 碗，煎成 1 碗，徐徐灌入，每日服 3 剂。

清心牛黄丸 1 粒，开水溶化，3 粒/日。

正珍珠9g，猴枣、牛黄、熊胆、羚羊角各1.5g，共研细末，每次服1.5g，生竹沥汁 1 杯送下。

二诊：（12 月 24 日）神志逐渐清醒，病情转危为安，已稍能进食，唯舌謇语涩，右侧上下肢仍然瘫痪，血压 160/90mmHg，脉仍弦滑，舌苔黄厚，大便秘，小便失禁。于上方去连翘心、莲子心、川菖蒲和清心牛黄丸，加牛膝、生地各 15g。

三诊：（12 月 28 日）病情显著好转，语言清楚，唯口角略歪斜，已能起坐。

至次年 1 月 20 日：已稍能行动一、二步，唯右侧手指尚未恢复。继用通经宣络，育阴息风，1982 年并配合针灸，症状已逐渐恢复。

案 2：脑溢血[②]

李某，男，76 岁。

初诊日期：1983 年 11 月 20 日。

现病史：于 1983 年 11 月 20 日下午 6 时许突然头晕，右侧上下肢瘫痪，神志不清，大小便失禁而入院。

既往史：有高血压病史，几年来经常头晕眼花，疲乏无力，在发病前因与邻居争吵

---

① 洪天吉：《盛国荣教授治疗卒中的经验》，载《新中医》1985 年第 12 期，第 7-8+19 页。
② 洪天吉：《盛国荣教授治疗卒中的经验》，载《新中医》1985 年第 12 期，第 7-8+19 页。

而引起。

体格检查：体温 37℃，呼吸 20/min，脉搏 78 次/min，血压 180/120mmHg。营养中等，瞳孔对光反应迟钝，角膜反射消失，右侧膝腱反射减弱，Babinski 征阳性，体形较瘦、神志昏迷，时作呓语。

西医诊断：脑溢血。

证候分析：中医认为，面色潮红，口唇干燥，口微开而鼾睡，脉细而数。此为肾阴不足，水亏肝旺，气血上逆于上。

治法：摄合真阴，潜镇肝阳，滋水养木。

【处方】

地龙干15g	白蒺藜15g	双钩藤15g	桑枝15g
茯神15g	金钗斛15g	熟地15g	石决明30g
酸枣仁30g	生龟板30g	川菖蒲9g	

水 2 碗煎至 8 分，日服 1 剂。

安宫牛黄丸，每服 1 粒，开水烊化，徐徐灌下。

连服 5 天，神志逐渐清楚，已稍能进食，唯右侧上下肢软弱无力。于前方去川菖蒲，加甘枸杞子、黄芪、蕲蛇，配合人参再造丸，1 粒/日。调整 2 个月，至 1984 年 6 月已能行动。

三十六、施杞医案：左额颞顶部慢性硬膜下血肿[①]

患者，男，52 岁。

初诊日期：2010 年 11 月 18 日。

主诉：头晕耳鸣，目糊、视物不清 45 天。

现病史：患者 2 个月前曾跌倒，左侧头部撞击地面，当时无殊，未加重视。半个月后出现头晕耳鸣，目糊、视物不清等症状，在外院服中西药无效，来施杞教授处诊治。

CT 检查诊断为"左额颞顶部慢性硬膜下血肿（CSDH）"。眼底检查示双侧视神经乳头高度水肿，边界不清，生理凹陷消失，静脉扩张，伴出血。经颅超声多普勒检查中线波左向右移 0.4cm。舌苔薄、质紫体胖，脉弦细。

证候分析：颅脑震挫，由外及内，气血凝滞，恶血瘀内，久瘀伤气而致气虚血瘀。

治法：益气化瘀。

【处方】

| 黄芪60g | 当归9g | 赤芍9g | 红花9g |
| 土鳖虫9g | 川芎9g | 丹参40g | |

每日 1 剂。

用药 1 周后，患者症状即逐渐减轻，视乳头水肿开始消退，经颅超声多普勒检查中线波移位减少。

---

① 宋直昇、王拥军、施杞：《施杞治疗慢性硬脑膜下血肿经验》，载《中医杂志》2013 年第 54 卷，第 14 期，第 1189－1191 页。

原方继续用药 4 周后，症状全部消失，经颅超声多普勒检查及眼底检查均正常。2010 年 12 月 27 日 CT 复查，证实左额颞顶部慢性硬膜下血肿已全部消失，疾病痊愈。

【按语】

施杞教授认为外伤必然导致内损，使气血失和，运行不畅。《灵枢·贼风篇》曰："若有所堕坠，恶血在内而不去……则血气凝结。"《杂病源流犀烛》亦云："跌扑闪挫，卒然身受，由外及内，气血俱伤病也。"故治疗采用根据清代王清任的"补阳还五汤"加减化裁而成的益气化瘀汤，重用黄芪 60g，以当归、赤芍、红花、川芎、丹参、土鳖虫活血化瘀，配之黄芪，可补活血药"走散有余，补益不足"的特点，共奏益气化瘀之功。

三十七、石恩权医案：蛛网膜下腔出血[①]

黄某，男，48 岁。

初诊日期：1985 年 4 月 20 日。

现病史：身体素健，因工作繁忙，日夜奔走，少有休息，入院当日突然发生剧烈头痛，昏仆于地，1 小时后稍清醒，频频呕吐、眩晕畏光，烦躁不安，嗜睡，时而谵语，小便自遗，大便未行，冷汗淋漓，血压不稳，有下降趋势，面白唇紫，舌暗，脉细弱而促。

【处方】

生石决明 30g	生龙齿 18g	钩藤 15g	牛膝 15g
熟地 18g	石菖蒲 10g	石斛 18g	制大黄 9g
姜炭 4.5g	安宫牛黄丸半粒		

每日服 3 次，2 剂。

二诊：药后神志渐清，头痛稍缓，冷汗略止，血压稳定，小便自知，大便未解，脉细弦滑数，舌干红有少量腻苔。上方去熟地、姜炭，加生地 12g、胆星 9g、天竺黄 12g、青蒿 12g。3 剂。

三诊：神清，头痛，仍眩晕，不畏光，有低热，能清楚述病情，小便黄赤，大便已解，舌红干，仍有浊苔。加麦冬 12g、白芍 12g。3 剂。

前后五诊，皆基于上法，病情渐趋稳定，以养阴平肝之法善后。

【按语】

石恩权教授认为，蛛网膜下腔出血，起病急骤，也属中风一类。《素问》中所谓"血之与气，并走于上，则为大厥"，是其基本病理。此例患者头痛剧烈，烦躁不安，谵语嗜睡，是为风火交炽，痰气壅塞，然冷汗淋漓，面白唇紫，舌晦，小便自遗，脉现促象，阳气外脱之征已现。两相权衡，血气上逆仍为主要矛盾，故用平肝息风法，合以大黄，引导上逆之气血下移，佐以姜炭，不使伤阳，熟地、石斛顾及下竭之阴气，病情始有转机，安宫牛黄丸开窍豁痰，亦可引导上逆之邪火、气血下移。

石恩权教授根据经验发现，凡脑血管破裂中风之证，即使口合手撒，鼻鼾息微之脱

[①] 石恩骏：《石恩权先生治疗危重症验案三则》，载《贵阳中医学院学报》1993 年第 2 期，第 24－25 页。

证，益气回阳之参附汤一类，也加少量炙大黄与姜炭，绝少仅用参附。

三十八、石学敏医案：右基底节出血破入脑室[①]

陈某，女，40岁。

初诊日期：1993年3月18日。

现病史：左半身不遂16天，素有高血压病史，劳累后，突然剧烈头痛、恶心呕吐，随即昏倒，不省人事，手撒便遗，急送某院，腰穿为血性脑脊液，予输液、输氧抢救，10天后病情稳定。经CT检查诊断为"右基底节出血破入脑室"。转请针灸科治疗。

查其神清，左侧中枢性面瘫，左侧肢体完全性瘫痪，肌张力低下。舌红苔黄，脉弦。

中医诊断：中风（中脏腑）。

按醒脑开窍法取穴及治疗。

主穴：内关、人中、三阴交。

副穴：极泉、尺泽、委中。

配穴：吞咽障碍加风池、翳风、完骨；失语加金津、玉液；手指不能屈伸加合谷；其他随证加减。

每日2次，69天后左上肢可抬举平肩，左手稍能屈曲，语言、思维正常，能独立行走。1993年5月26日CT复查，提示血肿完全吸收，留有低密度软化灶，次日出院。

【按语】

由于针灸治疗的特殊性，同一配方中，对穴位针刺的深浅、进针方向及采用手法的不同，对临床效应及治疗结果亦有差异。为了更好地提高疗效，使醒脑开窍法的临床应用规范化，石学敏教授通过几十年的实践探索，在本法的进针方向、深度、时间上作了量学规定。

即先针双侧内关穴，直刺1～1.5寸，施捻转提插相结合的复式手法（泻法）1分钟，继刺人中穴，进针5分钟后，采取雀啄手法，以患者眼球湿润或流泪为度；三阴交沿胫骨后缘与皮肤呈45°角，进针1～1.5寸，用提插之补法使下肢抽动3次；极泉直刺1～1.5寸，用提插泻法，使上肢抽动3次；尺泽操作及量学要求同极泉；委中穴采取仰卧位，直腿抬高取穴，进针1寸，用提插泻法，使下肢抽动3次即可；风池、翳风、完骨均针向结喉，进针2～2.5寸，施小幅度、高频率之捻转补法半分针；合谷针向三间处、第二掌骨下缘部位，采用提插泻法，使食指抽动为度；金津、玉液，点刺出血。

石学敏教授强调，本法关键在于手法，必须严格按要求去做，才能产生较好的临床效果。很多中经络的患者经本法治疗1次，即能产生立竿见影的疗效，而且病程越短，疗效越显著。

[①] 姜华琦、苗德振：《石学敏针治中风病经验》，载《安徽中医临床杂志》1995年第4期，第38－39页。

三十九、王明杰医案：左侧内囊出血①

姜某，男，50 岁。

初诊日期：2003 年 9 月 18 日。

现病史：患者于当年 2 月间患左侧内囊区出血，复查头颅 CT 示血肿基本吸收，可见软化灶。现遗右侧半身不能动，右下肢远端肌力 3 级，自汗，头痛，舌强语謇，舌暗红，脉弦滑。

证候分析：王明杰教授认为，此为风邪中于经络，络脉痹阻，筋骨为之不用，离经之血化热伤阴，阻碍新血化生。

治法：搜剔祛风，化瘀通络。

【处方】

秦艽 10g	羌活 10g	防风 10g	黄芩 15g
生地 15g	葛根 30g	地龙 12g	三七^(冲服) 6g
红花 3g			

服上方 4 剂后，患者自觉舌体渐软，语言较前流利，头痛稍减，唯右侧肢体活动仍不利。在上方基础上加黄芪 30g，继续服用 10 剂。右下肢能扶杖走 10～20 步，右手指能屈伸活动。

继以上方做成丸药服用。后随访患者发现其右侧肢体功能恢复较好，能独立行走，生活基本能自理。

【按语】

本例所用处方有活血、止血、祛风通络之效。其中，三七为活血止血、祛瘀通络要药，验之临床，不论出血、缺血、均可使用。不入煎剂时，研极细末，以药汁冲服。同时，本方中还大量运用了风药，其芳香温通之性能够激发人体之阳气，激活脑神之功能，使脑窍得通，且芳香温通之品性走而不守，则取其轻清流动之意以开通玄府，且可透邪外出，引药直达病所。

四十、王松龄医案：高血压脑出血②

张某，女，62 岁。

初诊日期：2013 年 8 月 13 日。

现病史：2013 年 8 月 13 日 18 时突发头痛，伴恶心呕吐，急诊来我院，以"脑出血"为诊断收入神经内科。入院症见：患者中度昏迷，呼吸急促，呕吐少量咖啡色胃内容物 1 次，既往高血压病史，血压 190/105mmHg，GCS 昏迷评分 5 分，双侧瞳孔不等大，对光反射消失，四肢肌张力高，左侧腱反射亢进，左侧 Babinski 征阳性，头颅 CT 示右侧尾状核头出血。

---

① 白雪：《王明杰教授治疗中风的临床经验》，载《中国中医急症》2005 年第 11 期，第 1083 页。
② 朱凤、王松龄：《王松龄治疗高血压脑出血经验》，载《中国中医药现代远程教育》2016 年第 14 卷，第 1 期，第 65－67 页。

2013年8月18日王松龄教授会诊：患者嗜睡、发热，气管切开，对光反射存在，双肺呼吸音粗，散在湿啰音，大便3日未解，脉右脉弦滑，左脉滑大无根。

治法：益气养阴、息风开窍、清热化痰。

【处方】

太子参10g	麦冬10g	大黄6g	胆南星4g
水蛭6g	全虫8g	天麻15g	炒决明子20g
天竺黄10g	制首乌12g	羚羊角4g	

4剂，水煎服。

二诊：（2013年8月23日）患者意识转清，热退，夜眠烦躁，大便已解，舌红少津，左脉弦滑，右脉细滑有力，守上方去羚羊角、制首乌，加生龙齿30g、夜交藤30g、生地黄10g，7剂水煎服。

三诊：（2013年9月1日）患者神清，精神差，无发热，血象不高，生命体征平稳，查体无异常，守上方加减应用。后患者病情稳定，复查头颅CT，颅内血肿明显减少，配合针灸、康复治疗，患者可在搀扶下活动，无头晕头痛，长期口服中风防治灵制丸。

2014年8月电话回访，患者一般情况好，未再发病。

四十一、王新陆医案：脑出血、血管性痴呆[①]

患者，男，59岁，干部。

初诊日期：2008年6月28日。

现病史：患者于1997年患脑出血后右侧肢体活动不利，且记忆力下降及思维反应迟钝逐渐加重，诊为血管性痴呆（VD），经多次诊治，效果不明显，求治于王新陆教授。

刻诊：右侧肢体活动不利，口舌歪斜，反应迟钝，表情呆滞，记忆力、计算力丧失，大便失禁，生活不能自理，舌暗，苔黄腻，脉弦滑，沉取见涩脉。

【处方】复健化浊方化裁。

何首乌15g	桑寄生15g	海马10g	淫羊藿30g
鹿衔草15g	刺五加15g	银杏叶10g	姜黄15g
蒲黄(包煎)10g	大黄10g	石菖蒲15g	虎杖15g
茵陈15g	胆南星10g	天竺黄10g	黄芩15g

7剂，水煎服，每日1剂。

患者自行续服7剂。

复诊：（2008年7月12日）已能认清家人，反应明显改善，可进行简单数学运算，大便失禁缓解。

在上方基础上化裁治疗半年余，痴呆症状明显改善，生活可以自理。

---

① 王斌胜、王孝理：《王新陆从血浊论治血管性痴呆经验》，载《山东中医杂志》2010年第29卷，第11期，第789-790页。

四十二、王新志医案五则

案1：左侧基底节区血肿[①]

姚某，男，56岁。

初诊日期：2000年11月6日，急诊入院。

现病史：患者于4小时前因情绪激动，随即昏倒在地，神志不清，右侧肢体瘫痪，口眼歪斜，面红目赤，小便失禁，素即大便秘结，舌质红、苔薄黄，脉弦有力。

查体：血压29.3/17.3kPa，意识不清，双瞳孔等大、对光反射略迟钝，颈有抵抗，右上下肢肌力均为0级，右侧Babinski征（＋）。头颅CT示左侧基底节区血肿。

中医诊断：中风（中脏腑）。

证候诊断：肝阳暴亢，风火上扰清窍。

治法：平肝通腑，泻火潜阳，开窍醒神。

【处方】调胃承气汤合天麻钩藤饮加减。

生大黄30g	芒硝(冲服)10g	天麻10g	钩藤20g
石决明20g	川牛膝15g	黄芩10g	栀子10g
夏枯草10g	丹皮10g	赤芍10g	甘草6g

每日1剂，浓煎鼻饲。

同时鼻饲安宫牛黄丸1粒，2次/日，服至神志清醒。

服用2剂，解大便6次，腑气通畅，亢阳下潜，而神志转清，测血压24.0/13.8kPa。服药1周后，血压稳定在21.3/12.0kPa，右上肢肌力1级，右下肢肌力2级，后改用滋补肝肾、活血化瘀通络法治疗1个多月，肌力基本正常而出院。

案2：左侧内囊出血[②]

陈某，男，65岁。

初诊日期：1999年10月28日。

现病史：患者于3小时前下床欲解大便时突然昏仆，不省人事，右侧肢体偏瘫，肢体松懈，四肢逆冷，面白唇暗，喉中痰鸣，腹部胀满，呕恶时作，小便失禁，大便闭，舌质暗淡、苔白腻，脉沉缓。

查体：血压26.7/16.0kPa，神志不清，左侧瞳孔缩小，对光反射迟钝，颈强直，右侧肢体肌力0级，双侧Babinski征（＋）。头颅CT示左侧内囊出血。

中医诊断：中风（中脏腑）。

证候诊断：痰湿蒙闭心神。

治法：温阳化痰通腑，醒神开窍。

【处方】温脾汤合涤痰汤加减。

| 生大黄20g | 制附子10g | 干姜6g | 桂枝10g |
| 厚朴10g | 法半夏15g | 陈皮6g | 茯苓15g |

[①] 赵敏：《王新志辨证运用通腑法治疗急性期中风病的经验》，载《山西中医》2002年第4期，第6-8页。
[②] 赵敏：《王新志辨证运用通腑法治疗急性期中风病的经验》，载《山西中医》2002年第4期，第6-8页。

| 胆南星10g | 竹茹10g | 炒白术15g | 石菖蒲10g |

郁金15g

每日1剂，水煎服。

同时鼻饲苏合香丸1粒，2次/日，服至神志清醒。

连服3剂，解大便8次，为秽浊稀水便，腑气通畅，痰浊得排，则腹满减轻，呕恶不作，神志转清，双瞳孔等大，血压22.7/13.3kPa。

用药7天，右上肢肌力1级，右下肢肌力3级。

改用补阳还五汤化裁治疗2个月，右上肢肌力3级，右下肢肌力5级，好转出院。

案3：左侧丘脑出血①

王某，男，64岁。

初诊日期：1999年11月23日。

现病史：患者于6小时前因情志刺激后突感头痛剧烈，遂出现神志不清，右半身不遂，伴呕吐咖啡样物，烦躁不安，面赤气粗，大小便闭，舌质暗红有瘀斑、苔薄黄，脉弦数。既往有高血压病史。

查体：血压28.6/18.0kPa，神志不清，双侧瞳孔等大，双眼向左凝视，颈强直，右上下肢肌力0级，右侧Babinski征（+）。头颅CT示左侧丘脑出血。呕吐物潜血（2+）。

中医诊断：中风（中脏腑）。

证候诊断：肝阳暴亢，瘀血阻脑。

治法：平肝化瘀通腑，醒神开窍。

【处方】桃仁承气汤合天麻钩藤饮加减。

酒大黄15g	芒硝10g	桃仁10g	当归10g
赤芍15g	黄芩10g	黄连6g	川牛膝15g
天麻10g	钩藤20g	水蛭15g	三七粉4g

蒲黄10g

每日1剂，水煎服。

同时鼻饲安宫牛黄丸1粒，2次/日，服至神志清醒。

服1剂后，当晚解恶臭大便3次，未再呕吐咖啡样物。3剂后神志转清诸症改善，血压22.7/13.3kPa。

原方去三七、蒲黄，加地龙10g、鸡血藤20g，续服3剂。

6天后诸症进一步改善，血压稳定在正常范围，右侧肢体肌力略有恢复。

急性期过后，用补阳还五汤加味善后，乃好转出院。

案4：左侧基底节出血②

王某，男，45岁。

初诊日期：2004年9月10日。

现病史：患高血压病10年，体态偏胖，性格外向。于2小时前在活动状态下突然出

---

① 赵敏：《王新志辨证运用通腑法治疗急性期中风病的经验》，载《山西中医》2002年第4期，第6-8页。
② 李新生、刘建浩：《王新志教授治疗中风病急性期经验》，载《河南中医》2008年第10期，第22-24页。

现右侧肢体无力伴失语，继之神志不清，口舌歪斜，口噤不开，腹胀，大小便闭，面赤气促，口臭身热，躁扰不宁，舌质红绛，苔黄腻，脉滑数。

查体：血压：25.6/16.1kPa，双侧瞳孔不等大，左侧瞳孔缩小，对光反射迟钝，右侧肢体肌力0级，右侧Babinski征（+），头颅CT示左侧基底节出血（60mL）。

中医诊断：中风（热闭证）。

证候诊断：痰热蒙窍。

治法：化痰通腑，清热开窍。

【处方】星蒌承气汤合羚羊角汤加减。

生大黄(后下)6g	芒硝(后下)6g	瓜蒌12g	胆南星12g
羚羊角10g	菊花15g	石决明8g	牡丹皮10g
竹茹12g	天竺黄10g	石菖蒲12g	远志6g

连服6剂，患者神志转清；再服10剂，神志如常，肢体功能活动基本恢复。以后改用补阳还五汤加减内服，患者痊愈。

案5：脑出血[①]

章某，男，48岁。

初诊日期：2011年11月8日。

现病史：罹患高血压病6年，服药不正规，平日饮食肥厚，吸烟饮酒，于1个月前脑出血，经及时住院治疗，其血压稳定，头痛头晕、语言不利明显好转。唯腹胀腹痛，大便秘结不得缓解。曾用麻仁丸、莫沙必利、大承气汤等中西药治疗，大便1日1次，略有干结，但腹胀痛仍存。自用番泻叶，服后肠鸣、矢气频频，但腹胀痛仍未缓解。王新志教授按其腹，柔软无抵抗；观其舌，薄白而滑；诊其脉，细弱如棉。

王新志教授云：此证腹胀痛，非腑实证，乃脾虚失运也。当用诃梨勒散。

【处方】诃子30g，研末，和于小米粥中，食用。

每日1次，缓缓食之。经食用3次（3日），腹胀痛近于消失。

【按语】

王新志教授用诃梨勒散和粥服用，治疗中风后遗腹胀腹痛症12例，均取得良好效果。王新志教授指出，用粥以小米粥或白面粥为好，大米粥偏凉，不适宜。

四十三、向·初称江楚医案：脑出血[②]

患者，女，65岁，藏族。

初诊日期：2009年5月16日。

主诉：右半身偏瘫伴失语3周。

现病史：3周前突然晕倒，出现右半身偏瘫伴失语，大小便失禁，逐渐出现高热、

[①] 毛峥嵘、王新志：《王新志教授治疗中风通腑后腹胀腹痛经验举隅》，载《现代中医临床》2014年第21卷，第2期，第15-16页。

[②] 姚晓武、杨友樟、仲格嘉、王春雷：《藏医名老专家向·初称江楚治疗"查龙"经验整理研究》，载《中国民族民间医药》2011年第20卷，第14期，第10-12页。

恶心、呕吐胃内容物。遂到某医院就诊，以脑出血收住院。经用药具体不详，病情仍无明显好转，为求藏医治疗来我院就诊，症见右半身偏瘫、言语不利，大小便正常。

既往史：患有高血压病10年，一直不规律服用罗布麻片，预防接种史不详。父母健在，无家族同种病史及遗传病史。生长在本地，生活环境良好，无不良嗜好。

体格检查：体温36.4℃，脉搏86次/min，呼吸19次/min，血压175/105mmHg。神可，口角向左歪斜，颈部未见异常，胸腹未见异常，右上下肢偏瘫，舌体大小适中，伸舌向右歪斜，全身无按压痛，未切及包块。藏医检查舌质绛红，苔黄腻，脉洪大。

辅助检查：（5月17日）MRI诊断报告：左丘脑出血。

西医诊断：脑出血。

藏医诊断：血瘫型查龙。

治法：调节查龙，降龙凉血，调和气血，舒筋通络。

【处方】

25味珍珠丸　　　18味杜鹃花丸　　　如意珍宝丸　　　25味珊瑚丸

服用方法：4种药依次于早上、中午、下午、晚上服用。1个月为1疗程，共3个月。服药期间低盐饮食，忌酸冷饮食，定时按摩偏瘫肢体，注意休息，调理情志。

复诊：（6月15日）偏瘫肢体肌力及语言明显恢复，诊治医嘱不变，原方继服2个月。

9月份复诊，偏瘫肢体肌力达到5级，语言明显恢复。继续服药1个疗程巩固。

预后：良好。

【按语】

藏医专家认为随着社会生活水平提高等影响，高血压病发病逐渐增多，并发脑出血更为常见，临床表现为半身偏瘫、失语等，致残率及死亡率较高，治疗以调节查龙、降龙凉血、调和气血、舒筋通络为主，药用25味珍珠丸、18味杜鹃花丸、如意珍宝丸、25味珊瑚丸等药依次于早上、中午、下午、晚上服用，同时定时按摩偏瘫肢体能取得更好的疗效。

四十四、谢昌仁医案三则

案1：脑溢血，高血压，动脉硬化，冠心病[①]

李某，男，61岁。

初诊日期：1979年7月2日。

主诉：神志半明半昧，左侧肢体瘫痪3天。

现病史：入院当时血压220/110mmHg，语言謇涩，瞳孔左侧小于右侧，小便失禁，大便3日未解，鼻唇沟变浅，心尖区二级收缩期杂音，左侧上下肢肌力Ⅱ度。苔黄厚，脉弦滑。

辅助检查：眼底检查发现视网膜动脉硬化Ⅲ期；心电图提示"左心室肥厚劳损"。

西医诊断：脑溢血，高血压，动脉硬化，冠心病。

---

① 谢昌仁：《通腑法在急性脑血管疾病中的运用》，载《南京中医学院学报》1984年第2期，第14-15页。

证候分析：肝阳痰火上扰，肠腑积热不得下行，更助肝阳暴张，痰火上炎，蒙蔽神志。

入院后即予平肝化痰、通腑开窍之剂。

【处方】

石决明 15g	钩藤 12g	决明子 12g	甘菊 6g
僵蚕 10g	天竺黄 10g	川贝 5g	郁金 6g
菖蒲 6g	全瓜蒌 12g	风化硝(后下)6g	大黄(后下)6g

2 剂。

另服至宝丹，1 粒/日，并配合西药甘露醇、葡萄糖、速尿等脑脱水剂。

服药 2 剂后大便未解，神志仍然朦胧，脉弦，苔黄腐腻、口中浊味重，乃胃肠积热夹滞造成阳明腑实之证。原方去大黄后续服，另煎承气汤。

【处方】

生大黄(后下)10g	芒硝(冲服)10g	枳实 6g	厚朴 6g

服药 1 剂后，解臭腐大便 2 次、量多。便后神志较前清醒，再用原法，又续平肝化痰，清热通便之剂 4 剂，神志完全清楚。血压降至 160/100mmHg，自入院至神志转清先后共服清热通腑的生大黄 56g、风化硝 34g；润肠通便的决明子 72g、瓜蒌 72g。

嗣后，改用滋肾平肝、化痰活血等法调治，并配合针灸治疗，共住院 43 天，左侧上下肢肌力恢复到Ⅳ度，可单独行走，生活自理，基本痊愈出院。

案 2：脑溢血，高血压，动脉硬化，高脂血症[①]

陈某，男，67 岁。

初诊日期：1979 年 12 月 27 日。

主诉：神志昏迷，右侧肢体偏瘫 3 天。

现病史：入院时血压 160/106mmHg，形体丰满，瞳孔等大等圆、颈稍强，心尖区Ⅱ级收缩期杂音，主动脉瓣第二心音亢进，右侧上下肢 0 度瘫痪，完全失语，大便不通。

辨证分析：肝阳上亢，引动内风，风阳痰火交炽，肠腑积热，更助阳亢，以致清窍受蒙。

辅助检查：查脑脊液正常。血脂分析：CHO 236mg/dL，TG 188mg/dL，β 脂蛋白 600mg/dL。

西医诊断：脑溢血、高血压、动脉硬化，高血脂症。

治法：化痰开窍，平肝通腑。

【处方】

菖蒲 6g	天竺黄 10g	郁金 6g	川贝 6g
瓜蒌 12g	风化硝炒枳壳 5g	石决明 15g	钩藤 12g
白蒺藜 12g	全虫 3 条	桑枝 12g	生大黄(后下)6g

药后解积粪较多，3 天后神志由昏迷转为朦胧。血压 160/98mmHg。

原方加减，又服 7 剂，神志清朗，血压 130/70mmHg，后配合针灸，中药滋阴平肝，

[①] 谢昌仁：《通腑法在急性脑血管疾病中的运用》，载《南京中医学院学报》1984 年第 2 期，第 14–15 页。

活血通络入手，失语及瘫痪逐渐恢复。

入院后曾配合甘露醇静脉点滴3天。共住院38天，出院时血压为150/80mmHg，神志清楚，语言欠利，（能讲简单语言）右上肢肌力恢复到Ⅱ度，下肢恢复到Ⅴ度，行走自如。

案3：右侧基底节区血肿[①]

王某，男，43岁，营业员。

初诊日期：1984年7月3日。

现病史：患者左侧偏瘫伴失语半个月。曾在某医院用西药脱水、利尿、降压，并用激素、能量合剂等治疗。发病第13天作头颅CT平扫，片示：右侧基底节区见4.5cm×1.8cm大小肾形高密度阴影，边缘稍模糊，周围环以低密度水肿带，中间高密度区CT值为52.9H，右侧脑室受压变形，前角、体部大部分消失，中线结构移位。印象：右侧基底节区血肿。

转本院治疗时，患者神清，两瞳孔等大等圆，失语，左半身瘫痪，左上下肢肌力均为0度，血压140/90mmHg，心电图检查正常。舌质偏红，有瘀斑，苔黄腻，脉弦。

证候分析：痰瘀阻于脉络，脏腑经络皆为内风所中。

治法：平肝化痰祛瘀。

【处方】桑蒺温胆汤化裁。

桑叶枝各10g	白蒺藜10g	决明子12g	陈皮5g
半夏10g	蒌皮12g	丹参10g	赤芍10g
桃仁6g	地龙10g		

服3剂未见效果，患者口干欲饮，大便偏干，二三日1解。证属风阳夹痰阻络兼腑气不畅，在上方基础上增加清热开窍之药。

【处方】

桑叶10g	白蒺藜草12g	炒甘菊6g	钩藤(后下)12g
橘皮10g	姜夏10g	茯苓10g	枳实6g
炒竹茹6g	全瓜蒌12g	天竺黄10g	地龙10g

服药3剂后语言逐渐恢复，能回答姓名、年龄。又进上方4剂后，语言清楚，左侧偏瘫如故，继用针刺加中药治疗。

【按语】

中风之病，正虚是本，邪实是标。谢昌仁教授认为，中风常以肝肾阴亏为多见，以风痰上扰、痰瘀阻络为标象。肝肾阴亏易致肝阳上亢，化火生风，炼灼津液为痰；风阳痰火交织，痹阻经络而致偏瘫，蒙蔽清窍而致神昏或失语。用桑蒺温胆汤平肝化痰，少佐通腑、开窍之品，颇合病机，故收效较为满意。

[①] 谢昌仁、陈宏儒：《脑血管意外伴运动性失语》，载《江苏中医杂志》1986年第7期，第3页。

四十五、许彭龄医案：脑出血①

张某，男，60岁。

初诊日期：2006年4月30日。

主诉：肢体活动不利38天，伴腹泻18天。

现病史：患者于2006年3月22日在活动中突发左侧肢体活动不利，伴言语不利，意识模糊。急至某医院诊治，头颅CT诊断为脑出血。予脱水降颅压等治疗，后并发肺部感染予抗感染治疗。经治疗后患者神志转清，住院20天后开始腹泻，大便次数每天10余次，查便常规仅见少量白细胞。予抗感染、止泻药治疗，症状未缓解。因患者脑血管病症状稳定，于4月30日来我院康复治疗。

刻诊：右侧肢体活动不利，腹泻，每日10余次，无腹痛，无里急后重，神疲乏力，语音低微，怕冷，卧床，纳少，眠差。

既往史：患者有慢性胃炎、胃溃疡病史20余年。

体格检查：右侧肢体肌力2级，右侧病理征阳性。舌质淡暗，苔薄，脉沉细。

辅助检查：血常规、尿常规、生化全项检查未见异常。便常规：黄稀便，WBC 3个/HP。

证候诊断：脾肾双亏。

治法：健脾温阳。

【处方】

甘草12g　　　　干姜12g　　　　附子12g　　　　肉苁蓉30g

水煎服，每日1剂。

连服2天后，大便次数减少，质较前稠，10天后每日大便1～2次，质软。患者的体力逐渐好转，纳食逐渐增多，并开始下地进行康复锻炼。住院2个月后患者拄拐杖独立行走出院。

【按语】

许彭龄教授在临证中非常强调脾、胃、肾的关系：肾为先天之源，脾为后天之本，随着先天的肾精渐竭，后天的脾胃功能也将虚弱。故许彭龄教授临证若遇此证常同用附子以"补人身立命之至极"，干姜补益脾阳，加肉苁蓉甘咸温补肾助阳药。药后脾肾阳气得健，脾胃功能增强，故腹泻遂止。

四十六、颜德馨医案：右侧基底节区脑出血②

嵇某，女，81岁。

初诊日期：2006年8月3日。

现病史：患者素有高血压病、冠心病，因头晕、呕吐9小时入院。查体：语言欠清，左侧鼻唇沟变浅，右侧肢体活动欠利，肌力2级，Babinski征阳性。血压150/

---

① 周炜、王丽平：《许彭龄以温阳健脾汤治疗中风后腹泻的经验》，载《北京中医》2007年第6期，第378页。

② 吕立言：《颜德馨教授从血辨证治疗中风经验介绍》，载《新中医》2008年第1期，第7-9页。

100mmHg。头颅 CT 检查示：右侧基底节区脑出血。诊断为脑出血，予甘露醇静脉滴注等对症处理，症状未见好转，延请颜德馨教授会诊。

刻诊：肢体偏瘫，头痛眩晕，恶心呕吐，口干少饮，大便秘结，舌红、少苔，脉细弦滑。

证候诊断：贼风内潜，瘀阻清阳。

治法：活血化瘀，清热通腑。

【处方】

生地黄12g	桃仁9g	红花9g	当归9g
藁本9g	通天草9g	赤芍9g	川芎5g
怀牛膝5g	花蕊石15g	生大黄6g	

8剂，每日1剂，水煎服。

二诊：眩晕恶心止，纳谷转馨，寐安、二便调，舌红偏暗、苔薄，脉弦滑。病情稳定，但患者年高阴分已亏，守前法加减。

【处方】

赤芍9g	桃仁9g	红花9g	当归9g
白术9g	藁本9g	通天草9g	花蕊石15g
生地黄15g	枳壳5g	川芎5g	怀牛膝5g
桔梗5g	火麻仁12g	生甘草3g	

又服14剂复诊：患者药后精神日振，无头痛，肌力恢复正常，活动自如。随诊调治月余出院。

【按语】

本例患者年事已高，肝肾亏损，复因劳累，虚阳内张，血与气并走于上，瘀阻清窍，筋脉失养，内风与痰瘀胶滞，证属内虚邪中，故治当祛邪为先。治以活血化瘀、清热通腑，方用血府逐瘀汤活血化瘀、疏通气血，加花蕊石入厥阴凉血止血，生大黄通腑泻热，通天草苦平利水通阳。诸药合用，治风先治血，血活气通，不息风而风去瘀化，故收效显著。

四十七、颜乾麟医案：脑溢血（轻度）[①]

倪某，男，81岁。

初诊日期：2006年8月25日。

现病史：素有糖尿病史，2005年2月因脑溢血（轻度）住院治疗后病情好转，肌力无影响，唯神疲、头晕、胸痞、夜寐欠安、乱梦纷纭、颈项胀痛，血糖偏高（具体不详）。近半个月以来，情绪易激动、时而悲伤欲哭，大便秘结，口秽，舌红苔黄腻，脉弦滑数。

证候诊断：痰火上扰，神志逆乱。

[①] 黄书慧：《颜乾麟教授运用清法治疗脑血管疾病经验》，载《中国中医急症》2007年第12期，第1497–1498页。

治法：泻火涤痰，以安元神。

【处方】

黄连 3g	知母 10g	炒竹茹 6g	枳实 10g
法半夏 10g	陈皮 6g	白茯苓 30g	生蒲黄（包煎）9g
夏枯草 15g	桂枝 2g	丹参 15g	葛根 10g
石菖蒲 15g	苍术 10g	白术 10g	佩兰 15g
地锦草 30g			

连服 14 剂，大便通畅，性情平静如常，夜寐渐安，舌面黄腻苔见退。

【按语】

本例痰火辨证明确，以黄连温胆汤清热泻火涤痰，患者夜寐欠安、乱梦纷纭，用夏枯草与半夏两味相使，半夏得阴而生，擅于化痰；夏枯草得至阳而长，擅于清胆，两药合用，既能增清胆化痰之力，又可协调阴阳平衡，一举两得也；佐以石菖蒲、佩兰，化痰开窍之力又添。

本方运用黄连、知母、生蒲黄、苍术、地锦草配伍，为尊著名老中医颜德馨自创"消渴清"之意，以生蒲黄活血化瘀，黄连、知母清热降糖，苍术健脾护胃，地锦草运脾化浊，以降血糖。故全方配伍运用，能奏显效。

四十八、杨牧祥医案：脑出血[①]

刘某，男，63 岁。

初诊日期：1997 年 6 月 16 日。

现病史：罹患高血压、脑动脉硬化 18 年，因情绪激动突然昏仆，不省人事，伴口眼歪斜、左侧肢体偏瘫、语言謇涩。在某医院 CT 检查示：右侧脑实质内有一 1.6cm × 2.7cm 的血肿。确诊为脑出血。经对症处理，虽生命得救，但左半身不遂已达 2 个月，伴眩晕欲仆、口舌歪斜、口角流涎、语言謇涩、舌体强硬，舌色紫暗，脉弦。

体格检查：颈软，瞳孔等大，光反射存在，左侧上下肢肌力 1 级，血压 24.5/13.5kPa（184/100mmHg）。

证候诊断：肝肾亏虚，脉络瘀滞。

治法：滋补肝肾精血，活血化瘀通络。

【处方】

当归 10g	赤芍药 10g	川芎 10g	桃仁 10g
红花 10g	地龙 10g	续断 10g	淫羊藿 10g
木瓜 10g	丹参 15g	怀牛膝 15g	山茱萸 15g
桑寄生 15g	鸡血藤 15g	全蝎 3g	蜈蚣 2 条

水煎分 2 次温服，每日 1 剂。

另配生水蛭粉，装入胶囊，以汤药送服，5g/次，2 次/日。

[①] 王占波、方朝义：《杨牧祥教授运用生水蛭治疗脑血管病经验》，载《河北中医》1999 年第 6 期，第 358－359 页。

经连续治疗 20 日，患者语言清晰，口舌不斜，上肢肌力 3 级，下肢肌力 4 级。守原方继续治疗月余，肢体功能基本恢复正常，复查 CT 示：颅内血肿已完全吸收。

四十九、张崇泉医案二则

案1：脑出血、高血压病①

胡某，男，58 岁。

初诊日期：2003 年 4 月 28 日。

主诉：突发左侧半身不遂，口角歪斜 4 月。

现病史：起病时急送某医院住院治疗 1 个多月，病情好转后出院，诊断为"脑出血、高血压病"。但半身不遂等症未完全康复，遂由家属送来我院转中医治疗。

刻诊：左侧肢体乏力麻木，活动不便利，肩臂及左腿胀痛，左面部麻木，语言謇涩，口角右歪，喉间有黏液，疲乏，口干不欲饮，舌质略暗红，苔薄白，脉细弦。血压 160/100mmHg。

中医诊断：中风（中经络）恢复期。

证候诊断：气阴两虚，痰瘀阻络。

治法：益气养阴，化痰祛瘀，通经活络。

【处方】

黄芪30g	玄参15g	钩藤(后下)30g	丹参20g
红花6g	全蝎4g	葛根20g	川芎10g
胆南星10g	僵蚕10g	干地龙6g	山楂15g
生地15g	青风藤15g	鸡血藤20g	炙甘草5g

每日 1 剂，水煎服。

服药 2 周后，左侧肢体乏力麻木及肩臂疼痛改善，血压 140/84mmHg。后以此方加减续服近 1 个多月，患者左侧肢体功能逐渐恢复，诸症基本缓解。

【按语】

本例患者中风后正气已亏，气虚血瘀，夹风痰上扰清窍，横窜经络，出现左侧肢体偏瘫、语謇、口舌歪斜、喉中黏痰等症；疲乏、口干是气阴两虚之证。故治以益气养阴、化痰活血通络之法。

处方重用黄芪补气，辅以玄参、生地、葛根共奏益气养阴之效；钩藤平肝息风；胆南星、僵蚕、全蝎、地龙祛风痰通经络；丹参、川芎、山楂活血祛瘀；鸡血藤、青风藤养血活血，通络除痹；甘草调和诸药。

---

① 张崇泉：《益气通络法治疗中风恢复期经验》，载《湖南中医杂志》2013 年第 29 卷，第 3 期，第 21－23 页。

案 2：右颞叶脑出血①

邓某，男，68 岁。

初诊日期：2002 年 2 月 9 日。

主诉：左侧肢体麻木乏力 7 月。

现病史：患者 7 个月前突发左侧肢体活动不利、神志不清在我院住院治疗，入院时症见头晕，左侧肢体活动不利，嗜睡，呼之能醒，吐词不清。头部 CT 示：右颞叶脑出血。经脱水护脑、防治脑水肿和育阴潜阳中药治疗，患者病情好转，神志转清，头晕消失，左侧肢体活动不利好转，但仍感麻木、乏力，寻求进一步治疗来专家门诊就诊。

刻诊：左侧肢体麻木肿胀乏力，疲倦，流口水，睡眠欠佳，大便可，舌质暗红，苔厚，脉弦缓。血压 166/90mmHg。

证候诊断：气虚血瘀，兼心脾两虚。

治法：益气活血，健脾养心。

【处方】

黄芪 20g	当归 10g	丹参 20g	钩藤(后下)30g
漂白术 15g	赤芍 15g	红花 8g	葛根 20g
茯苓 15g	益智仁 10g	山茱萸 15g	夜交藤 20g
干地龙 9g	怀牛膝 10g	泽泻 10g	甘草 5g

每日 1 剂，水煎，分 2 次内服。

守方加减治疗 2 个多月，患者左侧肢体肿胀消退，麻木乏力减轻，口角流涎好转，睡眠改善，血压 140/80mmHg。

【按语】

本例患者以左侧肢体麻木乏力为主症，中医辨病属中风后遗症，证属气虚血瘀，心脾两虚。治以益气活血、健脾养心之法。药用黄芪、当归补气养血活血，白术、茯苓、泽泻健脾利湿，益智仁、山茱萸健脾益肾摄涎，夜交藤养心安神，钩藤、牛膝平肝潜阳降压，丹参、赤芍、红花、葛根、地龙活血通络，甘草调和诸药。诸药合用，共奏良效。

五十、张琪医案六则

案 1：脑出血昏迷重证②

刘某，女，61 岁。

初诊日期：1987 年 5 月 14 日。

现病史：素有高血压史，10 天前在活动中突然头痛，继之跌倒，昏迷不醒。急送医院，经 CT 扫描诊为脑出血。经用安宫牛黄丸、甘露醇、止血药等治疗 10 天，仍然昏迷不醒，并出现高热（39℃）持续 1 周不退，时有抽搐，右瞳孔散大，左半身瘫痪，并见

---

① 张崇泉：《益气通络法治疗中风恢复期经验》，载《湖南中医杂志》2013 年第 29 卷，第 3 期，第 21 - 23 页。

② 朱永志、张少林：《张琪治脑病经验举隅》，载《上海中医药杂志》1995 年第 10 期，第 20 - 21 页。

双下肢 Chaddock 征、Babinski 征阳性。故请张琪教授会诊。

刻诊：患者神志昏愦，面红颧赤，牙关紧闭，呼吸气粗，痰声曳锯，双手紧握，遗尿不知。按其下腹硬满。问及大便入院 10 天来一直未行。启其齿见舌红，苔黄而腻，脉滑数。

中医诊断：中风（中脏腑）。

证候诊断：阳闭之证，痰热腑实，窍闭神匮。

治法：欲开其窍，当先通腑化痰。

【处方】 大承气汤加味。

| 大黄 25g | 芒硝 25g | 厚朴 20g | 枳实 15g |
| 胆星 15g | 瓜蒌 15g | | |

水煎鼻饲，隔 6 小时 1 次。

1 剂便通，2 剂大便下行数次，量多，坚硬成块，恶臭。其后神志转清，体温渐降至 37.5℃，抽搐亦止，察舌质红，苔转薄，左半身瘫同前。病有转机，嘱上方去芒硝，加生地 20g、寸冬 15g、沙参 20g。水煎，继续鼻饲。

连进 5 剂，患者神志如常，体温 37℃，可以说话，但语言不清，可以吞咽，左侧肢体稍能活动。再以养阴平肝、化痰息风之剂调治，并配合针灸治疗 2 个月，患者除说话稍欠流利、左侧肢体稍无力外，余无明显体征，基本康复出院。

【按语】

张琪教授认为，中风危急重症多为阳闭之证。宣开阳闭，常选用凉开三宝，但其效亦常不理想。据多年观察，其原因多由肠中燥结，腑实不通，所以选经方承气之辈实为救治阳闭之大法。

案 2：内囊-基底节区出血[①]

现病史：患者脑出血，先天脑血管畸形，破裂，导致脑出血，出血部位以内囊-基底节区为主，约 35mL，因素患高血压病、冠心病，不宜手术，保守治疗。

刻诊：患者神志昏迷，右半身瘫痪，口眼歪斜，牙关紧闭，喉间痰声响亮如曳锯，小便自遗，颜色黄赤，大便 7 日未行，腹部拒按。舌红绛，苔黄厚而干，脉弦滑数而有力。

中医诊断：中风（中脏腑）。

证候诊断：阳闭。病情特点为痰热内阻，腑实不通，清窍闭塞。

治法：化痰清热，通腑泻浊，活血祛瘀，开窍醒神。

【处方】

生大黄 10g	姜半夏 20g	胆南星 15g	陈皮 20g
黄连 20g	黄芩 15g	生栀子 15g	石菖蒲 20g
郁金 20g	水蛭 5g	生地 15g	玄参 20g
寸冬 20g	菊花（后下）15g	白蒺藜 15g	甘草 10g

[①] 孙元莹、郭茂松、王暴魁、姜德友：《张琪教授治疗急症经验介绍》，载《时珍国医国药》2006 年第 12 期，第 2643－2645 页。

水煎鼻饲，每4小时1次。

服药3剂，牙关已开，小便已基本正常，大便仍然未排，舌红，舌苔黄厚，脉弦滑数而有力。

此为痰热与内结之实稍减，前方改生大黄为15g，加芒硝（烊化）15g、枳实20g、厚朴15g。

又服3剂，大便行下3次，意识逐渐转为清醒，能简单对话，舌红，苔黄白而干，喉间痰鸣基本消失。一诊处方再进3剂，神志基本清楚，语言表达基本流利，但右侧半身不遂无明显变化，以大秦艽汤、补阳还五汤、地黄饮子交替加减化裁，又服药50余剂而基本痊愈，随访至今，状态稳定。

案3：内囊-基底节区出血[①]

患者，男，62岁，大学教师。

初诊日期：1999年3月8日。

现病史：患者患有慢性脑梗死病史7年，本次讲课劳累过度导致脑出血，出血部位以内囊-基底节区为主，为壳核出血，大约20mL。CT示：急、慢性出血并存。求治于中医。

刻诊：患者神志昏迷，右半身瘫痪，口眼歪斜，牙关紧闭，喉间痰声响亮，小便自遗，颜色黄赤，大便2日未行，舌质紫，苔黄腻，脉弦滑数而有力。

中医诊断：中风（中脏腑）。

证候诊断：阳闭。病情特点为痰瘀交阻，腑实不通，清窍闭塞。

治法：化痰清热，活血祛瘀，通腑泻浊，开窍醒神。

【处方】

水蛭10g	土鳖虫10g	生大黄5g	姜半夏20g
胆南星15g	陈皮20g	黄连20g	黄芩15g
生栀子15g	石菖蒲20g	郁金20g	生地黄15g
玄参20g	麦冬20g	菊花(后下)15g	白蒺藜15g
甘草10g			

水煎，每4小时鼻饲1次。

患者服药3剂，牙关已开，小便已基本自知，再进3剂，神志基本清楚，语言表达基本流利，但右侧半身不遂无明显变化，以大秦艽汤、补阳还五汤、地黄饮子交替加减化裁，继服药50余剂而基本痊愈，随访至今，状态稳定。

案4：脑出血[②]

张某，50岁。

现病史：患脑出血，上下肢难以活动，仅足能上翘，指能微动，颈强，咽干口燥，自汗恶风，头痛，手足热，舌强语謇，舌红干，脉弦滑有力。血压24.0/14.0kPa。

[①] 孙元莹、吴深涛、姜德友、王暴魁：《张琪运用虫类药治疗疑难病经验介绍》，载《中国中医药信息杂志》2007年第14卷，第3期，第72-73页。

[②] 迟继铭：《治疗中风 勿忘祛风——张琪研究员治疗中风经验》，载《实用中医内科杂志》1991年第4期，第1-2页。

证候诊断：血虚内热，风壅经络。

治法：养血清热，祛风通络。

【处方】

当归 20g	赤芍 20g	川芎 10g	生地 20g
熟地 20g	秦艽 15g	独活 15g	羌活 15g
防风 10g	白芷 10g	生石膏 50g	黄芩 15g
葛根 7.5g	生甘草 7.5g		

水煎，每日 2 次服。

服药 10 剂，患肢功能明显恢复，上肢可持一般轻物，能扶杖行走 20 余步，颈软、头痛减轻，仍口渴自汗，恶风，舌红稍润，脉弦滑略见缓象。方取前意，酌为加减。

【处方】

生地 20g	熟地 20g	川芎 15g	赤芍 20g
桃仁 15g	葛根 20g	桂枝 15g	二活各 10g
防风 15g	白芷 15g	生石膏 40g	茯苓 20g
甘草 10g			

水煎，每日 2 次服。

再服药 10 剂，患侧肢体功能继续恢复，已能独自行走，舌润，脉弦转缓。此热清血和，风邪大除，仍以养血疏风之法。

【处方】

当归 20g	赤芍 15g	防风 15g	川芎 15g
二活各 10g	二地各 20g	白芷 10g	牛膝 15g
秦艽 15g	甘草 10g		

水煎服。

继服药 10 余剂，患肢功能基本恢复正常，仅步履欠灵活，嘱服上方数剂，以善后。

【按语】

《金匮·中风历节篇》谓："血虚，脉络空虚，贼邪不泻，或左或右，邪气反缓，正气即急，正气引邪，㖞僻不遂。"血脉空虚，风邪乘之，入中经络，痹阻气血，筋脉失之濡养，或血虚内热，风自内生，壅遏气血，则半身不遂，治须养血清热，祛风通络。药选生地、当归、川芎、赤芍等养血和营，防风、二活、白芷、秦艽疏散风邪，石膏、黄芩清热。养血与祛风合用，使血和、邪除，诸症自可向愈。张琪教授指出："此类中风切忌一味蛮补，误补则邪气滞而不除，病则难愈。"

案 5：脑出血[①]

王某，女，72 岁。

现病史：患者既往有高血压病史，经常头痛、眩晕。突然于 1971 年 12 月 24 日昏迷跌倒，意识不清，左半身偏瘫，病理反射均为阳性。当时经某医院诊断为脑出血，部位在内囊。经用抗生素、止血药及降低颅内压药物等，患者仍昏迷并逐渐加深而来就诊于

---

① 张琪：《医案五则》，载《黑龙江医药》1975 年第 3 期，第 36－40 页。

中医。

刻诊：患者昏迷不醒已经四天三夜，面颊潮红，右眼瞳孔缩小，体温 38.5℃，头额部手扪之发热，掌心热，大便已 4 日未通，牙关紧闭，小便赤涩，气粗，口眼歪斜，血压 150/80mmHg。舌质绛，苔黄厚，脉弦滑有力。

中医诊断：类中风（中腑、闭证）。

证候诊断：心肝火盛、痰热内闭、实热内结。

治法：平肝息风，清热豁痰，通便。

【处方】

半夏三钱	橘红三钱	茯苓三钱	郁金三钱
黄芩三钱	川连一钱半	菖蒲三钱	生地四钱
麦冬四钱	大黄一钱半	菊花三钱	蒺藜四钱
甘草一钱半			

二诊：服上方 2 剂后，体温降至 37℃，意识转清醒，额痛，胸部烦热，大便未通，小便黄，畏热，扬手掷足，下腹左侧拒按，舌苔白厚，脉弦滑有力。

此为痰热已清，清窍已开，唯腑实未通，实热尚未得肃，仍宗前法加重泻下。

【处方】

大黄三钱	生地六钱	玄参五钱	麦冬五钱
黄芩三钱	桃仁三钱	蒺藜四钱	甘菊三钱
川连二钱	半夏三钱	橘红三钱	菖蒲三钱

三诊：服上方 3 剂，大便先后便 2 次，量甚多，大部分为羊屎块状，坚硬奇臭，便后患者头额部已不痛，烦躁怕热等症状消失，意识清醒，睡眠较好，食已知味，左半身偏瘫，体温正常，血压 140/80mmHg。

此为大便已通，腑实已开，痰热大清，再拟以清热化痰息风之法，以善其后。

【处方】

半夏三钱	橘红三钱	茯苓四钱	竹茹三钱
甘草二钱	菖蒲三钱	川连二钱	黄芩三钱
生地四钱	麦冬四钱	菊花三钱	蒺藜三钱
钩藤(后下)三钱			

四诊：用上方 2 剂，患者一般情况较好，头已不痛，体温一直正常，食欲较好，但患者仍不欲言，左半身偏瘫，血压 140/80mmHg，舌苔已转润，脉弦无力。

以养血疏风活络之剂，以改善肢体的活动功能。因其人年迈，恢复不易。

案 6：脑内囊出血[①]

刘某，男，46 岁，工人。

现病史：患者素有高血压病史，于 1 周前突然昏迷跌倒，继则出现右侧上下肢瘫痪，当时经某医院诊断为脑内囊出血。患者意识不清，口眼向左歪斜，牙关紧闭，左侧瞳孔散大，高烧持续不退，血压 170/100mmHg，病理反射阳性，经用多种抗生素不效。

---

① 张琪：《医案五则》，载《黑龙江医药》1975 年第 3 期，第 36－40 页。

经中医会诊。

刻诊：昏不知人，右侧肢体瘫痪，口角歪斜，面颊赤、唇干、胸部烦热、牙关紧闭、喉中痰声曳锯、呼吸气粗，双手紧握，大便 7 日未行，小便赤涩，遗不自知，腹部拒按，发热不退，舌红苔黄燥，脉弦滑数有力。

中医诊断：中风（中腑证）。

证候诊断：痰热内阻，腑实不通。

治法：化痰清热，通便利窍。

【处方】

半夏三钱	橘红三钱	麦冬四钱	玄参四钱
生地五钱	川连二钱	黄芩三钱	郁金三钱
菖蒲三钱	大黄三钱	菊花(后下)四钱	蒺藜四钱
甘草二钱			

二诊：服前方 2 剂，体温降至 37.2℃，患者意识稍清，但仍处于昏迷状态，可对话一两句，烦热之象大减，牙关已开，大便仍未行，已知小便，舌苔厚而干，脉弦滑数有力。

此为痰热及内结之实热稍减，但清窍仍未大开。宜前方加减主治。

【处方】

大黄三钱	芒硝(冲)三钱	橘红三钱	枳实三钱
郁金三钱	川连二钱	黄芩三钱	菊花(后下)三钱
玄参四钱	生地四钱	麦冬四钱	蒺藜四钱

三诊：服药 2 剂，意识逐渐清醒，能对话，烦热现象已消除，大便下行 3 次，其量较多，坚硬成块，舌质红，苔转白仍干，体温 36.4℃，喉部痰声已减。

从症状可见，痰热得清，清窍已开，腑实已通，再拟以清热、化痰、开窍之法。

【处方】

半夏三钱	胆星三钱	橘红三钱	茯苓三钱
菖蒲三钱	郁金三钱	川连二钱	黄芩三钱
大黄一钱半	生地四钱	麦冬四钱	玄参四钱
甘草一钱半			

四诊：服药 3 剂，舌强已有明显好转，吞咽稍呛，右侧半身偏瘫，舌质红，苔已退，脉弦滑。立清热养血，活络祛风之法。

【处方】

秦艽三钱	羌活二钱	独活三钱	防风二钱
川芎三钱	白芷三钱	黄芩三钱	生地四钱
生石膏(碎)八钱	当归四钱	白芍四钱	苍术三钱
茯苓三钱			

五诊：服前方 5 剂，诸症悉减，尤以肢体活动功能恢复明显，血压 150/100mmHg，舌、脉同前。继服前方。

六诊：肢体活动功能已明显恢复，可扶床下地，走几十步，上肢稍能抬起，仍用上方加地龙三钱，继续服用。

七诊：服上方 8 剂，肢体明显恢复，以前方增减，继续服用。

其后追踪观察：患者连服前方 20 剂后，已能基本恢复肢体的活动功能，可以自己料理生活。

【按语】

脑出血，中医则称为中风，然中风包括类中风及真中风两种，类中风相当于现代医学所说的脑血管意外，真中风则为外风侵袭人体，出现肢体不遂、口眼歪斜或舌强、言语不清等症，乃风邪侵入经络、气血运行不周所致。

本案为中风，中腑（即类中风），即刘河间所云："风病多因热盛，非外中于风，良由将息失宜，而心火暴甚，肾水虚衰，不能制之，则阴虚阳实，而热气怫郁，心神昏冒，筋骨不为用，而卒倒无所知也。"辨证治要始终抓住实热郁结的病机和治法宜清热泄热这一重要环节，特别是用大黄一药，使大便行，腑实通，发热退，患者意识转清，转危为安，泄热则出血自止。若不顾"热"徒止其血，血反不能止。以大黄收效，可见本药为治疗中风中腑证之要药。

五十一、张学文医案四则

案 1：左侧外囊出血[①]

患者，男，40 岁。

初诊日期：1985 年 11 月 28 日。

现病史：患者于 1 周前因过量饮酒后于次日晨起而感右侧肢体麻木、口角流涎、言语不利，即送某医院以"脑血栓形成"收入住院。住院治疗 2 天后病情反进行性加重，头痛剧烈、呕吐、神志昏蒙、右侧肢体偏瘫、项强，即转另一医院，经 CT 扫描诊断为"脑出血"（左侧外囊出血），经抢救治疗后神志清醒，该院建议手术治疗，因患者及家属畏惧手术而转求中医诊治。

刻诊：神志基本清楚、语言謇塞、口舌歪斜、右侧鼻唇沟消失、伸舌偏右，右上下肢偏瘫，颈有抵抗感，血压 19.95/13.3kPa，舌质暗红、苔黄稍腻，脉弦硬。

证候诊断：络破血溢、水瘀阻窍。

治法：通窍活血，化瘀利水。

【处方】通窍活血汤加减。

赤芍 3g　　　　川芎 3g　　　　桃仁 9g　　　　红花 9g
老葱(切碎) 3 根　　鲜姜(切碎) 9g　　红枣(去核) 7 枚　　麝香(绢包) 0.16g
黄酒 250g　　　白茅根 30g　　　丹参 15g　　　川牛膝 15g
豨莶草 30g

并用丹参注射液肌注（2 次/日，4mL/次）。

服上方 10 剂后，患者即感右上肢能抬高至头，手指稍可摄物，右下肢能活动。仍

[①] 刘绪银：《化瘀利水、醒脑通窍治脑出血——国医大师张学文治疗脑病经验之七》，载《中医临床研究》2011 年第 3 卷，第 21 期，第 83 页。

守上方加天麻、菊花、茯苓，去麝香。

尔后复诊 2 次，于上方加露蜂房、水蛭、胆南星等调治 2 个多月，诸症均愈，复查 CT 见血肿消失。

案 2：脑干出血①

李某，男，38 岁。

初诊日期：2005 年 10 月 11 日。

现病史：患者 9 月 2 日晚间看电视时突发眩晕，伴间断性左手麻木，恶心、呕吐。当时血压 165/110mmHg，神志清，不伴抽搐，急送某医院，头颅 CT 示"脑干出血"。住院治疗 20 天，好转出院。出院后仍自觉眩晕，颜面及后枕部麻木，左手麻木伴有左下肢乏力，食纳、夜休差，舌暗，苔白，脉沉弦。

神经系统检查示：左侧上下肢浅感觉减退，左下肢肌力 5 级，左侧 Hoffmann 征（+），左掌-颌反射（±）。

中医诊断：中风。

证候诊断：肝热血瘀。

治法：清肝活血，滋补肝肾。

【处方】脑清通汤加减。

天麻 12g	钩藤(后下)12g	菊花 12g	川芎 10g
地龙 10g	全虫 6g	三七粉(冲)3g	黄连 6g
豨莶草 12g	生地 12g	生杜仲 12g	川牛膝 30g
山栀 10g			

服药 20 剂后头晕、左手麻木及左下肢乏力较前明显减轻，仍感颜面及后枕部麻木，舌暗红、边有齿痕，苔薄白，脉沉弦。

在上方基础上加用僵蚕 10g、石决明 30g、生龙牡（先煎）各 30g，继服 30 剂，其症若失。

【按语】

患者逢而立之年，工作生活压力较大，肝火素旺，肝经郁热，且嗜食肥甘，渐致脾失健运，聚湿生痰，血脉不利，痰浊血瘀日久互结，精血难以充养，肝肾阴精渐亏，水不涵木，致肝阳上亢，阳动生风则作眩、肢麻；化热化火则阴阳气血失调，直冲犯脑，血溢脉外。张学文教授紧扣其肝热血瘀的病机，以清肝活血、滋补肝肾为法，则药到病除。

案 3：左侧基底节区出血②

患者，男，55 岁。

初诊日期：2013 年 4 月 6 日。

现病史：3 小时前因情绪激动后，突然出现昏仆，神志不清，并伴有剧烈的头痛、

---

① 张华丽、黄英莉、张学文：《张学文教授清肝活血法治疗中风的经验介绍》，载《现代中医药》2007 年第 1 期，第 23-24 页。

② 李宝玲、方庆：《张学文治疗中风病经验》，载《中西医结合心脑血管病杂志》2015 年第 13 卷，第 17 期，第 2027-2029 页。

恶心、呕吐，呕吐物为食物残渣，成喷射状，右侧肢体活动不利，二便失禁。遂由急诊收入我科，查颅脑CT示：左侧基底节区出血，出血量为30mL，并破入侧脑室。因经济原因，家属拒绝手术，选择内科保守治疗，遂给予脱水降颅压和对症支持治疗。请张学文教授会诊，查舌质暗红，苔黄腻有瘀斑，脉弦涩。

中医诊断：中风（中脏腑）。

证候诊断：颅脑水瘀。

治法：通窍活血，化瘀利水。

【处方】

丹参15g	桃仁15g	红花15g	益母草30g
茯苓24g	川牛膝15g	白茅根30g	川芎12g
赤芍12g	水蛭6g	三七粉(冲)3g	石菖蒲10g

3剂，水煎服，每日3～4次。

服药后，患者神志清楚，头痛、恶心、呕吐症状减轻，1周左右病情基本稳定，15天后选择出院。之后一直在门诊复诊，皆在原方基础上加减。3个月后，症状基本恢复，生活能够自理。

【按语】

张学文教授认为，颅脑水瘀是中风病发病的关键，并可见于中风的急性期或恢复期。急性期因瘀血水浊等病理产物压抑脑髓可导致病情危重，见神志不清、昏聩不语、言语错乱，头痛呕吐，缓则水瘀互阻，脑神失养，肢体失用。张学文教授在通窍活血汤基础上加用丹参活血化瘀，茯苓、益母草利水化浊，川牛膝活血利水，引水引血下行，取名"通窍活血利水方"，临证应用，根据病情灵活化裁。治疗出血性中风急性期伴有脑水肿，加三七粉、水蛭行血止血，祛瘀生新，全方具有化瘀止血、开窍醒神、脱水降低脑压的作用。

案4：右侧丘脑出血后遗症[①]

宋某，男，58岁。

初诊日期：2002年12月9日。

主诉：左侧肢体活动不利伴麻木2年余。

现病史：2年前因右侧丘脑出血后遗左侧肢体活动不利伴麻木，几至顽木无知。查体见患肢色紫暗，拘急痉挛，舌暗红、苔白厚，脉弦细。

证候诊断：痰瘀阻络。

治法：化痰逐瘀、通经活络。

【处方】双合汤加减。

桃仁12g	红花15g	川芎15g	当归20g
地龙30g	水蛭15g	赤芍20g	半夏10g
胆南星6g	全蝎10g	陈皮15g	白芥子10g

[①] 金杰、张振强、陈海燕：《张学文治疗丘脑卒中后麻木的经验》，载《江苏中医药》2006年第5期，第18－19页。

每日1剂，水煎分2次服。

另外药渣加桂枝15g、川椒10g、艾叶15g、豨莶草30g，煎汤先熏后洗患肢，2次/日，20min/次；并以疏血通注射液（主要成分为水蛭、地龙）6mL加入250mL生理盐水中，静脉滴注，1次/日。

2周后麻木感逐渐减轻，先变为轻度发麻，进而至麻木几近消失，不留意则几乎不觉，肢体亦较前灵活。

【按语】

此法适用于麻木性感觉障碍而以顽木无知为主要症状者，关于其病因，《张氏医通》说："木则全属湿痰死血。"此型患者临床表现以肢体、面部顽木为主，病程相对较长，多伴舌质、患肢紫暗。张学文教授认为，其属顽痰死血阻滞经络为患，故治疗非虫类化痰逐瘀、藤类舒筋活络，不足以获得良效。

五十二、郑绍周医案：左侧内囊出血[①]

王某，女，54岁。

初诊日期：2005年10月11日。

现病史：因突发昏仆、右侧肢体瘫痪1小时送我院，急查颅CT显示左侧内囊大面积出血，量约40mL。采用脱水降颅压、对症治疗等方法。次日患者身发高热，体温39.8℃，采用解热镇痛药退热、物理降温等方法，身热不退。

刻诊：高热神昏，鼻鼾痰鸣，舌质红、苔黄厚腻，脉弦滑。

证候诊断：风火痰瘀，扰动清窍。

治法：清化痰热，化瘀开窍。

给予醒脑静注射液40mL静脉滴注。

【处方】

| 丹皮20g | 黄连15g | 石菖蒲15g | 赤芍15g |
| 栀子15g | 黄芩10g | 水牛角粉^(冲服)3g | |

水煎鼻饲。

次日体温渐降至39℃以下。服药3剂后体温38.5℃。

因患者3天未大便，口气臭秽，舌苔转黄燥，改用白虎承气汤。

【处方】

| 生石膏30g | 知母15g | 粳米15g | 生大黄10g |
| 枳实10g | 炙甘草6g | | |

水煎灌肠1次，排出大便，2天后体温降至37.4℃。

---

① 李社芳：《郑绍周教授治疗中风病发热经验》，载《陕西中医》2006年第7期，第840–841页。

五十三、周仲瑛医案四则

案1：左侧多发性脑梗死、右侧出血[①]

胡某，男，66岁。

初诊日期：1999年10月22日。

现病史：高血压多年，1994年6月中风，1995年3月曾突发癫痫，1996年4月又发病1次。现CT查见左侧多发性脑梗死、右侧出血。症见行路站立不稳，难以自主，右手活动欠灵，有时足肿，大便干结，近来血压较稳定。苔黄薄腻、舌质暗，脉细滑。

证候诊断：风痰瘀阻，肠腑燥热。

【处方】

熟大黄5g	生大黄(后下)5g	桃仁10g	水蛭3g
地龙10g	鬼箭羽12g	制南星10g	炙僵蚕10g
豨莶草15g	川石斛12g	大生地15g	怀牛膝10g
桑寄生15g	川续断15g		

服14剂复诊，大便通畅，但小便有时失控，上方加煨益智10g、路路通10g。

1个月后再诊，又诉大便3～4日1行，且小便不畅，右手时有抖动，原方改生大黄至10g，加炒枳实10g。

调理3个月后，大便隔日1次，但苔黄厚腻、质暗红，脉细滑。

【处方】

生大黄(后下)12g	桃仁12g	炙水蛭5g	广地龙10g
炙僵蚕10g	制南星10g	鬼箭羽15g	石斛15g
豨莶草15g	泽兰15g	泽泻15g	怀牛膝12g
赤芍12g	红花6g		

加减进退近1年，病情平稳。

2001年2月就诊时，CT复查示：梗死灶明显缩小，未见出血灶。右下肢仍乏力，但不麻，头不昏，大便又秘，苔黄腻、质暗红，脉小弦滑。风痰瘀阻、肠腑燥热。

【处方】

生大黄(后下)15g	芒硝(分冲)6g	桃仁10g	水蛭5g
广地龙10g	豨莶草15g	红花10g	石斛12g
怀牛膝12g	炙僵蚕10g	陈胆星10g	天麻10g

服4剂后，大便通畅，一般情况良好，查血脂偏高，上方又加山楂肉15g、泽兰15g、泽泻15g、决明子15g、白薇15g、炮山甲（先煎）6g。

加减服用半年余后，肢体活动明显改善，诸症均见好转，间断服药，调理善后。

【按语】

纵观本例诊疗经过，"瘀、热、风、痰"明显，尤其肠腑燥热较为突出，故用药从

[①] 周仲瑛：《凉血通瘀法治疗出血/缺血两类中风的浅识》，载《南京中医药大学学报》2011年第27卷，第2期，第101－104＋123页。

生、熟大黄到生大黄，用量从5g一直到15g，下其瘀热，才使热清瘀消，病情稳定。方中配芒硝、桃仁寓桃核承气之意，合水蛭、红花、鬼箭羽加大活血力度，又用白薇、泽兰、炮山甲进一步活血通络、清热凉血。由于络热血瘀，易致血脉不畅，故用天仙藤、鸡血藤，因形体稍胖，常见黄腻苔，故用炙僵蚕、南星、白附子化痰祛风。疗效堪称满意。

案2：脑出血[①]

宋某，女，65岁，退休教师。

初诊日期：1998年7月2日。

现病史：患高血压病23年，今日上午活动中突感头昏，恶心呕吐，肢麻，随后跌倒，2小时后送医院救治。体格检查：体温36.8℃，呼吸20次/min，脉搏82次/min，血压180/80mmHg，神志模糊，言语不清，面色潮红，两侧瞳孔等大，对光反应存在，颈软，心肺（-），腹软，无压痛，肝脾肋下未及，右侧上下肢肌力0～3级，痛觉存在。舌质暗红，有瘀点，苔薄黄燥，脉弦滑数。

辅助检查：CT报告："脑出血，出血量为30mL"。

中医诊断：出血性中风。

证候分析：患者有高血压病史，根据发病突然，半身偏瘫，神志模糊等，结合CT诊断为出血性中风，证属瘀热阻窍。

治法：在西医综合治疗的同时，治予凉血通瘀，开窍醒脑。

【处方】 凉血通瘀汤。

生大黄(后下)10g　　水牛角片(先煎)30g　　黑山栀10g　　赤芍10g
生地15g　　　　　　牡丹皮10g　　　　　　石菖蒲10g　　地龙15g
三七粉(分冲服)3g

每日1剂，水煎取药液200mL，分2次服。

连用3天后神志转清，面色不潮，语言清楚，右侧上下肢肌力1～4级，但不能行走，纳谷不香，能进少量流质，大便1日2次，脉弦滑、舌质暗红有瘀点、瘀斑，苔薄黄少津。治守原意，继用上方加减。

前后共治疗14天，复查CT：血肿已吸收。右侧肢体瘫痪改善，他人搀扶下能行走，上方继续加减服用，配合功能康复训练，于1998年7月22日自行行走出院。

【按语】

病例为周仲瑛教授临证举例，患者有高血压病史数十年，根据发病特点及临床表现，周仲瑛教授辨其为出血性中风瘀热阻窍证，针对瘀热阻窍、络损血溢的基本病机，运用凉血通瘀口服液方，具有凉血化瘀、通腑泄热之功，故患者服后迅速起效。

[①] 陈顺中、周仲瑛：《周仲瑛从瘀热论治脑出血急性期的理论基础与临床实践》，载《江西中医药》2015年第46卷，第7期，第16-18页。

案 3：左侧基底节区脑出血①

赵某，男，64 岁，农民。

初诊日期：2009 年 9 月 23 日。

主诉：右侧肢体活动不利伴言语不清 1 天。

现病史：因右侧肢体活动不利伴言语不清 1 天，于 2009 年 9 月 23 日入院。患者昨日 17 时许工作中突然出现右侧肢体活动障碍，言语不清，自觉头昏头胀，口干，稍有恶心呕吐感，无昏迷抽搐，无二便失禁，夜寐可。有高血压病史 5 年，最高 220/80mmHg，由当地医院转入，门诊头颅 CT 提示左侧基底节区见高密度灶，周围脑实质可见环形水肿，同侧脑室受压，中线结构居中。考虑左侧基底节区脑出血，出血量大约 40mL。

体格检查：体温 37.0℃，脉搏 60 次/min，呼吸 16 次/min，血压 160/80mmHg。神志清楚，精神萎，双侧瞳孔等大等圆，对光反应存在，右侧鼻唇沟浅，伸舌右偏，颈软，心肺（−），腹软，无压痛，肝脾肋下未及，右侧肢体肌力 1 级，伴针刺痛觉减退，右侧 Babinski 征阳性。舌红，苔薄黄腻，脉弦滑数。

辨治经过：首先请脑外科会诊，认为血肿主要在脑部，位置深，血肿量大，手术风险极大，宜内科姑息治疗。予严格卧床，脱水降颅压，抑酸，预防感染，维持水电平衡等西医综合治疗。

【处方】凉血通瘀方。

水牛角片(先煎)30g	生地黄 20g	赤芍 15g	牡丹皮 10g
三七粉(分冲服)3g	石菖蒲 10g	地龙 15g	生大黄(后下)10g

10 剂，每日 1 剂，水煎，取药液 200mL，分 2 次服，连用 10 天。

二诊：（2013 年 10 月 2 日）CT 检查显示"左侧基底节区出血灶较前吸收好转，周围脑实质可见稍模糊低密度水肿带，其余所见同前相仿"。查见右侧肢体肌力 3 级，针刺痛觉好转，右侧 Babinski 征阳性。舌淡红，苔薄腻，脉弦滑。神志清，精神好转，语言清楚，治守原意，继用凉血通瘀方。

三诊：（2013 年 10 月 12 日）血压 130/76mmHg，神志清，精神好转，语言清楚，右侧肢体肌力 4 级，针刺痛觉改善，右侧 Babinski 征阳性，舌淡红，苔薄，脉弦滑。复查 CT：左侧基底节区出血灶目前为低等密度，中线结构居中。能自行缓慢行走或在他人搀扶下行走，于 2013 年 10 月 13 日出院，带中药调治。

【按语】

患者亦有肾虚内伤、脑络郁损的发病基础，因工作起居不慎，阳气"烦劳则张"，血随气逆，络损血溢，瘀热髓损，神机失用，从瘀热论治，予周仲瑛教授凉血通瘀方，故疗效显著。

凉血通瘀方源于犀角地黄汤和桃核承气汤，其中大黄、水牛角为君，大黄清热泻火、凉血祛瘀、通腑泄热，《本经》谓其"下瘀血、血闭寒热……荡涤肠胃。推陈致

---

① 陈顺中、周仲瑛：《周仲瑛从瘀热论治脑出血急性期的理论基础与临床实践》，载《江西中医药》2015 年第 46 卷，第 7 期，第 16–18 页。

新";水牛角功类犀角,清热凉血,两药配伍,加强凉血化瘀作用。生地为臣,滋阴清热,凉血宁血,兼散瘀之功,治瘀热相搏所致伤阴耗血,《本草求真》说:"生地黄……凡吐血……蓄血……审其症果因于热成者,无不用此调治。"佐以桃仁活血祛瘀润燥,助大黄泻下瘀热,是治疗蓄血证的代表药物,赤芍苦寒,凉血活血,和营泄热。诸药配合,共奏凉血化瘀、通腑泄热之功,有促进脑内血肿吸收、减轻脑水肿、改善临床症状的作用。

案4:右侧基底节区脑出血①

张某,男,73岁,农民。

初诊日期:2014年4月5日。

主诉:突发意识不清2小时。

现病史:既往有高血压、高脂血症病史,平素性情暴躁。患者于劳作时出现意识不清,伴恶心呕吐数次,为胃内容物,非喷射状,继则左侧肢体不能活动,跌仆于地,不省人事。

刻诊:躁动不安,呼之不应,左侧肢体活动不能,右侧肢体屈曲强直,颜面油垢红赤,喉间痰声辘辘,小便闭塞,大便不通,舌质红绛,苔黄厚腻,脉弦滑。

体格检查:血压200/110mmHg,意识不清,处于昏睡状态,双瞳孔等大正圆,对光反射迟钝。左侧肢体肌力0级,肌张力增高,右侧肌力不能配合、肌张力增高,左侧Babinski征(+)。

辅助检查:头颅CT示:右侧基底节区脑出血(约30mL),少量破入脑室。

中医诊断:出血性中风(中脏腑)。

证候诊断:肝阳暴亢,痰热内闭,瘀热阻窍。

西医治疗:给予脱水降颅内压、营养脑细胞、控制血压、维持内环境稳定等处理方案。

中医治法:息风涤痰开窍,凉血通瘀。

【处方】

羚羊角粉(冲服)1.5g	钩藤(后下)30g	生地黄15g	赤芍15g
丹皮15g	地龙10g	石菖蒲10g	三七粉1.5g
陈胆星15g	天竺黄(冲服)15g		

每日1剂,水煎分2次胃管鼻饲。

另鲜竹沥水10mL,3次/日,鼻饲。

入院次日复查头颅CT示:出血量未见增多;第3日血压渐降至160/90mmHg左右,患者意识部分恢复,呼之能应,偶发出謇涩言语,大便3日未行。

守原方加生大黄(后下)10g,芒硝(冲服)15g。

第4日畅泻臭秽大便3次,原方去芒硝,改生大黄为制大黄。第5日患者意识恢复,能认识家人,能作简单言语交流。按此法调治至第10天,患者意识清楚,言语渐恢复

---

① 丁德经:《周仲瑛教授运用瘀热病机理论治疗急性期出血性中风经验》,载《国医论坛》2016年第31卷,第3期,第30-32页。

流畅，左侧肢体肌力恢复至 3 级，复查 CT 出血面积缩小至原来的 1/3。第 14 天左侧肢体肌力恢复至 4 级，复查 CT 出血已基本吸收，病情稳定出院。

【按语】

本例患者平素性情暴躁，肝失条达。一方面肝气郁滞，气郁化火，肝火灼津，炼液为痰，痰火交炽，耗伤阴血，血行缓滞，热壅血瘀，则为瘀热，遂产生瘀热痰火病理因素；另一方面肝郁化火，耗伤真阴，加之七旬之年，肝肾之阴本虚，阴虚不能涵阳，浮越之阳易亢于上；加之患者平素勤于劳作，烦劳过度，易使阳气升涨，引动风阳。患者发病当时正是连日劳作，阳气升涨累积至极，引动上亢之浮阳而化风，肝风内动引动瘀热痰火，风火相煽，痰火闭阻，瘀热阻窍，气血逆乱，血菀于上遂发本病。周仲瑛教授根据经验，抓住"瘀热"病机之关键，以凉血通瘀为法，结合醒脑、开窍、息风、涤痰、泄热等法，取得了较为理想的临床效果。

第四节　中风后遗症

一、毕福高医案：脑栓塞后遗症[①]

张某，女，40 岁。

初诊日期：1982 年 8 月 12 日。

现病史：患者自述 3 个月前晨起时，突然昏仆，不省人事，继而出现口眼歪斜、左半身瘫痪、失语。立即送到县医院抢救治疗，诊为"脑栓塞"，住院治疗 3 个月，患者神志已清，但遗留口眼歪斜、口角流涎、语言謇涩、左侧肢体活动不便，后转入我院治疗。

刻诊：神志清楚，左侧肢体活动不便，口眼歪斜，语言謇涩，舌有瘀点，脉沉细而涩。

中医诊断：中风后遗症。

证候诊断：气血不足，筋脉失养。

治法：补益气血，祛瘀通络。

【处方】 偏瘫复元汤加减。

黄芪 60g	当归 12g	桃仁 10g	红花 15g
川断 10g	杜仲 10g	木瓜 30g	牛膝 10g
桂枝 12g	全蝎 10g	白附子 10g	蜈蚣 3 条
石菖蒲 10g	远志 10g	甘草 3g	

服上药 20 余剂，诸症均好转，言语吐字已清楚，肢体活动自如，口眼歪斜诸症悉愈。

[①] 徐江雁、刘文礼：《毕福高教授临证经验点滴》，载《中国中医药现代远程教育》2008 年第 11 期，第 1321－1322 页。

二、常青医案：脑梗死恢复期[①]

陈某，女，81岁。

初诊日期：2013年11月17日。

主诉：右侧肢体活动障碍2月，肿痛1周。

现病史：患者2个月前突发右侧肢体偏瘫，伴失语，头颅CT示左侧大面积脑梗，经住院治疗后右侧肢体肌力有所好转，能简单发声。1周前出现右侧肢体肿胀伴疼痛，大便干结不通，时感胸闷不适。舌质干嫩而暗、苔薄白，脉细弦带结、尺弱。右上肢肌力2级，右下肢肌力3级，右侧肢体肿胀，尤以右手指肿胀为显。

证候诊断：气虚血瘀阴伤。

治法：益气活血，养阴和营，蠲痹通络。

【处方】

生黄芪60g	川芎18g	全当归18g	地龙20g
全蝎6g	蜈蚣3条	紫丹参30g	川牛膝30g
怀牛膝30g	嫩桑枝30g	威灵仙30g	乌元参30g
石斛12g	薤白头15g	瓜蒌皮15g	生甘草15g

二诊：调治1周后大便通畅，日解1次，右侧肢肿胀较前减退，右手指肿胀仍明显，上方改川芎、当归各30g，加强活血通络之功，再进7剂。

三诊：1周后胸闷已除，大便通畅，右手指末端仍有肿胀感，上方去薤白头、瓜蒌皮，加桃仁10g，再进7剂。

四诊：药后右手指末端肿胀消退，大便通畅，无胸闷，右侧肢体活动较前灵活，右上肢肌力3级，右下肢肌力4级，予华佗再造丸善后。

【按语】

本例患者属中风后遗症，症见偏瘫、语謇及右侧肢体肿痛。常青教授指出"血不利则为水""不通则痛"，治疗应重用益气活血通络之品。

方中黄芪大补元气，气旺血行，祛瘀不伤正，活血通络；当归活血养血，地龙、全蝎、蜈蚣通络消肿；川芎、丹参、桑枝活血通络；怀、川牛膝引血引药下行；威灵仙通络止痛；瓜蒌皮通腑，且瓜蒌皮与薤白相配以宽胸宣痹；石斛、元参防药物过燥伤阴，甘草调和诸药。首诊后患者肢体肿胀减退明显，唯手指仍有肿胀，故在二诊、三诊中加强使用活血化瘀通络之品，治法与病机丝丝入扣，故获效。

三、陈定潜医案：中风后遗症[②]

患者，59岁，财务管理者。

现病史：性情较为急躁，有高血压病史，1日突发中风，经积极抢救后脱离生命危

[①] 王燕：《常青临床验案三则》，载《浙江中医杂志》2014年第49卷，第6期，第451-452页。

[②] 高峰、李继科、叶庆、王玥莲：《陈定潜治疗内科病症经验》，载《成都中医药大学学报》2015年第38卷，第4期，第65-68页。

险，但遗留右侧肢体半身不遂，生活不能自理，遂至陈定潜教授处就诊。

刻诊：不能站立，右侧肢体屈伸不利，口角歪斜，流涎，饮水、进食有呛咳，伸舌右偏，舌质暗红，苔中部黄腻，脉弦硬而滑、往来不利，重按乏力。

中医诊断：偏瘫。

证候诊断：痰瘀阻络。

治法：益气化瘀通络。

【处方】补阳还五汤合二陈汤。

按常规用法，黄芪当用至四两（常用为120g），且用生黄芪以大力补气，但陈定潜教授指出，该患者虽已脱离生命危险，但此时脉象尚亢盛（肝阳亢盛、弦硬），邪气鸱张，用药不可孟浪，警惕颅内再出血发生的可能性，因此选用炙黄芪，量用30g，补气之力温和而缓。

服药12剂之后，第三诊时患者诸症皆有缓解，脉之弦象明显减退，将炙黄芪加量至50g。第四诊时脉象进一步缓和，弦象不明显，脉力有所恢复，炙黄芪加至60g。此后以补阳还五汤合二陈汤为基础随证加减，炙黄芪未再加量，治疗近4个月，患者已可不挂拐，能自由行走，仅步态稍有不稳，口齿也清晰，无流涎，生活基本能自理。

四、邓铁涛医案：脑血管意外后遗症[①]

林某，女，64岁。

初诊日期：1978年1月初。

主诉：脑血管意外后遗半身不遂3月余。

现病史：缘患者3个多月前因患脑血栓形成，左侧上下肢完全瘫痪而入香港某医院治疗，经西药治疗3个月稍效而出院治疗。当时症见左上肢全瘫，左下肢稍能抬高20cm～30cm，需家人扶持方能坐稳，生活无法自理。面色潮红，烦躁易激动，口咽干燥，消瘦，大便结，舌质嫩红少苔，脉浮弦。

体格检查：左上肢肌力Ⅰ度，左下肢肌力Ⅱ度，左上下肢肌张力增强，腱反射亢进，血压基本正常。

西医诊断：脑血管意外后遗症。

中医诊断：中风（中腑）。

证候诊断：气阴虚，兼血瘀。

治法：补气祛瘀，佐以养肝肾。

【处方】

黄芪60g	当归12g	川芎6g	赤芍15g
桃仁10g	红花4.5g	地龙12g	豨莶草15g
牛膝15g	桑寄生30g		

每日1剂，留渣复煎当日服。

[①] 邓中炎、周海平：《邓铁涛老中医治疗脑血管意外经验》，载《中医中药》1981年第6卷，第9期，第23－26页。

并嘱家人每日按摩及被动活动患肢 3 次，每次 20～30 分钟。

一方到底，仅黄芪逐步增加至 150g/剂。治疗 75 天后，已不需扶持，自行站立，借助手杖在户外步行 20 分钟左右，左上肢肌力有所恢复而返香港。返港后继续服上方治疗，2 个月后来信言下肢功能基本恢复，上肢亦大有好转，但欠灵活，尤其是手指。走路已不用手杖，煮饭、洗衣等一些日常家务基本能自理，去信嘱其黄芪量减半，隔日服 1 剂，再服药 1 个月以巩固疗效。

五、董少龙医案：脑梗塞后遗症①

杨某，男，81 岁。

初诊日期：2010 年 1 月 7 日。

主诉：左侧肢体乏力 10 月余，加重 1 周。

现病史：患者于 2009 年 2 月下旬前突然出现左侧肢体活动不利，伴有肢体麻木，口角歪斜，头晕、头痛，曾在外院诊断为脑梗塞，给予对症治疗，具体治疗不详，症状好转后出院，1 周前自觉上症加重，左侧肢体乏力加重，今到我院就诊，门诊拟"脑梗塞后遗症"收住院。

刻诊：左半身不遂，偏身麻木，口舌歪斜，面色㿠白，饮食减少，睡眠欠佳，舌质暗淡，苔薄白，脉细。

既往史：有高血压病史。

体格检查：神清，精神差，血压 145/90mmHg，肺部听诊未见异常，心脏向左下扩大，心脏听诊未见异常。神经系：神清，左鼻唇沟变浅，左上下肢体肌力 4 级，左侧 Babinski 征阳性。

辅助检查：（2010 年 1 月 03 日）本院头颅 MRI：右侧基底节区脑梗塞。

中医诊断：中风（中经络）。

证候诊断：气虚血瘀。

治法：益气活血通络。

【处方】补阳还五汤加减。

黄芪 50g	桃仁 10g	红花 5g	川芎 12g
归尾 10g	赤芍 12g	地龙 10g	牛膝 15g
鸡血藤 15g			

每日 1 剂，水煎服。

7 剂后，头晕改善，肢体乏力好转，继续剂后，血压正常，气短乏力，麻木症状好转，头晕头痛，症状消失。

【按语】

董少龙教授指出：中风病患者，由于年老体弱，气血不足，后天失养，损伤脾胃，气血生化之源匮乏，气鼓动无力，气血运行不畅，血脉瘀阻，脑脉失养，发为本病。

此在中风后遗症患者中极为常见，王伦在《明医杂著》中指出："古人论中风偏枯，

---

① 窦维华：《董少龙教授治疗中风病学术经验及临床研究》（学位论文），广州中医药大学 2011 年。

麻木、酸痛、不举诸症,以气虚、死血、痰饮为言,是论其致病之根源。"故治法当益气行气,活血化瘀、疏通脉络,清代王清任创补阳还五汤,为治疗气虚血瘀的代表方剂,临床运用得心应手。基本方用生黄芪、川芎、赤芍、桃仁、红花、当归。

方中生黄芪大补元气;中医认为气虚则导致血滞,川芎活血行气,既能活血又能行气,为"血中气药",气行则血行;红花、桃仁活血祛瘀,现代药理研究还认为它们含有黄酮类化合物,能扩张血管,具有改善微循环、增加脑血流量及脑细胞供养的作用,减少红细胞阻塞,减轻脑水肿;当归补血活血,兼具活血化瘀的作用,并具有消除自由基,减轻脑水肿,改善脑缺血缺氧,缓解脑血管痉挛,加速血肿吸收和止血的作用,且对纤溶系统有双向调节作用,可使侧支循环开放,毛细血管血流量增加。此类药物中黄芪的用量偏大,而且治疗时间较长。活血药物应根据患者的具体情况,酌情选用。

六、冯明清医案:中风后肩手综合征[①]

患者,男,65岁,退休。

初诊日期:2014年12月18日。

主诉:右侧肢体活动无力3月。

现病史:右侧肢体活动无力,言语謇涩,右手肿胀、疼痛,腕关节及指掌关节屈伸不利,舌质淡,有瘀点,苔白腻,脉细涩。

中医诊断:中风。

证候诊断:气虚血瘀。

治法:补气活血,通络止痛。

【处方】

当归15g	赤芍10g	生地黄10g	熟地黄10g
川芎10g	乳香10g	没药10g	续断10g
姜黄10g	海桐皮10g	桂枝12g	地龙9g
甘草6g			

7剂后患者患肢肿胀、疼痛明显好转。继服7剂后疼痛及肿胀已不明显,关节屈伸不利亦减轻。遂上方去姜黄、海桐皮、续断、地龙,加鸡血藤30g、党参10g、茯苓30g。服14剂后患者肢体疼痛、肿胀消失,关节可屈伸。

【按语】

中风后之肩手综合征以患侧肢体肿胀、疼痛、活动受限为主要表现,其症状为"痹证"范畴,但仍属于"中风偏枯",应以中风之辨证标准治疗,但肩手综合征多在恢复期或后遗症期,患者久病证型以气虚血瘀多见,可伴有痰、火、湿、瘀多种病理因素,冯明清教授在抓住病机的同时结合自身经验用药治疗肩手综合征,取得了良好的临床效果。

---

① 任彬彬:《冯明清教授从瘀论治肩手综合征经验》,载《中国现代药物应用》2015年第9卷,第15期,第259-260页。

七、高克俭医案：中风后遗症

患者，男，52岁。

初诊日期：2013年5月12日。

现病史：左侧肢体活动不利半年余，渐时感心烦，纳差，乏力。既往脑梗死，糖尿病史。查左上肢肌力3级，左下肢肌力4级。舌体稍大，舌质淡暗，苔黄腻，脉沉弦细。

中医诊断：中风后遗症。

证候诊断：肝郁脾虚，痰瘀阻络。

【处方】自拟通络温胆汤。

竹茹6g	胆南星6g	陈皮15g	清半夏10g
枳实10g	茯苓10g	白僵蚕12g	地龙12g
山茱萸10g	天麻10g	桑枝30g	葛根30g
牛膝15g	当归10g	鸡血藤30g	黄芪50g

7剂，每日1剂，水煎服，早晚分服。

二诊：自觉心烦、乏力好转，苔黄腻，继予原方14剂后舌淡暗，苔薄白，脉沉弦细。予原方加黄芪至60g，丹参20g，维持治疗2个月，前症基本缓解，下肢肌力4$^+$级。予原方制作水丸，随访半年，生活基本能自理。

【按语】

方中以温胆汤为君，清胆健脾和胃，使胆复温和中正之功，枢机得利，使三焦通畅，气机升降如常，气血运行和畅。近年研究表明，温胆汤有调节免疫的功能，并有抑制血小板聚集、消除自由基的作用。

地龙咸寒降泄，有平肝通络之功，清热平肝、息风止痉、通络除痹，尤长于通行经络。现代药理研究不仅能激活纤维蛋白溶解酶而溶解血栓，更可直接溶解纤维蛋白蚯蚓酶，还有降低血液黏度，抑制血小板凝集、抗凝血，促进血流通畅等作用。白僵蚕咸平升多降少，息风解痉、化痰散结，雷田香等发现僵蚕可通过活化纤溶系统与抑制血栓形成有关。两药伍用，一升一降，共奏息风通络之效。黄芪等药益气活血通络，滋养肝肾为佐药。

八、高维滨医案：中风后尿失禁

吴某，男，57岁，警察。

初诊日期：2013年6月10日。

现病史：患者既往高血压病史10年，2个月前，工作紧张劳累而失眠，于2013年5月10日出现口眼歪斜，相继出现右侧肢体行走不利，家属急送某医院就诊，经治疗病

---

① 邵淑娟、高克俭：《高克俭教授温胆汤加减临床应用经验》，载《天津中医药》2015年第32卷，第8期，第452-454页。

② 于志国、亢连茹、李晓艳、刘旭东、高维滨：《高维滨教授治疗中风后尿失禁经验》，载《黑龙江医药》2015年第28卷，第4期，第902-903页。

情稳定。患者因尿失禁而给予留置导尿。现患者非常痛苦。

经友人介绍，来高维滨教授处治疗，来诊时仍留置导尿。该患者平素用脑过度、多思多虑，夜寐多梦，梦语，周身乏力，纳呆，有时气短心悸，动则尤甚。检查：形体较瘦，面白无华，因其病而焦虑、疑虑，时有自杀倾向。舌淡红，苔白花剥，脉缓涩。

【处方】四神聪，肾俞（双侧），会阳（双侧关）。

操作法：患者选取侧卧位，应用28号2寸毫针，75%酒精常规消毒，四神聪平补平泻，肾俞和会阳针刺后使针感传向阴部，得气后，连接电麻仪，正极接肾俞，负极接会阳，选疏波，频率1Hz，留针30分钟，每日1次，10次1疗程。

嘱其服补中益气丸1粒，3次/日，口服。

二诊：（2013年6月12日）患者四肢乏力、纳呆症状明显减轻。舌脉同一诊。同前针刺。

三诊：（2013年6月14日）患者昨日自行将导尿管摘除，自觉有排尿感，尿量减少，次数由每天的20余次减为10余次，但仍不能完全控制。焦虑、抑郁减轻，仍有多思多虑诸症存在，舌脉同初诊。针刺时双肾俞斜向脊柱刺入，得气后行弱刺激。

四诊、五诊：（2013年6月16～18日）治疗同三诊。

六诊：（2013年6月20日）基本有排尿感。自觉心悸气短、活动后加重等症已无。而仍多思多虑，有时烦躁，有时抑郁，但生活信心已恢复，无自杀倾向。舌淡红，苔薄白、少津，脉缓。本病已明显好转，在此基础上加：双神门、双间使，顺经刺入，得气后留针。

七诊、八诊：（2013年6月22～23日）治疗同六诊。

九诊：（2013年6月25日）患者告知，排尿可完全自我控制，正常饮水，每日排尿已恢复到病前，其余诸症消失。舌淡红，苔薄白，脉缓。

嘱其家属每日将上手摩擦热后，按揉小腹部5～10分钟，用双手心摩擦肾俞、会阳5～10分钟，巩固疗效。

【按语】

四神聪升举中气、醒脑开窍、宁心安神，可以固摄膀胱和尿道，该处颅内为旁中央小叶，是高级排尿中枢，对治疗中枢性尿失禁疗效显著；并嘱患者口服补中益气丸，升举清阳之气，健脾而通淋。双肾俞补肾固气，调整膀胱气化，兴奋交感神经，抑制了膀胱逼尿肌收缩，同时使尿道内括约肌收缩，使膀胱容量增大，减少了排尿次数，针刺不仅激活了下位排尿中枢，同时也将神经冲动传向上位排尿中枢，引起效应器官膀胱和尿道的功能改变；四诊、五诊治疗同三诊。六诊时加双神门、双间使宁心安神、解郁除烦，七诊、八诊同法治之。九诊治疗方法为加强膀胱气化功能，巩固疗效。

九、谷世喆医案：中风后抑郁症[1]

贾某，男，56岁。

初诊日期：2010年4月12日。

---

[1] 胡波、谷世喆：《谷世喆教授临证验案3则》，载《中医药导报》2011年第17卷，第11期，第31-33页。

主诉：情绪低落 3 月。

现病史：患者 1 年前曾患"脑血管意外"入院治疗 1 个月，症情平稳后出院，因有肢体活动障碍、言语不利等后遗症提前退休。出院后曾积极进行功能康复，但因效果不明显而急躁焦虑，3 个月前逐渐出现情绪低落，不主动进行康复锻炼。

刻诊：形体稍胖，精神不振，性情急躁，焦虑，言语少而欠流利，右上肢沉重，右手拘挛，不能抓握。大便不调，舌暗，苔白，脉弦滑。

证候诊断：痰阻血瘀，清窍闭塞。

治法：涤痰化瘀，通络开窍。

【处方】

黄芪 20g	当归 10g	赤芍 10g	川芎 6g
柴胡 10g	枳壳 6g	菖蒲 15g	远志 15g
桑枝 10g	地龙 6g	穿山甲 6g	

每日 1 剂。

针刺选穴：风池、百会、四神聪、本神、神庭、廉泉、通里、足三里、患侧曲池、合谷、腕骨。1 次/日。

推拿按摩患侧肢体，每日 1 次。并配合语言疏导，鼓励其进行自我康复锻炼，增强其恢复健康的信心。

治疗 1 次后，患者即自觉右上肢活动有力，言语增多，情绪平稳。

治疗 5 次后，患者右手拘挛减轻，能勉强稍作屈伸动作，信心大增，精神状态明显好转。共治疗 20 次，患者右手指能自主屈伸，尚不能抓握物体，语速较慢但能准确对话交流。情绪恢复正常，能正确看待自己的病情，并有信心坚持锻炼恢复。

【按语】

中风后抑郁是脑卒中恢复期常见多发的精神障碍疾病，若合并半身不遂、言语不利等中风后遗症则症状更为严重。

谷世喆教授认为其病机为风痰流窜经络，血脉闭阻，气不能行，血不能濡，肢体筋脉失于濡养则半身不遂；舌本脉络受阻则言语不利；心神失养，清窍闭阻则情绪低落、精神异常。

谷世喆教授处方以补阳还五汤合四逆散加减，益气活血、化瘀通络、疏肝解郁、醒神开窍。配合针刺选用了较多的头部穴位，中风抑郁是由于大脑皮层的功能失调而引起的，中医非常注重"神"的作用，"脑为元神之府""脑主神明"。又根据气街理论，"头为诸阳之会""十二经脉，三百六十五络，其气血皆上于面而走空窍"，故头气有街。

头为脑所属，"脑为髓海"，头气街与脑相连。因此，谷世喆教授选择头部的穴位治疗精神疾患，并且将神庭、本神、四神聪共七个穴位组合成"七神针"，疗效明显。本例患者治疗时，先快速针刺风池穴，得气后不留针，然后仰卧位针刺其余穴位，久留针。配合推拿按摩促进气血运行，有利于功能康复，并增进了与患者的交流，增加其恢复健康的信心。

十、李佃贵医案：假性球麻痹[①]

张某，男，59岁。

初诊日期：2014年10月15日。

现病史：脑梗死经治疗后遗左侧肢体活动不利，行走和持物困难，但生活尚可自理6个月，时时发笑、不能自止4个月，经多方治疗未效。刻诊：症状如上，伴见心烦易怒，失眠健忘，口流黏浊痰涎，舌质红，苔黄腻，脉弦数。

西医诊断：假性球麻痹。

中医诊断：中风后遗症。

证候诊断：浊毒内蕴，浊热毒邪扰心。

治法：清热化浊解毒。

【处方】清热化浊解毒方加减。

黄芩12g	黄连6g	黄柏15g	栀子10g
半夏15g	竹叶6g	僵蚕12g	郁金10g
远志10g	石菖蒲15g	炙甘草6g	珍珠母30g

5剂，每日1剂，水煎分2次温服。

二诊：（2014年10月21日）诉服上方5剂后，强笑发作次数及程度均减，心烦易怒大减，余症同上。继以上方加首乌藤30g、党参15g、炒酸枣仁15g。7剂，水煎服，每日1剂。

三诊：（2014年10月21日）诉症状继续减轻，偶有强笑，心烦易怒及流涎缓解，失眠健忘明显减轻。舌质略红，苔黄腻，脉弦。

继续以二诊方加减治疗1个月而强笑缓解，随访6个月未发。

【按语】

假性球麻痹之强笑亦是脑血管病康复中的难点，李佃贵教授认为，患者在中风初期多是风动于内，气血逆乱，痰瘀阻滞，日久则郁化热毒，热扰神明，故强笑不休，正如《灵枢·本神》所云"心气实则喜笑不休"。心为火脏，与热毒同类，故治宜清热化浊解毒。李佃贵教授所拟清热化浊解毒方由《医宗金鉴》三黄石膏汤加减而来，方用生石膏、黄芩、黄连、黄柏、栀子，共奏清热化浊解毒之用。

本例患中风6个月，出现强笑4个月，据其症状舌脉，可知其症由浊毒扰心而致，故加半夏、远志、石菖蒲、郁金化痰开窍定志；加竹叶、珍珠母清心安神；僵蚕解毒息风通络。诸药合用，共奏清热解毒化浊、清心通络开窍之功。

[①] 樊建平：《李佃贵教授化浊解毒法治疗脑血管病验案举隅》，载《河北中医》2015年第37卷，第10期，第1457－1459页。

十一、李恩宽医案：中风后遗症[1]

童某，男，56岁。

初诊日期：2012年12月26日。

现病史：患者诉中风经住院治疗后，诸症好转，仍遗留左侧上肢麻木、乏力，右侧口角发麻，齿根发麻，不敢饮冷，舌淡有齿痕印苔白，脉弦。

【处方】

附片10g	干姜15g	肉桂15g	桂枝10g
女贞子30g	墨旱莲30g	水蛭10g	蜈蚣10g
全蝎10g	地龙30g	黄芪50g	三棱10g
莪术10g	甘草10g		

7剂，水煎服，每剂日2次，口服。

二诊：齿根麻木感未减，怕冷、口角麻木、左上肢乏力均减轻，舌淡有齿痕舌中苔腻，脉弦。

【处方】

附片15g	黄连3g	黄芩20g	黄柏20g
茯苓20g	土茯苓40g	薏苡仁20g	水蛭20g
蜈蚣10g	僵蚕30g	甘草6g	

7剂，水煎服，每剂日2次，口服。

三诊：患者自觉病情已好八成，齿根麻木好转，余症若失，舌红齿痕不明显，苔薄白，脉弦。患者系外地商人，因下周回家过年，要求带药回去继服，以祛根蒂。守二诊方14剂，水煎服，每剂日2次口服。

【按语】

初诊，李恩宽教授认为患者属真阳不足、瘀血阻络，以附片、干姜、肉桂、桂枝，温补散失之元阳，达到培本固元；墨旱莲、女贞子，滋补元阴，并纠上药之偏，达一石二鸟之功；三棱、莪术，化滞于经络之瘀血；水蛭、蜈蚣、全蝎、地龙，复通久瘀之络脉，大剂量的黄芪补气以活血，寓补阳还五汤之妙义。

二诊，患者表现典型脾肾阳虚、痰湿内蕴之征，附子大热，骤补真阳，使根本得固，杜绝生痰之源，且能制约三黄苦寒之性，此乃去性取用之灵机活法。三黄燥湿化痰，加茯苓、土茯苓、薏苡仁健脾利湿，加祛风除麻的虫类药，效专而力宏，故能有此捷效。

十二、李军医案：脑腔梗[2]

刘某，男，32岁。

---

[1] 郑安锐、薛莎、李恩宽：《李恩宽运用虫类药治疗疑难病验案三则》，载《湖北中医杂志》2014年第36卷，第2期，第31-32页。

[2] 祁占宁、史嵩海、陈文博、李军：《李军教授运用药对治疗脑病的经验》，载《西部中医药》2012年第25卷，第2期，第33-36页。

初诊日期：2010 年 6 月 8 日。

主诉：言语不利伴左手指关节屈伸失灵 3 年。

现病史：患者 3 年前无明显诱因出现左侧肢体麻木、言语不利，遂到某医院就诊，被诊断为"脑腔梗"，住院治疗后左侧肢体麻木消失，但言语不利、左手指关节屈伸不灵活。

查体：血压 130/80mmHg，伸舌稍偏左，双手握力可，对指试验（+），左侧 Hoffmann 征（+），深浅感觉未见异常，余未见明显异常。舌质暗，苔薄黄腻，舌下瘀点（3+），脉滑。

中医诊断：中风后遗症。

证候诊断：肝热痰瘀交结脑络。

治法：清肝活血化痰。

【处方】自拟清脑通络汤加减。

草决明 18g	天麻 10g	丹参 15g	川芎 15g
豨莶草 30g	姜半夏 12g	姜黄 12g	赤芍 15g
水蛭 6g	全蝎 8g	神曲 30g	三七粉(冲服) 3g

12 剂，每日 1 剂，水煎取汁 400mL，分早晚 2 次空腹温服。

二诊：（2011 年 6 月 20 日）自述服上药后诸症缓解，舌质暗，苔薄白腻，舌下瘀点（2+），脉滑。仍以上方为主加减治疗。

此后又以丹参、半夏为主配方，治疗 4 个月后诸症基本消失，舌质转为淡红，舌下瘀点（-）。嘱患者低盐低脂饮食以善后。

【按语】

在本案中李军教授紧扣病机，以丹参、半夏为主要药对，功能活血化痰，辅以草决明等清肝热，一诊后患者肝热清而痰瘀减，此后仍以丹参、半夏为主加减治疗，4 个月后痰瘀基本消失。由此可见，活血化痰药对治疗痰瘀交结脑络型脑病的疗效肯定。

十三、李寿彭医案二则

案 1：中风后遗症[①]

李某，男，63 岁。

初诊日期：1997 年 12 月 17 日。

现病史：中风 1 个月后，头昏头痛，肢体麻木，肌力减退，咯痰量多，语言不利，心悸气短，腰酸膝软，舌红，苔白而腻，脉沉弦，重按无力。

证候诊断：精血不足，风痰阻络。

治法：益髓填精，豁痰开窍通络。

【处方】

| 熟地 10g | 枣皮 10g | 枸杞 10g | 白附子(先煎) 10g |
| 姜半夏 12g | 木香 12g | 全蝎(冲服) 6g | 茯苓 15g |

---

① 周晨：《李寿彭应用益髓填精法治疗脑病的经验》，载《四川中医》2000 年第 8 期，第 1-2 页。

白芥子 15g	玄胡 15g	胆星 3g	乌梢蛇 30g
鸡血藤 30g	伸筋草 30g	甘草 3g	

服药 1 周后咯痰减少,言语转清,其他症状好转。再以本方加减续服半月余,咯痰大减,肢体渐能活动,肌力有所恢复。后将此方制成丸剂,服药近 2 个月而收全功。

【按语】

李寿彭教授经验认为,肝肾不足,精髓亏于下,风痰阻于上,蒙扰清窍,阻塞经络,故有头昏头痛、肢体受阻、咯痰量多、语言不利等症,治宜益髓填精补其下,豁痰开窍利于上,标本同治,方可中的。李寿彭教授临床上常用于中风后遗症、脑动脉硬化、高脂血症、老年性痴呆等症。

案 2:中风后遗症(脑痹)①

周某,男,41 岁。

初诊日期:2013 年 5 月 8 日。

现病史:患者素患高血压病,脑梗死后 5 个月,头部隐隐作痛、神识间断不清 5 个月。现症:头部隐痛,灼热,偶有神识不明,口眼歪斜,语言不利,咳嗽、少痰,口干苦夜间为甚,左侧肢体乏力,肌张力高,大便干,舌红,苔薄,脉细数。

中医诊断:中风后遗症(脑痹)。

证候诊断:心肝肾肺阴虚,心神失养。

治法:滋补心肾,润液醒神。

【处方】天王补心丹化裁。

桃仁 10g	酸枣仁 15g	天门冬 15g	麦门冬 15g
生地黄 15g	当归 12g	牡丹皮 12g	丹参 20g
桔梗 10g	远志 10g	泽泻 12g	茯苓 20g
半夏 12g	藿香 12g	石菖蒲 15g	党参 15g
葛根 30g	黄芪 30g	鳖甲胶 25g	三七 10g

每日 1 剂,水煎取汁 300mL,分早晚 2 次温服。

二诊:(2013 年 5 月 15 日)患者服药后头部隐痛、灼热顿除,神识不明的情况减少,轻咳,肌张力稍好转,大便通畅,舌红苔薄,脉细数。在前方的基础上去党参、鳖甲胶、三七,加全蝎 5g、地龙 10g。

三诊:(2013 年 5 月 22 日)患者已无神识不明现象,语言不利、口眼歪斜、肢体乏力均有所好转,舌红。以上次方作水丸常服。

【按语】

此例为中风后脑痹的患者,李寿彭教授从中医传统的神志学说出发,而药用天王补心丹。中医学认为,心藏神,脑主神明,心脑相通,现代脑损伤治疗思路可求之于开通心窍。此例辨证,偶神昏、头痛、灼热、口干、舌红、脉细,当定病性为阴虚,合病位之心、肝、肾、肺,心阴虚为主,天王补心丹主之。

---

① 陈永安、王爱民、李勇华:《李寿彭痹证验案 4 则》,载《河北中医》2015 年第 37 卷,第 6 期,第 816-817+828 页。

石菖蒲、远志、藿香为开通心窍之使药；桃仁、丹参、三七、葛根为祛除久病之瘀血，豁通道路；草木无情，血肉有情，此真阴亏损，诚须鳖甲胶等填补下元真精，滋水降火，交通心肾，果有所得。

十四、李振华医案：中风后遗症①

患者，男，59 岁。

初诊日期：2005 年 3 月 23 日。

主诉：右半身无力，伴行动不灵活、语言不利 6 月。

现病史：患者因情绪不佳，于 2004 年 9 月 16 日凌晨 4 时许起床小便时感行走不稳，随之右半身不遂，心悸，速至某医院急诊，颅脑 CT 检查示：脑梗死。心电图示：心房纤颤。血压 160/100mmHg，血糖 17mmol/L。立即入院治疗，静滴甘露醇、尿激酶，口服美吡达、拜唐苹等药，1 周后病情基本稳定，心悸消失，血糖降至 7.8mmol/L，但血压时高时低，遂出院针灸 1 月余，同时服用降血糖、降血压西药及中成药大活络丹。

刻诊：感右半身无力，行动不灵活，言语不利，头晕，心烦急躁，面色稍萎黄，无口眼歪斜，舌体胖大，舌质暗，苔白腻，脉沉滑细。

西医诊断：脑梗死。

中医诊断：中风后遗症。

证候诊断：脾气亏虚，痰湿内郁，瘀血阻络。

治法：健脾益气，化痰利湿，活血化瘀，通络开窍。

【处方】复瘫汤。

生黄芪 30g	白术 10g	陈皮 10g	旱半夏 10g
茯苓 12g	薏苡仁 30g	木瓜 18g	泽泻 10g
节菖蒲 10g	郁金 10g	丹参 20g	川芎 10g
乌梢蛇 12g	炮穿山甲 10g		

15 剂，水煎服。

嘱：保持心情舒畅，饮食清淡，加强功能锻炼及发音训练。

二诊：（2005 年 4 月 7 日）身体转侧较前灵活，稍感有力，头晕减轻，言语不利亦有好转，苔腻已趋变薄，舌体胖大，舌质暗，脉沉滑细。此为痰湿渐化，脾气亏虚有所改善。舌暗未见好转，络脉瘀滞之象仍较明显，治疗应加强祛瘀通络之力。

上方去陈皮、旱半夏、薏苡仁、茯苓，加土鳖虫、鸡血藤，行血逐瘀，舒筋活络；地龙、蜈蚣、桑枝，祛风通络；远志，祛痰开窍，以助节菖蒲、郁金开窍利音之功。

三诊：（2005 年 4 月 22 日）右半身无力明显好转，苔腻之象消失，言语不利进一步改善，发音亦较前清晰。唯近日因生气，头晕有所明显，血压 160/110mmHg，舌体稍胖大，舌质暗红，舌苔薄白，脉沉细。诸症显著好转，为血脉渐通，经脉已畅之佳象。

苔腻消失，去泽泻、木瓜。因生气致头晕，血压升高，为肝木横逆，肝阳上亢之

---

① 李墨航、郭淑云：《国医大师李振华治疗内科疑难杂症采撷》，载《中医研究》2014 年第 27 卷，第 3 期，第 38－41 页。

象，上方加天麻10g、夏枯草15g、菊花12g、川牛膝15g清泄肝火，平肝潜阳，引血下行。30剂，水煎服。

四诊：（2005年5月22日）右半身无力基本消失，言语发音正常，血压135mmHg～126mmHg/85mmHg～80mmHg，唯行走久则下肢酸软，为病久肝肾亏虚，筋骨失养，不能滋养所致。当以补益肝肾、益气活瘀、通络平肝善后。

【处方】

炒杜仲15g	续断20g	川牛膝15g	当归15g
白芍15g	生黄芪30g	白术10g	鸡血藤30g
丹参20g	川芎12g	蜈蚣2条	地龙10g
乌梢蛇10g	天麻10g	夏枯草15g	

25剂，水煎服。

服药完毕后患者行走基本正常，肢体感觉有力，血压135mmHg～126mmHg/85mmHg～80mmHg，血糖为6.3mmol/L，其他诸症基本消失。2006年2月13日电话随访，知其步行2千米左右下肢也无酸软感，其他一切正常。

【按语】

中风为本虚标实，上盛下虚之证。虚者多为气虚、阴虚，实者多为血瘀、痰湿、气滞、肝风、肝火。因病位有浅深，病情有轻重，证候有寒热，病势有顺逆，故李振华教授强调应全面辨证，分清虚实寒热之多少而施治。

本案患者因平素血压较高，复因情志不舒，阳升风动，气血逆乱，并走于上，闭塞清窍，而骤发此病。依据脉证，其病机为脾虚失运，痰湿内郁，瘀血阻络；治宜健脾益气，化痰利湿，活血化瘀，通络开窍。李振华教授以经验方复瘫汤治之，方中生黄芪、白术补气健脾燥湿；配陈皮、旱半夏、茯苓、泽泻以增健脾渗湿之力；薏苡仁、木瓜化湿健脾，舒筋活络；节菖蒲、郁金芳香开窍，化湿豁痰，《本经》谓节菖蒲有"通九窍，明耳目，出音声"之效；丹参、川芎活血化瘀，通行血脉，且川芎辛香行散，温通血脉，又能行气开郁，为血中之气药，两药配用，具奏通达气血之效；乌梢蛇祛风活络，为临床治疗中风半身不遂之要药；炮穿山甲活血通经，善于走窜，性专行散，能通经而达病所。诸药共伍，具有益气健脾、化痰开窍、活血通络之功。

李振华教授认为：中风之病多为气虚血瘀证与肝肾阴虚阳亢证。脾为气血生化之源，主运化水湿，故脾虚常致气虚，痰湿内蕴，阻滞经络，临症既为发病之因，亦为常见病机，辨证施方时应注意健脾益气，蠲除痰湿。血脉瘀阻为本病必有病机，故活血化瘀通络为必施之法，宜重用虫类药。对于肝肾阴虚、风阳上扰者，注意用药不可过于温燥，临床宜选用白芍、龟板、玄参之类药物参入方中，以免阴津益损。中风语言謇涩较为难治，需重用芳香开窍、解郁活血之节菖蒲、郁金等。此四者为辨治的要点。

十五、连建伟医案三则

案1：脑梗后遗症[①]

朱某，女，61岁。

初诊日期：2013年12月19日。

现病史：素有高血压、脑梗病史，眩晕，肢体麻木，诊得左关脉弦，右关脉大，舌苔白腻，舌边散布瘀点。

治法：平肝息风，痰瘀并治。

【处方】

制半夏10g	陈皮10g	茯苓15g	炒枳壳10g
竹茹12g	当归10g	赤芍15g	川芎6g
丹参20g	广郁金12g	生甘草3g	桑叶12g
菊花12g	钩藤(后下)15g	羚羊角粉(冲服)0.5g	

14剂。

二诊：（2014年1月9日）眩晕好转，夜寐得安，守方，丹参改为12g，14剂。

三诊：（2014年1月27日）眩晕好转，守方，去羚羊角粉。28剂。

【按语】

本案患者眩晕、肢体麻木并见，《素问·至真要大论》云："诸风掉眩，皆属于肝。"连建伟教授治之以平肝息风法，桑叶、菊花、天麻、钩藤为连建伟教授平息肝风之常用对药，配合温胆汤清化痰热，使痰热不与肝风相合，配合四物汤，去生地之滋腻，加丹参，尤能养血活血，肝藏血，血能养肝，则肝阳不致上亢。羚羊角清肝火、息肝风，广郁金行气、解郁、凉血。全方合用，则风、火、痰、瘀兼顾，共奏平肝息风、清热活血豁痰之功。

案2：中风半身不遂[②]

王某，年近六旬。

现病史：突然中风，右半身不遂。住院1周余，患者神志清楚，但右半身仍丝毫不能动弹，遂邀连建伟教授前往会诊。患者素嗜白酒，形体丰肥，舌胖质淡苔白，按其脉来缓弱无力。

治法：益气活血通络。

【处方】

| 生黄芪45g | 当归尾9g | 赤芍9g | 川芎6g |
| 桃仁9g | 红花6g | 地龙9g | 人参再造丸(吞服)1粒 |

服方5剂，右手能举，右腿能动。

---

① 陈烨文、王鹏程、连建伟：《连建伟教授从痰瘀辨治杂病临床经验探析》，载《陕西中医学院学报》2015年第38卷，第2期，第29-31页。

② 毛军民、李如辉、连建伟：《连建伟教授运用王氏逐瘀方验案举隅》，载《中医药信息》2005年第1期，第34-36页。

效不更方，再服 7 剂，黄芪用量加至 60g，服后竟能迈步行走，手举过头，遂出院回家。嘱其再多服此方以图根治。

【按语】

本案中风后半身不遂，气虚血瘀，络道不通。辨证虽见元气虚甚，而血瘀不显，然"元气既虚，必不能达于血管，血管无气，必停留而为瘀"（《医林改错·论小儿抽风不是风》），故重用黄芪 45g～60g 以补益元气。气旺则经脉通；佐以少量当归、赤芍、川芎、桃仁、红花、地龙活血通络；加人参再造丸助阳益气，活血通络。据连建伟教授的临床经验，初得中风，半身不遂，即服本方，疗效较好。若半身不遂已久，再服本方，疗效多不显著。凡见是证，须细心研究，审气血之荣枯，辨经络之通滞，及早运用本方，以图佳效。

案 3：中风后遗症（喑痱病）[①]

患者，男，84 岁。

初诊日期：2015 年 12 月 12 日。

主诉：行走不利 1 年余。

现病史：患者脑梗死 1 年余，久病卧床不起，或暂坐轮椅之上，舌强不能言，足废不能行，耳聋不能听，大便干燥。舌苔薄白，脉有结代，右关脉大有力。

西医诊断：中风后遗症。

中医诊断：喑痱病。

治法：滋肾阴，补肾阳，开窍化痰之法，佐以益心气，养心阴。

【处方】 刘河间地黄饮子合生脉散。

生地黄 20g	山茱萸 12g	麦冬 15g	五味子 6g
远志 6g	石菖蒲 6g	西洋参 6g	茯苓 12g
巴戟天 6g	肉苁蓉 10g	肉桂 2g	上等铁皮石斛 6g

10 剂，常规水煎 2 次共 200mL，分 2 次服用。服药 10 剂后，即能在家里行走几步。服药 60 剂，能从家中一间房间行走到另一房间，能说两三字，耳能听音，自己摘了助听器。

【按语】

《素问·脉解篇》云："内夺而厥，则为喑俳，此肾虚也。"盖足少阴肾脉挟舌本，肾虚内夺，精气不能上承，故舌强不能言，肾虚水泛为痰，痰浊堵塞窍道，亦令舌强不能言，此为喑。肾主骨，下元虚衰，筋骨痿软，故足废不能用，此为痱。肾开窍于耳，肾精不足，故耳聋不能听，肾又主水液，司二便，故大便干燥。舌苔薄白，此阴阳俱虚之证也。脉结，乃心之气阴不足，右关脉大有力，主后天胃气壮实，可以弥补先天肾精之不足也。其饮食颇健，可见脉证相符。本案为喑痱证，由患者高年肾虚精亏所致，又有心病脉结，确属难治。然投以地黄饮子合生脉散，获效之速，又出人意料。

[①] 陈建斌、连建伟：《连建伟运用地黄饮子经验撷菁》，载《中华中医药杂志》2017 年第 32 卷，第 12 期，第 5407-5409 页。

十六、梁剑波医案：中风后遗症①

卢某，男，35 岁。

初诊日期：1991 年 11 月 21 日。

现病史：右侧肢体偏瘫，语言不清，头痛，血压偏高 2 个多月。伴口干不欲饮，舌质嫩胖、苔腻浊，脉弦。

证候诊断：脉络空虚，风邪入中，痰湿内停。

治法：养血祛风通络，息风开窍豁痰。

【处方】

正羚羊骨 15g	竺黄 15g	钩藤 15g	白芍 15g
丹参 15g	白术 15g	熟地 15g	天麻 10g
防风 10g	当归 10g	秦艽 10g	羌活 10g
独活 10g	云茯苓 10g	黄芩 10g	白芷 10g
石菖蒲 10g	炙甘草 10g	生石膏 30g	川芎 5g
细辛 5g			

25 剂，每日 1 剂，清水煎服。

二诊：（12 月 15 日）服药后，血压正常，头痛减轻，语言渐清，唯肢体仍不利，治守原意，前方去石菖蒲，加党参 15g、黄芪 20g、小海马 1 只。另服中风回春丸，18 粒/次，3 次/日。

三诊：（12 月 26 日）诸恙好转，语言流利，能下床走动，原方去竺黄，加杜仲 15g，又以花旗参、丹参、杜仲各 15g，田三七 5g，隔日顿服作善后调理，共服药 45 剂，诸症告愈，随访半年病未复发。

十七、刘德桓医案：右侧基底节区脑梗塞②

江某，男，72 岁，退休职工。

初诊日期：2011 年 10 月 18 日。

主诉：左肢乏力 6 月余。

现病史：诊见面色黧黑，表情淡漠，少气懒言，言语謇涩，健忘，易怒，多疑，腰酸，膝软，纳差，夜尿多，大便正常，舌暗淡有瘀斑苔白，脉弦细。

既往史：有原发性高血压病。

查体：记忆力、定向力、判断力、计算力下降，舌体偏向左，左侧肢体肌力 3 级，肌张力明显升高。左侧 Babinski 征阳性。

辅助检查：颅脑 CT 提示：右侧基底节区脑梗塞。

中医诊断：中风后遗症。

---

① 周瑞珍：《梁剑波教授治疗中风后遗症的经验介绍》，载《新中医》1993 年第 12 期，第 10－11 页。

② 欧凌君、郭伟聪、庄清芬：《刘德桓教授运用温病理论辨治脑病的经验》，载《福建中医药》2013 年第 44 卷，第 6 期，第 22－23 页。

证候诊断：肝肾亏虚，痰瘀阻络。

治法：滋补肝肾，化痰逐瘀。

【处方】薛氏加减三甲散合补阳还五汤化裁。

醉蚕虫 10g	醋炒鳖甲 10g	僵蚕 10g	柴胡 10g
桃仁 10g	黄芪 60g	当归 6g	远志 6g
川芎 15g	红花 10g	赤芍 15g	地龙 10g
胆南星 10g	益智仁 15g		

服 7 剂，精神好转，夜尿减少为 1 次，但述胸闷痰多，言语不清，舌质暗淡苔腻，脉较前有力。辨证为气虚痰阻，上方加黄芪至 100g 增强补气力度，加用石菖蒲、远志各 10g 化痰开窍。

服 15 剂后，精神明显好转，患者反应力也有加强，情绪明显好转，言语变清晰，舌质淡红，苔薄白，脉弦有力。上方加龟板至 20g 补肾填精，水蛭 5g 走窜活络。

守方持续使用 2 个月，患者言语较前清晰，情绪能自控，认知功能改善，纳寐可，二便正常，可由家属扶行。

十八、刘国安医案二则

案 1：中风后面肌痉挛[①]

患者，女，64 岁。

现病史：3 年前曾患中风，目下左侧面肌痉挛，失眠多梦易醒，多汗、头晕、耳鸣、乏力、口苦、心慌，脊背凉，喜热怕冷，大小便正常，纳可。脉细滑，舌质紫暗，有瘀点，苔白腻。

证候诊断：气血亏虚，肝风内动，瘀血内阻。

治法：养血祛风，活血行气。

【处方】

生地 12g	当归 15g	白芍 30g	川芎 12g
黄芪 30g	桂枝 10g	白附子 10g	白芷 15g
全虫 3g	僵蚕 10g	白蒺藜 20g	荆芥 10g
防风 10g	蝉衣 12g	炒枣仁 30g	生龙骨 30g
生牡蛎 30g			

4 剂，水煎服。

再诊时患者面肌仍轻度痉挛，伴失眠、耳鸣，故在基本治则不变基础上减白蒺藜、蝉衣，加珍珠母 30g、菖蒲 15g、磁石 30g。再服 4 剂，诸症好转，故改用补气养血之丸药善其后。

案 2：左侧脑室体旁梗塞[②]

寇某，男，76 岁。

---

① 李侠：《刘国安教授运用风药治疗血瘀证经验》，载《现代中西医结合杂志》2003 年第 14 期，第 1475 页。
② 曹红霞：《当归补血汤治验举隅》，载《甘肃中医学院学报》1996 年第 4 期，第 44 页。

现病史：因右侧肢体活动不利8年、偏瘫2周收入我科。患者入院时右侧肢体偏瘫，活动不利，握物欠佳，步履蹒跚，疲乏无力。舌质暗红，舌底脉络迂曲，脉沉细。

辅助检查：颅脑CT示左侧脑室体旁梗塞灶。

中医诊断：中风后遗症（中经络）。

治法：益气养血，活血通络。

【处方】

黄芪120g	当归30g	川芎12g	地龙10g
水蛭(冲)10g	僵蚕15g	丹参18g	白术10g
党参15g			

共住院治疗1个多月，患者下肢伸抬自如，可下地行走，指麻减轻，握物较有力，出院。

十九、刘学勤医案：脑出血后遗症[①]

患者，男，51岁。

初诊日期：2008年4月25日。

主诉：脑出血后遗右半身不遂7月。

现病史：患者为预防心脑血管病，长期服用阿司匹林，平时血压偏高。7个月前突然摔倒，昏迷不醒，送医院急诊，经CT扫描检查，诊断为脑出血，出血量为80mL～90mL。遂住院治疗，病情稳定后，出院康复锻炼，但效果不明显。现患者面部表情僵滞，口角流涎，记忆力部分丧失，语言謇涩不利，右上肢抬举受限，右肩疼痛，右手肿胀，下肢软弱无力，不能独立行走，饮食、睡眠、二便正常。舌质淡暗，苔薄白，舌根部厚腻，脉虚弦数。

西医诊断：脑出血后遗症。

中医诊断：中风（中脏腑）。

证候诊断：气虚血瘀，风痰上阻清窍。

治法：益气活血，祛风化痰醒脑。

【处方】

制草乌5g	生黄芪40g	炮穿山甲7g	紫丹参30g
全当归15g	赤芍25g	桑枝30g	独活6g
桂枝尖6g	威灵仙12g	粉甘草5g	

7剂，每日1剂，水煎取200mL，分2次早晚餐后1小时口服，忌饮酒。

之后制草乌、生黄芪、炮穿山甲逐渐加量。

5月12日来诊时，改为制草乌7g、生黄芪100g、炮穿山甲9g，去独活，加桃仁、杏仁各10g，草红花15g，鸡血藤30g，川牛膝、怀牛膝各25g。

服至7月7日，第12次来诊时，已能自行蹲起10余次，语言较前流利，记忆力有

[①] 刘明照、刘静生、庞国明、刘静宇：《刘学勤教授运用草乌治疗心脑血管病经验》，载《中医研究》2011年第24卷、第11期，第58-60页。

所恢复，右肩疼痛减轻，右手略肿胀，调方如下。

【处方】

制草乌 9g	生黄芪 160g	炮穿山甲 10g	紫丹参 35g
全当归 15g	桃仁 10g	杏仁 10g	草红花 18g
鸡血藤 40g	川牛膝 25g	怀牛膝 25g	桑枝 40g
桂枝尖 9g	粉甘草 9g		

每日 1 剂，并嘱其以肩撞墙锻炼。

此后，在此基础上曾分别加用水蛭 8g、地龙 30g、乌梢蛇 30g、大蜈蚣 3 条、全蝎 10g、白僵蚕 10g 等虫类药搜剔逐瘀之品。

服至 10 月 13 日，已能自行上下楼，能骑自行车，记忆力恢复到病前水平，前后共诊 22 次，服药 136 剂，历时 171 天。

2009 年 1 月 16 日随访，情况良好，病未复发。

【按语】

此病从初诊到治愈，自始至终以制草乌、生黄芪、炮穿山甲为主药，生黄芪单剂最大量用到 170g，制草乌单剂最大量用到 9g，按法服用，服药期间未发现有不良反应。《用药法象》云："草乌治风痹血痹，半身不遂，行经药也。"《药性赋》亦云："川乌破积，有消痰治风痹之功。"王琢崖《医林指月》指出："草乌乃野生地上，多历岁月，故其气力尤为勇悍。"对于中风后半身不遂、肢体拘挛疼痛者，制草乌有明显止痛舒筋之效。

《太平惠民和剂局方》中的"活络丹"以川草乌配制乳没治疗中风后手足不仁，日久不愈，经络中有痰湿死血，腰腿沉重或腿臂间作痛，能补气以行滞。《医林改错》中"补阳还五汤"以四两生黄芪为主药补气通阳，使气行血行，血行瘀化，治中风半身不遂，效果确切。此例患者治疗更佐以炮穿山甲、全蝎、蜈蚣等虫类活血通络之品，使发病 7 个月之久的中风患者最终康复。

二十、刘玉洁医案三则

案 1：卒中后肩手综合征[①]

刘某，女，56 岁，教师。

初诊日期：2008 年 1 月 3 日。

现病史：患者脑梗死 14 天。刻诊：左侧肢体活动不利，左手肿胀疼痛，局部皮温高，手指伸直、屈曲受限，烦躁，体胖，舌苔黄腻，脉滑。

西医诊断：卒中后肩手综合征。

中医诊断：中风。

证候诊断：痰瘀阻络。

治法：清热化痰，消肿止痛。

---

① 段红莉：《刘玉洁主任医师辨治卒中后肩手综合征经验》，载《中国中医急症》2010 年第 19 卷，第 7 期，第 1164 + 1179 页。

【处方】

法半夏 10g	胆南星 10g	竹茹 10g	枳实 10g
茯苓 15g	僵蚕 15g	地龙 15g	丹参 30g
桑枝 30g	海桐皮 30g	片姜黄 30g	薏苡仁 30g

7剂后患者左手肿胀减轻，皮温正常，烦躁好转，舌苔较前变薄，脉滑减。继服7剂疼痛肿胀明显好转，舌苔转薄白，脉沉。予香砂六君子汤加减，服14剂后疼痛肿胀消失。随访半年未复发。

【按语】

刘玉洁教授根据患者患肢肿胀疼痛，皮温高，舌苔黄腻，脉滑，辨证为痰湿阻络。正如《内经》所云："因于湿，首如裹，湿热不攘，大筋软短，小筋弛长；软短为拘，弛长为痿。"刘玉洁教授抓住痰湿这一病机，认为此患者为风痰流窜经络，血脉闭阻，气不能行、血不能濡所致疼痛肿胀，治以清热利湿化痰通络，而收效益彰。

案2：卒中后肩手综合征①

王某，男，65岁，工人。

初诊日期：2007年10月8日。

现病史：患者脑梗死病史1个月。刻诊：右侧肢体活动无力，右手肿胀疼痛，右手腕关节及指指、指掌关节屈伸不利，面色萎黄，舌质淡有瘀斑，苔白，脉沉细。

西医诊断：卒中后肩手综合征。

中医诊断：中风。

证候诊断：气虚血滞，脉络不利。

治法：补气活血，祛风通络。

【处方】

黄芪 40g	桃仁 10g	红花 10g	当归 10g
五灵脂 10g	炙乳香 10g	炙没药 10g	羌活 10g
秦艽 10g	甘草 10g	川芎 15g	片姜黄 15g
地龙 15g	桑枝 30g	鸡血藤 30g	香附 6g

7剂后肿胀明显减轻，疼痛大减，关节屈伸亦好转。继服21剂，肿胀、疼痛基本消失，关节能屈伸。随访半年未复发。

【按语】

刘玉洁教授根据此患者中风后出现患肢肿胀疼痛，结合四诊，辨证为气虚血滞，脉络不利。即所谓气为血之帅，气行则血行，气滞则血瘀，血液运行瘀阻不通，"不通则痛"，故可见肩、手、腕关节疼痛，痛有定处。《血证论·瘀血》谓："又有瘀血流注，亦发肿胀者。"气虚为本，血瘀、水湿内停为标。治疗上，宗《内经》"形不足者，温之以气，精不足者，补之以味"之旨，以黄芪补气，为主药；桃仁、红花、羌活、秦艽等活血化瘀、祛风除湿为辅；一味香附既防补气药过于壅滞，又取气行则血行之意，为佐

---

① 段红莉：《刘玉洁主任医师辨治卒中后肩手综合征经验》，载《中国中医急症》2010年第19卷，第7期，第1164+1179页。

药。诸药共奏补气活血、祛风通络之功。

案3：卒中后肩手综合征①

方某，女，60岁，工人。

初诊日期：2008年10月21日。

现病史：患者脑梗死病史1个月。刻诊：左侧肢体活动无力，左手肿胀疼痛，左手关节僵硬不能屈伸，舌质暗红，少苔，脉弦细。

证候诊断：肝肾阴虚，水湿内停。

治法：柔肝理筋，化湿通络。

【处方】

白芍30g	炙甘草10g	石斛15g	乌梅10g
鸡血藤24g	蛰虫6g	木瓜15g	生薏苡仁24g
海桐皮24g	桑枝30g	地龙15g	白花蛇6g

7剂后疼痛肿胀好转，但仍关节不能屈伸；继服上方21剂，疼痛肿胀消失，关节能小幅度屈伸，嘱其服知柏地黄丸善后治疗1个月。

【按语】

刘玉洁教授认为，此患者年已六旬，肝肾阴虚。肝藏血，主筋，体阴而用阳。肝阴不足，筋脉失其濡养，则痉挛疼痛；病后体虚痰湿阻滞经络故肿胀。正如《景岳全书》所谓："其病在血液，血液枯燥，所以痉挛""凡属阴虚血少之辈，不能营养筋脉，以致搐挛僵仆者，皆是此证。如中风之有此者……总属阴虚之证。"治疗上，刘玉洁教授法宗仲景《伤寒论》治疗阴液不足"脚挛急"之芍药甘草汤加味，从肝论治，以柔肝理筋、化湿通络为法，效若桴鼓。

二十一、刘祖贻医案：脑梗死后遗症②

刘某，男，60岁。

初诊日期：2005年3月18日。

主诉：右半身不遂1年余。

现病史：1年前突发右半身不遂，语言謇涩，经某省级医院CT扫描，诊断为脑梗死。现症见右手指不灵活，语言欠流利，记忆力、计算力减退，心烦；入睡困难；舌暗红、苔厚腻，脉沉细。

西医诊断：脑梗死后遗症。

中医诊断：中风。

证候诊断：肾虚痰瘀阻络。

治法：益气温肾，活血化痰通络。

---

① 段红莉：《刘玉洁主任医师辨治卒中后肩手综合征经验》，载《中国中医急症》2010年第19卷，第7期，第1164+1179页。

② 刘芳、周胜强、林秀慧、马珂、周春吉、刘祖贻：《国医大师刘祖贻从"脑髓阳生阴长"论治脑损伤后神经功能缺损》，载《上海中医药杂志》2018年第52卷，第2期，第2-5+1页。

【处方】

黄芪 30g	枸杞子 50g	制何首乌 30g	巴戟天 10g
合欢皮 15g	炒酸枣仁 30g	葛根 30g	丹参 30g
川芎 15g	水蛭 7g	赤灵芝 15g	龙齿 30g
山楂 30g	全蝎 6g	白芍 30g	钩藤 15g

每日 1 剂，水煎服。

二诊：（3 月 25 日）右手较前灵活，言语较清楚，记忆力、计算力好转，心烦减轻；舌淡白、苔白腻，脉细。

【处方】

黄芪 60g	枸杞子 50g	制何首乌 30g	巴戟天 10g
酸枣仁 60g	合欢皮 15g	葛根 30g	丹参 30g
赤芍 15g	川芎 15g	水蛭 10g	全蝎 6g
钩藤 15g	桑寄生 30g	石决明 30g	山楂 30g

随访 1 个月，诸症好转。

【按语】

中风属顽症之一，尤其在后遗症期，病程日久，虚实错杂，缠绵难愈。刘祖贻教授在长期的临床实践中认识到，中风后遗症病因病机虽然复杂，但不外气虚、阴亏、肝风、痰阻、血瘀致脏腑功能失调，气血逆乱。本例右半身不遂 1 年余，属中风后遗症，辨证为气阴两虚、痰瘀阻络。药用黄芪益气；枸杞子、制何首乌、白芍补肝肾养阴；丹参、川芎、水蛭、全蝎、山楂、葛根活血通络；钩藤、石决明化痰息风；赤灵芝、龙齿、合欢皮、炒酸枣仁养心安神。全方共奏滋阴益气、活血化痰通络之效。

二十二、路绍祖医案二则

案1：中风后遗症①

陈某，女，66岁。

主诉：右侧肢体瘫痪、口眼歪斜3月余。

现病史：患者患高血压病15年，8个月前因劳累患"脑血栓形成"，导致左侧偏瘫，经中西药物配合针灸治疗后病情好转，生活已能自理。4个月前，因情绪激动，自觉头晕目眩，突然昏仆，不省人事，口眼歪斜，右侧肢体瘫痪，即送某医院诊治，经检查确诊为脑溢血。经抢救治疗后，病情得到控制，症状稍有好转，神志逐渐清醒，但后遗右侧上下肢瘫痪。小便失禁，大便秘结。

体格检查：神志清醒，口眼歪斜，鼻唇沟变浅，流涎，语言障碍，右侧肢体瘫痪。血压150/100mmHg。舌质红，少苔，脉弦。

中医诊断：中风后遗症。

证候诊断：肝肾阴亏，肝阳上亢。

治法：滋补肝肾，平肝潜阳。

取穴。

主穴：太冲、风池、合谷、颊车、肩髃、曲池、环跳、阴陵泉、阳陵泉。配穴：地仓、迎香、下关、印堂、血海、梁丘、三阴交、太溪、廉泉、八风、八邪。

操作：上述腧穴，每次以主穴配以配穴，选穴15个左右，并配以头针针刺左侧顶颞前、后斜线。

每日1次，20次为1疗程，手法用先泻后补，每1疗程结束后，休息5日，再施行第2疗程。

患者第1疗程结束后，自觉流涎减轻，语言较前清晰，可自行坐起，腿虽能伸屈，但无力。

继续按此法针治。患者第2疗程结束后，面瘫已基本痊愈。上肢可抬高至胸前，手能握拳，可扶物慢走。

患者第3疗程结束后，语言基本清晰，上下肢功能基本恢复，生活可自理。

案2：中风后偏瘫②

张某，男，59岁。

初诊日期：2015年6月24日。

主诉：左侧肢体活动不利伴麻木7月余。

查体：生命体征平稳，心肺腹检查无异常。神经系统检查：神清语利，理解力、记忆力、计算力及空间定向力无异常。双侧瞳孔等圆等大，d=3mm，对光反射灵敏，右侧鼻唇沟变浅，示齿口角左偏，余颅神经检查无明显异常。左上肢肌力3级，左下肢肌

---

① 谢鹏：《路绍祖教授针灸经验采撷》，载《科技视界》2015年第11期，第271-272页。
② 高燕、吴高鑫，路绍祖：《全国名老中医路绍祖教授治疗中风后偏瘫经验浅谈》，载《贵阳中医学院学报》2017年第39卷，第4期，第1-3页。

力4级，右侧肢体肌力5级。肌张力适中；左侧肢体浅感觉减退，右侧肢体浅感觉正常；四肢深感觉正常，四肢肌腱反射（2+）；生理反射正常，病理征未引出，脑膜刺激征（-）。

辨证分析：由于患者平素身体虚弱，正气亏虚，气虚无力推动血液运行，导致脑脉痹阻，故发为中风。脾主四肢肌肉，脾虚四肢肌肉失养，故见肢体活动不利、肢体麻木；脾虚清窍失养，故见口角歪斜、言语不利、气虚乏力、自汗。舌暗淡，苔薄白，脉沉细亦为气虚血阻，病性为本虚标实，以虚为主。

中医诊断：中风（中经络）。

证候诊断：气虚血阻。

治法：补益脾肾，益气活血。

针刺取穴：左侧水沟、极泉、尺泽、内关、委中、气海、血海、三阴交，右侧焦氏头针运动区。行平补平泻法，留针时间为30分钟，每天治疗1次，连续治疗5天，休息2天后继续下一轮治疗，5次治疗为1疗程，共4个疗程。穴位埋线：心俞、肝俞、肾俞、脾俞、膈俞，予路绍祖教授简易埋线法，1周1次，4次为1疗程，共4个疗程。经治疗后明显好转，左侧肢体活动不利伴麻木明显好转，随诊3个月，肢体活动麻木较前继续减轻。

【按语】

路绍祖教授认为中风的发生与五脏及脑的关系十分密切，"头为精明之府""五脏六腑之精气皆上注于面而走窍"，从中医理论上说明针刺头部腧穴可以通过经络系统调节五脏六腑的功能，达到调节全身气血、疏通经络的作用。现代实验研究表明，针灸可以经皮刺激神经通路，对神经有保护作用，大脑皮质功能在相应的头皮部位有相应的折射关系，故针刺相应的头皮，可相应地影响大脑皮质功能。

穴位埋线是几千年来针灸临床经验和30多年穴位埋线疗法经验相互融汇而成的一门新型学科，所起到的治疗作用相当于长久针刺的功效。穴位埋线后，羊肠线在人体内软化、分解、液化、吸收的同时，能对穴位产生长久的生理、物理及化学刺激，从而对穴位产生一种缓慢、柔和、持久、良性的"长效针感效应"。多项临床实验研究表明，穴位埋线对中风后患者的肢体痉挛状态确有改善。传统的穴位埋线操作对机体创伤大，且对于中风偏瘫的患者行单一针刺治疗疗程往往较长，而路绍祖教授的简易穴位埋线法不需要麻醉，对机体损伤小且操作简单又能对穴位进行长久的良性刺激。路绍祖教授认为，在脑卒中后肢体痉挛的患者在进行普通常规针刺的同时，配合背俞穴的埋线，可调节患者脏腑功能，发挥"长效针感效应"，达到"深纳而久留之，以治顽疾"的效果，从而促进肢体的康复。

对于中风的治疗，路绍祖教授立足于脏腑，于五脏腧穴埋线，通过调节脏腑功能，调节脑神，进而起到调节全身功能的作用，以改善偏瘫肢体功能，并善用焦氏头针针刺头部腧穴通过经络系统调节脏腑的功能，达到调节全身气血，疏通经络的作用，两者结合取得良好的治疗效果。

二十三、陆芷青医案：中风后遗症[①]

钱某，男，72岁。

初诊日期：1992年3月9日。

现病史：患者10年前曾中风，经治已愈。1991年11月第2次中风，经住院治疗，右侧肢体不遂未除，自动出院。近日自觉症状加重而前来求治。

刻诊：头面灼热，胸闷心悸，头晕胀痛，语言不利，右侧偏瘫，纳呆，便秘不畅，舌红、苔黄腻，脉弦滑。血压24/13.3kPa。

证候分析：痰瘀阻络，日久化热化风，风火相煽，挟痰上扰。

治法：清热息风，祛痰化瘀，泻下通腑。

【处方】

羚羊角粉(分吞)1g	寒水石30g	滑石30g	丹参30g
钩藤(后下)15g	菊花15g	桑寄生15g	茺蔚子10g
牛膝10g	地龙10g	胆南星10g	瓜蒌皮10g
枳壳10g	制大黄12g		

3剂后大便畅，腑气通，去大黄、枳壳，随证加减调治近1个月，头晕胀痛、胸闷心悸均除，语言渐清，血压正常（20/11.3kPa），仍右侧手足瘫软无力。此乃肝风已平，痰瘀渐化，但因日久正气损耗，筋脉失养，正不达邪，拟用补阳还五汤、涤痰汤合地鳖虫、僵蚕、川续断、桑寄生、枸杞子加减治疗。症状逐渐减轻，至7月27日诸症悉除，语言清晰，能策杖而行。再拟金水六君煎加减调理善后。

【按语】

中风经治险症解除，但往往遗留半身不遂，或口眼歪斜，或语言不利之后遗症，此乃风痰入络，痰瘀阻滞之故。治当活血化瘀，祛痰通络。一般多用补阳还五汤增损。陆芷青教授认为此虽为对症之剂，但亦应辨证运用。若患者六脉细弱，头不昏重，面色苍白，用之不妨；若脉弦滑有力，头痛眩晕，面色微红，则为气火上冲，虑黄芪之升补，决不可用，若骤用之，恐有痰病复燃之虑。对痰火炽盛，腑气不通之证，一般清火化痰法多难收速效，唯釜底抽薪，泻下通腑，收效迅速。陆芷青教授每用制大黄12g合枳壳10g泻下通便，不伤正气。

二十四、马云枝医案：脑出血（后遗症期）[②]

郭某，女，72岁。

初诊日期：2011年3月25日。

代主诉：双下肢活动不遂2年余，头晕1月。

现病史：患者既往有糖尿病史20余年，高血压史10余年。2年前因脑干出血出现

---

① 马瑞玶：《陆芷青教授治痰心法》，载《新中医》1995年第7期，第1-3页。

② 刘晓莉、马云枝：《缺血性中风合并消渴辨证施治验案》，载《中国实用神经疾病杂志》2011年第14卷，第12期，第97页。

昏迷，在某院治疗，并行颅脑微创术，6个月后病情好转出院，遗留言语不清、饮水呛咳、不能行走。1年前再次到某院住院行康复治疗后，患者言语及吞咽功能稍好转。近1个月来患者因受凉出现头晕、头部昏沉，无伴恶心、呕吐及视物旋转等症，口服活血化瘀药物治疗，效果不佳，遂来我院检查：精神萎靡、慢性病容、表情呆板、反应迟钝、形体肥胖、记忆力差、纳差、小便正常、大便干，5~6天排1次。口唇紫暗、轮椅推入病房，被动体位，检查欠合作。舌质暗红、苔少、脉弦滑。

神经系统检查：意识清楚、双瞳孔等大等圆，双眼球各向活动充分，左上象限视野缺损。近记忆力、计算力差，双上肢肌力4$^+$级，双下肢肌力4$^-$级，肌张力正常，腱反射活跃，右侧Hoffmann征（+），左侧Babinski征（+），共济运动检查（+）。左侧浅感觉差，位置觉异常。

辅助检查：颈部血管彩超示：双侧颈部动脉粥样硬化斑块形成。头颅MRI示：桥脑、右侧基底节区、双侧丘脑腔隙性梗死。头颅MRA示：左侧大脑后动脉严重狭窄、左侧椎动脉、双侧大脑前动脉及交通前段局限狭窄。

西医诊断：脑出血（后遗症期），高血压3级 极高危，2型糖尿病。

中医诊断：出血性中风（痰热闭窍），消渴（痰湿内蕴）。

治法：化痰息风，活血化瘀。

【处方】

姜半夏9g	白术15g	天麻20g	茯苓30g
炙甘草3g	陈皮15g	生姜3片	石菖蒲15g
赤芍12g	川芎15g	川牛膝15g	决明子30g
山楂30g	太子参15g	麦冬15g	五味子6g

水煎服，每日1剂。

服用5剂后，患者全身症状较前有好转，头部昏沉较前减轻，舌淡红，脉沉细。患者久病肝肾亏虚、痰浊上泛，肾亏髓空，记忆力下降，给予地黄饮子加减运用。

【处方】

生地12g	山茱萸10g	麦冬15g	石菖蒲15g
远志12g	肉苁蓉9g	肉桂3g	巴戟天15g
薄荷10g	姜半夏9g	决明子20g	陈皮15g
茯苓30g	金钱白花蛇1条	炙甘草3g	

水煎服，每日1剂。

【按语】

患者素有消渴病史，消渴病病因较复杂，禀赋不足、饮食失节、情志失调、劳欲过度等原因均可导致消渴。其病变的脏腑主要在肺、胃、肾，病机主要在于阴津亏损、燥热偏胜，而以阴虚为本，燥热为标，两者互为因果。消渴日久，易发生两种变证：一是阴损及阳，阴阳俱虚，消渴虽以阴虚为本，燥热为标，但由于阴阳互根、阳生阴长，若病程日久，阴伤气耗，阴损及阳，则致阴阳俱虚，其中以肾阳虚及脾阳虚较为多见。严重者可因阴液极度耗损，虚阳浮越，而见烦躁、头痛等症，甚则出现昏迷、肢厥、脉细欲绝等阴竭阳亡危象。二是病久入络，血脉瘀滞。消渴是一种病及多个脏腑的疾病，影响气血的正常运行,且阴虚内热,耗伤津液,易使血行不畅而致血脉瘀滞。痰和瘀是其主要病理产物。而"中风"其病机总属阴阳失调、气血逆乱。病位在心脑,与肝肾密切相关。病理基础为肝肾阴虚。因肝肾之阴下虚,则肝阳易于上亢,复加饮食起居不当,情志刺激或感受外邪,气血上冲于脑,神窍闭阻,故猝然昏仆不省人事。病理因素主要为风、火、痰、气、瘀,其形成与脏腑功能失调相关。病理性质多属本虚标实。其恢复期血脉不畅而后遗经络诸症。患者素有消渴病史,病久入络,加之其痰瘀互阻,致使发生中风。临床治疗可以以燥湿化痰息风、活血化瘀治疗糖尿病及中风。纵观此病例健脾燥湿化痰、活血化瘀通络法治疗中风合并消渴会收到满意效果。

患者年老体弱,肝、脾、肾亏虚,加之患有消渴病,消渴阴虚为主,水不涵木,肝阳上亢,脾虚致运化失司,水谷不化精微,致痰浊内生,肝风挟痰上扰脑窍,发为本病。舌质暗红、苔少、脉弦滑。辨为风痰上扰、血行瘀滞之证。方中重用茯苓健脾,白术健脾燥湿,天麻息风止痉、平抑肝阳、祛风通络,白术、姜半夏、石菖蒲健脾燥湿化痰,赤芍活血柔肝,川芎活血化瘀,川牛膝引血下行,太子参、麦冬、五味子滋阴益气。全方共奏燥湿化痰息风、活血化瘀之功效。

患者久病致阴阳两虚。方中生地、山茱萸、肉苁蓉补益肾精,巴戟天温肾壮阳,共为君药。肉桂之辛热可温养下元,引火归元。麦冬滋养肺肾,金水相生,壮水以济火。石菖蒲、远志、茯苓、姜半夏健脾化痰开窍、交通心肾。陈皮理气,金钱白花蛇活血通络。共奏滋肾阴、补肾阳、开窍化痰。君臣佐使配伍得当、药效显著。服用 5 剂后患者症状较前好转,反应较前灵敏。

二十五、裴正学医案:高血压脑动脉硬化,脑中风后遗症[①]

患者,男,70 岁。

初诊日期:2012 年 10 月 25 日。

现病史:如厕排便,下蹲时间过长,起立时突然晕倒。入院后头颅 CT 扫描显示颅内出血。高血压多年,服用降压药治疗不规范,平素急躁易怒,脾气大。外科急诊手术治疗,钻颅抽血 2 次,共抽 30mL,入院 3 天患者苏醒,对症支持治疗月余,病情好转出院。

刻诊:头晕头昏,记忆力减退,做梦多,乏力气短,畏寒肢冷,双腿无力,步履缓慢。血压:140/90mmHg。血脂高。舌质红,苔白腻,脉弦滑。

西医诊断:高血压脑动脉硬化。

中医诊断:脑中风后遗症。

证候诊断:肾气亏虚,气虚血瘀,痰湿郁阻。

治法:温阳补肾,益气活血,祛痰通络。

【处方】地黄饮子、冠心Ⅱ号。

| 熟地 10g | 肉桂 6g | 附子 6g | 山药 10g |
| 山萸肉 10g | 石菖蒲 10g | 远志 10g | 石斛 10g |

---

① 展文国:《裴正学辨证分型治疗中风》,载《实用中医内科杂志》2014 年第 28 卷,第 10 期,第 13-14 页。

麦冬 10g	五味子 3g	陈皮 6g	肉苁蓉 10g
巴戟天 10g	赤芍 10g	川芎 10g	红花 6g
降香 20g	丹参 20g	水蛭 6g	葛根 30g
茯苓 10g	白术 10g	钩藤 15g	

水煎服，7剂。

二诊：头晕头昏减轻，血压下降，双下肢无力，上方加黄芪30g，桑寄生、川牛膝各10g，狗胫骨30g，以补肝肾，强筋骨。

上方加减服用3个多月病情好转，步履有力，言语流利，能够从事轻微体力活动。

二十六、邱健行医案：脑出血后遗症、高血压病Ⅲ期[①]

张某，男，59岁。

初诊日期：1997年8月4日。

现病史：中风偏瘫8月余，近3个月汗出不止，在25℃的空调房一昼夜要换7～8套内衣，伴见食欲不振，饭后呃逆，大便溏烂，每天3～4次，恶风畏冷，四肢不温，需穿薄秋衣度夏，口干口苦，咽燥而不欲饮。曾服用大量抗菌消炎、清热祛湿、健脾化湿、益气活血的中、西药无效，服用易蒙停止泻，但停药即复发。

体格检查：脉搏86次/min，血压18/12kPa。形体稍胖，左侧上下肢肌力4级，面色白，肌肤湿冷，舌淡胖有齿印，苔微黄厚腻，脉右弦滑、左细弱。

辅助检查：心电图、大小便常规及培养、血糖、肝功能、肾功能、电解质等理化检查未见异常。

西医诊断：①脑出血后遗症，②高血压病Ⅲ期。

证候诊断：脾肾阳虚，湿热蕴结，伤阴耗气。

【处方】桂枝附子汤增损化裁。

桂枝 18g	大枣 18g	熟附子(先煎30min) 10g	白术 15g
白芍 15g	炙甘草 6g	生姜 6g	黄连 6g
生龙骨(先煎) 30g	生牡蛎(先煎) 30g	黄芪 30g	

每日1剂，水煎服。

1周后诸症好转，口干口苦、咽燥明显减轻，苔黄变白，遂去黄连，桂枝加重至25g。余守原方续服2周，诸症大减，仅活动后汗出，可穿短袖单衣，大便成形，每日1～2次。此后随证加减，症消病退，随访3个月病情稳定。

【按语】

此证之复杂在于本虚标实，寒热夹杂，且阳气亏虚为主要矛盾，湿热蕴结为虚假表象，乃因疾病初期用药不慎，损伤阳气，气不固阴，故见自汗盗汗并存；中阳不振，水运不化，蕴结化热，故见口苦；口干不欲饮为热入阴分，气不化津之故；阳气不振，故见形寒肢冷、四肢不温；脾胃湿滞，不运不化，则纳呆便溏。故其治则当以固本为主，兼以治标，但治标不宜太过，要点到即止。固本当以温阳固气，调和营卫为治。其用药

[①] 吕雄：《邱健行老师临床运用桂枝经验》，载《新中医》1998年第8期，第9-10页。

之妙在于温阳而不致太燥，故用少量熟附子扶阳助阳以固本，而重用桂枝扶阳通阳并达全身，配白芍调和营卫以柔阴，辅以芪、术、龙、牡固气敛阴以助药力，故而收到良效。

二十七、裘沛然医案：脑溢血后遗症①

谢某，男，51岁。

初诊日期：1992年8月16日。

主诉：右侧肢体偏瘫20月。

现病史：患者有高血压史10余年，1990年12月24日在会议中突然昏仆，肢体瘫痪，在某医院经头颅CT提示"脑溢血"，血量60mL，经手术取出血肿，住院3个月，经中药及针灸等治疗后肢体功能有所好转。

刻诊：下肢倚拐杖可行走，右上肢推力为0、小可抬至胸前，神志清，口齿不清，口中有痰，两侧鼻唇沟轻度不对称，伸舌左偏，鼓气实验（±），大小便正常，舌苔薄黄，脉弦。

辨证分析：肝阳素盛，复以恼怒而风阳激盈，风中于脏，经治疗后症情稳定，残存半身不遂，口齿不清，此风中络脉，久病筋脉失养，功能废用。

西医诊断：脑溢血后遗症。

中医诊断：中风。

治法：祛风通络，壮骨强筋。

【处方】

黄芪40g	生白术18g	丹参24g	巴戟天20g
仙茅15g	狗脊15g	白附片15g	当归15g
防风18g	防己18g	桂枝20g	秦艽18g
怀牛膝15g	川柏18g	红花9g	羌活15g
独活15g	桑寄生15g		

7剂，每日服1剂。

二诊：（1992年8月30日）上方自配药继服7剂，口齿较前好转。前法守治续进。

【处方】

黄芪40g	桂枝18g	防风18g	防己18g
羌活15g	独活15g	生白术18g	狗脊15g
怀牛膝15g	川柏15g	当归20g	生地20g
熟地20g	熟附块15g	桃仁15g	藏红花1g
川芎10g	石楠叶12g	龟板20g	大蜈蚣2条

10剂，每日服1剂。

三诊：（1992年9月10日）晨起痰多，口中浊腻，口齿渐清，鼓气实验阴性，下肢

---

① 王庆其、李孝刚、邹纯朴、梁尚华、王少墨、裘世轲：《国医大师裘沛然治案（三）——治疗杂病案五则》，载《中医药通报》2015年第14卷，第5期，第21-24页。

功能进步，舌苔薄腻，脉弦。前法佐以化痰之品。

【处方】

陈胆星 12g	制半夏 15g	川连 10g	茯苓 15g
龟板 20g	熟地 30g	黄柏 18g	川芎 12g
羌活 15g	独活 15g	桑寄生 15g	黄芪 40g
防风 15g	防己 15g	西红花 1.5g	桂枝 15g
丹参 20g	焦山楂 12g	焦神曲 12g	大蜈蚣 2 条

14 剂，每日服 1 剂。

四诊：（1992 年 10 月 4 日）口齿较前又进一步，走路可不倚拐杖，右上肢功能未进步，口中有痰但较前减少，舌苔薄腻，脉弦。治再化痰祛风通络，强壮筋骨。

【处方】

竹节白附片 12g	制半夏 15g	狗脊 18g	桑寄生 15g
红花 4.5g	黄芩 24g	白芍 15g	生地 24g
熟地 24g	龟板 20g	丹参 24g	大蜈蚣 2 条
羌活 15g	独活 15g	大贝母 15g	桂枝 15g
防风 15g	防己 15g	黄芪 40g	

14 剂，每日服 1 剂。

【按语】

中风后遗症一般在半年之内治疗效佳，而半年之后恢复较困难。究其病机主要有痰、风、瘀、气、虚几方面，故化痰祛风、活血通络、扶正补虚诸法参伍应用，有一定疗效。

二十八、任达然医案四则

案 1：脑梗死后遗症[①]

李某，男，55 岁，干部。

初诊日期：1993 年 11 月 17 日。

现病史：患者出差 1 周，因旅途疲劳，当日下午返家后便感头晕、肢麻，即至某医院门诊治疗。测血压 160/100mmHg，随之出现口眼歪斜，语言欠朗，右侧肢体不遂。西医诊断：脑梗死。经降压、活血通络处理，血压稳定，头晕好转，仍留有口眼歪斜、语言欠朗、右侧肢体不遂等后遗症，遂邀请任达然教授会诊。

患者平素喜食肥甘厚味，形体肥胖。

刻诊：口眼歪斜，语言謇涩，右侧半身不遂，舌苔厚腻，脉象弦滑。

西医诊断：脑梗死。

中医诊断：中风后遗症。

证候诊断：痰湿偏盛，风阳夹痰。

治法：平肝息风，化痰通络。

---

① 郑晓辉、张恩树：《任达然治疗中风后遗症经验举隅》，载《江苏中医药》2008 年第 7 期，第 53－54 页。

【处方】 钩麻温胆汤化裁。

钩藤(后下)10g	明天麻10g	茯苓10g	郁金10g
石决明(先煎)30g	胆星10g	法半夏10g	石菖蒲10g
远志10g	竹茹10g		

3剂，常法煎服。

二诊：药后患者口眼歪斜好转，语言渐利，肢体渐能活动。前方既效，毋庸更张，再进3剂。

三诊：患者口眼歪斜渐正，言语较朗，惟右侧肢体欠灵活，上方去石决明、竹茹，加丹参、豨莶草、路路通各10g，以活血通络。

四诊：患者服用上方15天，口眼歪斜已正，语言清晰，右侧肢体活动正常，血压稳定，顺利出院。

【按语】

本例患者平素痰湿内盛，加之旅途疲劳，以致风阳夹痰，盘旋袭络。朱丹溪云，中风"多是湿土生痰，痰生热，热生风也"。故任达然教授选用钩麻温胆汤化裁，先从平肝息风、化痰通络入手，俟恙情好转后，又增入活血通络之品。对于活血通络，任达然教授喜用丹参、豨莶草、路路通等药，终使肝阳平静，血脉流通，恙情蠲除。

案2：脑血栓后遗症[①]

成某，男，60岁，教授。

初诊日期：1991年12月25日。

现病史：患者因脑血栓治疗1个多月，仍留有语言謇涩、半身不遂后遗症，故请任达然教授诊治。诊查所见：患者步履维艰，语言不清，头昏，舌质红、苔薄黄，脉细弦。

证候诊断：肝肾阴虚，虚阳上扰，络道失利。

治法：滋养肝肾，佐以活血通络。

【处方】 地黄饮子化裁。

干地黄10g	白芍10g	麦冬10g	怀牛膝10g
丹参10g	石决明(先煎)15g	茯苓10g	石菖蒲10g
远志10g	豨莶草10g		

3剂，常法煎服。

服药后，头昏好转，余症同前。上方去石决明，加木瓜络、丝瓜络、路路通各10g。又服5剂后，患者右侧肢体较灵活，语言謇涩好转。效不更方，继服原方5剂，症情逐渐好转，仍以上方为基本方随证出入，治疗2个多月中风后遗症告愈。

【按语】

本例患者究其本源，乃真水亏乏，无以涵木，络道失和，诚如李东垣谓：此乃"正气自虚"也。故任达然教授以干地黄、白芍、麦冬、牛膝滋养肝肾之阴以治本；石决明平肝潜阳；远志、茯苓、石菖蒲养心开窍而通心肾，协调水火；丹参、木瓜络、丝瓜

---

① 郑晓辉、张恩树：《任达然治疗中风后遗症经验举隅》，载《江苏中医药》2008年第7期，第53-54页。

络、豨莶草、路路通活血通络，以竟全功。

案3：脑梗死后遗症①

戴某，男，51岁。

初诊日期：1993年12月5日。

现病史：患者因脑梗死入院治疗28天，出院后留有半身不遂、口眼㖞斜后遗症，遂请任达然教授诊治。诊查所见：患者右侧半身不遂，行走需其家人搀扶，步履维艰，周身乏力，口眼㖞斜，语言欠朗，舌质淡紫，脉细。

证候诊断：气虚血滞，血脉不畅。

治法：益气养血，活血通络。

【处方】补阳还五汤化裁。

黄芪50g	赤芍10g	川芎10g	当归10g
桃仁10g	红花10g	干地龙10g	丹参15g
豨莶草10g	络石藤10g	鸡血藤10g	路路通10g

常法煎服。

患者坚持服药1个月，恙情好转，已不用家人搀扶而单独行走，后又坚持服药35天，半身不遂、口眼㖞斜、语言欠朗等后遗症均瘥。现在每日坚持晨练，身体尚好。

【按语】

本例患者，据其脉症，乃正气亏虚、脉络瘀阻使然，故任达然教授选用补阳还五汤化裁治疗。盖补阳还五汤对于正气亏虚、脉络瘀阻，又无风阳痰热之中风后遗症者，毋庸置疑是一良方。任达然教授重用黄芪以补气，使气旺血亦行，祛瘀而不伤正；辅以当归、川芎、赤芍、桃仁、红花、干地龙、丹参、豨莶草、路路通、络石藤、鸡血藤等品活血通络，以冀气旺血行，瘀祛络通，终使病症渐愈。

案4：右侧内囊腔隙性脑梗塞②

顾某，男，53岁。

初诊日期：1991年9月7日。

现病史：因半身不灵活，口角流涎，说话不清入院，经CT检查，诊为右侧内囊腔隙性脑梗塞。经中西药物治疗，症情减轻，但留有半身不遂、语言欠朗等后遗症。

刻诊：左半身偏瘫，语言謇涩，头昏，面部时有发火，舌红苔薄黄，脉细弦。

证候诊断：肝肾阴虚，虚阳上扰，络道失利。

治法：滋养肝肾，佐以活血通络。

【处方】一阴煎加减。

干地黄10g	白芍10g	麦冬10g	肥玉竹10g
淮牛膝10g	钩藤10g	天麻10g	石菖蒲10g
远志10g	丹参10g	豨莶草10g	甘草5g

3剂。

---

① 郑晓辉、张恩树：《任达然治疗中风后遗症经验举隅》，载《江苏中医药》2008年第7期，第53-54页。
② 张恩树：《任达然运用一阴煎的经验》，载《辽宁中医杂志》1993年第6期，第7-8页。

二诊：头昏好转，余症同前，仍宗前方增损。上方去钩藤，加木瓜络、路路通各10g。5剂。

三诊：左侧肢体较灵活，语言謇涩减轻，继予滋养肝肾，佐以活血通络。

【处方】

干地黄10g	杭白芍10g	麦冬10g	淮牛膝10g
丹参10g	木瓜络10g	豨莶草10g	路路通10g
当归10g	天仙藤10g	甘草5g	

任达然教授以上方为基础，稍事出入给患者治疗1个月，之后患者病情大有好转，左侧肢体活动如常，语言清晰，好转出院，后能步行上班，正常工作。

【按语】

中风后遗症，世人常用补阳还五汤治疗，殊不知对于肝肾阴虚者则非所宜。据临床实践分析，中风后遗症属肝肾不足者屡见不鲜。本例患者，究其本源，真水亏耗，水不涵木，络道失和，故用一阴煎。

方中干地黄、白芍、麦冬、牛膝滋养肝肾之阴；针对半身不遂，任达然教授喜用丹参、木瓜络、豨莶草、路路通等药品活血通络。良由标本兼治，水能养木，络道通利，故收效显然。

二十九、沈舒文医案二则

案1：脑血管性痴呆、中风后遗症[①]

刘某，男，65岁。

初诊日期：2007年5月19日。

现病史：其子代诉：发作性语言迟钝，近事遗忘10个多月。近日呆滞不语，嗜睡不醒。查：表情呆滞，问少答语，定向力丧失，舌质紫暗，有瘀斑，脉沉弦，血压120/92mmHg。

辅助检查：脑血管造影示：脑动脉硬化。颅脑CT示脑萎缩、多发性脑梗塞、白质脱髓鞘病变。

西医诊断：脑血管性痴呆。

中医诊断：中风后遗症。

证候诊断：肾虚髓寒，痰瘀凝络，神机失用。

治法：填精温髓，化痰通络，宣窍纯髓。

【处方】

龟板15g	熟地30g	鹿角胶12g	鹿茸片5g
菟丝子12g	人参10g	肉苁蓉15g	菖蒲10g
远志6g	辛夷8g	水蛭8g	僵蚕10g

按此比例量做水泛丸4个月量，日服生药量30g。

[①] 杨志宏、宇文亚：《沈舒文治疗脑血管性痴呆经验》，载《中国中医基础医学杂志》2009年第15卷，第12期，第922-923页。

二诊：（9月12日）能自觉饮食起居，定向力有所改善，时有呆坐少动，舌质紫暗，苔薄白，脉沉迟涩。上药去鹿茸、肉苁蓉，加丹参15g、葛根15g，水泛丸继服4个月。

2008年1月15日约诊，其子代诉，患者病情稳定，自觉饮食起居、定向力有所恢复，能主动做简单农活。

案2：高血压病，脑血管性痴呆①

吕某，男，63岁。

初诊日期：2007年5月2日。

现病史：2007年5月2日以高血压病史10余年，脑出血（左外囊区）半年，遗留语言不利，右侧肢瘫，神情逐渐呆滞，嗜睡而就诊。患者吐字不清，问答反应迟钝，口角流涎，近事记忆不清，颜面老年斑迭显，眼圈青滞，舌紫暗瘀斑，脉沉细涩。颅脑CT示多发性腔梗、脑萎缩。血压150/115mmHg。

西医诊断：高血压病，脑血管性痴呆。

中医诊断：中风后遗症。

治法：补肾潜阳，化痰通络。

【处方】

龟板15g	桑寄生15g	怀牛膝15g	制首乌20g
天麻10g	钩藤15g	白蒺藜15g	僵蚕10g
石菖蒲10g	远志6g	辛夷6g	鸡血藤30g
水蛭6g	蜈蚣2条		

14剂，水煎，早晚服。

二诊：（5月18日）右侧下肢可抬高尺余，能主动与人搭话，纳差少动，表情呆滞，便干。血压135/105mmHg。上方去钩藤、远志、水蛭，加丝瓜络30g、黄芪30g、桑枝15g、枳实15g，21剂。

三诊：（6月12日）单手扶杖可行走，饮食起居可自理，近事记忆时好时差，关心家政事务，口角流涎消失，饮食正常。

三十、沈英森医案：中风后遗症（便秘）②

伍某，男，57岁。

初诊日期：2010年9月11日。

现病史：患者系中风后出现长期便秘，服用西药泻下剂无效而来寻求中医治疗。刻诊：肢体偏废不用，软弱无力，口眼歪斜，言语不利，便秘，但腹软不胀，饮食不佳，面色暗红，脉细数。

证候诊断：脾肾气阴两虚。

---

① 杨志宏、宇文亚：《沈舒文治疗脑血管性痴呆经验》，载《中国中医基础医学杂志》2009年第15卷，第12期，第922-923页。

② 胡志成、徐云生：《沈英森重用白术、草决明的临床经验举隅》，载《中国中医基础医学杂志》2012年第18卷，第1期，第112页。

【处方】

柴胡 10g	党参 30g	茯苓 10g	炙北芪 30g
白术 30g	草决明 30g	防风 10g	制杜仲 15g
桑寄生 15g	石斛 10g	鸡内金 10g	麦芽 10g

每日 1 剂。

服 7 剂后大便即通。坚持治疗至今，大便始终保持通畅且下肢软弱无力症状得到很大改善。

【按语】

便秘是中风患者常见的症状之一，沈英森教授认为，中风便秘的发生与虚、火、痰、瘀关系密切，其中又以气虚和阴虚常见，用白术、草决明能够在解决虚的基础上兼顾标实的一面，故临床疗效可靠。

白术、草决明在《神农本草经》中俱载为上品，白术味甘苦性温，归脾胃经，具有健脾益气、燥湿利尿、活血化瘀之功效；草决明味甘苦咸性微寒，归肝大肠经，具有清肝益肾、祛风明目、润肠通便的作用。两者同用，剂量相等，不温不燥，能健脾胃、除湿痹、调肝气、益肝阴、利腰膝血气，显著增强润肠通便的作用，久服而无偏激之弊，值得临床推广使用。

三十一、石学敏医案：脑梗死后遗症[①]

患者，男，71岁。

现病史：既往 3 次脑梗死病史，经治遗留右侧肢体麻木无力，感觉减退，伴语言謇涩。入院 2 个月前无明显诱因自觉进食时口中碱味，甜咸难辨，纳食减少，于 2016 年 4 月 25 日到某医院特需针灸病房住院治疗。

既往史：高血压病史 20 年余，2 型糖尿病史 6 年。

查体：采用三滴法进行味觉主观检查，结果显示舌前 2/3、舌后 1/3 苦味、酸味均可辨别，甜咸均错误；口腔黏膜未见异常；咽反射存在，软腭上抬有力；右侧 Babinski 征阳性。

颅脑 CT 示：左额叶、右顶叶、两侧基底节区、丘脑缺血灶并软化灶，脑干密度欠均匀。

西医诊断：脑梗死后遗症。

中医诊断：中风。

证候诊断：肝肾亏虚。

治法：醒脑开窍，滋补肝肾，疏通经络。

治疗方案：常规消毒，主穴取内关、人中、三阴交，配穴取双侧风池、完骨、天柱、廉泉、金津、玉液、舌面点刺放血，采用"醒脑开窍"针刺法规范操作；西医进行基础常规治疗。治疗 7 天后，患者自觉口中碱味消失，第 10 天咸味可辨别，但甜味仍不

[①] 杨洁、石学敏：《醒脑开窍针刺法治疗中风后味觉障碍验案 1 则》，载《湖南中医杂志》2017 年第 33 卷，第 7 期，第 116–117 页。

明显。第 21 天,可辨别出柠檬的酸甜味。巩固治疗 1 周后,患者满意出院。

【按语】

本案例中的患者发病初期口中自觉有碱味,甜咸难辨,比较罕见,属于味觉异常和味觉丧失兼有的情况。从西医角度考虑,患者虽然有糖尿病病史,老年人味蕾减少以及糖尿病导致味觉阈值上升有可能是造成味觉异常的一方面因素,但是患者并非是甜、咸、酸、苦 4 种味觉均受到影响,故暂不考虑此类因素;结合患者多次脑梗死病史及影像结果,更多地考虑是中枢传导路障碍性味觉障碍。但是目前西医尚无较好的治疗方法。

味觉障碍属于中风后少见的临床并发症之一,其病位在舌窍,《说文》载:"窍者,穴也,空也。"《内经》认为诸窍与五脏六腑关系密切,中医学的藏象理论与经络理论中认为舌与心、脾、肾的关系密切。《灵枢·经脉》载:"手少阴之别……循经入于心中,系舌本。"心主血脉,而舌体血管丰富,外无表皮覆盖,心之气血通过经脉上荣于舌,使舌发挥司味觉、助语言之功能,如《灵枢·脉度》所述"心气通于舌,心和则舌能知五味矣"。脾在窍为口,脾主运化水谷精微,在液为涎,脾经"连舌本,散舌下",如《灵枢·脉度》述"脾气通于口,脾和则口能知五谷矣"。肾为先天之本,内藏真阴真阳,在液为唾,唾与涎滋养口腔。《灵枢·经脉》载:"肾足少阴之脉……贯脊属肾络膀胱;其直者,从肾上贯肝膈,入肺中,循喉咙,挟舌本。"从中可知肾经沿咽喉挟于舌根部,且密切联系着肺、肝、心、肾 4 脏。中风病是脏腑功能长期失调的病理状态的一种表现,而患脑病后对全身脏腑及气血、津液等物质亦有影响,影响到舌窍不能发挥其作用,气血不能上达濡养舌窍。

石学敏教授提出的中风病总病机为"窍闭神匿",其通过多年来对"神"的生理、病理、诊断、治疗等研究,得出以下四点认识:神之所在,心藏神,脑为元神之府;神之所主,人体一切生命活动的外在表现;神之所病,百病之始,皆本于神;神之所治,凡刺之法,先醒其神。神不仅主持人体精神意识思维活动,又为身形之主,而脏腑的功能活动、气血的运行、形体的运动也无不受到神的控制,在神的统一调节下进行着规律性活动。

石学敏教授创立的"醒脑开窍"针刺法正是基于上述理论,以"闭"为辨证要点,以"开"为治疗原则,故将本病例的基本治法确立为醒脑开窍、滋补肝肾、疏通经络,旨在开启匿闭之神气,恢复脏腑气血之功能。在治疗时,着重与中风病后的整体状态,调神为本,以内关、人中、三阴交为主穴,开窍醒神先针刺内关,这样可以及时保护心脏,加强心收缩力,增加心输出量及冠脉血流量,为脑提供充足的血流灌注,延长脑缺血耐受时间;继针人中,通过对其分布区内面神经和三叉神经分支的刺激,以激发血管自身的调节作用,缓解收缩痉挛的脑血管、改善微循环、舒张微血管,以更好地接纳针刺内关作用下心脏供给的血液;三阴交为肝脾肾三阴交会之处,针刺三阴交可调节三阴经之经气,可健脾益气、滋补肾精,可助生气血、补精髓,气血得充,经脉得养,使由病邪闭阻的脑窍得以恢复正常运行;廉泉系阴维脉、任脉之交会穴,为局部取穴,有宣通舌络之功。任脉为阴脉之海,主人身血脉,能养阴和营;任脉起于中极,会下阴,至咽喉,循面,入目。《针灸资生经》载:"廉泉主舌下肿难言。舌纵涎出……上气,喘息，呕沫，口噤，舌根急缩，下食难。"深刺廉泉穴可激发舌咽之经气，通利舌咽。《灵枢·标本》载："足少阴之标在背俞与舌下两脉也。"《类经图翼》载："左金津，右玉液，在舌下两旁紫脉上，主治消渴口疮，舌肿喉痹，三棱针出血。"《素问·血气形志》载："凡治病必先去其血。"金津、玉液两穴属于足少阴标穴，均使用刺络放血疗法，调整气血阴阳，疏通经络，使局部血脉通畅，脉络得养。

三十二、孙六合医案：中风后遗症①

谢某，女，68岁。

初诊日期：1998年4月26日。

现病史：患者于4个月前午睡起床后突然昏仆，不省人事，二便失禁，急送医院抢救治疗，诊断为脑血栓，即中医之中风。经住院治疗后神志清醒，但留有半身不遂等后遗症，自动出院要求针灸门诊治疗。

刻诊：患者形体消瘦，面色㿠白，自述左侧肢体乏力，不能随意运动，瘫软且轻度肌萎缩，口眼歪斜，时伴口角流涎，无寒热，无头痛，纳食可，二便正常，舌质暗红，有瘀斑，苔薄白，脉细弱无力，血压正常。

中医诊断：中风后遗症。

治法：益气养血，祛瘀通络。

选穴：环中上、足三里、手三里、脾俞、胃俞等穴。

环中上穴用4寸毫针直刺，用努运热补手法，使针感到达下肢及足部；足三里、手三里、脾俞、胃俞、廉泉等均用补法，留针30min，10min行针1次。每日1次，10次为1个疗程。

针5次后患者自述患肢渐能用力，其他症状亦有很大改善，遂鼓励其坚持功能锻炼。针完2个疗程，患者已能自理，唯有上肢活动欠灵活，因故不能继续治疗而告中断。

【按语】

中风后遗症属疑难杂症，但按常规取穴起效慢，疗效不稳定。环中上穴较临床常用的环跳穴易于得到针感，见效亦快。又位于经脉比较集中的腰骶部，用温补手法针刺该穴可温通经脉，补益气血；足三里为足阳明胃经的合穴和下合穴，手三里为手阳明大肠经穴，"治痿独取阳明"，故针刺二穴可补益阳明经气，通调局部气血；脾俞、胃俞为脾、胃经气输注于背腰部的特殊部位，针之可补脾胃，益气血。五穴共用可益气生血，强筋壮骨。

三十三、汪履秋医案：蛛网膜下腔出血②

王某，男，58岁。

初诊日期：1973年4月8日。

---

① 尤艳利：《孙六合教授应用环中上穴的临床经验》，载《河南中医》2004年第11期，第17-18页。
② 汪悦：《汪履秋教授治疗中风的经验》，载《中国中医药信息杂志》2004年第1期，第77-78页。

现病史：患者1972年10月患蛛网膜下腔出血，治疗后病情基本稳定，唯后遗瘫痪、言语不利。昨起病情突然复发，吞咽困难，饮食不进，不能言语，瘫痪加重，呈强直性。

查体：患者面赤形瘦，舌质光红，脉象细数。血压180/105mmHg。

辨证分析：从肝肾阴虚、痰火上扰论治。痰火渐清，肝肾阴虚未复，即转以地黄饮子加减治疗，连服40余剂，舌光红转淡红，但不能言语，亦不能吞咽，仍需依赖鼻饲。追问病史，患者平素易于生气，每遇情绪不佳则病情加重，此次发病，亦因生气而发。故转用顺风匀气汤加减以理气化痰。

【处方】

乌药10g	沉香3g	木瓜10g	青皮5g
紫苏梗10g	天麻10g	橘红6g	胆南星10g
酸枣仁10g	太子参12g		

上药煎汤鼻饲，每日1剂。

另加竹沥水20mL、羚羊粉1g冲服，每日2次。

药进30余剂，病情大为好转，吞咽顺利，能进饮食，会讲简单语言，活动亦较前好转，出院后继续调治。

【按语】

所谓中气，是指气机逆乱导致中风而言。许叔微云："中风往往因气而中，中风多挟中气，中气不挟中风，脉伏身温为中风，身冷为中气。中风多痰涎，中气无痰涎。"汪履秋教授在治疗中风时也非常重视调气的方法，尤其是有恼怒为诱因者。《内经》云："大怒则形气绝，而血菀于上，使人薄厥。"情志恼怒，肝失疏泄，气机不畅。"气有余便是火"，气郁可化火；气能布津，气滞则痰凝；气为血帅，气行血行，气滞则血瘀。故调气、理气、降气有利于清火、降火、化痰、祛瘀。临床常用苏沈良方之顺风匀气汤（白术、乌药、沉香、白芷、紫苏、木瓜、炙甘草、青皮、天麻、人参）加减治疗因气血不和所致的中风。

三十四、王立忠医案：脑梗死[①]

蔡某，男，72岁。

初诊日期：2009年10月24日。

主诉：右侧肢体活动不遂伴言语不利1年余。

现病史：患者1年前凌晨6时左右起床时突然发现右半身不遂，行走不稳，言语不利，遂到附近医院就诊，时测血压170/100mmHg，查头颅CT提示"脑梗死"，即入院治疗。经中西医结合治疗月余好转出院，但遗留右侧肢体力弱，需扶杖行走，手足浮肿，言语欠流利，头晕，倦怠乏力，喉间有痰，舌质暗红，苔白腻，脉沉细而滑。

体格检查：舌略右偏，右上肢肌力3级，右下肢肌力4级，肌张力略高，右侧Babinski征阳性。

[①] 王育勤：《王立忠教授临证经验》，载《河南中医》2011年第31卷，第1期，第16－19页。

既往史：既往高血压病史10年余，血压不稳定。

证候诊断：气虚血瘀，痰瘀阻络。

治法：益气活血，化痰通络。

【处方】补阳还五汤加减。

黄芪30g	白术12g	桃仁10g	红花10g
当归12g	赤芍12g	川芎15g	石菖蒲10g
胆南星10g	川牛膝12g	鸡血藤30g	伸筋草20g
地龙10g	焦山楂10g		

10剂，水煎服，每日1剂，分2次温服。

二诊：身体转动较前灵活，倦怠乏力症状较前改善，但仍言语不利，上方加远志、全蝎、天竺黄、郁金以化痰开窍利音。

守上方加减变化治疗月余，右侧肢体较前有力，行走基本正常，语言较前流利，可正常交流。血压趋于稳定在140mmHg～130mmHg/90mmHg～80mmHg之间。

【按语】

患者中风日久，久病正气亏虚，气虚不能运血，气不能行，血不能荣，气血瘀滞；加之年老脾虚，失于健运，聚湿生痰，痰瘀互阻，右侧脉络不畅，筋脉失于濡养，故遗留右侧肢体力弱；痰生热，热生风，风痰阻于舌窍，故言语不利。

方中重用黄芪补益元气，白术益气健脾，气旺则血行，血行则络通；桃仁、红花、当归、赤芍、川芎、川牛膝、地龙、全蝎、鸡血藤、丝瓜络活血祛瘀，通经活络；薏苡仁、木瓜、伸筋草祛风化湿，舒筋活络；胆南星、菖蒲、天竺黄、郁金、远志化痰开窍；焦山楂消食化积，行气散瘀，与黄芪伍用补而不滞，和而用之。气旺、血行、瘀消、络通，诸症向愈。

三十五、王新陆医案：脑梗死后遗症期[①]

秦某，男，67岁。

初诊日期：2000年3月7日。

主诉：右侧肢体活动不灵20月。

现病史：20个月前因恼怒过度而致脑梗死，当时曾出现意识不清、头痛呕吐，经治后病情好转，意识转清，头痛消失，但仍遗留有肢体无力、麻木，遍治无效。

刻诊：右侧肢体肌力为3级，伴有患侧肢体疼痛，麻木重滞，手足肿胀，头晕耳鸣，舌强语謇。舌质偏红，脉细数。颅脑CT示左侧基底节区液化灶、脑萎缩。血压不稳，高则27.9/17.3kPa，低则17.3/9.31kPa。

西医诊断：脑梗死后遗症期。

证候诊断：脑萎髓空。

治法：益脑填髓。

【处方】益脑填髓汤。

---

① 周永红、胡怀强：《王新陆论治脑病经验纂要》，载《实用中医药杂志》2003年第12期，第651页。

| 何首乌 30g | 草决明 30g | 桑寄生 15g | 海马 6g |

淫羊藿 6g

加入赋形剂制成便于服用的浓缩片剂，6 粒/次，3 次/日。

服用 6 周后诸症大有好转，右侧肢体肌力为 4$^+$ 级，血压平稳，继服上方以善其后。

三十六、王新志医案二则

案 1：双侧基底节多发梗塞[①]

现病史：高血压病史 8 年，于 2003 年突发脑梗塞，CT 示双侧基底节多发梗塞，现左侧肢体麻木，面部潮红，腹胀，便意频频，便后胀减，舌暗红，苔薄白，脉沉弱。

中医诊断：中风后遗症。

证候诊断：大气虚损，痰瘀互结。

【处方】升陷汤合小活络丹加减。

黄芪 20g	升麻 6g	桔梗 6g	柴胡 6g
制川乌 10g	制草乌 10g	制乳香 12g	制没药 12g
胆南星 10g	地龙 10g	杜仲 15g	桑寄生 15g
桑枝 15g	怀牛膝 10g	川木瓜 15g	石菖蒲 12g

厚朴 9g

7 剂。

嘱其制川乌、制草乌先煎半小时，然后加入余药共煎，制川乌、制草乌总煎药时间不应少于 1 小时。

服药后，便意频频消失，腹胀减轻，自觉余症也有所好转。药已中病，效不更方，于原方去厚朴，黄芪增至 40g。患者坚持服药，症状持续好转。

方意分析：

《医学衷中参西录》："有肌肉痹木，抑搔不知疼痒者，其人或风寒袭入经络；或痰涎郁塞经络；或风寒痰涎，互相凝结经络之间，以致血脉闭塞，而其原因，实由于胸中大气虚损。"大气虚损，导致全身气血津液失于正常输布，津液停而为痰湿，血液运行不畅而为瘀血，痰湿瘀血留滞脉络而致双侧基底节多发梗塞，左侧肢体麻木；中气不运而腹胀；下元失固而便意频频。故用升陷汤从本而治，升举下陷之气，促进气血运行，以期大气旺盛，痰化血行，且《神农本草经》谓黄芪为"主大风"。

盖患者患病已 8 年之久，恐单用升陷汤难以达到预期效果，遂合用小活络丹。胆南星、石菖蒲化痰除湿；制乳香、制没药、地龙活血化瘀通络；桑枝、桂枝、木瓜温经通脉，为引经药；寄生、杜仲固摄下元；厚朴理气以疗腹胀；而制川乌、制草乌似与患者面部潮红之症不符，然而王新志教授认为不能单见面部潮红就弃温热药而不用，要跳出"人参杀人无过，大黄救人无功"的怪圈，谨记中医整体观念，辨证论治，有是证，用是药。患者便意频频，脉沉弱，下元虚衰，气虚阳浮，浮阳僭越，故症见面部潮红。方

[①] 王新志、朱盼龙：《王新志教授运用乌头治疗中风的经验》，载《中医临床研究》2012 年第 4 卷，第 23 期，第 96 – 97 页。

中制川乌、制草乌既可引火归原而疗面部潮红，温摄下焦以司小便，又能温通血脉使补气活血化痰药物更好地发挥活血祛瘀、化痰通络的效果。

【按语】

中风病久治不愈，气机不能正常循行，导致全身气血津液输布失常，津液停而为痰湿，血液运行不畅而为瘀血，痰湿瘀血留滞经络以致气血不得宣畅，表现为口眼歪斜、偏瘫、肢体麻木、关节伸屈不利等症。乌头（制川乌、制草乌）温通血脉而使痰化血行，气血运行通畅，这也是治疗本病取效的点睛之笔。

案2：中风后抑郁[①]

胡某，男，59岁。

现病史：中风发作半年，遗留右侧肢体活动不遂，现出现失眠，多梦，健忘，整天闷闷不乐，兴趣下降，常自责，反应迟缓，时而烦躁，纳差，大便时干时稀，小便色黄，舌质红，苔薄黄，脉弦数。

中医诊断：中风后抑郁。

证候诊断：阴虚失养，郁热上扰。

治法：滋阴清热，畅通神机。

方用芍药甘草汤滋阴润燥缓急，甘麦大枣汤养肠胃，百合汤清郁热安神。

【处方】

芍药20g	生甘草15g	淮小麦15g	大枣5枚
百合12g	枳实12g	苏叶6g	薏苡仁9g
砂仁6g	莲子心3g		

10剂后，患者情绪稳定，心境低落明显改善，失眠明显减少，饮食可，便调。继续加减服药2个多月，除中风遗留肢体活动不遂外，诸症自消，亦如常人矣。

三十七、魏稼医案：中风后遗症[②]

邱某，男，49岁。

初诊日期：1993年10月5日。

现病史：患者右侧半身不遂半年余，右手指拘挛不能握，下肢行走呈跛状，伴语言不清，记忆力减退，头昏，舌暗红，苔少，脉弦细。

中医诊断：中风后遗症。

证候诊断：肝肾阴亏，筋脉失养。

前医已用体针结合刺络放血少效，故改用头针加体针透刺法治之。

百会向左透天冲，后顶向左透浮白，前顶向左透颔厌，风池向左透完骨，并取肩髃、曲池、风市、足三里等穴。

[①] 杨国防、王新志：《王新志教授从肠胃论治中风经验》，载《河南中医》2009年第29卷，第5期，第444-445页。

[②] 邵水金、严振国、单宝枝：《魏稼"疗法互补"论在难治性疾病中的应用》，载《江苏中医》1997年第5期，第6-8页。

隔日1次，共治疗2个月，右手可拿碗筷，右足行走基本正常。

头针取穴邻近病变部位，具有较好的活血化瘀功效；体针选用手足三阳经的要穴，目的在于加强疏通经络、调和气血的作用，以促进康复。

三十八、杨少山医案：脑溢血、高血压病[①]

蔡某，男，65岁。

初诊日期：1997年8月10日。

现病史：患高血压病10年。3个月前某日晨练时突然昏仆于地，呼之不应，诊断为脑溢血收住院。经治疗神志转清，后遗半身不遂。予以补阳还五汤调治2个月，不效而前来求诊。

刻诊：颜面潮红，口角歪斜，言语含糊，患肢僵硬，扶拐跛行，血压24/12kPa。自诉头昏且胀，体倦乏力，口干纳差，夜寐不安。舌红，苔薄黄，脉弦细。

证候诊断：阴虚阳亢，瘀阻脉络。

治法：养阴平肝，化瘀通络。

【处方】

明天麻6g	枸杞子20g	炒杜仲15g	钩藤15g
芍药15g	炒酸枣仁15g	桑寄生15g	络石藤15g
丹参10g	炒僵蚕10g	丝瓜络10g	夜交藤30g
石决明30g	淮牛膝12g		

水煎服，每日1剂，早晚分服。

服7剂后头昏头胀减轻，患肢僵硬改善，效不更方，前方去石决明加淮小麦30g、石斛15g，续进30剂，言语转清，弃拐而行，生活基本自理，至今健康。

【按语】

中风后遗偏瘫，多为气虚血瘀阻络，方以补阳还五汤加减，本案服之不效。细辨患肢僵硬，血压高，面红口干，乃阴虚津亏，水不涵木之征。杨少山教授认为：血犹舟，津液水也，医者当知增水行舟之意，津液足则血行畅利。老年患者，肝肾本不足，施以大剂黄芪、当归甘温之品，势必致津亏血燥，故病难复。改拟天麻钩藤饮滋水涵木；枸杞子、芍药、淮小麦、石斛可增液行舟；丹参、炒僵蚕、丝瓜络、络石藤化瘀通络，辨证准确，则收桴鼓之效。

三十九、杨兆民医案二则

案1：中风后遗症[②]

患者，女，57岁。

现病史：1990年曾因左侧脑出血而致失语，但2周左右即恢复正常。此次复中，失

[①] 张志娣：《杨少山主任医师学术经验撷拾》，载《中医药学刊》2005年第5期，第789－791页。

[②] 董勤、刘农虞：《〈灵枢·官针〉刺法治疗中风后遗症从师临证一得》，载《南京中医药大学学报》1999年第5期，第306－307页。

语已达 9 个多月，恙情仍未见改善。脑 CT 示"右侧基底节区脑出血，左侧脑室旁陈旧性脑软化灶"。

观其舌体短缩强直，不能左右转动和伸出唇外，口开不闭，流涎不止。闻及喉中痰鸣辘辘，不能言语，痛苦万分。

杨兆民教授诊后析之：失语一症，多由风阳痰瘀入中脑府，伤及心肝脾肾，致舌窍壅闭，故舌强不能言。其病本在中枢大脑，标在喉舌，治需标本兼顾。

据此杨兆民教授先取头针，以开脑窍，穴分 2 组：①顶颞前斜线（前神聪至悬厘）下 2/5 为 1 针，再取其左右旁开 0.5 寸，各加刺 1 针。按头针常规刺法操作，由上至下平刺，针尖均朝向悬厘穴。②颞前线（颔厌至悬厘）、颞后线（率谷至曲鬓），在此 2 线之间再加刺 1 针，3 针齐下，由上而下沿皮刺入 1.2 寸。2 组穴位交替使用，以动留针术，间歇行针，并通以脉冲电 20min。

再用舌针，取舌上聚泉穴，配舌下金津、玉液 2 穴，3 针合用，齐刺向舌根部，捻转行针，令气至病所。

以上述之法施治 2 个月后，患者舌体日趋灵活，上卷外伸均较自如，喉中浊痰渐清，流涎亦止。针治 3 个月，舌能吐单字。

【按语】

杨兆民教授曰，所选头针穴区位近言语中枢，3 针齐刺，加大刺激，以助其侧支循环的建立，促进相关皮质功能的恢复，重建言语活动的神经环路，此乃治病求其本也。治标重在喉舌，用舌针齐刺，以调动舌下等外周神经的功能，兴奋喉舌诸肌。又心主神明，在窍为舌，其别络入系舌本；脾之脉连舌本，散舌下；肾之脉挟舌本；足厥阴经上入颃颡。故取舌针，可调诸经之脉气，以通咽利窍开音。更有资料表明，舌针又兼醒脑开窍之功，能降低血黏度，改善微循环，扩张脑血管，促进脑电活动。因此，舌针与头针相配，标本兼施，相得益彰，3 针齐下，合攻病邪，力专而效宏。

案 2：中风后遗症[①]

患者，男，19 岁。

现病史：因脑外伤术后偏瘫 3 个月，左侧肢体功能严重障碍，肌张力增高，足内翻，需人搀扶缓行，左上肢内收屈曲，手指拘挛不能握物。先遵"治痿者，独取阳明"之古训，循经取用上、下肢手足阳明经诸穴，针治 20 余次，症情不见进退。求教于杨兆民教授。

杨兆民教授曰："或阴或阳单执一方，有失偏颇"。遂授"阴阳对刺"之术，续治 10 次，肌张力日趋下降。又针 3 个月，五指已渐能舒展握物，下肢能独立行走近 1 个小时。历经半年，基本康复，生活自理。

【按语】

以"阴阳对刺"为法，即在痉挛节缩处，阴阳两经，各取一穴。如上肢多取配肩髃、肩前配肩贞、尺泽配天井、内关配外关、大陵配阳池、鱼际配后溪、内八邪配外八

[①] 董勤、刘农虞：《〈灵枢·官针〉刺法治疗中风后遗症从师临证一得》，载《南京中医药大学学报》1999 年第 5 期，第 306－307 页。

邪等，下肢常选血海配梁丘、阴陵配阳陵、三阴交配悬钟、太溪配昆仑、照海配申脉、太冲配足临泣等。内外相偶，针芒互为对刺。

其补泻手法阴阳有别，上肢重泻阴经穴，轻补阳经穴；下肢则反之，应重泻阳经穴而轻补阴经穴。轻补诸穴可酌配温灸，重泻者可加用电针。

如此内外相伍，阴阳对刺，从阴引阳，从阳引阴，补虚泻实，可使气血通畅，营和卫调，阴平阳秘，从而能有效地宽缓筋急，降低肌张力，促进患肢重建正常的运动模式。

四十、俞长荣医案：中风恢复期泄泻①

庄某，男，86岁。

初诊日期：1993年7月16日。

现病史：6个月前中风，经住某医院治疗好转，后遗右侧肢体不能随意活动，握力消失，下肢知觉迟钝，语言欠流利，腹泻或便秘交替发生，小便较多，夜间偶有遗尿。1周前灌肠1次，嗣后腹泻持续至今，每日6～7次，甚则10余次，质稀溏黏腻，伴胃脘微痛，下腹部微胀。脉左细弦，右偏细不匀，舌质偏红少苔。

证候诊断：脾肾两虚，木气乘土。

治法：健脾益肾，佐以疏肝。

【处方】

明党参15g	茯苓15g	白术10g	淮山药15g
扁豆10g	陈皮5g	莲子肉15g	砂仁6g
防风5g	白芍10g	甘草5g	

复诊：（7月20日）服3剂后，大便转为每日1次，唯昨晚至今晨大便3次质溏黏腻，脘腹胀痛已解除。治疗初见成效，仍继前法，另嘱服久泻宁（根据俞长荣教授腹泻经验方制成的冲剂，主治久泻，由明党参、淮山药、陈皮、茯苓、野麻草、防风等组成），2次/包，1包/次。

8月17日：上方加减服14剂，久泻宁服12包，腹泻好转，自动停药。近2日大便每日四五次，昨日腹泻10余次。仍守前法。

【处方】

明党参15g	淮山药15g	白术10g	防风6g
陈皮6g	荷叶6g	炒扁豆10g	茯苓10g
山楂10g	砂仁6g	甘草5g	

上方加减服30剂，久泻宁30包，至9月25日询知，腹泻未复发。

【按语】

本例中风恢复期间，已见中焦运化失常，腹泻与便秘交替。揣知年届耄耋，脾肾早虚。灌肠之后，气阴难免受戕，肾失固摄，木乘土位，以致泄泻不止。四诊所见，不仅气阴不足，且有气滞之象。此时论治，既不能专事益气养阴，又不宜固涩太过。故药取

---

① 俞宜年、林慧光：《俞长荣医案选析》，载《贵阳中医学院学报》1997年第3期，第10-11页。

甘平为君，辅之以辛，佐之以酸，使其胃气资生、肾气得复、木气得敛。俞长荣教授治疑难久病一向重视扶助胃气，主张留人治病，所谓"留人"，即保住胃气。方取参苓白术散为主方灵活化裁，因夹气滞，故方中人参用明党参；溲多、遗尿，不欲其宣泄太过，故去桔梗、薏苡仁；合痛泻要方，以解脘腹胀痛之苦。经过治疗，腹泻缓解。可是，患者认为病已痊愈，自动停药2周，以致复发。前阶段治疗有效，然而毕竟高年，腹泻虽止，胃气未复，故仍坚守原法（久泻宁也是据参苓白术散方意化裁制成），缓图巩固。继续服药1个月，取得满意效果。

四十一、张介眉医案：脑梗塞[1]

胡某，男，43岁。

初诊日期：2009年4月3日。

主诉：中风后半身不遂半年余。

现病史：患者半年前因脑梗塞入院治疗，右侧肢体瘫痪，麻木酸疼，左上肢肌力2～3级，左下肢肌力3～4级，语言謇涩，小便频数，大便干结，纳可，睡眠差，干咳痰少，精神差，舌红暗，苔黄腻，脉弦缓。

证候诊断：气滞血瘀。

治法：补气活血通络。

【处方】补阳还五汤加味。

黄芪70g	赤芍12g	地龙12g	桃仁12g
香附12g	红花10g	生大黄10g	丝瓜络10g
当归10g	川芎10g	水蛭15g	马钱子0.28g

14剂，水煎服，每日1剂。

嘱坚持服用，徐徐见效。

二诊：诸症悉减，但舌苔仍黄腻，上方加马钱子增至0.29g、生大黄增至15g。

三诊：病情稳定，左手痉挛减轻，上方马钱子增至0.30g、丝瓜络增至30g，加生姜6g。

【按语】

补阳还五汤出自《医林改错》卷下瘫痿论方，其组成是黄芪（生）四两、归尾二钱、赤芍一钱半、地龙（去土）一钱、川芎一钱、桃仁一钱、红花一钱，水煎服。黄芪初用一二两，以后渐加至四两。补阳还五汤功效为补气活血通络，主治中风半身不遂，口眼歪斜，语言謇涩，口角流涎，小便频数或遗尿不禁，舌暗淡，苔白，脉缓。由补气药与活血化瘀药相伍而成，使用该方的关键在于生黄芪量宜大，可逐步加量用至30g、50g、60g乃至90g，而祛瘀药宜轻。

张介眉教授一方面以王清任治疗气虚血瘀的补阳还五汤为基础，另一方面根据患者的兼症灵活施治，张介眉教授强调临床上使用补阳还五汤辨证，气虚血瘀型者效佳，要

---

[1] 谢沛霖、王宇、魏攀：《张介眉临证治验举隅》，载《陕西中医》2012年第33卷，第7期，第917-918页。

力戒见中风后遗症就对号入座似的运用"补阳还五汤",一定要以辨证为基础。方中马钱子治痉挛有奇效,但有毒,需徐徐加量。丝瓜络通经络,用香附在于补气与活血化瘀药中加上行气之品,且香附是气中血药,宗中医学气行血行之意。

四十二、张士良医案二则

案1：中风后遗症①

刘某,男,72岁。

现病史：偏瘫10年余,右侧偏废,口歪语謇,每年都以扩血管改善微循环方案治疗,效果不佳,且病情进行性加重,今求助于中医。

刻诊：少气无力,面色微黄,舌强语謇,口眼歪斜,左侧瘫痪,食欲不振,神志清楚,瞳孔等大,舌淡质紫有瘀斑。

证候分析：高年,肾水不足,气血亏虚,脾胃功能受损。

治法：养胃活血,益气通脉。

【处方】

白术25g	茯苓15g	佩兰6g	丹参20g
三棱15g	香附15g	木香15g	当归12g
砂仁6g	桃仁9g	葛根12g	僵蚕6g
天麻10g	水蛭6g	土鳖虫3个	

水煎服,每日3次。

服药15剂,患者已能跛行;再服25剂,口眼歪斜已恢复大半,语言基本恢复正常,面色红润,唯下肢浮肿,早晨稍轻,午后较重,加用杜仲15g、黄芪30g、片姜黄4g。又服20剂,生活基本能够自理,并且能参加较轻体力活动。1年后随访,未见复发。

案2：中风后遗症②

李某,女,71岁。

现病史：偏瘫6年,症见右侧迟缓性瘫痪,手足不温,面色㿠白,腰背酸痛,乏力,饮食不佳,舌淡,脉迟缓。

治法：健胃活血,温阳补虚。

【处方】

白术20g	茯苓15g	佩兰6g	丹参15g
三棱15g	香附15g	木香15g	当归12g
砂仁6g	桃仁12g	葛根12g	僵蚕9g
天麻15g	附子9g	黄芪20g	防风9g

水煎服,每日3次。

---

① 张士良、苏庆杰：《活血养胃法治疗中风后遗症的体会》,载《贵阳中医学院学报》2011年第33卷,第3期,第115-116页。

② 张士良、苏庆杰：《活血养胃法治疗中风后遗症的体会》,载《贵阳中医学院学报》2011年第33卷,第3期,第115-116页。

服药 13 剂，手能握物，拄拐杖能行走，唯觉活动欠灵活，肢体痿软无力，加杜仲 15g、续断 20g，又服 20 剂，一切恢复正常。停药观察，随访 10 月，未见复发。

四十三、张铁忠医案：中风后遗症（失语）[①]

杜某，女，72 岁。

现病史：患中风 1 年，后遗言语謇涩不清，不能成句交流，舌强不转，涎唾溢盛，时有头晕，无肢体活动障碍，无明显吞咽困难，无呛咳，饮食及睡眠可，二便正常。舌淡暗、苔白腻，脉弦。

既往史：有高血压、高脂血症等病史。

证候诊断：风痰瘀血，阻滞脉络。

治法：祛风化痰，宣窍通络。

【处方】神仙解语丹化裁。

羌活 12g	石菖蒲 12g	茯苓 12g	天麻 12g
钩藤 12g	白附子 6g	远志 9g	清半夏 9g
胆南星 9g	炒白术 9g	木香 3g	全蝎末(冲) 3g

连用 4 周，言语謇涩、舌强不转、涎唾溢盛，诸症悉解。

【按语】

中风后失语是脑血管意外常见症状之一，失语是大脑语言特区病损造成的语言理解和陈述表达的紊乱，其实质是语言和思维二者双向转译机制的崩溃和中断，属中医学"喑痱"范畴。多因嗜酒肥甘或饥饱失常，脾失健运，聚湿生痰，痰滞脉络，舌脉瘀阻，故言语謇涩，舌体僵硬，当治以祛风化痰、宣窍通络为主。临床上常用神仙解语丹为基础加减，疗效满意。

本案中天麻、钩藤、白附子、胆南星息风化痰，全蝎、羌活搜风通络，石菖蒲、远志、木香行气化痰宣窍，清半夏、茯苓、炒白术健脾祛痰，以杜生痰之源。此方尤妙在羌活、石菖蒲，羌活能"治贼风，失音不语，身痒血癞，手足不遂，口面斜，遍身顽痹"；言为心声，石菖蒲化痰开窍，又引药入心，直达清窍。诸药合用，以达舌柔能言的效果。

四十四、张学文医案三则

案1：中风后遗症[②]

患者，女，48 岁。

初诊日期：2012 年 11 月 18 日。

主诉：中风后遗症右足内翻 7 年。

[①] 万迎新、徐玥瑾：《张铁忠教授运用神仙解语丹经验介绍》，载《新中医》2015 年第 47 卷，第 4 期，第 9–10 页。

[②] 张效科、田正良：《张学文运用三阳经开阖枢理论辨治疑难杂症经验》，载《中医杂志》2014 年第 55 卷，第 15 期，第 1275–1277 页。

现病史：患者有高血压病史15年，7年前突发左侧脑出血，经抢救后，生活基本自理，血压控制良好，唯遗留右侧肢体活动不灵，尤以右足内翻为甚，辗转多家医院救治，采用中西医药、针灸、按摩、外洗等多种办法，均无效果。

刻诊：面色偏暗，语声正常，偶有头晕，饮食、二便正常，舌质暗、舌下脉络瘀阻，左脉弦滑，右脉滑。

体格检查：右足内翻，活动时右腿外撇，右上肢肌力3级，右下肢肌力4级。

中医诊断：中风后遗症。

证候诊断：气虚血瘀，络脉痹阻。

治法：益气活血，化瘀通络。

无奈病史7年，患者告知常用之法已用，诸医方中必用黄芪及活血化瘀之品，但鲜有效果。细察此患者之证与《金匮要略》引《古今录验》所述治"中风痱，身体不能自收，口不能言，冒昧不知痛处，或拘急不得转侧"甚为相似，法当温阳活血，宣痹通络（阳）。

【处方】《古今录验》续命汤化裁。

生麻黄15g	桂枝20g	当归20g	党参30g
干姜6g	川芎30g	苦杏仁10g	川牛膝30g
鸡血藤30g	威灵仙20g	茯苓30g	姜黄20g
萆薢20g	黄柏15g	炙甘草10g	大枣6枚

7剂，水煎服，嘱患者每晚21点前服完。

二诊：（2012年11月25日）患者诉服上述中药后，口味较前不太一样，身体似有燥热感，但饮食、睡眠尚可，二便调，足内翻消失，右腿外撇减轻，但右侧肢体肌力变化不明显，服药3剂后血压升高至160/90mmHg，自行调整降压药后血压降至正常，继予前方7剂。

三诊：（2012年12月2日）患者服用后无特殊感觉，肢体活动亦无明显变化，右足已能踏地，感觉良好。

【按语】

本例患者以"温阳活血，宣痹通络（阳）"为法，用《古今录验》续命汤化裁终使多年之顽疾足内翻见效收功。张学文教授认为，麻黄乃是太阳为开之主药，体现了中医治疗中风的整体治疗思路及治法。对于中风病，不论急性慢性，都可以应用续命汤治疗，对于中风之疑难顽症，益气活血力尚不及，需以温阳活血、温阳宣通方能收功，亦不必拘泥于中风有寒热形证方能应用。其肢体表现尤其是肢体拘挛者亦应认为是中风六经形证，尤其是太阳经脉之气血瘀阻之证，应用续命汤及类方乃为正治，亦是太阳为开，经气以畅为顺的体现。

案 2：卒中后麻木①

宋某，男，58 岁。

初诊日期：2002 年 12 月 9 日。

主诉：左侧肢体活动不利伴麻木 2 年余。

现病史：2 年前因右侧丘脑出血后遗左侧肢体活动不利伴麻木，顽木无知。查体见患肢色紫暗，拘急痉挛，舌暗红、苔白厚，脉弦细。

证候诊断：痰瘀阻络。

治法：化痰逐瘀，通经活络。

【处方】双合汤加减。

桃仁 12g	红花 15g	川芎 15g	当归 20g
地龙 30g	水蛭 15g	赤芍 20g	半夏 10g
胆南星 6g	全蝎 10g	陈皮 15g	白芥子 10g

每日 1 剂，水煎分 2 次服。

另外，药渣加桂枝 15g、川椒 10g、艾叶 15g、豨莶草 30g，煎汤先熏后洗患肢，每日 2 次，每次 20min；并以疏血通注射液（主要成分为水蛭、地龙）6mL 加入 250mL 生理盐水中，静脉滴注，每日 1 次。

2 周后麻木感逐渐减轻，先变为轻度发麻，进而至麻木几近消失，不留意则几乎不觉，肢体亦较前灵活。

【按语】

此法适用于麻木性感觉障碍而以顽木无知为主要症状者，关于其病因，《张氏医通》说："木则全属湿痰死血。" 此型患者临床表现以肢体、面部顽木为主，病程相对较长，多伴舌质、患肢紫暗。张学文教授认为，其属顽痰死血阻滞经络为患，故治疗非虫类化痰逐瘀、藤类舒筋活络，不足以获得良效。

案 3：左侧丘脑梗死②

朱某，男，56 岁。

初诊日期：2005 年 1 月 13 日。

主诉：右侧肢体麻木、力弱 1 月。

现病史：1 个月前因右侧肢体力弱，查 CT 显示：左侧丘脑梗死，经治疗右侧肢体肌力基本恢复，但麻木感几无变化，且伴严重感觉过度，轻触患肢，稍后即感难以名状、难以忍受之烧灼样感，初予黄芪桂枝五物汤加味治疗 1 周，病情无变化，后易为桃红四物汤加味治疗。

【处方】

| 桃仁 15g | 红花 15g | 生地 20g | 丹皮 20g |
| 赤芍 20g | 鸡血藤 30g | 当归 20g | 川芎 15g |

---

① 金杰、张振强、陈海燕：《张学文治疗丘脑卒中后麻木的经验》，载《江苏中医药》2006 年第 5 期，第 18-19 页。

② 金杰、张振强、陈海燕：《张学文治疗丘脑卒中后麻木的经验》，载《江苏中医药》2006 年第 5 期，第 18-19 页。

川牛膝30g　　　　水蛭10g　　　　　丹参30g　　　　　地龙30g
胆南星6g　　　　白芥子12g

每日1剂，水煎分2次服。

同时将红花注射液20mL，加入生理盐水250mL中静脉滴注，1次/日；患侧手足指（趾）尖放血，1次/日；同时口服西药卡马西平片，3次/日，1片/次。

1周后麻木、感觉过度诸症明显减轻，逐渐减少卡马西平用量，于3周后停用卡马西平，麻木、烧灼样感逐渐消失。

【按语】

此法适用于丘脑卒中后遗麻木且伴感觉过度而以烧灼样感为主者，患者除了感患肢麻木外，轻触患肢可引起强烈的、难以忍受的烧灼样感。此型多见于近期卒中患者，因其除了患肢烧灼难忍外，部分患者还伴口干口渴、舌红少津，故张学文教授认为其系血分热盛所致，宜采取凉血活血法。临床常以桃红四物汤为主，并加凉血养阴类药物。

四十五、郑邦本医案：脑梗死后遗症[1]

代某，女，61岁。

初诊日期：2013年5月。

现病史：脑梗死后遗右侧肢体麻木不仁，行走需他人扶持，右手握物无力，言语不利，大便干结，舌淡苔白腻，脉缓。

证候诊断：气虚血瘀，痰瘀阻络。

治法：益气活血，开窍通络。

【处方】

天麻100g　　　　灵芝100g　　　　水蛭60g　　　　穿山甲100g
僵蚕100g　　　　西洋参100g　　　地龙100g　　　　丹参100g
石菖蒲100g　　　当归100g　　　　肉苁蓉100g

共为细末，每服5g，每日3服。

服药3个月，病情明显好转，行走自如，言语也恢复如常。

四十六、郑绍周医案二则

案1：郁证，中风后遗症[2]

刘某，女，61岁。

现病史：半年前因脑干出血后在我院接受保守治疗，现肢体功能恢复良好，但不能完成精细动作。近来精神恍惚，目中无神，喜怒无常，头晕神疲，失眠健忘，面色憔悴，纳差便溏。舌质淡嫩，苔薄白，脉细弱。

---

[1] 徐冬、郑邦本：《郑邦本应用虫药药对经验》，载《实用中医药杂志》2015年第31卷，第6期，第574－576页。

[2] 王伟：《郑绍周教授治疗中风后抑郁症经验》，载《光明中医》2010年第25卷，第12期，第2175－2176页。

中医诊断：①郁证，②中风后遗症。

证候诊断：心神失养，脾失健运。

治法：养心安神，健脾补气，兼以疏肝理气。

【处方】

百合20g	当归20g	生地黄15g	珍珠母30g
酸枣仁30g	柏子仁20g	茯神20g	制首乌30g
党参30g	白术15g	龙眼肉20g	黄芪30g
木香15g	神曲20g	郁金15g	佛手30g
浮小麦20g	薄荷(后下)10g		

每日1剂，水煎早晚分服。

服用半个月后失眠症状改善，情绪稳定，1个月后，面色渐红润，面部表情丰富，诸症明显改善，对生活充满信心。嘱再服1个月巩固其疗效。

【按语】

心神失养，脾失健运型：症见神情恍惚，心神不宁，喜怒无常，多疑易惊，头晕神疲，心悸胆怯，失眠健忘，纳差便溏，面色不华，舌质淡、苔薄白、脉细弱。治以养心安神，健脾补气。

案2：卒中后肩手综合征①

黄某，男，64岁。

初诊日期：2007年5月。

现病史：2个月前突发中风，左侧肢体偏瘫，言语尚清晰，经综合治疗后恢复至能下床独自缓慢行走而出院，左上肢一直握固无力。1个月前患者左手逐渐出现肿胀，继而出现左肩关节疼痛，左上肢的康复锻炼因此受到影响。曾外敷扶他林软膏及口服补阳还五汤10余剂，疗效欠佳而来郑绍周教授处就诊。

刻诊：神清语利，表情痛苦，形体消瘦，面色少华，左侧肢体活动不遂，左手肿胀，下垂后即出现肤色紫暗，皮温略高，握固无力，左肩关节疼痛拒按，小便可，大便溏。舌质暗淡，边有瘀斑，苔薄白，脉弦细。

西医诊断：卒中后肩手综合征。

中医诊断：中风后肢体疼痛。

证候诊断：气虚血瘀。

【处方】

黄芪30g	当归15g	川芎15g	红花15g
桑枝30g	木瓜30g	䗪虫15g	地龙15g
全蝎15g	蜈蚣2条	甘草6g	

服上方3剂后左手肿胀情况即有明显好转，但仍觉无力，将上方增加黄芪30g，另增加益母草30g，活血祛瘀，利水消肿，再进10剂，左手肿胀基本消失。

---

① 王彦华：《郑绍周老中医虫类药治疗痛证经验总结》，载《中国中医药现代远程教育》2009年第7卷，第9期，第109-110页。

继服 10 余剂后左手肌力亦有明显改善。

【按语】

脑血管病后肢体偏瘫肿胀的病机多为气虚血滞，瘀阻脑窍四肢，气血津液运行不畅所致，瘀则不通，不通则痛，后期除有关节疼痛肿胀外，还有麻木、拘挛等，肿属寒，胀属热，烦胀而痛则需性寒之品以制约，故立法以益气活血、舒筋消肿、凉血止痛为则，在补阳还五汤的基础上增加虫类药以增强疗效。

现代药理研究表明，具有走窜之性的虫类药均能有效改善血供及促进静脉回流，从而改善局部血液循环，缓解肿胀、疼痛及麻木等症状。而现代医学恰恰认为，脑卒中后肩手综合征多为局部血液循环障碍，运动不足等引起的韧带、关节囊、肌腱、肌力等的挛缩，末梢神经的麻痹及不正确的运动、损伤等所致。

方中补阳还五汤为治疗正气亏虚，脉络瘀阻而致的偏身活动不遂的代表方，方中重用生黄芪取其大补脾胃之元气，气旺以促血行，祛瘀而不伤正。当归、川芎、红花虽有活血祛瘀之效，桑枝、木瓜通络止痛，但对于陈疾顽瘤，力道远远不及，故郑绍周教授在此基础上增加地龙、全蝎、蜈蚣、䗪虫等，不仅有散瘀消癥破坚之功，而且有止痛、消肿之效。

四十七、周仲瑛医案二则

案1：脑梗死，脑出血后遗症[①]

患者，男，66 岁。

初诊日期：1999 年 10 月 29 日。

现病史：现行走站立不稳，难以自主，右手活动欠灵，有时足肿，大便干结，近来血压不稳定。苔黄薄腻，舌质暗，脉细滑。

既往史：高血压病史多年，1994 年 6 月中风，1995 年 3 月突发癫痫，1996 年 4 月再次中风。当时 CT 查见左侧多发性脑梗死，右侧出血。

西医诊断：脑梗死，脑出血后遗症。

中医诊断：中风（中经络）。

证候诊断：风痰瘀阻，腑气不通。

治法：息风化痰，活血通腑。

【处方】

熟大黄 5g	生大黄(后下)5g	桃仁 10g	水蛭 3g
地龙 10g	鬼箭羽 12g	制胆星 10g	炙僵蚕 10g
豨莶草 15g	石斛 12g	生地黄 15g	怀牛膝 10g
桑寄生 15g	续断 15g		

14 剂，水煎分服，每日 1 剂。

二诊：（1999 年 11 月 5 日）大便通畅，但小便有时失控。上方加煨益智仁、路路通

---

① 丁彩霞、盛蕾、张兰坤、顾勤：《国医大师周仲瑛治疗中风后遗症验案赏析》，载《中华中医药杂志》2016 年第 31 卷，第 4 期，第 1267－1269 页。

各 10g。30 剂，水煎分服，每日 1 剂。

三诊：（1999 年 12 月 5 日）大便三四日 1 行，小便不畅，右手时抖动。上方生大黄加量至 10g，加炒枳实 10g。30 剂，水煎分服，每日 1 剂。

四诊：（2000 年 3 月 5 日）大便尚调，隔日 1 次，但苔黄厚腻，舌质暗，脉细滑。

【处方】

生大黄(后下)10g	桃仁 10g	炙水蛭 10g	地龙 10g
制胆星 10g	炙僵蚕 10g	鬼箭羽 15g	豨莶草 15g
石斛 15g	泽兰 10g	泽泻 10g	怀牛膝 15g
赤芍 15g	红花 6g		

30 剂，水煎服，每日 1 剂。

五诊：（2001 年 2 月 18 日）上方加减进退近 1 年，病情平稳，复查 CT 示梗死灶明显缩小。右下肢仍乏力，大便又秘，苔黄腻，质暗红，脉小弦滑。属风痰瘀阻，肠腑燥热。

【处方】

生大黄(后下)15g	芒硝(分冲)6g	桃仁 10g	水蛭 15g
地龙 10g	豨莶草 15g	红花 10g	石斛 12g
牛膝 12g	炙僵蚕 10g	陈胆星 10g	天麻 10g

30 剂，水煎服，每日 1 剂。

【按语】

患者中风数年，反复发作，病机以本虚标实为主，实者以"热、瘀、痰、风"为主，虚者以肝肾亏虚为主。患者就诊时尤以肠腑瘀热突出，故以泄热通腑为治疗大法，方选抵当汤加减。药用水蛭、桃仁、红花、鬼箭羽、赤芍活血化瘀，熟大黄泄热通腑，地龙、僵蚕、制胆星祛风化痰，少佐桑寄生、怀牛膝、生地黄、石斛补益肝肾，后期参入芒硝，寓桃核承气之意，助抵当泄肠腑之瘀热，取得上病下取的效果。周仲瑛教授认为，生大黄攻积导滞泻下力强，熟大黄则泻下力减弱，而活血泻火作用较好，该患者既有肠腑积滞，又有瘀热内结，故生熟同用。

补阳还五汤加减治疗中风后肢体软瘫，补阳还五汤出自《医林改错》，由生黄芪、当归尾、赤芍、地龙、川芎、红花、桃仁组成。方中重用生黄芪大补脾胃之元气，使气旺血行，瘀去络通，是为君药；当归尾活血养血，化瘀而不伤血，为臣药；佐以赤芍、川芎、桃仁、红花活血祛瘀，地龙通经活络。全方以大量补气药与少量活血药相配，气旺则血行，活血而又不伤正，共奏补气活血通络之功，是治疗气虚与血瘀并见的代表方剂。

案 2：脑梗死后遗症[1]

患者，男，58 岁。

初诊日期：2002 年 1 月 1 日。

---

[1] 丁彩霞、盛蕾、张兰坤、顾勤：《国医大师周仲瑛治疗中风后遗症验案赏析》，载《中华中医药杂志》2016 年第 31 卷，第 4 期，第 1267－1269 页。

现病史：中风后遗症病史 2 年多，左侧上下肢瘫软，右侧稍能举动，言语謇涩，体态丰盛，面色暗淡无华，舌质紫，苔灰腻，脉细。

西医诊断：脑梗死后遗症。

中医诊断：缺血中风（中经络）。

证候诊断：气虚血瘀，络脉瘀滞。

治法：益气活血，化瘀通络。

【处方】

黄芪 25g	太子参 15g	当归 15g	川芎 10g
桃仁 10g	红花 10g	地龙 10g	僵蚕 10g
全蝎 5g	白附子 10g	豨莶草 15g	怀牛膝 15g
制水蛭 4g			

7 剂，水煎分服，每日 1 剂。

二诊：（2002 年 7 月 1 日）患者自诉服用症状较前改善，因就诊不便，于家附近药店按原方取药服药至今。此次就诊时渐能下床行走。再用上方治疗以资进一步恢复。

【按语】

本案属中风病中经络，症见肢体软瘫，语言謇涩，面色无华、脉细，是典型的气虚络瘀征象，故选用补阳还五汤益气行血。

周仲瑛教授认为，应用补阳还五汤治疗气虚血瘀中风后遗症要注意药物的灵活加减。根据临床所见，中经络纯粹由于气虚血瘀者并不多见，而常是风、痰、瘀、虚互见，故周仲瑛教授常配合桃红四物汤养血活血，牵正散祛风化痰。对于久病入络，则需用搜风通络之虫类药物方能取得好的效果；若兼见肝肾亏虚、脾失健运的证候，还需根据标本缓急参以补益肝肾、健脾助运的药物。

周仲瑛教授还认为，现代人生活条件较之古人优越，饮食更是多偏于滋腻，纯虚者很少，在运用黄芪的时候考虑到黄芪用量过大易致甘温壅气，助阳上亢，量小又达不到益气活血之目的，因此常用量为 20g～30g，并可佐以党参、太子参等。

牵正散加减治疗中风后口角歪斜，牵正散出自《杨氏家藏方》，由白附子、僵蚕、全蝎 3 味药组成。方中白附子味辛性温，功能祛风化痰，善行头面，为君药。臣以僵蚕、全蝎，二者皆可息风止痉，全蝎长于通络，僵蚕并可化痰，共助君药祛风化痰止痉之力。用热酒调服，宜通血脉，以助药势，引药入络，直达病所，而为佐使。周仲瑛教授认为，中风后期，风痰互结，久病入络，牵正散正切合此病机。

四十八、朱良春医案：中风后遗症[①]

姜某，男，68 岁，退休干部。

初诊日期：2013 年 10 月 14 日。

主诉：右侧肢体活动不利 1 年。

---

① 田华：《国医大师朱良春教授培补肾阳法治疗中风后遗症之理论探析》，载《新中医》2015 年第 47 卷，第 12 期，第 3-4 页。

现病史：患者1年前，因突发右侧肢体活动不利而在外院确诊为缺血性中风。起病后予中药平肝潜阳、调补气血、活血通络等以及西药抗血小板聚集、脑保护、降压、调脂、降血糖等，未见症状明显改善。今来本院门诊，诉右上肢抬举不能，右下肢行走拖步，需依杖助行。纳可，二便调，舌质淡紫、苔薄白，脉细沉。

体格检查：肌力右上肢3级，右下肢3^+级。右侧肢体针刺觉稍减退。右侧病理征阳性。美国国立卫生院神经功能缺损评分（NIHSS）：5分。

中医诊断：中风（中经络）。

证候诊断：气虚血瘀。

【处方】补阳还五汤加减。

炙黄芪120g	当归10g	桃仁10g	红花10g
川芎10g	红景天15g	全蝎粉（冲服）3g	地龙6g
炙甘草6g			

30剂，每日1剂煎服。

二诊：（2013年11月15日）诉症状依然，苔脉同前。予前方加仙茅、淫羊藿各12g。30剂。

三诊：（2013年12月16日）患者精神好转，心情畅快，右手已能抬举，但不持久。患者已能弃杖行走，右下肢虽略拖步，但不明显。纳可，寐安，二便调。肌力右上肢4级，右下肢4^+级。无感觉障碍。NIHSS评分2分。

提示病情明显改善，效不更方，巩固治疗。

第五节　类中风

一、江尔逊医案：急性脊髓炎（上行性麻痹）[①]

雷某，男，18岁，工人。

初诊日期：1965年8月2日。

现病史：患者于12天前晨起，自觉四肢麻木，活动障碍。2小时后全身麻木，气急，心悸，呼吸困难，尿闭。入某县医院，经抗感染及对症治疗无效，转入某地区医院，诊断为"急性脊髓炎（上行性麻痹）"。入院后，患者反复出现阵发性吞咽及呼吸困难（呈吞咽式呼吸），一直鼻饲全流饮食，时而瞳孔反射消失，全身深浅反射均缺失，如此危象1日数发，经多方抢救治疗6日，危象依然。

于8月9日请江尔逊教授会诊，患者未发作时神志清晰，语言无障碍，唯觉咽喉及胸部有紧束感，呼吸、吞咽十分困难，全身麻木，肢体不遂，咽干，舌苔薄黄，脉弦

[①] 张斯特、余国俊、江长康：《江尔逊学术思想及临床经验简介》，载《湖北中医杂志》1982年第5期，第10-12页。

而数。

中医诊断：风痱。

【处方】《古今录验》续命汤。

干姜3g	甘草3g	川芎3g	桂枝4.5g
麻黄6g	杏仁6g	当归9g	生石膏12g
党参12g			

并针刺风府、大椎、肺俞、内关，留针15分钟。

8月10日，危急之象顿除！左上肢已能活动，口麻、全身麻减轻，吞咽、呼吸已不甚困难。连服4剂，诸症消除。继续调理气血，于8月23日康复出院。

二、颜德馨医案：脑卒中[①]

陈某，男，59岁。

现病史：水亏木旺，头晕复发，曾经昏仆，不省人事，苏醒后头额两侧胀痛，右侧肢体痿废，大便干燥，小溲黄赤，面部潮红，脉弦细而数，舌苔薄黄。血压：24/16kPa。

治法：头为诸阳之会，唯风可到，外风引动内风，急以风引汤平肝息风。

【处方】

石膏(先煎)30g	寒水石(先煎)30g	滑石(包)15g	生牡蛎(先煎)30g
石决明(先煎)15g	龙骨(先煎)30g	大黄4.5g	生甘草4.5g
川牛膝9g	川杜仲9g		

7剂。

二诊：药后血压下降，肢体活动灵活。原方加桂枝4.5g，7剂。

药已中鹄，诸症次第减退，健康在望。

【按语】

脑卒中是急性脑血管疾病，与祖国医学"类中风"大体相同。多由忧思恼怒、饮食不节、恣酒纵欲等因，以致阴阳失调，脏腑气偏，气血错乱。颜德馨教授运用风引汤加减治疗，效果显著。

风引汤为《金匮·中风历节病》篇之附方，亦即《千金》，载《外台》所载之"紫石散""紫石汤"。《金匮》主"除热瘫痫"。方中大队石类药潜镇以制肝阳之暴逆，辅以大黄苦寒直折，釜底抽薪，俾炎上之风火不得再萌。初诊去桂枝、干姜、石英、石脂，以内风动摇当避辛温固涩，加入牛膝、石决明则增强潜阳息风作用。二诊添桂枝疏通经络，目的利于肢体活动之复原。颜德馨教授说："中脏得回，邪滞经络，麻木不仁，昏冒流涎，肢废不能动，舌瘖不能言，此等痼疾，治风养血，不堪保久，良非善策。宜祛瘀通络。方中大黄、桂枝同用，内外合辙，是治风之大手法，仲景早开其端绪矣。"

[①] 颜乾珍、屠执中：《颜德馨教授用经方治疗急难重症举案》，载《国医论坛》1992年第3期，第22-23页。

三、俞慎初医案四则

案1：类中风[①]

林某，50余岁，干部。

现病史：患者平素血压偏高（20.0/13.3kPa），神志正常。数日前，突然口眼歪斜，言语不利，手指无力，不能握物。前来就诊。询其病况，饮食、二便均正常，口觉干，痰白黏，舌苔白，脉浮数。

中医诊断：中络之象。

治法：通经活络，宣窍导痰。

【处方】牵正散加减。

白附子6g	白僵蚕6g	全蝎梢6g	地龙干15g
蜜橘红5g	川贝母9g	结茯苓12g	炙甘草3g
制胆星6g	九节蒲9g	远志肉6g	竹沥汁(冲)1匙

连服3剂。

复诊：药后，口歪明显好转，唯言语不利。继以导痰宣窍法，用导痰汤加菖蒲等。

【处方】

蜜橘红5g	结茯苓5g	九节蒲9g	远志肉5g
川贝母9g	地龙干15g	竹沥汁(冲)1匙	

连服2剂，以上症状基本消失。

【按语】

本例为风痰阻于头面经络所致，习惯上用牵正散治之。但虑其言謇乃痰迷心窍所致，故加擅长治痰之石菖蒲等，意在进一步入心涤痰，痰浊去、气血通，神明自复矣。

案2：类中风[②]

倪某，女，60余岁，家庭妇女。

现病史：患者血压高（22.7/15.3kPa），时常头晕目眩，少寝多梦，近日突然发生口眼歪斜，舌强语謇，半身不遂。舌绛，苔白腻。脉弦数。

证候诊断：阴虚阳亢而致肝风内动。

治法：镇肝息风。

【处方】镇肝息风汤。

怀牛膝30g	代赭石30g	飞龙骨15g	左牡蛎15g
制龟板15g	杭白芍15g	黑元参15g	天门冬15g
川楝子6g	茵陈蒿6g	生麦芽6g	粉甘草4.5g

连服3剂。

复诊：药后，症情显著改善。继用天麻钩藤饮以平肝息风、清心安神。

[①] 俞鼎芳：《俞慎初教授治疗类中风病的经验》，载《福建中医学院学报》1992年第2期，第69-70页。
[②] 俞鼎芳：《俞慎初教授治疗类中风病的经验》，载《福建中医学院学报》1992年第2期，第69-70页。

【处方】

明天麻9g	双钩藤(后入)12g	石决明(先煎)24g	生栀子6g
条黄芩6g	川牛膝12g	川杜仲12g	益母草12g
桑寄生15g	夜交藤12g	殊茯神12g	

连服3剂，已基本痊愈。

【按语】

本例属肝阳上亢，风痰上扰。用镇肝息风汤治疗比较合适，且方中还重用了牛膝以引血下行，其意在直折亢阳。天麻钩藤饮亦系名方，擅治肝阳上亢，肝风内动所致的眩晕头痛、耳鸣等，每收良效。

案3：类中风①

吴某，男，70余岁，教师。

现病史：患者由于肾阴不足，肝阳偏亢，肝风内动，而猝然昏倒，不省人事，牙关紧闭，两手握固，面赤身热，大便秘结。苔黄燥，舌质红，脉弦数。家属急将其送往医院抢救，并请俞慎初教授前往会诊。

证候诊断：中风（热闭）。

治法：宣窍开闭。急以至宝丹辛凉清心开窍，继以平肝息风法。

【处方】镇肝息风汤。

怀牛膝30g	代赭石(先煎)30g	飞龙骨(先煎)15g	左牡蛎(先煎)15g
制龟板(先煎)15g	白芍药15g	天门冬15g	川楝子6g
绵茵陈6g	生甘草4.5g		

服3剂。

复诊：药后、诸症减轻，但半身不遂。续以益气活血，祛风通络法。

【处方】补阳还五汤加减。

绵黄芪60g(或120g)	当归尾6g	赤芍药4.5g	地龙干15g
川芎3g	白桃仁6g	川红花3g	全蝎梢4.5g

连服20剂，中风后遗症状均逐渐消失。愈后，生活尚能自理。

【按语】

《素问·调经论》云："血之与气，并走于上，则为大厥。"若兼有热象，是为热闭。故急用凉开之剂至宝丹以辛凉清心开窍。进服镇肝息风汤之目的，是针对肝阳过亢、气血逆上等症状。

案4：类中风②

马某，男，70岁，画工。

现病史：患者由于肾阴大亏，虚阳上越，突然不省人事，目合口干，肢厥汗出，喉间痰鸣、手撒遗尿，脉大无根。

中医诊断：中风（脱证）。

---

① 俞鼎芳：《俞慎初教授治疗类中风病的经验》，载《福建中医学院学报》1992年第2期，第69－70页。
② 俞鼎芳：《俞慎初教授治疗类中风病的经验》，载《福建中医学院学报》1992年第2期，第69－70页。

治法：补真阴，豁顽痰，开窍救脱，引火归元。

【处方】刘氏地黄饮子加减。

熟地黄 12g	山萸肉 6g	五味子 3g	霍石斛 6g
麦门冬 6g	肉苁蓉 10g	九节蒲 3g	远志肉 3g
淡附子 6g	油肉桂(研末,分头次煎冲服) 3g	巴戟天 10g	结茯苓 10g
制胆星 6g	天竺黄 4.5g		

连服 3 剂。

复诊：药后，症情有所缓解。但痰涎仍壅盛，续用导痰汤加减。

【处方】

清半夏 6g	蜜橘红 4.5g	结茯苓 6g	制胆星 3g
九节蒲 9g	绿枳实 3g	粉甘草 1.5g	

连服 3 剂。

三诊：服药后，痰壅已平，再以加味二陈汤，连服 3 剂，病方告愈。

【按语】

本例乃阴虚阳越虚脱之证。故以滋补真阴，引火归元为主。用刘河间之地黄饮子，取地、冬等滋补肾中之真阴，取桂附等引浮火下行归于肾中，以达到回阳固脱之目的，同时也达到治痰（因为肾虚若不能制水，则水泛为痰）之目的。本证最忌痰壅窍闭，所以进而施用导痰物加石菖蒲等以祛壅盛之痰涎，方得以收效。

四、朱良春医案：类中风[①]

潘某，女，49岁。

初诊日期：1977 年 2 月 26 日。

现病史：2 个月前突然脑出血，神志不清，言语謇涩，右半侧肢体瘫痪，经某医院抢救治疗，神志已清，但言语仍不利，情绪急躁，瘫痪如故，手指拘挛颤抖。苔黄腻质红，脉弦劲。血压时高时低。

证候分析：类中之后，肝阳偏亢，痰热阻滞，灵窍不利，络脉失和。

治法：平肝阳，化痰热，慧灵窍，和络脉。

并嘱其逐步加强活动锻炼，淡饮食，节喜怒。

【处方】

嫩钩藤(后下) 20g	广地龙 12g	石菖蒲 8g	远志肉 6g
生山楂 30g	怀牛膝 10g	豨莶草 16g	珍珠母 30g
川石斛 10g	生地黄 15g	黛蛤散(包) 10g	炙全蝎(研分吞) 2g
炙僵蚕 10g			

服 8 剂。

3 月 2 日：药后语謇较爽，拘挛之手指已趋舒展，颤抖减而未已。苔薄黄质红，脉弦稍柔。血压 150/94mmHg。药既合拍，不事更张。上方加黄芪 20g，10 剂。

[①] 朱良春、陈淑媛：《类中风验案》，载《江苏中医杂志》1980 年第 1 期，第 44 + 46 页。

3月22日：语言渐清，拘挛缓解，颤抖趋定，手足瘫痪亦逐渐恢复，能持杖行走。苔腻已化，质淡红，脉微弦（血压140/86mmHg）。症情稳定，再为善后。

【处方】

生白芍 12g	川石斛 10g	生地黄 16g	甘杞子 10g
生牡蛎 20g	豨莶草 16g	桑寄生 20g	淮牛膝 10g
甘草 5g			

服10剂。

4月15日：已能活动自如，改予杞菊地黄丸，每早晚各服8g，以巩固之。

1年后随访，患者已能做轻便工作。

【按语】

类中风是一种主要见于中年以上患者的突发疾病，多表现为突然昏倒，不省人事，口眼歪斜，言语謇塞，肢体偏瘫。由于起病急，变化快，故死亡率高，后遗症多。

中风之名首见于《内经》，但唐宋以前，均以外风为主要因素。金元时代，始重视内因，元朝王履在其《医经溯洄集》中指出："殊不知因于风者，真中风。因于火、因于气、因于湿者，类中风，而非中风也。"将外风引起者名为"真中风"，内因引起者名为"类中风"，临床所见，均为后者。类中风因为症状表现不同，而有卒中、大厥、偏枯、半身不遂等病名，与脑血管意外相似。

本病的成因比较复杂，但不外虚实两大类。精血衰耗、肝肾阴虚者为虚证，肝阳偏亢、化火动风、夹有痰瘀者为实证。又有中经络、中脏腑之分，其轻者多为中经络，重者则多属中脏腑。而中脏腑者又有内闭、外脱两种趋势。闭证又有阴闭、阳闭之别。这在辨证施治上都有较大的参考价值。

在治疗上，开窍、固脱是重要的急救措施，豁痰通络、化瘀和络是治标的常规大法，滋养肝肾、调和阴阳才是治本的根本法则。因为患者形体多较丰腴，而又常与高血压及动脉硬化有关，所以在治疗和预防上，还要强调体育活动的配合，才能取得比较满意的效果。

本例类中风已2个月，经抢救，神志虽清，但言语不利，肢体瘫痪，是痰瘀交阻、滞塞廉泉及脉络之征。苔黄腻、舌质红、脉弦劲乃肝肾阴亏、阳亢未戢、痰热阻滞的表现。故在治疗上采取滋益肾阴，平肝息风，开窍化痰，活血祛瘀，通络行滞并进。钩藤、地龙平肝潜阳。全蝎、僵蚕息风定痉，又能开瘀通络，对语涩、偏瘫、肢颤均有助益。生地、石斛养阴生津，滋养肝肾。石菖蒲有开窍、豁痰、理气、活血之功，《本经》："开心脉，补五脏，通九窍，明耳目，出声音。"对语謇有效。远志配石菖蒲，更能增强利九窍、益智慧、聪明耳目之功。豨莶草除对心烦、失眠、健忘有镇静安神、清热平肝之功外，用治偏瘫尤具卓效。《滇南本草》对其功效阐述更为明确："治诸风、风湿症……半身不遂，口眼㖞斜，痰气壅盛，手足麻木。"所以，《本草经疏》称它是"祛风除湿，兼活血之要药"。黛蛤散是清化痰热的常用药。怀牛膝不仅能引血下行，降上炎之火，还能活血祛瘀、强壮筋骨、舒利关节。汇集诸药于一方，有协同加强之功，故奏效显著。

二诊由于气火较戢，为促其痿废之速收，故加补气之黄芪。以后症情，逐步稳定，随证调治而巩固其效。

本病在辨证立法时，脉象和舌苔是重要的依据。如舌红苔黄，脉弦劲有力者，是肝阳亢旺、肝火炽盛；如舌体胖嫩，舌质衬紫，或边有瘀斑，脉虚大或细涩者，是气虚血瘀；倘舌苔厚腻，脉弦滑者，则为风痰阻滞。在脑出血恢复期，半身不遂的偏瘫患者，除应侧重活血祛瘀、疏通经脉，又须参用益气之品，才能达到血活气行、经脉通畅、阴阳燮理的目的；王清任的补阳还五汤对此最为合拍。

第六节 其他脑血管疾病

一、陈宝贵医案：面肌痉挛[①]

刘某，女，63岁。

初诊日期：2012年2月15日。

主诉：左侧面部肌肉不自主抽搐反复发作4年余，加重1周。

现病史：既往右侧周围性面瘫病史6年，高血压病史13年，间断服用伲福达20mg，1～2次/日。患者初期为眼睑、口角跳动，逐渐发展至左侧面部肌肉，为阵发性、不规则的跳动，每天发作频率少则10余次，多则数十次，情绪急躁、夜眠差或面部吹风着凉后加重，既往查头颅CT无异常。间断服用卡马西平、苯妥英钠、氯硝西泮等药物，疗效欠佳。近1周来因晨起外出面部着风寒后面肌痉挛明显加重就诊。

刻诊：血压180/100mmHg，左侧面肌不自主抽动，伴左眼睑、口角抽动，数分钟发作1次，头晕、头胀、后枕部胀痛，夜寐差，舌暗淡苔薄白，脉弦紧。

西医诊断：面肌痉挛。

证候诊断：风寒外袭，肝风内动。

【处方】

天麻10g	钩藤(后下)15g	白芷10g	细辛3g
秦艽10g	葛根30g	川芎10g	地龙10g
蜈蚣1条	甘草6g		

5剂，水煎服，每日1剂，早中晚分温服。

并嘱患者避风寒，慎起居，舒畅情志。规律服用降压药物伲福达20mg，2次/日。

二诊：（2012年2月20日）面肌痉挛略减轻，头晕、头胀、后枕部胀痛减轻，初诊处方将钩藤（后下）加至30g。10剂，水煎服，每日1剂，早中晚分温服。

三诊：（2012年3月2日）患者服二诊处方7剂后面肌痉挛明显减轻，但于3日前生气后出现面肌痉挛再次加重，并伴胸闷、憋气、心慌，喜太息，继服二诊处方3剂，

[①] 崔俊波、陈宝贵：《陈宝贵治疗面肌痉挛经验总结》，载《辽宁中医杂志》2014年第41卷，第3期，第421－423页。

症状无改善,复来诊。测血压150/90mmHg,胸片示:未见异常,心电图:ST段改变,T波低平。

调整处方,加薤白10g、檀香(后下)5g。水煎服,每日1剂,早中晚分温服。并嘱患者舒畅情志,调节情绪。

四诊:(2012年3月9日)患者胸闷、憋气明显减轻,无心慌,面肌痉挛无明显变化。

【处方】

天麻10g	钩藤(后下)30g	白芷10g	细辛3g
秦艽10g	葛根30g	川芎10g	怀牛膝15g
薤白10g	檀香(后下)5g	甘草6g	

10剂,水煎服,每日1剂,早中晚分温服。

蜈蚣2条、全蝎5g共为细末,分为3份,用中药水煎剂送服。

五诊:(2012年3月17日)面肌痉挛明显减轻,无明显胸闷、憋气,无头晕、头胀及后枕部胀痛,测血压140/90mmHg,守四诊处方继服20剂。

六诊:(2012年4月6日)面肌痉挛基本消失,每天发作1~2次,诉腰膝酸软,四诊处方将怀牛膝加至30g,改为1剂药分为2天服用以巩固疗效,继服1个月。

随访:(2012年11月20日)患者其子来述,患者已停中药半年,偶有面肌痉挛发作,1~2天发作1次,余无不适,现服用伲福达20mg,2次/日。血压波动在130mmHg~140mmHg/80mmHg~90mmHg。嘱畅情志、避风寒,慎起居,规律服用降压药。

【按语】

"诸风掉眩,皆属于肝",方中天麻、钩藤合用共奏平肝潜阳、息风止痉之功,用于治疗肝风内动之头痛、眩晕、烦躁失眠、肌肉抽搐等症。寒性收引,主疼痛,风为百病之长,巅顶之上,唯风可至,故患者面肌痉挛常因感受风寒而症状加重。

方中白芷、细辛、秦艽、葛根温经散寒、解肌止痛。全蝎、蜈蚣乃血肉有情之品,能深入隧络,搜风剔络化瘀,攻痼结之瘀滞;钩藤清热平肝、息风止痉,功擅平肝;全蝎息风止痉、通络止痛,长于息风。钩藤配全蝎共奏平肝息风、通络止痛之功效。风阳上扰,肝阳上亢则血菀于上,故见头痛、眩晕。张锡纯在镇肝息风汤中指出:"诚以牛膝善引上部之血下行……此愚屡经试验而知,故敢公诸医界,而用治此证,尤以怀牛膝为最佳。"故重用怀牛膝以滋补肝肾、引血下行。

"肝主疏泄,调畅气机",女子以肝为先天,此患者在发病期间因精神受到强烈刺激导致病情反复,并伴有焦虑和抑郁症状,其中焦虑非常明显,与痉挛程度密切相关。筋脉之为病,主要责之于肝,肝在体合筋,筋和肌肉的收缩和弛张主要依赖肝疏泄功能的调节,情绪急躁,气机失常,肝失疏泄,故见面肌痉挛加重,胸闷、憋气、心慌,喜太息,薤白长于通阳散结、行气导滞,檀香擅于理气调中、散寒止痛。檀香、薤白合用宽胸理气,散寒止痛。诸药合用达到息风止痉,祛风散寒、理气止痛之功用。

二、陈枢燮医案：高血压，脑血管意外，冠心病[①]

祝某，男，52岁。

现病史：患者有高血压史8年，常服罗布麻等降压药。1980年10月9日下午，忽然头痛，头昏，呕吐，意识不清，呼吸气粗，面色潮红。县医院诊断为：①高血压，②脑血管意外，③冠心病。

体格检查：右侧肢体瘫痪，口眼歪斜，流涎，语言不清，血压：218/98mmHg，双肺底部有轻度湿性啰音，主动脉瓣区第二音亢进，肺动脉瓣区第二音增强，肝脾未触及，右侧上下肢浮肿，面色灰暗，咳嗽痰多，大便4日未解，舌淡，脉弦滑。

辅助检查：CHO 7.2mmol/L（278mg/dL）。肝功正常，WBC 10.8×10^9/L，心电图提示有轻度左心室肥厚伴劳损。

证候诊断：肝阳上亢，经脉痹阻。

【处方】羚角钩藤汤和通窍活血汤化裁。

羚羊角粉(分3次吞服)3g	菊花30g	桑叶30g	地龙30g
天麻30g	草决明30g	赤芍12g	桃仁12g
红花12g	丹参18g	大黄(后下)12g	全蝎6g

8剂后，半身不遂有所改善，口眼歪斜和流涎基本控制，神志清楚，大便已通，咳嗽减轻，血压178/88mmHg，血脂降到正常范围。

【处方】

菊花15g	桑叶15g	钩藤30g	草决明30g
川贝母(冲服)9g	陈皮9g	半夏9g	防风9g
赤芍9g	地龙9g	丹参9g	红花9g
全蝎3g			

18剂后，血压155/82mmHg，其他兼症消除，生活能自理。出院继治4月余，今访身体健康。

三、邓铁涛医案：血管性痴呆[②]

患者，男，65岁。

初诊日期：2013年2月15日。

主诉：中风后记忆力下降明显4月。

现病史：神疲乏力，记忆力下降明显，头痛时作，呈刺痛，夜间为甚，双手震颤，睡眠尚可，纳差，大小便如常。舌胖大紫暗，苔白厚，脉弦滑数。

西医诊断：参照血管性痴呆（VD）诊断标准诊断为VD。

证候诊断：气虚痰瘀。

[①] 黄代绪：《陈枢燮老师治疗中风验案》，载《四川中医》1988年第5期，第35页。
[②] 陈婷、梁红梅、吴伟、左强：《国医大师邓铁涛教授益气除痰活血法治疗血管性痴呆经验》，载《中华中医药杂志》2016年第31卷，第7期，第2598-2600页。

邓铁涛教授认为该患者存在脾气亏虚之本，故以益气除痰兼活血为法。

【处方】

竹茹 10g	枳壳 6g	橘红 6g	法半夏 10g
白术 15g	茯苓 15g	泽泻 10g	厚朴花 10g
白芍 15g	五指毛桃 30g	甘草 5g	丹参 18g
太子参 18g			

水煎服，每日 1 剂，连服 7 剂。

选用四君子汤合温胆汤化裁，加用五指毛桃益气补虚、健脾化湿，泽泻利水渗湿，厚朴花理气化湿，丹参活血化瘀，共奏益气健脾、除痰活血之功。

复诊：（3月1日）见记忆力较前改善，双手震颤较前减轻，睡眠好，胃纳尚可，头疼减轻，饥饿时感眩晕。舌胖大紫暗，苔白厚，脉滑数。复诊患者症状好转，前方去泽泻防利水太多，余药同前，予 15 剂。

三诊：（3月23日）见记忆力好转，近事偶有遗忘，远事清晰可忆，双手震颤减少，时或头痛。舌胖大紫暗，苔白浊腻，舌边左侧有瘀斑，脉弦数。

【处方】

竹茹 10g	枳壳 6g	橘红 6g	法半夏 12g
茯苓 15g	白术 20g	胆南星 10g	赤芍 15g
三棱 10g	莪术 10g	甘草 6g	太子参 30g
五指毛桃 30g	远志 5g	薏苡仁 15g	

水煎服，每日 1 剂，连服 15 剂后，记忆力明显好转，头痛消失。

三诊所见，久必入血，瘀血明显，邓铁涛教授故改白芍为赤芍活血化瘀，加用三棱、莪术破血通络，胆南星化痰开窍，远志安神祛痰开窍，加大太子参用量并用薏苡仁益气健脾，以防大量活血药物耗伤正气，损伤脾胃。由此看出，邓铁涛教授辨治此案，立法严谨，配伍缜密，用药巧妙入微，故方简效宏。

随访半年，患者病情稳定。

四、谷铭三医案：脑炎后遗症失语[①]

王某，男，25 岁。

初诊日期：1979 年 1 月 26 日。

现病史：1978 年 12 月 16 日住院。患者于 1978 年 12 月 1 日被大雨淋后，出现抽搐、牙关紧急、小便失禁。半月后前症加剧，并出现饮食呛咳、流涎、失语而住院。经西医救治 10 天后，意识恢复，余症渐除，但留中枢性失语。

刻诊：意识清楚，精神萎靡，问话理解，但不能回答。舌质红，苔黄腻，脉沉弦略数。

中医诊断：失音。

治法：清温解毒，疏风祛痰，活血化瘀。

[①] 邵有林、谷言芳：《谷铭三医案选》，载《中医函授通讯》1982 年第 1 期，第 28 页。

【处方】

当归 15g	川芎 15g	赤芍 15g	酒芩 10g
大青叶 40g	双花 20g	白芷 7.5g	僵蚕 10g
胆星 10g	菖蒲 10g		

水煎服。

二诊：（1979年2月8日）服上方12剂，患者可说话，但语句尚不流畅，仍流口水。宗前治法，效不更方，方中增入益智仁一味以期健脾摄涎。

共进6剂。治愈。

【按语】

脑炎后遗症失语，属中枢性失语，中医把此症状归属在"无音"证范畴中。依中医理论分析，本例无音属中风风痰阻络，舌不能转动而舌瘖不语。治常以息风、祛痰、化瘀等法施治。

患者尽管经西医综合治疗，神识已清，诸症悉减，但风痰阻络、郁久化热之邪尚未根除，故仍有失语，舌红苔黄腻，脉沉弦数，乃风痰化热之证。谷铭三教授据证灵活运用清温解毒、祛痰化瘀之类药物，使患者余邪清、脉络通、风痰除，患者舌瘖不语获临床治愈。

五、郭振球医案：中风（风中经脉偏枯）①

唐某，男，69岁。

初诊日期：2000年3月10日。

现病史：素体健康，禀性急躁。近31年来常感头晕不适，稍坐休息，即可缓解；高血压病史51年，常服降压药片。昨晨起突然头晕跌倒，昏不识人，口渴舌强，四肢不收，经就地急诊治疗1日，神识渐苏，语言謇涩，左侧半身不遂，食欲不振，溲黄便软。

体格检查：扶之尚可勉强坐起，血压180/115mmHg，舌质干红，口眼歪斜，脉弦而涩。

证候诊断：肝风袭络，血不荣筋。

治法：柔肝通络，活血荣筋。

【处方】

天麻 12g	钩藤 18g	桑椹 15g	地龙 12g
桑寄生 15g	丹参 15g	赤芍 15g	鸡血藤 15g
远志 6g	石菖蒲 10g	益母草 15g	

水煎2次，每日1剂，分2次饭前服。

二诊：（2000年3月18日）上方配合复方罗布麻片，连服7天，血压145/95mmHg，食欲转好，口眼歪斜转正，语言清楚，扶拐杖能于室内跛行，唯神疲乏力，舌苔黄燥，脉象弦细。乃于上方去远志、石菖蒲，加女贞子15g、旱莲草15g、牛膝

---

① 郭绶衡：《郭振球教授辨治心脑血管疾病医案举隅》，载《河南中医》2006年第1期，第30-32页。

10g、山茱萸 15g，缓肝柔筋。

三诊：（2000 年 3 月 22 日）上方服 12 剂，精神好转，唯患侧肢体仍感乏力，但可扶杖室内走行，脉来细弱。乃疏地黄饮子去石菖蒲、远志、桂附；加杜仲、女贞子、木瓜、续断各 15g，牛膝 10g，以活血柔筋、濡肝滋肾。

再用 15 剂，每日煎服 1 剂，以善后，服药半月，血压正常，健步如常，获愈。

【按语】

此例为风中经脉的偏枯，法宗叶天士"内风"辨治而收效。内风，乃身中的阳气变动。肝为风脏，患者素禀急躁，易动肝火，精血暗耗，水不涵木，木少滋荣，故肝阳上亢，内风旋起。"液燥下亏，阳挟内风上引，阴不上承，舌络强则言謇；气不注脉则肢痿乏力步趋。"肝为阴脏，体柔而用刚。方取天麻、钩藤、桑椹、桑寄生缓肝之急以息风；丹参、赤芍、鸡血藤、益母草、地龙活血濡养营络以舒筋；更入石菖蒲、远志芳化以宣通清窍而苏神解语，后用温柔濡润、通补肾精的河间地黄饮子去桂、附辛热助阳，远、菖芳香窜窍，加杜仲、续断、木瓜、女贞子、牛膝壮骨柔筋以善后，而获康复。

此例还说明，高血压不是单纯血流动力学异常，80% 以上患者伴有一种或多种危险因素。因此，单一降压药治疗，未能防止脑血管病变的发生。特别是脑溢血、脑梗死属于中风范畴，其病机为阴阳失调，气血逆乱，直冲犯脑而成。以本方柔肝通络、活血荣筋治疗，具有抑制交感神经兴奋、降压、改善脑供血、提高生活质量等效应。

六、何任医案二则

案 1：中风[①]

患者，男，62 岁。

现病史：素有高血压，时有头目昏眩，近时言语謇涩，口角流涎，肢麻行动不稳。舌苔微黄，脉微数。

治法：平肝、息风、化浊、通络。

【处方】

秦艽 10g	钩藤 10g	决明子 10g	豨莶草 20g
生地黄 20g	天麻 10g	姜半夏 10g	赤白芍各 10g
杭白菊 10g	僵蚕 10g		

7 剂。

药后症情有所缓解，原方加减调治渐愈。

【按语】

何任教授对中风之诊治体会：中络是以肌肤麻木、口眼歪斜为主症，其麻木多偏于一侧手足，此中邪浅，病情轻。中经是半身不遂、口眼歪斜、身麻木、言语謇涩为主症，但无昏仆，比中络为重。二者皆病邪干扰经络，故统称中经络。中腑是除半身不遂、口眼歪斜、身麻木、言语謇涩外，还有神志不清为主症，但并不严重，属一般意识朦胧。中脏是猝然昏仆，半身不遂，神志障碍重，或完全昏糊不醒。此中邪深，病情

[①] 何任：《心脑病证诊治说略》，载《浙江中医学院学报》2003 年第 5 期，第 24－26 页。

重。中脏中腑均有神志障碍,故称中脏腑。中脏腑为重症,若邪闭于内则牙关紧闭,口噤不开,两手握固,大小便闭结,肢体强痉,此为闭症,多属实邪。若目合口张,鼻鼾息微,手撒尿遗,此为脱证。阳脱于外,脏气衰竭,急宜扶正,多属虚证。

中经络是中风轻症,没有昏迷。宜用养血祛风、通经活络、平肝涤痰并去瘀阻之品,适当加大、小活络丹,随证治之。中脏腑是中风重症,昏迷不醒者,有的经治可以逐渐苏醒,有的则持续昏迷乃至不治。遇闭证可用苏合香丸或牛黄清心丸。腑气不通者用大黄、玄明粉;痰湿上蒙清窍,可酌用黄连温胆汤。遇脱证,若肢冷汗出亡阳,脉微欲绝者则大剂参附汤加龙骨、牡蛎。若身热、汗出唇干舌红脉虚数之亡阴者,可以生脉散加味。近年来,对属痰热内闭者,无论中经络或中腑脏者,常用清开灵注射液作静脉滴注。清开灵系按《温病条辨》安宫牛黄丸加减剂改而成,有抗炎、解热、护肝、改善脑循环、降低血黏度等作用。又另有以虫类药水蛭为主,治疗中风后遗症之半身不遂、言语不清者,可达到活血化瘀、破血散结之作用。

案2:半身不遂①

杨某,男,69岁,退休职工。

初诊日期:1998年7月30日。

现病史:素有头眩,月前因操劳受风,始则手麻木抖动,不能持筷。昨起口歪斜,右半身不遂,略有寒热,苔白腻,脉浮滑。

治法:祛风化痰通络。

【处方】

秦艽9g	全蝎4g	炙甘草9g	白芍12g
白芷9g	生熟地黄各12g	北细辛3g	炒天虫9g
茯苓12g	白附子6g		

7剂。

二诊:(8月13日)服药7剂后,又自行续服7剂,口歪手抖略轻,流涎亦减少,寒热已除,大便能日下略干,苔白,脉浮滑。仍以祛风化痰通络为续。

【处方】

豨莶草18g	桑寄生12g	络石藤15g	全蝎4g
川芎12g	当归12g	白附子9g	炒天虫9g
羌活9g	独活9g	防风9g	白芷9g
生地黄12g	熟地黄12g	北细辛3g	

7剂。

三诊:(8月27日)药后症情日见好转,仍循原旨进方。

【处方】

豨莶草18g	桑寄生12g	络石藤15g	全蝎3g
川芎12g	当归12g	白附子6g	炒天虫9g
桃仁9g	羌活9g	独活9g	白芷9g

---

① 何任:《略论心脑疾病的临床治疗(续)》,载《浙江中医学院学报》2001年第1期,第45-46页。

生地黄 12g　　　　熟地黄 12g　　　　石菖蒲 9g

另小活络丹 14 粒（每日上下午各服 1 粒）。

7 剂。

经治 1 个多月来，半身不遂渐见活动，可以自行移步，后适当活动肢体而渐痊复。

【按语】

本例患者见口眼歪斜、言语不清、肌肤麻木，均为中经络之症。中风之在经络者，大致有：风痰阻络、肝阳上逆、气滞血瘀之分。以大秦艽汤去石膏、白术，酌加牵正散之白附子、天虫、全蝎，以祛风痰、止拘麻、纠面口歪斜。复诊据原方加减，增豨莶草、桑寄生、络石藤促其患肢恢复。三诊时已可自行移步，故再加入小活络丹日服 2 次。小活络丹为《和剂局方》，用药精炼，只川乌、草乌、地龙、南星、乳香、没药等数味而已。其功能温经通络搜风除湿祛痰逐瘀，方名活络者，《素问》所谓"留者攻之""逸者行之"之谓也。

或谓中风入经络，半身不遂，何不用王清任补阳还五汤？此为辨证使然。中风中经络，有风痰阻络、肝阳上逆、气滞血瘀之分，耳鸣目糊，半身不遂，手足重滞，舌质红，脉弦数，则宜滋养肝肾，潜阳息风，当用天麻钩藤饮、镇肝息风汤之类。至于气滞血瘀者，其症气短倦怠，唇绀指甲青紫，肢痛不遂，舌胖有瘀斑，脉濡细。方宜益气祛瘀，用补阳还五汤。

同是中风入经络之半身不遂，而辨证不可不细。

七、何炎燊医案：中风重症①

袁某，男，76 岁。

初诊日期：1972 年 10 月 6 日。

现病史：患者平素形体壮实，血压偏高。3 日前，头痛甚剧，左半身不遂，语言难出。1 小时后即昏不知人。入某院诊为脑血管意外，住院 1 天即抬回家中，准备后事。

何炎燊教授视之，患者面赤昏睡，息鼾痰鸣，舌謇，摇撼之，似有反应，少少与之水，尚能吞咽，稍多则自口角流出，左肢瘫痪，右肢躁动，小便自遗，味极辣，旬日未解大便，脉数，左弦而坚，右沉滑，舌干红起刺，苔黄厚浊，血压 224/128mmHg。

证候诊断：此叶氏所谓肝风上翔，夹浊痰壮火蒙蔽清窍也。

用叶氏原方加大寒沉降之品。

【处方】

桑叶 15g　　　　钩藤（后下）20g　　　石斛 15g　　　　秦皮 20g
草决明 30g　　　蒺藜 20g　　　　　　白芍 25g　　　　橘红 5g
大黄（后下）20g　元明粉（冲服）15g　　石膏 60g

至宝丹（化服）1 瓶。

煎成后频灌至深夜，病无进退，翌晨再灌 1 剂，下恶秽大便 2 次，血压降至 210/118mmHg，鼾声略小，时太息，能瞬目。第 3 天脉舌如前，呼之似能会意，欲哭流泪。

---

① 何炎燊：《叶天士治中风一案的启示》，载《中医杂志》1990 年第 3 期，第 59 页。

前方再进 1 剂，又下溏便 3 次，烦躁渐止。第 4 天血压降至 198/110mmHg，神识渐清，欲言不出，唯点头，以手示意。前方去硝、黄，加菖蒲 10g、竺黄 15g、川贝 10g。服 1 剂。

此后前方去石膏、至宝丹，加竹茹 15g、元参 20g、桑枝 30g。

服至 11 月初，神清能言，唯口吃，发音不清。血压维持在 180/100mmHg 左右。

【处方】

桑叶 15g	白芍 25g	钩藤（后下）15g	石斛 20g
橘红 5g	草决明 30g	蒺藜 20g	元参 20g
天冬 15g	麦冬 15g	北沙参 20g	

此即叶氏原方去秦皮之苦寒，加元参、天冬滋肾水以涵木，沙参、麦冬养胃阴以荣木也。

至岁暮，能挂杖而行，右手能握物，生活基本能自理，每血压波动，服本方三四剂即安。随访 15 年，年逾九旬犹健在。

八、黄志强医案：偏头痛[①]

陈某，女，38 岁。

初诊日期：2010 年 9 月 13 日。

现病史：患者反复发作性头痛 6 年，每遇疲劳或情绪激动时发病，痛在一侧头部，多呈搏动性、持续性，伴有恶心、呕吐、畏光，每次病发则持续 3～4 天方能缓慢好转。西医诊断为"偏头痛"，予对症治疗，病情仍有反复发作。昨日在情绪波动后头痛又作，位于右颞侧，伴有恶心、呕吐、畏光、畏声的症状，自服止痛药略有缓解。就诊时右侧头部苦痛不休，按揉之不解，痛甚则呕，避光畏声，面色苍白。舌淡红、苔薄黄，脉弦细。

证候诊断：肝阳上亢，气血瘀阻。

治法：平肝潜阳，活血止痛。

【处方】

细辛 10g	蔓荆子 10g	菊花 10g	钩藤 15g
元胡 18g	蜈蚣 2 条	珍珠母 30g	麦芽 30g
甘草 5g			

患者服上方第 2 剂时头痛即止，7 剂后来诊，略觉头晕，面色欠华，肢体困倦，舌淡红、苔薄白，脉细。再予原方加天麻 12g，苦丁茶 10g。

又服 7 剂。后患者头痛未再发作。改予补益肝肾之杞菊地黄汤及天麻、葛根、党参等养血息风、益气升阳之品巩固数月，其间仅在疲劳后发病 1 次，疼痛程度较以往明显减轻。

[①] 严余明：《黄志强治疗神经系统疾病用药特色撷菁》，载《浙江中医杂志》2015 年第 50 卷，第 7 期，第 469－470 页。

九、江尔逊医案：中风①

杜某，男，60岁。

初诊日期：1974年12月7日。

现病史：左侧半身不遂，头昏痛，身重痛，纳呆，苔白厚腻，脉濡缓。

江尔逊教授用三仁汤加黄芩、秦艽、藿香、佩兰、桑枝治之。

连服4剂后，患者左侧肢体已能活动，头痛、身重亦减。继宗上方加丹参、地龙、黄芪等品以善其后。

【按语】

江尔逊教授治中风半身不遂，若见湿浊重而纳呆，苔厚腻，或白或黄者，每先用三仁汤以清化湿热，待湿除苔退后，再进活血、通络、益气之剂。犹如攻城陷阵，先荡清外围，然后集主力而捣巢穴，促其速愈。

十、李鲤医案：中风（中经络）②

刘某，男，36岁。

主诉：偏瘫、口舌歪斜近3月。

现病史：患者平素嗜好烟酒，喜食肥甘厚味，身体较胖。现偏瘫，口舌歪斜，语言不利，神志清醒，曾服用各种药物治疗无效。饭后胃脘部不舒，口不渴，舌体胖，苔薄白，脉弦滑。

【处方】

陈皮9g	茯苓12g	焦山楂15g	焦神曲12g
连翘9g	黄芪15g	丹参18g	全蝎9g
天麻9g	红花9g		

7剂，每日1剂，水煎服。

另用山楂每天60g，水煎代茶饮。

复诊：症状较前减轻，舌脉症不变，继续服用。

患者共服中药70余剂，肢体运动逐渐恢复正常，运动自如，唯不能出门远行。

【按语】

此为过嗜烟酒肥甘厚味，伤及脾胃，蕴湿生痰，痰湿流窜经络，气血瘀阻。因患者无神志改变，属中风（中经络），用保和丸化裁治之，意在化痰消食、和胃健脾、燥湿散结，增加脾胃消化功能，达到寓消于补的目的。

---

① 牟克祥：《江尔逊老中医临床用方经验简介》，载《辽宁中医杂志》1987年第1期，第7-8页。
② 李前进、李鲤：《李鲤教授运用保和丸治疗疑难病症举隅》，载《河南中医》2011年第31卷，第1期，第22-23页。

十一、李延医案：中风（中经络）[1]

赵某，女，58岁。

初诊日期：2014年5月3日。

主诉：舌强语謇，右半身不遂半年余，加重2小时。

现病史：面红润，舌红、苔黄腻。神识似明似昧，思睡，大便秘结，小便正常，脉沉细。患者为老年女性，既往患有中风，并留有半身不遂等后遗症，阳气早亏，贼风入经腧，营卫闭塞不行，故舌强语謇、有半身不遂加重；风性上升，痰湿随之，阻于廉泉，阻塞神明也，故神识似明似昧、思睡；阴霾弥漫，阳不用事，故脉沉细；痰热郁闭，腑气不通，故大便秘结；肾气尚存，故小便正常。

中医诊断：中风（中经络）。

治法：温阳祛风，涤痰通络。

【处方】

| 麻黄15g | 附子15g | 桂枝15g | 川芎15g |
| 甘草10g | 当归20g | 杏仁20g | 竹沥20g |

方中附子急救肾阳，以治其本虚；麻黄、桂枝、杏仁祛风散寒，解肌达邪；当归、川芎行气活血通络；竹沥化痰利窍，《本草衍义》云："竹沥行痰，通达上下百骸毛窍诸处……人事昏迷者，可省。为痰家之圣剂也。"

二诊：服上方10剂后，患者舌强语謇有所改善，患肢仍活动不利，小便正常，大便秘结。神识较前明显改善，思睡好转，舌红、苔薄腻，脉尺部沉细。该患者阳气本虚，藩篱不固，贼风入经，经腧闭塞，痰湿稽留，宗气不得分布，故仍有肢体活动不利。肾脉络舌本，脾脉络舌旁，痰阻心脾之络，故舌强不能言。去治外风之药，增祛内风之品，并增涤痰通络之力。继用温阳祛风、涤痰通络为法。

【处方】

熟附子30g	茯苓20g	姜半夏20g	当归20g
川芎20g	地龙20g	桂枝15g	僵蚕15g
生甘草10g			

《世补斋医书》云："茯苓一味，为治痰主药，痰之本，水也，茯苓可以利水，痰之动，湿也，茯苓又可行湿。"故用茯苓健脾祛湿，姜半夏温化痰湿，二者共奏涤痰之效；僵蚕祛风化痰通络，能解络中之风；地龙通经活络，力专善走，周行全身。

三诊：患者神识清，思睡明显好转，言语不利有所好转，患肢活动不利明显改善，便秘，脉弦沉细。患者阳气有流行之机，痰浊有克化之渐。故神清，思睡明显好转，言语不利有所好转。宗气不得分布，腑中之浊垢不能下达，故患肢不利、便秘。治法：驱邪风，通络涤痰，益气通腑为法。

---

[1] 吴限、林佳、王毓岩、李延：《李延温阳涤痰法治疗中风一则》，载《浙江中医杂志》2018年第53卷，第1期，第25页。

【处方】

生黄芪 30g	桂枝 15g	附子 15g	当归 15g
川芎 15g	枳实 15g	甘草 10g	茯苓 20g
全瓜蒌 20g	寸云 20g	风化硝 5g	

黄芪益气扶正，使气旺血行，瘀去络通；瓜蒌、枳实、风化硝行气通腑；寸云温阳通便。

四诊：患者腑气已通，二便正常，神识清，舌强语言不利明显好转，活动不利亦明显好转，生活能够自理，嘱停药。

【按语】

中风病的死亡率、致残率较高，发病趋于年轻化，给社会及家庭带来了极重的负担。尤其是一些体胖痰湿较重且素患糖尿病的患者，发病率较常人高，并留有一定的后遗症，如失语、半身不遂等，使患者生活不能自理，生活质量极度下降。

十二、李振华医案：偏枯[①]

张某，男，51 岁。

初诊日期：2009 年 1 月 6 日。

现病史：自述 1993 年起左侧头部麻木，1997 年在某医院诊断为风湿性心脏病，经中西药治疗效果不显，2000 年出现舌不能向右侧伸，2005 年症状加重。一日晨起出现口眼向左侧歪斜，伴有头痛、眼痛，左侧面部不出汗，在省内某医院曾做核磁共振检查未见异常，用黄芪针、脉络静治疗 7 天，初有效，后出现心烦急躁，服脑心通，无明显疗效，头痛如裹持续不减。转另一西医院按脑萎缩治疗 1 年，某医院按神经性头痛治疗均无明显效果，后转省内中医院治疗，效果亦不明显，2009 年 1 月经人介绍，慕名找到李振华教授。

刻诊：心悸，胸闷，气短，失眠，口角向左侧歪斜，左侧面部无知觉，掐捏均无感觉，局部发凉，无汗，张口困难，流涎，舌伸不出，语言謇涩，头痛如裹，行走不稳，向一侧倾斜，坐立不安，心烦急躁易怒，记忆力减退，每日有短暂癫痫发作 10 余次，每次持续几秒钟，面色黧黑，舌质淡，舌体胖大，苔白厚腻，脉弦滑。

详问其病史，知其病发之初经常涉水淋雨，感受风湿之邪，加之紧张劳累，心脾气虚，健运失职，湿邪阻滞，脉络瘀阻而发本病。

治法：养心健脾，顾护正气。

【处方】

党参 15g	麦冬 15g	五味子 10g	生地 15g
茯神 15g	丹参 15g	远志 10g	枣仁 15g
菖蒲 10g	龙齿 15g	阿胶 10g	黄连 5g
天麻 10g	细辛 4g	甘草 3g	

[①] 周军丽、徐彦飞、李振华：《李振华治疗偏枯经验》，载《辽宁中医杂志》2010 年第 37 卷，第 7 期，第 1219–1220 页。

21剂，每日1剂，水煎分2次服。

另用白干参、藏红花、三七等粉碎制成胶囊，3粒/次，3次/日，口服。

二诊：（2009年2月28日）服上药后心悸，胸闷，气短明显好转，睡眠改善，心烦急躁易怒不减，舌尖红，舌苔薄腻，此为肝郁化火之象，治以健脾除湿，平肝息风，化痰通络。

【处方】

当归10g	白芍15g	白术10g	茯苓15g
柴胡5g	香附10g	郁金10g	节菖蒲10g
枳壳10g	天麻10g	细辛5g	炒栀子10g
白蔻仁10g	钩藤12g	全蝎10g	丹皮10g
甘草3g			

30剂。

三诊：（2009年4月7日）舌已能伸出口外，癫痫发作次数减少，心烦急躁易怒消失，自觉困倦乏力，舌质淡，苔白稍腻。上方加黄芪15g、苍术10g，30剂。

四诊：（2009年5月26日）头痛明显减轻，面部有知觉，行走平稳。

【处方】

白术10g	茯苓15g	橘红10g	旱半夏10g
香附10g	郁金10g	节菖蒲10g	泽泻15g
山甲8g	川芎10g	僵蚕10g	白附子10g
苍术10g	丹参15g	全蝎10g	桂枝6g
白蔻仁10g	佛手10g	生薏苡仁30g	甘草3g

28剂。

五诊：（2009年6月24日）口角已无明显歪斜，语言清晰，时有头痛，畏寒，左侧面部麻木疼痛，舌质淡暗有瘀斑。

【处方】

白术10g	茯苓18g	橘红10g	旱半夏10g
香附10g	郁金10g	节菖蒲10g	泽泻18g
川芎10g	桃仁10g	乌梢蛇15g	丹参18g
全蝎10g	桂枝8g	川乌6g	草乌6g
木瓜18g	麝香（分2次冲）0.5g	甘草3g	

葱白3寸为引，30剂。

六诊：（2009年7月24日）语言流利，面部疼痛减轻，左侧面部感觉基本正常，记忆力明显改善，面色稍暗，舌尖红，舌体胖大。

【处方】

白术10g	茯苓15g	橘红10g	旱半夏10g
香附10g	白蔻仁10g	佛手12g	郁金10g
节菖蒲10g	莲子心6g	泽泻15g	川芎10g
全蝎10g	山甲8g	细辛5g	苍术10g

| 天麻 10g | 麝香（分2次冲）0.5g | 甘草 3g |

葱白 3 寸为引，21 剂。

七诊：（2009 年 8 月 19 日）诸症均已消失，行走坐卧均如常人，无癫痫发作，要求继续服药以巩固疗效。

【处方】

苍术 10g	白术 10g	茯苓 15g	橘红 10g
旱半夏 10g	香附 10g	郁金 10g	节菖蒲 10g
泽泻 18g	川芎 10g	天麻 10g	桃仁 10g
莪术 12g	胆南星 10g	全蝎 10g	山甲 8g
细辛 5g	麝香（分2次冲）0.5g	甘草 3g	

葱白 3 寸为引，14 剂。

【按语】

患者半边脸无汗，属中医学的"偏沮"，由气血不能畅流周身所致；《素问·生气通天论》："汗出偏沮，使人偏枯。"姚止庵注："……阳虚，则气不周流，而汗出一偏矣。气阻一边，故云偏沮。"面部无知觉，口角歪斜，无汗，张口困难，流涎，舌伸不出，语言謇涩，是由于正气不足，营卫俱虚，络脉空虚，外邪入中经络所致；短暂发作的癫痫提示痰湿阻遏清阳，清窍被蒙；心悸、胸闷、气短为心气亏虚，气血不调；记忆力减退为心脾虚损，气血不足；头痛如裹，行走不稳，向一侧倾斜，坐立不安，均为脾失健运，清阳不升，浊阴不降，痰瘀互结，脉络失养之象。

本例患者病程长，症状多样，病情复杂，既有外感风湿，又有内伤劳倦，心脾气虚，根据病情之缓急，脏腑气血之盛衰，李振华教授对本病分 3 个阶段治疗：第一步，以生脉饮加味，另配由白干参、藏红花、三七等药制成的胶囊，养心健脾，活血化瘀，重点以护心为主，使心之气血充盈，鼓动有力，血脉运行正常；第二步，因本病为伤风中湿，经络不通，故治以祛风除湿，活血通络；重用虫类药，一者虫类药物为血肉有情之品，有补益作用，二者虫类药物有活血通络的作用；使风祛湿除，经络得通，则面部知觉恢复，张口困难及舌不灵活均改善；第三步，本病已与外风无关，为脾虚湿盛，治当健脾祛湿，通窍活血，使脾气健旺，湿无所生，营血流畅，经脉得养，则诸症皆除。

十三、连建伟医案二则

案1：中风半身不遂[①]

王某，年近六旬。

现病史：突然中风，右半身不遂。住院 1 周余，患者神智清楚，但右半身仍丝毫不能动弹，遂邀连建伟教授前往会诊。老人素嗜白酒，形体丰肥，舌胖质淡苔白，按其脉来缓弱无力。

治法：益气活血通络。

---

① 毛军民、李如辉、连建伟：《连建伟教授运用王氏逐瘀方验案举隅》，载《中医药信息》2005 年第 1 期，第 34-36 页。

【处方】

生黄芪45g	当归尾9g	赤芍9g	川芎6g
桃仁9g	红花6g	地龙9g	人参再造丸^(吞服)1粒

服方5剂，右手能举，右腿能动。

效不更方，再服7剂，黄芪用量加至60g，服后竟能迈步行走，手举过头，遂出院回家。嘱其再多服此方以图根治。

【按语】

本案中风后半身不遂，气虚血瘀，络道不通。辨证虽见元气虚甚，而血瘀不显，然"元气既虚，必不能达于血管，血管无气，必停留而瘀"（《医林改错·论小儿抽风不是风》），故重用黄芪45g～60g以补益元气。气旺则经脉通；佐以少量当归、赤芍、川芎、桃仁、红花、地龙活血通络；加人参再造丸助阳益气，活血通络。据连建伟教授临床经验，初得中风，半身不遂，即服本方，疗效较好。若半身不遂已久，再服本方，疗效多不显著。凡见是证，须细心研究，审气血之荣枯，辨经络之通滞，及早运用本方，以图佳效。

案2：胚胎型大脑后动脉（喑痱病）[①]

患者，男，57岁。

初诊日期：2015年10月29日。

主诉：行走不稳，健忘1月余。

现病史：患者因行走不稳、健忘1月余就诊。10月3日某附院头颅MRA检查提示：双侧大脑前动脉走行迂曲，双侧胚胎型大脑后动脉。症见：行走不稳，其妻搀扶，健忘，反应迟慢。两尺虚浮，舌苔薄质红。

西医诊断：胚胎型大脑后动脉。

中医诊断：喑痱病。

证候诊断：肾之阴阳俱虚，髓海失养。

拟地黄饮子法。

【处方】

熟地黄20g	山茱萸12g	麦冬12g	五味子5g
上等铁皮石斛10g	肉桂3g	制附子6g	肉苁蓉10g
巴戟天10g	石菖蒲6g	茯苓12g	远志6g
丹参20g	当归10g		

7剂，常规水煎2次共200mL，分2次服用。

二诊：（2015年11月12日）行走明显好转，尺脉虚浮，舌苔薄腻质红，再补其肾精。守上方：改淡苁蓉6g，茯苓15g，当归6g。28剂，常规水煎2次共200mL，分2次服用。

三诊：（2015年12月10日）行动自如，骑自行车来就诊，然仍健忘，感乏力，两

[①] 陈建斌、连建伟：《连建伟运用地黄饮子经验撷菁》，载《中华中医药杂志》2017年第32卷，第12期，第5407-5409页。

尺虚浮，舌苔薄腻并有齿痕，尖有瘀点，再守地黄饮子法。

【处方】

熟地黄20g	山茱萸12g	肉苁蓉6g	巴戟天10g
制附子6g	肉桂3g	上等铁皮石斛12g	麦冬12g
五味子5g	石菖蒲6g	远志6g	茯苓12g
丹参20g	当归6g	淮山药30g	

守方加减，至2016年4月14日复诊，行走自如，记忆力大为改善，乏力减轻，左关弦，尺虚浮，右关大，舌尖红苔薄腻，守方加味。

【处方】

生地黄12g	熟地黄12g	山茱萸12g	麦冬12g
五味子5g	上等铁皮石斛10g	肉桂3g	制附子5g
肉苁蓉10g	巴戟天10g	茯苓12g	石菖蒲6g
远志6g	丹参30g	当归10g	

14剂。

【按语】

双侧胚胎型大脑后动脉均来源于颈内动脉，基底动脉尖只剩下双侧小脑上动脉，双侧基底动脉血液供应范围非常有限。在血容量不足或血压不稳定情况下，均可导致基底动脉血液供应受限，可出现一系列脑干缺血的症状，如四肢无力、意识丧失、易跌倒、记忆力减退、头晕、耳鸣、恶心呕吐等。该案患者服用西药症状无明显改善，求诊于连建伟教授。连建伟教授认为该患者是属于足废不用、行走不利的痹症。肾主骨生髓，下元虚衰，筋骨痿软，故行走不利。脑为髓海，髓海不足，脑失所养，故健忘、反应迟慢。两尺虚浮，此阴阳俱虚之证。舌有瘀点，为血瘀之象。本方阴阳双补，去薄荷辛通开窍之品，酌加淮山药、当归、丹参等健脾补肾活血之药而收功。连建伟教授特别强调该病病程长，起效慢，辨证要准确，治疗需长期守方。

十四、梁栋富医案：中风[①]

林某，男，26岁。

现病史：诉10天前在清醒状态下突然昏仆，不省人事，言语謇涩，右侧肢体瘫痪，经治疗后症状好转。现右侧肢体无力，行动困难，拐杖可勉强跨步，舌质红，苔薄黄，脉弦。

证候诊断：痰浊阻窍，蒙闭清阳。

治法：治以人中开窍通络、理气化痰，配以内关开胸顺气，足三里健脾胃、化痰浊。

治疗2次后症状好转，8次后患者即可弃杖行走自如。

【按语】

梁栋富教授在使用人中治疗时，其手法独特，快速进针后，针尖朝向鼻根部，在浅

[①] 阮金平、张炜：《人中穴临床应用采撷》，载《福建中医药》1995年第3期，第7页。

层以持续不断、小角度捻转的轻中刺激，直至患者呼吸深促，双目潮红，泪珠欲坠时，效果最佳。梁栋富教授认为人之鼻通于天之气，口通于地之气，人中穴位居口鼻之间，乃是调理人体气机之要穴。且为阳明经与督脉之会穴，督脉起于下极，上循脊里至风府，入脑上巅，循额至鼻柱，为诸阳脉之海，故选用人中可以有醒脑开窍，升阳调气，舒利脊膂之功。

十五、罗陆一医案：中风[①]

秦某，女，58 岁。

初诊日期：2008 年 7 月。

现病史：患者就诊时，罗陆一教授望其舌质淡白，舌体中央有 2 处瘀点，舌苔滑腻，伸舌右歪，口角左高右低，面色晦暗无华，神色疲惫，反应迟钝，脉沉细。

患者神清，问诊病史：左侧半身麻木、手足活动不灵、走路不稳 5 个月，伴有言语不利 2 天，反应迟钝，失眠，健忘，腰膝酸软，手足畏寒，小便频，大便干，每 3～5 天 1 次。

中医诊断：中风（中经络）。

证候诊断：肾阳亏虚，痰瘀内阻。

治法：温阳益气，活血通络。

【处方】

熟地黄 20g	山茱萸 20g	制附子 15g	桂枝 10g
山药 20g	杜仲 15g	黄芪 30g	三七 15g
川芎 30g	麦冬 20g	肉苁蓉 30g	当归 30g
玉竹 30g	白芍 30g	全蝎 15g	蜈蚣 5 条
巴戟天 20g	地龙 15g		

服药 15 剂后复诊，自诉手足麻木减轻，走路较前平稳，言语较前清晰，失眠、健忘等症消失。

【按语】

罗陆一教授从其舌淡中有瘀点、伸舌右歪即判断患者有阳气亏虚、瘀血阻络表现的半身麻木、手足活动不灵、走路不稳、言语不利病症，结合问诊验证了望诊辨证得出的结论；另从患者面色晦暗无华，神色疲惫及舌苔滑腻判断其有肾阳亏虚、痰瘀内阻表现的反应迟钝、腰膝酸软、手足畏寒、尿频病症。诊断患者属中风（中经络）之疾病，证属肾阳亏虚、痰瘀内阻之型。因此，临床运用温补肾阳、益气、活血、通络方药治疗，疗效显著。

[①] 赵珊珊、罗陆一：《罗陆一辨治慢性缺血性脑血管疾病的望诊经验》，载《中医杂志》2009 年第 50 卷，第 6 期，第 499-500 页。

十六、孙忠人医案：假性延位麻痹[1]

李某，男，65岁。

初诊日期：2003年11月。

现病史：声嘶、吞咽困难、饮水呛咳3个多月，伴有流涎，时有强哭强笑。

检查：神志清楚，表情淡漠，声音嘶哑，鼻音重，咽反射存在，下颌反射增强，掌颌反射（+），病理反射（+）。

西医诊断：假性延位麻痹。

中医诊断：中风。

证候诊断：痰浊阻络。

取穴：项七针、廉泉、金津、玉液、三阴交、太溪。

针刺方法：项七针常规针刺；廉泉向舌根方向斜刺约1寸，得气后出针；金津、玉液点刺出血；三阴交、太溪用补法。

每天2次，7天为1疗程。治疗3个月后基本恢复正常。

【按语】

本病属于中医学中风范畴。孙忠人教授认为，本病为本虚标实。肝肾不足，气血衰少为本；风火相煽，瘀血内停，痰浊阻滞为标。吞咽困难和发音障碍是瘀血和痰浊互结、经络受阻、清窍受蒙的临床表现。本病病位在脑，表现在口舌和咽喉。治宜标本兼顾。项七针位于后头部，主要穴位属于督脉和胆经，督脉通于脑，胆经循行到达头角，肝胆相表里，肝经又与督脉会于头部，诸经循行均到达头部，按照"经脉所过，主治所及"的原则，对于头部诸症均有较好的治疗效果。廉泉位于咽喉部，金津、玉液位于舌下，针刺可以疏调局部气血；与项七针前后为伍，任督相配，阴阳并调，局部多穴，共奏活血通经、醒神利窍之功。补三阴交、太溪可调补气血，滋养肝肾；同时三阴交为足三阴之会，足三阴经均经过喉舌部，故针刺三阴交又可通利咽喉，疏利舌窍。诸穴配合，补中有泻，共同发挥益气活血、息风化瘀、豁痰通络之功。从现代医学分析，头项部穴位邻近延髓和椎动脉，能加快修复和重建受损的神经反射通路，促进神经功能恢复。

十七、田玉美医案六则

案1：中风[2]

赵某，男，53岁，干部。

现病史：2007年3月患者在某医院住院治疗，2007年5月24日请田玉美教授会诊。值班主治医生介绍患者头晕目眩经常发作（有高血压病史），有时肢体麻木甚至活动不能自如，认为与劳累、风湿有关，通过治疗仍呈现右半身不遂、口眼歪斜、舌强言謇、

---

[1] 华金双：《孙忠人教授临证治验3则》，载《新中医》2007年第9期，第19-20页。

[2] 李乐、徐云生：《田玉美辨治中风病的临床经验》，载《湖北中医药大学学报》2013年第15卷，第6期，第66-67页。

神志模糊的症状，二便尚未失禁，其形体肥胖、颜面潮红、呼吸气粗、喉中之痰辘辘有声。舌质暗，苔白厚腻，脉细数。

田玉美教授分析患者"肢体时而抽动，面色潮红，喉中有痰"的症状乃肝阳上亢，肝风内动，痰热上扰。舌暗脉数是"脉微而数，中风使然"的体现。

治法：平肝息风，豁痰开窍。

【处方】羚角钩藤汤、涤痰汤化裁。

羚羊角 6g	钩藤 10g	胆南星 6g	茯苓 15g
甘草 6g	陈皮 10g	法半夏 10g	枳实 10g
竹茹 10g	生龙骨 30g	生牡蛎 30g	天麻 15g
远志 6g	菖蒲 6g		

2 剂。

另用安宫牛黄丸 4 粒。

会诊结束时，已是晚上 11 点，田玉美教授叮嘱将 2 剂中药一起浓煎 90min 熬成约 700mL 药汁。每 2 小时服药汁 1 次，每次 100mL，药后送服安宫牛黄丸。

至次日 15：30，患者苏醒开口讲话，当时家属及医护人员欣喜之至，请田玉美教授二次会诊。

复诊时，患者能回答医生的询问，伸舌自如，舌质暗、苔白，脉数，喉中无痰鸣音，欲食。守上方加减。

【处方】

胆南星 6g	茯苓 15g	甘草 6g	陈皮 10g
法半夏 10g	枳实 15g	竹茹 10g	天麻 15g
生龙骨 30g	生牡蛎 30g	炒白术 15g	钩藤 10g
薏仁 30g	鸡血藤 30g	焦三仙各 15g	

5 剂。5 剂后需服用六君子汤加活血通络之品调理。

后随访该患者多年，治愈后活动自如，肥胖减轻，称田玉美教授妙手回春。

案 2：中风[①]

李某，女，51 岁，工人。

初诊日期：2010 年 4 月 7 日。

现病史：患者 2 周前到超市购物，忽然觉得头昏眼花，有欲倒之势，幸亏陪伴人员反应及时，未让其倒扑，当时送某医院诊治。主要症状：右身不遂，口眼歪斜，言语不利。检查血压正常。医者认为属于轻度中风，加之患者经济条件有限，同意回家调理治疗，期间用针灸、按摩医治的同时曾服大活络丸、华佗再造丸等数盒，不见明显疗效，仅语言不利有所减轻。

至田玉美教授处就诊时，除上述主症外，望其面部右侧潮红，右目赤，舌质红，苔黄厚干燥，颈项偏向右侧，口苦口干，脱发，食欲差，烦躁易怒，大便干结，数日 1

[①] 李乐、徐云生：《田玉美辨治中风病的临床经验》，载《湖北中医药大学学报》2013 年第 15 卷，第 6 期，第 66-67 页。

行,小溲短赤,脉弦数。

证候分析:田玉美教授认为,从风火痰虚分析,上述诸症"火"是关键,属肝经实热。

治法:清肝胆实热,至于活血通络之法应当在其之后。

【处方】龙胆泻肝汤加味。

龙胆草15g	茯苓15g	炒栀子10g	木通10g
生地15g	柴胡6g	当归10g	甘草6g
车前仁10g	泽泻15g	川牛膝10g	厚朴15g
青陈皮各10g			

共服5剂。

二诊:服药后,面赤、目赤、口苦、大便结、小便短赤等症均有明显的效果,腹泻减轻,食欲增加,烦躁已除,苔黄已减大半,舌质尚红,脉弦数。考虑实热蕴结已久,续服5剂。

三诊:面赤、目赤、口苦、大便结、溺赤、腹泻等症均已消失。苔薄白,脉沉细。田玉美教授认为,视其证实热已去,二便正常,患肢活动有所进步,宜调理脾胃,活血通络以善其后。

【处方】

丹参15g	炒白术15g	茯苓15g	甘草6g
当归15g	川芎3g	赤芍15g	白芍15g
川牛膝15g	鸡血藤30g	桂枝6g	黄芪20g
地龙6g	焦三仙15g		

案3:中风①

胡某,男,58岁,干部。

初诊日期:2011年3月12日。

现病史:20日前,因突然昏倒,不省人事送某医院急诊抢救,后住院治疗。右半身不遂,口眼歪斜,偏于右侧。曾用补阳还五汤合血府逐瘀汤治疗,同时接受针灸治疗。约2周后,除神志清醒外,半身不遂、口眼歪斜并无进展,于是自动出院。

至田玉美教授处就诊时,患者面色黧黑,精神不振,短气懒言,右半身不能够动弹,脘腹胀满,不欲饮食,大便结,数日1行,小便不利。舌质淡,苔白厚腻,脉沉缓。

田玉美教授分析患者的病史和现在的脉症认为,半身不遂、口眼歪斜是本病之初的特征,近来临床所见诸症均系痰湿困滞于胃肠,涉及经络。

治法:芳香化浊。

【处方】藿朴夏苓汤加味。

| 藿香10g | 厚朴15g | 法半夏10g | 茯苓15g |

---

① 李乐、徐云生:《田玉美辨治中风病的临床经验》,载《湖北中医药大学学报》2013年第15卷,第6期,第66-67页。

苍术 10g	白蔻仁 6g	陈皮 10g	砂仁 6g
焦山楂 15g	建曲 10g	炒二芽各 15g	广木香 10g

共服 5 剂。

二诊：厚腻白苔已减大半，腹满已减，食欲增加，精神好转，大便通畅，小便自利。

调整上方加减。

【处方】

炒白术 15g	薏仁 30g	山药 20g	厚朴 15g
法半夏 10g	茯苓 15g	陈皮 10g	砂仁 6g
焦山楂 15g	建曲 15g	炒二芽各 15g	广木香 10g
鸡血藤 30g			

服药 5 剂。

三诊：面部颜色转变，腹不满，患肢活动逐渐恢复，食欲很好，精神饱满，二便正常。舌质淡红，苔薄白，脉弦缓。治以调理脾胃，活血通络作为善后。

【处方】

党参 15g	炒白术 15g	茯苓 15g	炙甘草 6g
当归 15g	川芎 3g	鸡血藤 30g	川牛膝 15g
薏仁 30g	赤芍 15g	陈皮 10g	法半夏 10g
焦三仙各 15g			

案 4：中风[①]

李某，男，61 岁。

初诊日期：2008 年 11 月 5 日。

现病史：因中风住某医院治疗 1 个阶段，出院回家作家庭病房调理治疗，邀田玉美教授会诊。

初诊：面色无华，精神萎靡，气虚言微，纳食少，口不渴，大便溏，小便清长，左半身不适，口眼歪斜，尚有头目眩晕，舌质淡苔白，脉沉细，血压偏低。

证候分析：田玉美教授综合其脉症认为，此属气血亏虚所致。

治法：益气养血。

【处方】十全大补汤加味。

党参 15g	炒白术 15g	茯苓 15g	甘草 6g
当归 15g	川芎 6g	白芍 15g	熟地 15g
砂仁 3g	黄芪 30g	桂枝 6g	生晒参 6g
阿胶 15g			

共服 5 剂。

二诊：患者自述精神好转，患肢可以活动，食欲尚可，二便正常。舌质淡红，苔

[①] 李乐、徐云生：《田玉美辨治中风病的临床经验》，载《湖北中医药大学学报》2013 年第 15 卷，第 6 期，第 66-67 页。

白，脉沉弦有力。上方续服5剂。

三诊：患者已下床活动，加强患肢的锻炼，食欲二便均已恢复正常，语言清晰，睡眠好。田玉美教授嘱其上方续服5剂，另外拟一方作善后调理。

【处方】

党参200g	炒白术200g	茯苓200g	炙甘草100g
当归200g	川芎50g	白芍200g	熟地200g
砂仁60g	桂枝50g	黄芪200g	红参200g
阿胶250g	元肉250g	广木香100g	鸡血藤200g
怀牛膝100g			

用蜜熬膏，每日服3次，每次15g。

案5：中风[①]

张某，男，57岁，干部。

现病史：1972年秋就诊于某医院。家属介绍：多年以来，患者常有眩晕、头痛，多因工作劳累或心情不舒而发，很少用药治疗，只休息片刻，可自然消失，已习以为常，未予介意。此次发病则异，始为肢体麻木，周身不适，头不昏疼，自疑气候影响，风湿为患，便乘自行车往诊。经作一般处理，服药数日，上症未减，反而手难以握，下肢笨重，转身活动，亦欠灵便。认为自幼体弱，昔时跋山涉水饱受风雨，迄今年近六旬，气血亏损，劳伤、风湿等病，或者有之？步行再诊，检查血压偏高，以眩晕复作，予对症治疗，带药回家后，病情日剧，因此住院，采用综合治疗，病势仍在恶化。

会诊时见，患者颜面潮红，口眼歪斜，左侧半身完全瘫痪，闭其目，撒着手，呼吸气粗，身声不断，喉中痰声如锯，口开、流涎、舌强难言，神志模糊，询问呼唤之，则目泣自出，幸能窥其舌质深红，舌体胖大，抵齿难伸，苔老黄焦枯，诊其脉，轻取弦数，重按似有似无。

综上认为：本病形成，正如《素问·风论》"风中五脏六腑之俞"和《金匮要略》"络脉空虚"之说。患者形体肥胖，年近六旬，肝阳素亢，已备中风之内因。此乃肾阴亏虚，水不涵木，肝阳上亢，气血紊乱，上扰清窍所致。

患者当初肢体麻木，系络脉受邪；继而下肢笨重，转侧不灵，邪已在经，与《金匮要略》"邪在于络，肌肤不仁，邪在于经，即重不胜"之理无异；其后舌瘖不能言，口流涎，邪已不在经络，而入脏腑。

目合、口开、手撒、鼻鼾，均属脱证，乃心、肝、脾、肺等脏之精气已衰。面部潮红，是阳脱于上之势。精衰阳脱，病在垂危，幸而二便时有所感觉，肾之精气尚存，还可挽救于万一之生机。

据述曾用大秦艽汤、天麻钩藤饮、导痰汤等，本属常用有效之方，但不适应其变化之速。然痰热炽盛，风火相煽，津涸气脱，命在须臾之候，不能拘泥于中风范畴立法拟方。

处方：考虑吴鞠通《温病条辨》中加减复脉汤加羚角、钩藤、龟板（重用），至宝

[①] 田玉美：《中风二则》，载《湖北中医杂志》1981年第1期，第15–17页。

丹同用，试服 2 剂，以观其效。

频服 1 剂及至宝丹 2 粒，24 小时观之，舌上津液微生，目有欲睁之势，面部潮红已减，呼吸亦不急促，喉中痰声不显，鼾声消失，可进少量半流汁，能示意大小便，脉重按沉弦可见。

续服第 2 剂和 2 粒至宝丹，神志完全清晰，两目虽大小不等，而神采一致，面色呈现㿠白，黄苔已净，舌伸缩自如，质红而津液满布，有少许白苔，呼吸均匀，六脉沉弦有力，问其痛苦，则点头表示。此是神清津还，转危为安之佳兆。

继而仿地黄饮子、补阳还五汤化裁，配合针灸、按摩等综合疗法，经治月余，口眼歪斜好转，患肢功能渐复，于是出院回家调治。

【按语】

本例之作，其来也渐，由轻到重，重而危笃。从经络而入脏腑，其发展、变化，并不是所有中风的必然规律，只能说明中脏腑者，可有中经络的过程。邪之在络，难图滋蔓之祸，至入腑入脏，幸而肾气尚存，用吴氏加减复脉汤，意在甘润存津；加羚羊角、钩藤，平肝息风；龟板重用，滋阴潜阳；至宝丹清热化痰开窍。故木平风息，神清津还，如此遵古法而不泥其方，重在辨证尔。

案 6：中风①

李某，男，34 岁，干部。

初诊日期：1961 年 10 月。

现病史：家属代诉：患者素健，这次发病与近段工作疲劳有关，不慎摔跤昏倒，随之左半身失去知觉，伴有口眼歪斜，舌謇难言，因而急诊入院。

入院数日，田玉美教授视之，左半身不遂，口眼向右歪斜，正如《金匮要略·中风篇》所云："邪气反缓，正气即急，正气引邪，喎僻不遂。"虽舌謇难言，但神志尚清，健侧能以手势示意。面色㿠白，呼吸欠均匀，时而喉中略有痰鸣，无寒热。据家属云：进热食则健侧微微汗出，而患侧欠温，二便尚可。舌淡红，患侧苔白厚，脉弦滑。

证候分析：半身不遂，口眼歪斜，舌謇难言，谓之中风。综合脉症，偏于痰湿，与丹溪所谓"痰湿生热，热生风"论点相符，因脾虚聚湿生痰，痰湿郁久化热。工作疲劳，不仅影响于脾，同时引起肝火挟痰热上扰，蒙蔽清窍，中于经络。

治法：豁痰开窍，兼以息风。

【处方】仿涤痰汤加味治之。

白茯苓 15g	嫩桑枝 15g	赖化红 10g	法半夏 10g
小枳实 10g	竹茹 10g	双钩藤 10g	淮牛膝 10g
炙甘草 6g	胆南星 6g	石菖蒲 6g	地龙 6g

每日 1 剂，分多次服。

治疗经过：服上方数剂，舌謇难言，日趋好转，余无显效。认为络脉空虚，痰湿过盛，难取速效，将原方续服。后观其舌苔厚腻日增，转变灰黑伴有胃部不适、食欲不振、大便不畅等症，值得深思。

---

① 田玉美：《中风二则》，载《湖北中医杂志》1981 年第 1 期，第 15–17 页。

方中以化痰、开窍为主，并无滋润之品，医嘱禁食荤腥，苔不应有此变化。分析苔之灰黑厚腻，本是痰湿之征，结合伴随症状，属胃肠病变，必有食滞之征，反复询问饮食情况，据其他病友介绍，其家属为了营养起见，曾多次进粉蒸肉，约3斤许。

于是抓住食滞，改弦易辙，用消导法，以保和丸、小承气汤化裁。

【处方】

川厚朴 12g	小枳实 12g	广陈皮 12g	制香附 12g
六神曲 12g	制苍术 10g	法半夏 10g	炒二芽 15g
焦山楂 15g	白茯苓 15g	酒大黄 6g	

服2剂后，胃部感到舒适，食量增加，大便通畅，舌苔渐退，患肢活动有所进展。连服1周，灰黑腻苔转变白滑，语言謇涩之象亦在恢复，患侧肢体转侧及屈伸活动日趋进步。认为正虚为本，痰与食滞为标，运用消导，中病即止，仍用涤痰汤合补阳还五汤治之。

【处方】

白茯苓 15g	炙甘草 15g	广陈皮 6g	法夏 10g
胆南星 6g	枳实 10g	竹茹 10g	淮牛膝 10g
赤芍 12g	地龙 6g	红花 5g	桃仁 10g
当归 10g	黄芪 15g		

服数剂后，病情变化，苔黑如前。考虑积滞未尽，依然遵消导原方再服。服后苔转薄白，手能握物，并能下床锻炼步履，讲简单语言，较为清晰，口眼歪斜逐渐恢复，精神、饮食、二便状若平人。

【按语】

用消积导滞，诸症向愈，豁痰兼顾其虚，而病剧。深思之，莫非痰食互结，影响运化之机，气血运行受阻所致，故仍守消导法，续服10余剂，基本恢复正常出院。

中风之人，一般形体肥胖，年龄40岁以上，素有肝阳上亢之眩晕史。而本例体质不胖，年龄只逾三旬，无眩晕病史，因劳累过度所致，与常有别。本病偏于痰，涤痰汤应是有效之方。在治疗中，因肉食苔转灰黑，兼见胃肠病变，使用消导，随证变法，消息治之，候积除苔退，仍宜从豁痰论治，兼顾其虚！何以始终用消导治愈口眼歪斜、半身不遂等症？因病属脾虚湿盛，不宜肥腻，食则助湿为虐，痰食为伍，里滞于胃，阻遏气血之运行，如化痰活络、补虚并投，则病深不解，而消积导滞之保和丸、小承气汤，中有橘、枳、苓、夏，善于治痰，莱菔子有豁痰之功，大黄推陈致新、活血祛瘀，勿怪乎收效之敏捷，邪去正复。

十八、汪履秋医案：中风[①]

魏某，男，55岁。

初诊日期：1962年3月20日。

现病史：患者素有高血压病史，来院2小时前突然昏倒，神志不清，口角歪斜。刻

[①] 汪悦：《汪履秋教授治疗中风的经验》，载《中国中医药信息杂志》2004年第1期，第77-78页。

诊：患者神志昏迷，口角向左侧偏歪，右侧上下肢偏瘫，面赤气粗，舌苔黄腻，脉象弦滑。

证候诊断：痰火内闭，神窍被蒙。

治法：清火化痰。

【处方】

黄连 5g	黄芩 10g	牡丹皮 10g	羚羊角粉（另冲）1g
钩藤 10g	贝母 10g	夏枯草 15g	僵蚕 10g
陈胆星 10g	瓜蒌皮 10g	郁金 10g	炒竹茹 10g
竹沥半夏 10g	石菖蒲 6g		

水煎，每日1剂，分次鼻饲。

另用牛黄清心丸化服，2粒/日。

连服11天，症情未见好转，昏迷仍然不醒。查患者大便3～4日1行，腑气不通，痰火难清，宜加强通腑。原方加生大黄、芒硝（另冲）各10g。

连服5剂，终于神志转清，病情明显好转，后遗半身不遂，出院门诊继续调治。

【按语】

中脏腑闭证痰火炽盛，常因胃热积滞，腑气不通，而致大便秘结，舌苔厚腻。此时清火化痰是所必需，然往往难取速效，唯攻下法可迅速荡涤肠腑中积滞，大便一通，邪热下泄，痰火之势每亦随之转衰，窍闭渐开，转危为安。故汪履秋教授在临床上非常重视通腑法的使用。

汪履秋教授认为，只要是痰火壅盛，即使大便不甚干结，亦可使用通腑法；通过釜底抽薪，可使痰火之势迅速衰减。张元素的三化汤（厚朴、大黄、枳实、羌活）就是专门治疗中风二便不通的方子。从现代医学研究来看，它不但能排出积于肠内的代谢废物，还可降低颅内压，对缓解症情极为重要。

汪履秋教授在临床上常用大小承气汤以通腑泻热，药用生大黄、芒硝、枳实等。或煎汤灌服或鼻饲，亦可使用保留灌肠法。汪履秋教授指出，使用攻下药物也要注意适度，不可泻下过度，否则耗伤正气，与病不利。

十九、王新志医案：中风（中脏腑）[①]

王某，男，64岁。

初诊日期：2007年12月21日。

现病史：患者中风昏迷4小时，在急诊抢救后，转入病房。入院时症见舌强语謇，时发眩晕耳鸣，自汗，二便失禁，舌质淡白，脉细微。

查体：血压95/65mmHg。神志差，双瞳孔等大略小，对光反射灵敏，颈软，伸舌居中，四肢肌力3级，双侧Babinski征（+）。

中医诊断：中风（中脏腑）。

---

① 杨国防、王新志：《王新志教授从肠胃论治中风经验》，载《河南中医》2009年第29卷，第5期，第444-445页。

证候诊断：气虚不固，神机失守。

治法：补气固摄，扶正护脑。

【处方】补中益气汤合升陷汤加减。

黄芪40g	白术（冲服）15g	党参15g	茯苓20g
陈皮6g	当归12g	川芎15g	柴胡9g
升麻6g			

每日1剂，水煎分2次服。

3剂尽，神志清晰，大小便正常。服药1周后，语言转清，眩晕消失，四肢肌力明显好转，转入当地医院继续巩固康复治疗。

二十、颜乾麟医案：老年痴呆[①]

孙某，男，77岁。

初诊日期：2005年4月8日。

现病史：患者被确诊为老年痴呆，素有高血压、脑梗死、脑萎缩病史。近期记忆力下降，不能说出自己名字，定向缓慢，外出不认识回家之路，尚能认人，语言正常，情绪急躁，喜骂人毁物，舌胖、苔薄白，脉细。

证候诊断：气虚血瘀。

治法：益气活血，祛风醒脑。

【处方】

生黄芪15g	党参10g	麦冬10g	五味子6g
石菖蒲30g	茯苓30g	远志10g	防风10g
细辛3g	白蒺藜15g	川芎15g	柴胡10g
枳实10g	赤芍15g	白芍15g	黄连3g
通天草9g			

水煎，每日1剂，分2次服。

复诊：（5月27日）定向力明显好转，能认识回家路，表情开朗，偶有头痛，认知能力下降，胃纳、二便正常，夜寐安。

原方去四逆散，加独活、川芎、白芷、郁金、桂枝以祛风止痛，通阳散郁。

以上方加减治疗2个月，记忆力显著改善，能说出子女名字，头痛也未作。

【按语】

《本草备要》云："小儿善忘者，脑未满也；老人健忘者，脑渐空也。"多数医家认为本病乃脑消髓减，神机失用所致，治疗以补益肝肾、益精填髓为主。而颜乾麟教授认为气虚血瘀是本病的主因，治疗当益气活血、祛风益智。本方以黄芪生脉散、定志丸、四逆散加减而成。方中黄芪、党参、麦冬、五味子益气养阴；石菖蒲、茯苓、远志补心益智，镇怯安神；柴胡祛风透邪、升阳解郁；枳实下气破结，以泻肝气之壅滞；白芍清郁热而不伤阴；黄连清心开窍。头为诸阳之会，唯风可到，故方中应用大量祛风药以醒

[①] 刘珺：《颜乾麟应用祛风药治疗脑病验案举隅》，载《江苏中医药》2008年第1期，第28－29页。

脑开窍,如防风、细辛、白蒺藜、石菖蒲,此类药辛散清扬,能引气血上行于脑窍,而奏补脑益智之功;川芎、通天草为引经药,引诸药入脑。全方辛散与甘温相配,共奏益气活血、祛风益智之功,故临床收效满意。

二十一、颜正华医案二则

案1:中风①

患者,男,56岁。

初诊日期:2000年4月10日。

主诉:左上肢无力3天。

现病史:3天前干农活后出现左上肢无力,当时未予重视,但逐渐出现活动受限、言语不利等临床表现,恐疾病进一步发展而前来就诊。

刻诊:左上肢无力且活动受限,言语不利,余无不适,纳可,眠安,二便调。舌暗苔白腻,舌下青紫,脉沉细。

既往史:动脉粥样硬化症。

证候诊断:气虚血瘀。

治法:益气、活血、通络。

【处方】

川芎 10g	当归 10g	桃仁 10g	红花 10g
赤芍 12g	丹参 30g	生黄芪 30g	生葛根 15g
地龙 10g	制首乌 15g	秦艽 10g	桑枝 15g

7剂,水煎服,每日1剂。

并嘱其调情志,忌急躁和劳累。

二诊:(2000年4月17日)患者服上方7剂后,配合辅助治疗,症状基本消失。现无不适,纳可,眠安,二便调。舌暗苔薄黄腻,舌下青紫,脉沉细。颜正华教授根据效不更方原则,嘱患者原方继服7剂以巩固疗效。

患者服药后,诸症均释。

【按语】

颜正华教授认为,劳累伤气,致气虚不能鼓动血脉运行,血行乏力,脉络不畅而成气虚血瘀之证。瘀阻脑脉,伤及经络则见左上肢无力且活动受限、言语不利等症。舌暗,舌下青紫,脉沉细为气虚血瘀之象。故在治疗此案时,以"益气活血通络"为治疗的基本原则,方以"补阳还五汤"为基本方加减。

方中生黄芪补气,桃仁、红花、川芎、当归、赤芍、丹参、地龙活血,秦艽、桑枝祛风通络,制首乌补益精血,诸药合用,证症结合,标本兼顾,以求药到病除之效。患者在连服14剂之后,症状基本消失,收到很好的临床疗效。

---

① 吴嘉瑞、张冰:《国医大师颜正华教授益气活血法诊疗中风经验》,载《中华中医药杂志》2012年第27卷,第3期,第634-636页。

案2：中风[1]

患者，女，43岁。

初诊日期：2000年4月17日。

主诉：中风1年余。

现病史：1年前不明原因出现醒后口眼歪斜、口角流涎、言语謇涩等临床表现，一直寻求中医治疗，但效果不显著，为求进一步治疗而前来就诊。

刻诊：口眼歪斜，口角流涎，言语謇涩，心悸眠差，纳可便调。舌淡苔薄白、舌下青紫，脉弦涩。末次月经时间为4月13日，此次月经提前1周，但经色、量较正常，伴痛经。

既往史：有冠心病、慢性肾炎等病史。

证候诊断：风痰阻络。

治法：化痰止痉，活血通络。

【处方】

炙僵蚕10g	全蝎10g	制白附子10g	防风10g
生黄芪15g	丹参30g	赤芍15g	川芎10g
红花10g	当归10g	生葛根15g	降香6g

20剂，水煎服，每日1剂。

建议配合针灸治疗和康复，并嘱其调情志，忌急躁和劳累。

二诊：（2000年5月8日）患者服上方后，自觉症状有所缓解。颜正华教授根据效不更方原则，嘱患者原方继服7剂以巩固疗效。

患者服药后，诸症均释。

【按语】

《巢氏病源》云："风邪入于足阳明、手太阳之经，遇寒则筋急引颊，故使口眼㖞，言语不正，而目不能平视。"颜正华教授认为，本案为风痰瘀阻头面经络所致。足阳明之脉挟口环唇，足太阳之脉起于目内眦。阳明内蓄痰浊，太阳外中于风，风痰瘀阻于头面经络，则经隧不利，筋肉失养，故不用而缓。无邪之处，气血尚能运行，筋肉相对而急，缓者为急者牵引，故口眼歪斜。本案病机乃风痰瘀阻络，经脉不利。故颜正华教授治疗此案时以"祛风化痰活血，通经络，止痉挛"为基本治疗原则，方以"牵正散合补阳还五汤"为基本方加减。

方中白附子祛风化痰止痉，全蝎通络，僵蚕化痰，防风祛风，生黄芪补气，丹参、赤芍、川芎、红花、当归养血通络，生葛根、降香据现代药理研究有缓解血管痉挛的作用，诸药合用，理法严谨，标本兼顾，获得较好的临床效果。

---

[1] 吴嘉瑞、张冰：《国医大师颜正华教授益气活血法诊疗中风经验》，载《中华中医药杂志》2012年第27卷，第3期，第634-636页。

二十二、杨牧祥医案：脑动脉硬化[①]

张某，男，54岁。

初诊日期：1997年5月10日。

现病史：头晕6年，加重3日，伴头痛、耳鸣、失眠多梦、腰膝酸软，舌红有瘀斑，脉弦细。血压24/14kPa（180/105mmHg）。

辅助检查：血脂：CHO 7.3mmol/L，TG 2.8mmol/L。脑血流图示：脑动脉硬化。

证候诊断：肝肾阴虚，肝阳上亢，脉络瘀滞。

治法：平肝潜阳，滋水涵木，活血通络。

【处方】自拟眩晕方加减。

天麻10g	刺蒺藜10g	墨旱莲10g	石菖蒲10g
郁金10g	钩藤(后下)15g	夏枯草15g	益母草15g
丹参15g	女贞子15g	怀牛膝15g	决明子15g
虎杖30g	桑寄生30g	地龙6g	

水煎，分2次温服，每日1剂。

服药7剂，诸症减轻，但时有反复，舌质仍有较明显的紫斑。杨牧祥教授认为，此乃活血化瘀药力不足之故，遂于原方中加用生水蛭，将水蛭研成细粉并装入胶囊，以汤药送服，每次3g，每日2次。

如此连续服药20日，诸症悉除，血压平稳。血脂：CHO 6.0mmol/L，TG 1.2mmol/L。随访1年，未有反复。

二十三、印会河医案：周围性面神经麻痹[②]

王某，女，81岁。

初诊日期：1993年7月15日。

主诉：口眼歪斜，口唇麻木半年。

现病史：半年来口眼歪斜，口唇及上肢麻木，语言謇涩，左下肢活动不利，步履维艰，记忆力下降，大便干结，1～2日1次。

体格检查：神情呆滞，口眼右斜，语言謇涩，左侧上下肢肌力弱。舌淡苔白腻，脉弦。

证候诊断：风中血络。

治法：理血祛风。

【处方】

| 白附子10g | 僵蚕9g | 全蝎6g | 赤芍24g |

[①] 王占波、方朝义：《杨牧祥教授运用生水蛭治疗脑血管病经验》，载《河北中医》1999年第6期，第358-359页。

[②] 陈庆平、王诗雅、徐蒙：《名医印会河教授临床抓主症经验集粹（十）》，载《中国乡村医药》2001年第6期，第32-34页。

当归 15g	川芎 10g	生地 12g	桃仁 12g
红花 10g	生薏仁 30g	木瓜 15g	防己 10g
天麻 10g	白蒺藜 12g		

7剂，每日1剂，水煎分2次服。

二诊：（1993年7月22日）药后左下肢活动较前有力，口眼歪斜亦减轻，记忆力增强。舌根苔厚腻，脉弦。前方已效，继服原方加减。

【处方】

白附子 12g	僵蚕 9g	全蝎 5g	生地 15g
白芍 18g	鸡血藤 24g	当归 15g	川芎 12g
桃仁 9g	红花 6g	桑枝 24g	丝瓜络 9g
姜黄 10g	天麻 9g	钩藤 24g	

7剂，每日1剂，水煎服。

随诊：患者连续服用上方1个月后，口眼歪斜恢复正常，语言流利，唯下肢活动尚欠有力，嘱其继服原方治疗，加强锻炼，力争痊愈。

【按语】

本病主要由于面神经受到损害而产生的周围性面神经麻痹，最常见者为面神经风湿性疾患及内耳疾病引起；此外，脑基底部炎症也可引发本病。中医认为本病主要由风中于络引起，属中风之轻症。由于面络不通，因而引起麻痹不仁、弛张不用、口眼歪斜、肌肤不仁等症状。以白附子祛头面之风，僵蚕祛经络之风，全蝎息风解痉，桃仁四物汤活血祛风，桑枝、丝瓜络通经活络，天麻、钩藤平肝息风解痉。

二十四、张发荣医案：中风[①]

患者，男，73岁。

初诊日期：1989年5月12日。

主诉：眩晕9年，昏迷、偏瘫半天。

现病史：患者于9年前开始出现眩晕，时轻时重，每因劳累或情绪激动时加重，经治疗或休息后减轻，但未坚持正规、系统治疗。近半月来睡眠不好，眩晕加重，今晨起床时，突然晕倒在地，当时家中无人，待家人赶到时，发现患者意识不清，小便失禁，地板及衣服上有呕吐物，右侧肢体瘫痪。

刻诊：神志不清，张口呼吸，喉间痰鸣，时有呕吐，口唇向左侧歪斜，右侧肢体偏瘫，肌力1级，颜面潮红，汗出，大便未解，小便失禁，两侧瞳孔不等大。舌质暗红，苔黄腻，脉弦数。

辨证分析：患者年逾古稀，肝肾精血不足，阴不敛阳，故常因七情或劳累导致肝阳上亢而发眩晕。病久入络，现舌质暗红，说明气血运行不畅，瘀血阻络。神志不清，两侧瞳孔不等大，喉间痰鸣，舌苔黄腻，肢体软瘫，颜面潮红，小便失禁，头面汗出，为痰浊内闭，正气外脱，闭脱兼见，邪实正虚之证。方用三生饮合甘遂半夏汤加味。

[①] 曲世华：《张发荣中风治验》，载《中国社区医师》2008年第8期，第41–42页。

【处方】

生附子 15g	生南星 10g	半夏 15g	甘遂 15g
红参 15g	川贝母 10g	天竺黄 10g	三七粉(冲) 10g
石决明 20g			

嘱三生饮另包先煎 1 小时，加余药再煎半小时，煎 2 次，混匀，分 3 次鼻饲。第 1 日服 2 剂，以后每日服 1 剂。

服药 3 剂，喉间痰鸣明显减轻，瞳孔趋于正常，汗出呕吐均减轻。服药 5 剂后，神志已清，肌力恢复到 2 级，但舌謇难言。

患者血压偏高，时有波动起伏，舌强言謇，面色仍红，舌暗红，苔黄腻，脉有弦象。原方不宜续用，改投平肝潜阳，化痰通络之剂。方用天麻钩藤饮合导痰汤加减。

【处方】

天麻 15g	杜仲 15g	益母草 15g	胆南星 15g
茯苓 15g	黄芩 15g	夏枯草 15g	钩藤(后下) 20g
生石决明 20g	夜交藤 20g	陈皮 10g	半夏 10g
川牛膝 10g			

每日服 1 剂，6 剂后，血压稳定在正常范围，能进行简短对话，肌力恢复到 3 级。病情已进入恢复阶段，续用中药、针灸等综合治疗数月痊愈。

【按语】

闭脱兼见证，关键在于既有邪实窍闭，又有正气外脱故治用开闭固脱。以治标为主，虽有神志昏蒙，用三生饮、甘遂、天竺黄等，意在豁痰逐饮使邪从下而行；以治本为辅，用人参补其欲脱之神气，乃因"血气者人之神"，正气得固，则抗邪有力，神明自复。急性期处理得当，后续治疗自有回旋余地。

二十五、张浩然医案：中风、高热吐泻[①]

杨某，女，63 岁，助产士。

现病史：患者素体丰腴，宿有高血压及哮喘病。一日至沐浴室洗澡，突然跌倒，昏迷不省人事，由人送至某中医院急诊。西医检查：体温 35.9℃，呼吸 24 次/min，脉搏 64 次/min，血压 170/100mmHg，头颅无血肿及颅骨骨折，左侧瞳孔缩小，对光反射存在，等圆等大，左眼眼底模糊不清，视乳头看不清楚；右眼底清晰，血管、视乳头未见异常。右鼻唇沟变浅、口角向左侧歪斜，颈软。胸廓对称双肺呼吸音粗，心律齐，未听到杂音。脊柱正常。右侧上下肢肌张力减弱，远端皮肤温度较低，膝反射亢进。印象："脑血管意外"。

邀张浩然教授诊治。见患者仍昏迷不醒，鼻鼾，喉中痰声辘辘，不能言语，口角向左歪斜，右半身不遂，四肢冰凉，汗出，舌红苔薄白腻，津液少，脉伏。

辨证分析：患者年近古稀，肾阴阳两亏，肾阴暗耗水不涵木则肝阳易动难以潜藏，肾阳衰微常至脾阳不足，又兼素体肥胖湿痰之躯，痰浊更甚，今偶感风寒，外风引动肝

[①] 张浩然、陈胤昌：《中风、高热吐泻治验》，载《云南中医杂志》1983 年第 3 期，第 42-43 页。

阳,风痰相煽上扰心神致突然昏迷不省人事;窜犯经络阻碍气血循行而出现右侧偏瘫、语言謇涩不清,此乃肾阴阳两虚风痰中于脏腑之候。

治法:急拟扶阳祛风化痰通络为治。

【处方】三生饮、导痰汤加减。

川附片50g	川乌30g	姜南星30g	云茯苓20g
细辛3g	法半夏12g	郁金8g	陈皮12g
桂枝8g	生姜3片	甘草3g	

煎汤兑服三蛇胆陈皮末1瓶(从鼻饲管中灌入分3次服)。

二诊:服上方2剂。第1剂服完后患者逐渐清醒,稍能言语,但謇涩不清。喉中痰鸣声大减,思饮食,肢体转温,右侧上下肢稍能活动,睡眠尚可,小便短黄,大便难解,脉细弦滑,舌红苔薄黄腻少津。阳气复风痰渐化,肝风未息有化热之势,拟清肝息风化痰(浊)通络为治。

【处方】

羚羊角(磨水兑服)3g	钩藤20g	僵蚕13g	黑芝麻20g
桑枝20g	地龙15g	全蝎4条	炒白芍20g
藿香4g	甘草3g		

煎汤兑服三蛇胆陈皮末1支(分3次服)。

三诊:上方连续服用10剂,喉中痰鸣声消失,大便已通畅,小便正常,饮食增加,语言清楚对答流畅,右手能抬碗用筷,可扶杖缓行。脉弦滑,舌质红,苔腻退薄。法已对证,守上方加减续治。

【处方】

| 羚羊角(磨水兑服)3g | 钩藤20g | 黑芝麻20g | 桑枝20g |
| 归尾12g | 京半夏12g | | |

煎汤兑服三蛇胆陈皮末1支(分3次服)。

上方服30剂,血压稳定(140/80mmHg),能弃杖缓行,言语、饮食、二便正常而出院。

【按语】

本案肾阴阳两虚风痰上扰心神,横窜经络,兼有表邪,发病突然来势较猛。若单纯育阴则有碍痰浊,阴阳两顾难见速效。张浩然教授在此"取阴不能骤生阳可以速长"之旨意,先扶阳祛除风痰以缓其急,待阳气来复痰浊渐化病势缓和后,又清肝柔肝、息风化痰通络调治。临证时全在知常达变灵活施治,若平分药力以稳当施治,或持"中风多肝肾阴虚"之常治本案之变,绝无此效,甚至留下后遗症。

二十六、张琪医案三则

案1：脑血管畸形①

患者，女，19岁。

现病史：因汗出受风，头痛，继而右臂不能直举，活动受限，右腿坐位时，瘛疭不已，难以控制，步履艰难，舌强语謇，舌胖大，苔薄白，脉浮滑。

辅助检查：脑血管造影不清。

西医诊断：脑血管畸形。

证候诊断：气壅风胜，经络壅遏。

治法：顺气祛风通络。

【处方】

乌药15g	川芎10g	白芷15g	僵蚕15g
薄荷10g	钩藤20g	菊花15g	麻黄7.5g
橘红15g	枳壳16g	桔梗15g	黄芩15g
甘草10g			

水煎服。

二诊：服药2剂上肢抬举略好转，步履稍有蹒跚，瘛疭未止，舌硬稍软，言语稍清，自汗、舌胖苔白，脉浮滑。继以前法。

【处方】

乌药15g	白芷15g	川芎25g	麻黄25g
橘红25g	防风15g	防己15g	赤芍16g
黄芩15g	甘草10g		

水煎服。

三诊：服药6剂，右腿已无沉重感，瘛疭止，步履自如，右臂可上举，舌强好转，仅觉右腕无力，肢端发凉，握力较弱，不能持重物，左侧头稍痛，舌胖苔白稍干，脉浮已减。此风邪渐除，经脉疏通，继以上方增减。

【处方】

乌药15g	白芷15g	川芎15g	防风15g
防己20g	赤芍20g	麻黄7.5g	桂枝15g
白附子10g	生石膏40g	甘草10g	

水煎服。

四诊：服药3剂，观察数日，患肢活动自如，语言正常，唯觉上肢沉重无力，以益气疏风通络法治之。

【处方】

| 黄芪50g | 地龙15g | 川芎25g | 防己20g |

---

① 迟继铭：《治疗中风 勿忘祛风——张琪研究员治疗中风经验》，载《实用中医内科杂志》1991年第4期，第1-2页。

| 防风 16g | 麻黄 7.5g | 白附子 10g | 黄芩 15g |
| 白芷 15g | 甘草 10g | | |

水煎服。

10 剂后，诸症悉除。

【按语】

"气壅则风邪不解，气顺则风邪自除。"气机逆乱，或风邪外中，或引动内风，络脉痹阻，或半身不遂，或中风不语，治此宜调畅气机。张琪教授常选乌药顺气散加减而用，以乌药疏郁散气为主，配以橘红、川芎、白芷、僵蚕等行气祛风，黄芩、知母清热。此类经络痹阻乃气滞而致，与血瘀者有所不同，故治疗重用调理气机之品，少佐活血药。调气以通络，气顺络通则风邪可除。

案2：中风（失语症）[①]

那某，女，46岁，街道干部。

现病史：患者在1周前，因与邻居发生口角，出汗受风，突然不能说话，就诊时，患者以手指其胸部，表示胸闷之意，同时又以手指其后头部，分析可能为后头痛。舌苔白，舌体已破，脉沉。

辨证分析：此证为暴怒后，汗出受风，风邪客于心脾二经，《诸病源候论》谓："脾脉络胃、夹咽、连舌体、散舌下。心之别脉系舌本。""今心脾二脏受风邪，故舌强而不得语也。"但初诊时，未认识到此为外中风邪，从舌苔白，胸满辨证为痰迷舌强，宜用化痰开窍之法。

【处方】

半夏三钱	橘红三钱	茯苓三钱	郁金三钱
石菖蒲三钱	竹茹三钱	青皮三钱	麦冬三钱
黄芩三钱	钩藤(后下)三钱		

二诊：患者仍不能言语，但以手示意胸闷减轻，有太息，后头痛。改以清热，开窍，祛风之法。

【处方】

白芷三钱	乌药三钱	川芎三钱	葛根四钱
橘红三钱	桔梗三钱	麻黄一钱	郁金三钱
青皮三钱	黄芩三钱	知母一钱	石菖蒲三钱

三诊：用上方3剂后，患者已能说一两句话，仍有太息，口唇起疱，舌质红，无苔，脉象沉弦。此风邪已有外达之机，气渐舒，热邪内蕴之兆已露，宜用祛风、顺气、清热、开窍法。

【处方】

葛根四钱	白芷三钱	乌药三钱	川芎三钱
橘红三钱	姜虫三钱	石菖蒲三钱	黄芩四钱
生地四钱	郁金三钱	青皮三钱	甘草一钱半

[①] 张琪：《医案五则》，载《黑龙江医药》1975年第3期，第36－40页。

四诊：用上方 3 剂后，已能说话，但仍舌硬，自述后头部痛，牙痛，口唇起疱，舌质红，脉象沉弦。证为风邪已透，气机亦宣，唯热未除，宜以清热为主，辅以祛风开窍之剂。

【处方】

葛根四钱	白芷三钱	川芎三钱	生地六钱
黄芩四钱	生石膏^(碎)一两	菊花^(后下轻煎)三钱	姜虫三钱
菖蒲三钱	甘草二钱		

五诊：舌体硬已渐柔软，说话继续好转，唯仍头痛、牙痛、后背及关节痛。舌质红，脉弦，宜前方增减主治。

【处方】

葛根四钱	白芷三钱	生石膏^(碎)一两半	生地六钱
玄参四钱	甘菊花^(后下)三钱	赤芍四钱	黄芩三钱
羌活二钱	川芎三钱	甘草二钱	

六诊：患者说话已恢复正常，自觉下午眩晕、牙痛、夜间多梦、舌破、脉弦滑。证为风邪大部已去，但阴虚阳盛阳明胃热仍未清除。治宜滋阴潜阳清热息风之法。

【处方】

生地一两	玄参五钱	天冬四钱	甘菊花^(后下)三钱
葛根四钱	生石膏^(碎)一两半	川芎三钱	钩藤^(后下)四钱
柏仁四钱			

七诊：服上方 3 剂，头痛减半，眩晕及夜寐多梦皆有好转，仍胸闷堵塞，舌苔黄，质红，脉象弦滑。内蕴之热已外达，肝郁气机不宣，日久已入营血，血脉痹阻，用王清任血府逐瘀汤增减治之。

【处方】

桃仁三钱	当归四钱	赤芍四钱	柴胡三钱
生地四钱	川芎三钱	桔梗三钱	怀膝四钱
香附三钱	黄芩三钱	玄参三钱	

八诊：用上方 2 剂后，胸满堵闷现象已明显减轻，头部仍不适，牙痛，舌苔转薄，色黄，质红，脉弦滑。继服前方 3 剂。

九诊：患者失语之症已完全恢复，仅有头痛不适，睡眠有时多梦，处以安神养心之剂，以善其后。

【按语】

本案为中风所致的失语症。中风分内风、外风两类，内风相当于现代医学的脑血管意外等症，外风则属于风邪外中之症。本例即为患者暴怒后，气机壅塞，又复汗出为风邪所中，其邪中于心脾二经，"脾脉络胃夹咽，连舌本，散舌下""心之别脉系舌本"，所以心脾受邪，故舌强不得语。患者能说话后，详细询问其致病经过，果因患者怒不可遏后，汗出受风所致。

本案从二诊以后，治法改以祛风、顺气、开窍之剂，仿乌药顺气汤加减，用药 9 剂后，患者即能言语。四诊患者头痛，牙痛，口唇起疱，改以清热之法为主，祛风开窍为辅。七诊头痛牙痛等症已明显减轻，唯胸满堵闷，舌苔黄，此乃蕴热已外达，气机不宣，尚未全部恢复，且舌质红，已由气郁涉及血瘀，故改用血府逐瘀汤以活血逐瘀，并加黄芩、玄参等品以清热滋阴，最后收效。

案3：脑血管意外①

患者，37岁。

现病史：因探望病危之母，心情焦急，加之旅途疲劳，突然不能讲话，经针灸治疗，始能言语，但舌强硬，言语吃力，右上下肢麻木，手不能持重物，难于行走。舌苔白厚而干，脉沉而有力。某院诊断为脑血管意外。邀张琪教授诊治，初诊以清热祛风为主治之，病情有所好转。再诊以活血化瘀，祛风清热。

【处方】

川芎 10g	生地 20g	红花 15g	赤芍 20g
地龙 15g	白芷 15g	钩藤 20g	菊花 15g
薄荷 10g	黄芩 15g	生石膏 40g	甘草 10g

水煎服。

服药6剂，已能流利讲话，右侧肢体麻木消失，活动自如，病告痊愈。

【按语】

"治风先治血，血行风自灭"，治血包括养血和活血。血脉痹阻，气血壅塞，风邪难除，治宜活血以通经络，祛风以驱其邪，内外合治，其邪始能除之。活血药多选丹参、川芎、红花、赤芍等。张琪教授经临证观察认为："此法用于治疗缺血性中风，有外风证候者颇效，治疗颜面神经麻痹亦效。"此法与补阳还五汤以补气为主，活血通络为辅不同，此因邪气壅遏经络，而气血瘀滞，忌用补药，误补易使经络壅滞加重，邪气更难驱除。

二十七、张学文医案二则

案1：半身不遂②

患者，女，67岁。

初诊日期：1974年1月11日。

现病史：患者于1月10日晚突然左半身不遂，口眼歪斜，头项强痛，语言不清，呕吐腹泻。刻诊：180/110mmHg，素有头昏胸闷，舌暗、苔薄黄，脉沉弦。

证候分析：张学文教授认为此患者之证乃年高体虚，肾亏风动，肝强胃弱所致。

治法：抑肝平木、益肾固本、化瘀通络。

【处方】

菊花 12g	钩藤 12g	决明子 30g	丹参 18g

---

① 迟继铭：《治疗中风 勿忘祛风——张琪研究员治疗中风经验》，载《实用中医内科杂志》1991年第4期，第1-2页。

② 刘绪银：《通脉舒络治脑梗塞——国医大师张学文治疗脑病经验之六》，载《中医临床研究》2011年第3卷，第20期，第79页。

三七(冲服)3g	川牛膝12g	僵蚕10g	葛根10g
地龙12g	白芍12g	桑枝30g	生地黄10g
竹茹10g			

水煎，分早晚服。

服3剂后头已不痛，左半身已能活动，手能摸床，脚能站立，腿能移步，吐字清晰，唯觉迷蒙、项强、纳差，舌红苔薄白，脉沉弦。

药已中病，原方加橘红10g、石菖蒲10g，以化痰开窍醒神。

续服3剂，精神好，饮食可，能端碗进食，可梳头，能缓行，血压170/104mmHg，舌脉同前，原方续服。

案2：中风[①]

患者，男，68岁。

主诉：左侧肢体活动不遂、言语不利8天。

现病史：患者于8天前晨起时发现左侧肢体无力，左侧口角流涎，吐字不清，急送至某医院就诊，经头颅CT检查，未发现出血及其他性质病灶，遂立即进行溶栓、脱水等治疗。经治4天后，患者病情基本稳定，但仍表现为左侧肢体活动不遂，神昏，头晕，头痛，肢体肿胀，再次CT检查显示为右侧基底节区低密度病灶。有高血压病史10年，平素性情急躁，大便秘结。

遂请张学文教授会诊该患者，见其舌质暗红，苔黄稍腻，口中气味臭晦，舌下可见瘀点瘀斑，脉弦硬。

证候诊断：毒瘀交夹。

治法：化瘀解毒，醒脑开窍。

【处方】通窍活血利水汤加减。

丹参15g	桃仁10g	红花8g	茯苓10g
川牛膝15g	川芎10g	赤芍10g	水蛭6g
僵蚕10g	天麻10g	石菖蒲10g	白茅根30g
三七粉(冲)3g	天竺黄10g	生甘草10g	

服药3剂后，患者大便偏稀，次数较多。第5剂起，大便成形，质软，每日1次。服药6剂后，患者自觉头晕、头痛完全消失，肢体无力较前明显好转，言语不利较前缓解不明显。继续服药15剂后，肢体肿胀消失，患侧肢体无力肌力稍差于健侧，语言较前明显改善，日常生活可以自理。

【按语】

对于中风毒瘀交夹证，要毒瘀同治，未病先防，既病防变。单解毒则瘀血不化，单祛瘀则毒邪不去，故解毒应兼化瘀，祛瘀不忘化毒。张学文教授对中风病毒瘀交夹证的防治，无论是理论研究还是临床实践，都有其独特之处，十分值得后学者借鉴和学习。

[①] 李岩、孙景波、华荣：《国医大师张学文教授毒瘀交夹论治中风病学术思想浅析》，载《中华中医药杂志》2016年第31卷，第3期，第872-874页。

二十八、张志钧医案：中风[1]

吴某，男，72岁，干部。

初诊日期：1998年4月3日。

现病史：患者2个月前突发中风，经救治后神志清醒。现症：半身不遂，行走蹒跚，言语不利，口眼歪斜，口涎常流，头晕耳鸣，口干喜饮，少气懒言，神疲乏力，腰膝酸软，便干难解，舌质紫红、苔少，脉细弦。血压160/100mmHg。

证候诊断：肝肾阴虚，肝阳上亢，筋脉失养。

治法：滋阴潜阳，息风通络。

【处方】

蜈蚣2条	僵蚕10g	白芍10g	麦冬10g
川牛膝6g	天麻10g	白花蛇10g	炙全蝎6g
三七粉(另冲)3g	土鳖虫6g	珍珠母(先下)30g	生黄芪10g
当归10g			

7剂，水煎服，每日1剂。

药后头晕耳鸣和神疲乏力减轻，血压135/90mmHg，守前方加石菖蒲10g、钩藤（后下）10g，7剂。

患者药后已能拄杖跛行，语言欠利，诸症大减，效不变法，配合针灸继续治疗。半年后已能行走，语言清楚，五官端正，嘱继续加强肢体功能锻炼，以巩固疗效。

---

[1] 张丽玲、张刚、张丽萍：《张志钧运用虫类药治疗中风经验》，载《中医杂志》2004年第2期，第100+105页。

二十九、郑绍周医案三则

案1：多发性硬化症①

患者，女，26岁。

初诊日期：2014年6月18日。

主诉：左侧肢体麻木2月，右侧肢体无力1月。

现病史：患者2个月前无明显诱因出现左侧肢体麻木，伴左侧胸背部发紧，1个月前右侧肢体出现麻木无力，呈进行性加重。

刻诊：左侧肢体麻木，伴左侧胸背部发紧，右侧肢体麻木无力，纳可，大便干，小便正常，舌质红，苔薄白，脉沉细。

辅助检查：全脊柱MR平扫检查示：C2～T2水平脊髓异常信号。脑脊液常规检验示：寡克隆IgG、IgE（+）。

西医诊断：多发性硬化症。

中医诊断：痿证。

证候诊断：风痰入络。

治法：息风化痰，补肾通络。

【处方】自拟补肾息风通络汤。

全蝎10g	僵蚕15g	莪术25g	皂角刺20g
天竺黄12g	半夏10g	淫羊藿30g	山茱萸20g
女贞子20g	菟丝子30g	葛根30g	桂枝15g
黄芪30g	重楼30g	六月雪30g	

每日1剂，水煎服。

服药7剂，患者右侧肢体无力明显好转，左侧肢体麻木减轻。继服15剂，患者双侧肢体麻木基本消失，但仍有左下肢无力。上方加益气活血之品，续服9个月，患者肢体活动如常。随访2年，未复发。

【按语】

郑绍周教授认为，痰证多由脾失运化、肝风内动、痰阻经络所致，中风病之半身不遂、口歪眼斜或痿证之四肢麻木、无力皆属此类。自拟补肾息风通络汤，方中全蝎走经络，主息风止痉；僵蚕善于搜剔络脉中之风痰，主化痰通络。二者合用，息风通络之效大增，风息痰化则气血经络通畅。

全蝎和僵蚕皆归肝经，但功效各有独到之处。郑绍周教授抓住二药的共性和特性，以对药形式灵活运用，认为此二药具有息风通络、活血解毒、化痰消肿的功效。郑绍周教授强调，对药的运用并非简单的叠加，在使用过程中必须重视辨证的作用，使对药的性、味及功效切合病机。

临证时应着重注意以下几点：①全蝎与僵蚕二药皆为平性，于五脏六腑无明显的补

---

① 王维峰、赵铎、王丹：《郑绍周教授运用全蝎、僵蚕药对经验》，载《中医研究》2016年第29卷，第4期，第29-31页。

泻作用，故治疗慢性病时不作君药统方。②虫类药类似兵法中之"奇兵"，对于久治不愈之顽疾或重症效果较好；但新病或病情较轻者一般不使用，此乃兵家"以正合，以奇胜"之意。③全蝎有毒，且性峻猛，用量不宜过大。④虫类药对于年老体弱、过敏体质、肝肾功能衰退者要慎用，孕妇多禁用。⑤虫类药物不宜高温炮制，以免所含动物蛋白变性，损伤其功效。

案2：高血压、糖尿病①

朱某，女，68岁。

现病史：突然出现口角歪斜，左侧肢体运动不遂，头晕，口干，面红。舌质暗红，苔少，脉沉细。

既往史：有高血压病史、糖尿病史10余年。

体格检查：左上肢肌力2级，左下肢肌力2级，左侧Babinski征（+）。

中医诊断：中风。

证候诊断：肝肾阴虚，阴虚风动。

治法：滋补肝肾，活血通络。

【处方】

当归20g	赤芍25g	玄参15g	天竺黄12g
泽泻25g	葛根20g	全蝎10g	沙苑子25g
蒸首乌15g	枸杞子15g	川芎20g	

5剂之后，开始起效。

案3：高血压②

邵某，男，73岁。

现病史：由于生气突然出现头晕头胀痛，伴口角歪斜，右侧肢体运动不遂伴麻木，言语不清。舌质红，苔腻，脉沉细。

既往史：有高血压病史5年余。

体格检查：右上肢肌力0级，右下肢肌力0级，右侧Babinski征（+）。

中医诊断：中风。

证候诊断：肝肾阴虚，肝阳化风。

治法：平肝息风，活血化痰。

【处方】天麻钩藤饮加减。

天麻10g	钩藤15g	石决明15g	紫贝齿20g
当归12g	赤芍25g	半夏10g	天竺黄12g
泽泻25g	全蝎10g	僵蚕15g	川牛膝15g
玄参15g			

3剂之后，患者诉头晕胀痛明显缓解，加夏枯草15g，以助平肝息风之效，10剂后患者肢体乃动。

---

① 赵铎：《郑绍周从肝论治中风病经验》，载《辽宁中医杂志》2005年第6期，第516－517页。
② 赵铎：《郑绍周从肝论治中风病经验》，载《辽宁中医杂志》2005年第6期，第516－517页。

【按语】

中风病是目前发病率排前三位的疾病之一。及时有效的治疗对降低患者的死亡率、致残率及复发率都至关重要。《临证指南医案·中风》："今叶氏发明内风,乃身中阳气之变动。肝为风脏,因精血衰耗,水不涵木,木少滋荣,故肝阳偏亢,内风时起,治以……"《素问玄机原病式·火类》中说:"所以中风瘫痪者……或热气太甚,郁结壅滞,气血不能宣通,阴气暴绝,则阳气后竭而死。"故郑绍周教授在临床辨治中风病时,认为中风病的病机与肝关系密切,在治疗时应重视从肝论治。

李东垣在《医学发明》中提到治疗当"和脏腑,通经脉",《医学纲目》云:"中风皆因脉道不利,血气闭塞也。""气为血之帅,血为气之母,气行则血行,气滞则血瘀。"郑绍周教授认为,肝喜条达,主疏泄,气机通畅,则痰湿得化,瘀血得活,风邪自灭,中风乃愈。

郑绍周教授对中风病从肝论治,是基于中医的基本理论结合临床实际而成。在临床过程中,常纵横探讨,疏肝解郁,养肝通络,疏肝化瘀,疏肝化浊。统计病例显示,有效率达57%。郑绍周教授娴熟的运用肝的生理功能、病理机制与中风病的关系,治则和选药准确精当,每每效应桴鼓。不同的病机有不同的治则,均可达到活血通络治疗中风的目的,体现了中医同病异治的辨证思想,体现了中医辨证更适合个体化治疗的特点。

三十、钟明远医案:中风(闭证)[①]

马某,男,36岁,工人。

现病史:偶因夫妻口角,饮酒后突然昏仆,不省人事,当地卫生院诊为中风病而入院。检查:体温(腋下)39℃,血压20.4/15.6kPa,昏迷不醒,鼾声大作,口气熏人,口眼歪斜,牙关紧闭,面赤,右侧半身瘫痪。

中医诊断:中风(闭证)。

证候诊断:痰热闭窍,内风袭络。

治法:通腑泄热,开窍豁痰。

【处方】

生大黄(研末,冲沸水适量,去渣入药) 15g　　羚羊角丝(炖1h) 3g　　人造牛黄(冲服) 3g
川菖蒲(研末,分2次冲服) 2g　　生竹沥1匙　　生姜汁1匙

用法:将生大黄末浸泡30分钟,取汁液加入川菖蒲末、人造牛黄及羚羊角炖液、竹沥、姜汁共调匀,慢慢鼻饲。

连服3剂以后,患者得下大便恶臭成堆。腑气一通,邪热尽从肠腑而去,冲激之气一平,血压降至18.5/13.5kPa,神志转清。

二诊:诸症好转,神识清,关窍开,复拟投予重镇之品,而平其上逆之气火。

【处方】

羚羊角(另炖) 2g　　人造牛黄(冲服) 2g　　生石决明30g　　珍珠母(共先煎30min) 30g

[①] 李蕴华:《钟明远"通腑泄热"病案举隅》,载《江西中医药》1993年第3期,第17+21页。

钩藤15g　　　　　川菖蒲3g　　　　　胆南星3g　　　　　桑枝10g

水煎，少少与之呷服。

连投8剂之后，血压趋于正常，能开口言语，但语言謇涩，舌淡，脉缓而乏力。复议投予补气通络活血化瘀之补阳还五汤加减，以治其半身不遂，服至30余剂，即能起身策杖行走，出院调养。

【按语】

中风一证，多由平日将息失宜，内伤积损，导致阴亏于前，阳损于后，终致气之与血并走于上，古称"大厥"卒中也。

《金匮》论治虽有中经、中络、中脏、中腑之殊，但历代医家临床多着重严辨闭证和脱证，脱者宜固，闭者宜开。本例患者，偶因夫妻口角而动气，气升则阳冒于上；更因酗酒而生火，火旺则阴损于下。俗云："酒色财气，足以戕生。气血亏则营卫空，阴阳能平衡乎？"钟明远教授在严肃辨证之下，竟然采用通腑而泄热，豁痰以开窍，俾患者冲激之气一平，血压下降，邪热一去，阴阳得平，病即复苏。

三十一、周仲瑛医案：中风①

周某，女，48岁。

现病史：素有头痛头晕多年，检查为高血压病。此次发病6日，初觉头昏，旋即右侧手足瘫痪，麻痹不用，言语欠利，口角向左侧微歪，吐黏沫痰，口干黏腻，苔白，脉小弦。血压176/90mmHg。

证候诊断：肝风夹痰，中于经络。

治法：祛风化痰通络。

仿牵正散、真方白丸子意。

【处方】

制白附子6g	法半夏10g	怀牛膝10g	制南星10g
茯苓10g	当归须10g	僵蚕10g	地龙10g
天麻10g	豨莶草15g	桑枝15g	桑寄生12g

每日1剂。

服1周后，手足知觉与运动逐渐好转，服药1个月恢复如常，血压150/90mmHg。

---

① 周仲瑛：《中风辨治述要》，载《继续医学教育》2007年第19期，第28-31页。

中英医学术语对照表

英文名称	中文名称
CHO	胆固醇
GLU	葡萄糖
HDL – C	高密度脂蛋白
LDL – C	低密度脂蛋白
N	中性粒细胞百分比
TC	总胆固醇
TG	甘油三酯
WBC	白细胞计数

参考文献

白海侠,周海哲.李军教授运用涤痰祛瘀法治疗脑病验案举隅[J].陕西中医,2012,33(2):240.

白雪.王明杰教授治疗中风的临床经验[J].中国中医急症,2005(11):1083.

蔡晴丽,刘茂才,蔡业峰,王立新,黄燕.刘茂才教授治疗中风学术思想探微[J].时珍国医国药,2015,26(1):218-220.

曹红霞.当归补血汤治验举隅[J].甘肃中医学院学报,1996(4):44.

曹晓岚,陆维娜.陆永昌治疗中风先兆验案[J].山东中医杂志,1994(4):176.

常富业.邵念方教授运用活血利水法临证验案精选[J].中医药学刊,2003(2):190-191.

陈东,张健.高维滨教授临证验案举隅[J].中国中医急症,2011,20(4):575+591.

陈慧娲.陈宝贵治疗中风病经验[J].河南中医,2012,32(10):1387-1388.

陈嘉慧,陈文霖,霍绮雯,谭峰.谭峰教授缺血性中风早期运用活血化瘀药治疗经验[J].中国中医急症,2018(6):1091-1093+1100.

陈建斌,连建伟.连建伟运用地黄饮子经验撷菁[J].中华中医药杂志,2017,32(12):5407-5409.

陈明华.陈苏生治疗中风及其后遗症经验[J].中医杂志,1992(4):44-45.

陈庆平,王诗雅,徐蒙.名医印会河教授临床抓主症经验集粹(十)[J].中国乡村医药,2001(6):32-34.

陈顺中,周仲瑛.周仲瑛从瘀热论治脑出血急性期的理论基础与临床实践[J].江西中医药,2015,46(7):16-18.

陈婷,梁红梅,吴伟,左强.国医大师邓铁涛教授益气除痰活血法治疗血管性痴呆经验[J].中华中医药杂志,2016,31(7):2598-2600.

陈烨文,王鹏程,连建伟.连建伟教授从痰瘀辨治杂病临床经验探析[J].陕西中医学院学报,2015,38(2):29-31.

陈永安,王爱民,李勇华.李寿彭痹证验案4则[J].河北中医,2015,37(6):816-817+828.

陈月清.赵尚华医案2则[J].山西中医,1993(4):52.

成秀梅.任琢珊治疗中风兼症经验2则[J].中医杂志,2001(6):337.

程红.罗陆一教授治疗中风病经验撷萃[J].中华中医药学刊,2008(10):2117-2119.

程红. 罗陆一教授治疗中风先兆经验介绍［J］. 新中医，2008（5）：14－15.

程红亮，胡培佳，王涛，孙培养，张道宗. 张道宗的通督调神针刺法治疗脑病经验［J］. 中国临床保健杂志，2015，18（4）：426－428.

迟继铭. 治疗中风 勿忘祛风——张琪研究员治疗中风经验［J］. 实用中医内科杂志，1991（4）：1－2.

崔俊波，陈宝贵. 陈宝贵教授活血法为主治疗出血性中风临证经验总结［J］. 内蒙古中医药，2013，32（20）：122.

崔俊波，陈宝贵. 陈宝贵治疗面肌痉挛经验总结［J］. 辽宁中医杂志，2014，41（3）：421－423.

崔名雯. 郑绍周教授应用补肾益气法治疗中风经验，中医临床研究，2013，5，（4）：47－48.

邓中炎，周海平. 邓铁涛老中医治疗脑血管意外经验［J］. 中医中药，1981，6（9）：23－26.

丁彩霞，盛蕾，张兰坤，顾勤. 国医大师周仲瑛治疗中风后遗症验案赏析［J］. 中华中医药杂志，2016，31（4）：1267－1269.

丁德经. 周仲瑛教授运用瘀热病机理论治疗急性期出血性中风经验［J］. 国医论坛，2016，31（3）：30－32.

丁念，张觉人. 张觉人治疗腔隙性脑梗死经验［J］. 中医杂志，2009，50（12）：1074＋1099.

董勤，刘农虞. 《灵枢·官针》刺法治疗中风后遗症从师临证一得［J］. 南京中医药大学学报，1999（5）：306－307.

董新刚，武继涛. 黎少尊主任中医师从心论治血管性痴呆临床经验［J］. 中医研究，2015，28（12）：32－34.

窦维华. 董少龙教授治疗中风病学术经验及临床研究［D］. 广州中医药大学，2011.

杜琳，陈冬，王朋. 姜揖君教授治疗中风病经验点滴［J］. 北京中医药大学学报（中医临床版），2005（6）：25－26.

杜小正，秦晓光，何天有. 何天有针药结合治疗脑中风经验［J］. 西部中医药，2015，28（9）：24－27.

杜旭，王瑞辉. 殷克敬教授针灸临证经验撷英［J］. 吉林中医药，2006（6）：8－9.

段红莉. 刘玉洁主任医师辨治卒中后肩手综合征经验［J］. 中国中医急症，2010，19（7）：1164＋1179.

段晓荣，何梅光. 张沛霖老师针灸治疗中风的特点［J］. 云南中医中药杂志，2012，33（5）：9－10.

樊冬梅，任宝琦. 国医大师任继学救治危急重症验案三则［J］. 湖北民族学院学报（医学版），2012，29（2）：54－55＋58.

樊建平. 高社光临证治验5则［J］. 河北中医，2011，33（5）：647－648.

樊建平. 李佃贵教授化浊解毒法治疗脑血管病验案举隅［J］. 河北中医，2015，37

（10）：1457－1459.

范晓歌. 马云枝治疗中风合并再生障碍性贫血的临床经验［J］. 中医学报，2012，27（1）：40－41.

费爱华，徐斌. 蔡圣朝运用针灸治疗中风后失语经验［J］. 安徽中医药大学学报，2015，34（5）：45－47.

冯学功. 邵念方教授临证经验举隅［J］. 山东中医学院学报，1994（6）：396－397.

傅爱民. 马云枝教授治疗脑中风经验［J］. 河南中医，2004（10）：14－15.

傅晓芸. 孙康泰主任医师治疗中风的经验［J］. 中国基层医药，2005（9）：1285－1286.

高峰，李继科，叶庆，王玥莲. 陈定潜治疗内科病症经验［J］. 成都中医药大学学报，2015，38（4）：65－68.

高尚社. 国医大师任继学教授治疗脑梗死验案赏析［J］. 中国中医药现代远程教育，2013，11（10）：8－10.

高尚社. 国医大师颜德馨教授辨治脑梗死验案赏析［J］. 中国中医药现代远程教育，2012，10（6）：5－7.

高尚社. 国医大师张学文教授辨治脑梗死验案赏析［J］. 中国中医药现代远程教育，2012，10（13）：5－7.

高翔宇，张春红. 石学敏以人迎为主穴治愈中风后视歧1例［J］. 中医杂志，2012，53（11）：914－915.

高颜华，王改仙，周铭. 王敏淑治疗糖尿病合并脑梗死经验［J］. 中国中医药现代远程教育，2011，9（4）：162－163.

高燕，吴高鑫，路绍祖. 全国名老中医路绍祖教授治疗中风后偏瘫经验浅谈［J］. 贵阳中医学院学报，2017，39（4）：1－3.

耿振平，王守富. 陈阳春治疗脑梗死经验［J］. 中医研究，2015，28（7）：38－40.

公一囡，高淑红. 高淑红运用调神束骨针刺法治疗中风后共济失调经验［J］. 湖南中医杂志，2017，33（12）：21－22.

龚昌奇，邓世发. 邓世发论针灸在急危症中的应用［J］. 四川中医，2013，31（7）：6－8.

古春青，赵铎. 郑绍周教授采用补肾法治疗中风后遗症经验［J］. 中医研究，2016，29（10）：31－33.

郭会军，武继涛，金杰. 郑绍周教授治疗缺血性中风经验［J］. 新中医，2001（6）：12－13.

郭晋梅，李南夷. 赵立诚教授运用温胆汤治疗心脑血管病的经验［J］. 新中医，1999（7）：12－14.

郭绶衡. 郭振球教授辨治心脑血管疾病医案举隅［J］. 河南中医，2006（1）：30－32.

郭霞，赵立新. 郭耀康教授治疗中风经验［J］. 中西医结合心脑血管病杂志，2011，9（1）：108.

郭玉峰. 杜晓山医师舌三针加体针治疗中风经验［J］. 新疆中医药，2002（4）：32.

虢周科，杜治锋. 杜雨茂教授指导疑难杂症临床验案两则［J］. 现代中医药，2011，31（3）：39-40.

韩培海，黄礼媛，高利. 高利教授治疗中风病的学术思想探析［J］. 中西医结合心脑血管病杂志，2013，11（9）：1124-1125.

韩伟锋. 邱保国研究员论治中风先兆的经验［J］. 中医研究，2006（4）：50-52.

郝丽霞，张晋岳，贾跃进. 李济春治疗中风病临证经验［J］. 世界中西医结合杂志，2016，11（6）：778-780.

何任. 从医案看辨证［J］. 浙江中医学院学报，2005（2）：13-14.

何任. 略论心脑疾病的临床治疗（续）［J］. 浙江中医学院学报，2001（1）：45-46.

何任. 心脑病证诊治说略［J］. 浙江中医学院学报，2003（5）：24-26.

何炎燊. 下法治疗内科急症案例并体会［J］. 中医杂志，1984（3）：25-28.

何炎燊. 叶天士治中风一案的启示［J］. 中医杂志，1990（3）：59.

洪桂敏. 全国名医洪郁文从痰瘀论治经验［J］. 实用中医内科杂志，2006（3）：242-243.

洪军. 沈宝藩应用补阳还五汤治疗脑中风的经验［J］. 新疆中医药，1995（4）：29-31.

洪天吉. 盛国荣教授治疗卒中的经验［J］. 新中医，1985（12）：7-8+19.

胡波，谷世喆. 谷世喆教授临证验案3则［J］. 中医药导报，2011，17（11）：31-33.

胡晓灵. 沈宝藩教授证治脑中风经验挈要［A］. 国家中医药管理局科技司、中华中医药学会. 国家中医药管理局脑病重点研究室建设研讨会暨中风病科研成果推广交流会论文汇编［C］. 国家中医药管理局科技司、中华中医药学会，2010：6.

胡晓贞. 颜乾麟教授运用辛开苦降法治疗心脑血管疾病经验［J］. 中国中医急症，2006（8）：881-882.

胡志成，徐云生. 沈英森重用白术、草决明的临床经验举隅［J］. 中国中医基础医学杂志，2012，18（1）：112.

华金双. 孙忠人教授临证治验3则［J］. 新中医，2007（9）：19-20.

华青. 罗陆一运用虫类药的经验［J］. 江西中医药，2007（9）：7-8.

华荣. 国医大师李振华教授治疗中风病临床经验［J］. 辽宁中医药大学学报，2011，13（12）：26-28.

华雪君，王田，李文敬，李淑荣. 灸法配合温肾固泉膏穴位贴敷治疗中风后排尿障碍疗效观察［J］. 世界最新医学信息文摘，2017，17（45）：156-157.

黄邦荣，吴伯宏，张桂琼. 裴正学教授治疗脑血管意外经验［J］. 甘肃中医，2007（2）：15-16.

黄代绪. 陈枢燮老师治疗中风验案［J］. 四川中医，1988（5）：35.

黄宏强，黄华经. 罗翌治疗中风后遗症临床经验［J］. 辽宁中医杂志，2009，36（8）：1269-1270.

黄宏烨，陈海燕. 朱致纯治疗中风后遗症经验总结［J］. 中医药临床杂志，2014，

26（11）：1167-1168.

黄书慧. 颜乾麟教授运用清法治疗脑血管疾病经验［J］. 中国中医急症，2007（12）：1497-1498.

黄选华，窦维华，黄夏冰. 董少龙教授运用活血化瘀法治疗中风病的经验［J］. 广西中医药，2011，34（5）：42-43.

霍介格，周同. 周仲瑛教授治疗疑难病案撷英［J］. 南京中医药大学学报，2005（1）：50-52.

江小荣. 赖祥林治疗中风先兆经验［J］. 实用中医药杂志，2016，32（4）：375-376.

江玉，潘洪，闫颖，白雪，王明杰. 王明杰教授从风论治脑病的学术思想与临床经验［J］. 时珍国医国药，2015，26（3）：710-712.

姜华琦，苗德振. 石学敏针治中风病经验［J］. 安徽中医临床杂志，1995（4）：38-39.

金娇娇，石学敏. 醒脑开窍针刺法治疗中风后失语1例［J］. 湖南中医杂志，2016，32（9）：104-105.

金杰，张振强，陈海燕. 张学文治疗丘脑卒中后麻木的经验［J］. 江苏中医药，2006（5）：18-19.

琚坚，李青. 詹文涛教授中医药治疗脑梗塞及其后遗症经验总结［J］. 陕西中医，2003（8）：723-724.

康进忠. 关思友运用经方治疗杂病的经验［J］. 辽宁中医杂志，2006（2）：230-231.

兰蕾. 熊继柏教授运用《千金方》理论治疗中风验案撷萃［J］. 长春中医药大学学报，2013，29（6）：985-986.

兰天野，任玺洁，王健. 国医大师任继学教授治疗急性脑出血验案赏析［J］. 中国中医药现代远程教育，2013，11（15）：100-101.

雷成阳，黄小林. 黄保中运用泻下通腑法治疗内科危急重症经验［J］. 中国中医急症，2000（6）：271-272.

黎鹏程，卢丽丽. 程丑夫教授从瘀论治疑难病验案3则［J］. 中医药导报，2015，21（19）：79-81.

李宝玲，方庆. 张学文治疗中风病经验［J］. 中西医结合心脑血管病杂志，2015，13（17）：2027-2029.

李国昌. 沈宝藩运用痰瘀同治法治疗心脑血管疾病经验［J］. 新疆中医药，1991（3）：34-36.

李国莹，马泉，裴正学. 裴正学教授治疗痰瘀阻络型缺血性中风恢复期经验［J］. 中国中医药现代远程教育，2017，15（21）：70-71.

李航，杨少山. 杨少山临证诊治经验探析——血栓性疾病临床经验浅谈［J］. 中医文献杂志，2007（2）：51-52.

李金环. 李鲤治疗脑梗死的经验［J］. 中医药临床杂志，2007（4）：335.

李乐，徐云生. 田玉美辨治中风病的临床经验［J］. 湖北中医药大学学报，2013，15（6）：66-67.

李墨航,郭淑云. 国医大师李振华治疗内科疑难杂症采撷[J]. 中医研究,2014,27(3):38-41.

李前进,李鲤. 李鲤教授运用保和丸治疗疑难病症举隅[J]. 河南中医,2011,31(1):22-23.

李社芳,李金环. 马云枝教授治疗血管性痴呆经验[J]. 光明中医,2006(12):52.

李社芳. 郑绍周教授治疗中风病发热经验[J]. 陕西中医,2006(7):840-841.

李侠. 刘国安教授运用风药治疗血瘀证经验[J]. 现代中西医结合杂志,2003(14):1475.

李新生,刘建浩. 王新志教授治疗中风病急性期经验[J]. 河南中医,2008(10):22-24.

李岩,孙景波,华荣. 国医大师张学文教授毒瘀交夹论治中风病学术思想浅析[J]. 中华中医药杂志,2016,31(3):872-874.

李亦文,张兆娟. 王法德治疗卒中后认知障碍的经验总结[J]. 光明中医,2013,28(3):462-463.

李蕴华. 钟明远"通腑泄热"病案举隅[J]. 江西中医药,1993(3):17+21.

李志,张崇泉. 张崇泉教授辨治疑难病验案[J]. 中华中医药学刊,2011,29(8):1747-1749.

梁清,王光鼎. 王光鼎治疗缺血性中风的思路与经验[J]. 中医杂志,2013,54(15):1280-1282.

林祖辉,王珏,裘昌林. 裘昌林妙用石菖蒲治脑系顽疾经验浅识[J]. 中医药学刊,2005(2):231-257.

刘成丽. 邓铁涛教授治疗脑出血验案[J]. 新中医,2004(1):12-13.

刘芳,周胜强,林秀慧,马珂,周春吉,刘祖贻. 国医大师刘祖贻从"脑髓阳生阴长"论治脑损伤后神经功能缺损[J]. 上海中医药杂志,2018,52(2):2-5+1.

刘岗,吕富荣. 王静怡主任医师治疗中风眩晕症的经验[J]. 陕西中医,2011,32(9):1215-1217.

刘健,樊小农,王舒. 石学敏院士学术思想对中风病治疗的贡献[J]. 中国针灸,2014,34(1):80-82.

刘菊妍. 周仲瑛教授治疗缺血性中风验案[J]. 新中医,2005(12):70-71.

刘珺. 颜乾麟应用祛风药治疗脑病验案举隅[J]. 江苏中医药,2008(1):28-29.

刘珺. 颜乾麟治疗中风手麻的经验[J]. 江苏中医药,2007(6):16.

刘明,李敬林. 孟宪民教授运用温胆汤异病同治经验[J]. 黑龙江中医药,1993(3):1-2+56.

刘明照,刘静生,庞国明,刘静宇. 刘学勤教授运用草乌治疗心脑血管病经验[J]. 中医研究,2011,24(11):58-60.

刘如秀. 刘志明治疗老年病经验[J]. 中医杂志,2001(7):404-405.

刘万成. 邱茂良临证治验举隅[J]. 中医杂志,1990(6):21-22.

刘喜平，刘倍吟，刘东汉．刘东汉救治大面积脑梗死的经验［J］．中华中医药杂志，2014，29（12）：3826-3828．

刘向哲．国医大师李振华教授从脾胃论治中风病经验［J］．中华中医药杂志，2011，26（12）：2884-2886．

刘晓莉，马云枝．缺血性中风合并消渴辨证施治验案［J］．中国实用神经疾病杂志，2011，14（12）：97．

刘绪银．化瘀利水、醒脑通窍治脑出血——国医大师张学文治疗脑病经验之七［J］．中医临床研究，2011，3（21）：83．

刘绪银．通脉舒络治脑梗塞——国医大师张学文治疗脑病经验之六［J］．中医临床研究，2011，3（20）：79．

刘毅．李辅仁治疗老年脑部疾患的经验［J］．山东中医学院学报，1992（6）：35-37+69．

鲁嵬，徐江雁．邱保国教授临证经验点滴［J］．光明中医，2009，24（7）：1231-1232．

罗珊珊，徐涟．李幼昌治疗湿病的临床经验［J］．昆明医学院学报，1993（4）：73-75．

骆丰．邵念方教授运用活血利水法治疗急性中风经验［J］．新中医，1997（11）：6-7．

骆丰．邵念方治疗中风病经验［J］．山东中医杂志，1998（2）：27-28．

骆丽娜，何若苹．何若苹治疗中风经验［J］．陕西中医学院学报，2015，38（2）：32-33．

吕立言．颜德馨教授从血辨证治疗中风经验介绍［J］．新中医，2008（1）：7-9．

吕雄．邱健行老师临床运用桂枝经验［J］．新中医，1998（8）：9-10．

马奎军，杨从鑫．杨从鑫治疗血管性痴呆经验总结［J］．中医药临床杂志，2015，27（12）：1692-1694．

马瑞玶．陆芷青教授治痰心法［J］．新中医，1995（7）：1-3．

毛军民，李如辉，连建伟．连建伟教授运用王氏逐瘀方验案举隅［J］．中医药信息，2005（1）：34-36．

毛峥嵘，王新志．王新志教授治疗中风通腑后腹胀痛经验举隅［J］．现代中医临床，2014，21（2）：15-16．

孟湧生，高利．高利教授中风急性期通下法经验［J］．中国中医急症，2015，24（10）：1766+1794．

米庆海．浅谈张锡纯治疗类中风病经验［J］．天津中医学院学报，1998（2）：4-5．

牟克祥．江尔逊老中医临床用方经验简介［J］．辽宁中医杂志，1987（1）：7-8．

宁为民，董明国．何炎燊运用下法治疗内科急症举隅［J］．中医研究，2000（4）：20-21．

欧凌君，郭伟聪，庄清芬．刘德桓教授运用温病理论辨治脑病的经验［J］．福建中医药，2013，44（6）：22-23．

庞丹，王松龄．王松龄教授治疗缺血性中风合并脉痹经验举隅［J］．中国中医药现代远程教育，2014，12（4）：29-30．

祁占宁，史嵩海，陈文博，李军．李军教授运用药对治疗脑病的经验［J］．西部中医药，2012，25（2）：33-36.

钱前进，刘晓楠，马云枝. 马云枝治疗中风恢复期经验介绍［J］. 新中医，2018，50（6）：251-252.

乔淑茹. 血府逐瘀汤临床应用举隅［J］. 光明中医，2012，27（11）：2296-2297.

秦润笋. 马云枝教授辨治卒中后痉挛性瘫痪经验［J］. 中医临床研究，2015，7（32）：51-52.

邱伯梅. 陶克文治疗老年脑病经验［J］. 实用中医药杂志，2008（1）：44-45.

曲世华. 张发荣中风治验［J］. 中国社区医师，2008（8）：41-42.

任彬彬. 冯明清教授从瘀论治肩手综合征经验［J］. 中国现代药物应用，2015，9（15）：259-260.

阮金平，张炜. 人中穴临床应用采撷［J］. 福建中医药，1995（3）：7.

桑杲，陈勇毅，王翰，陈永灿. 陈勇毅教授运用调肝化瘀法治疗脑病经验［J］. 中华中医药学刊，2015，33（4）：847-850.

商阿萍. 路志正教授治疗中风经验撷菁［J］. 中医药学刊，2003（7）：1057.

邵淑娟，高克俭. 高克俭教授温胆汤加减临床应用经验［J］. 天津中医药，2015，32（8）：452-454.

邵水金，严振国，单宝枝. 魏稼"疗法互补"论在难治性疾病中的应用［J］. 江苏中医，1997（5）：6-8.

邵有林，谷言芳. 谷铭三医案选［J］. 中医函授通讯，1982（1）：28.

申锦林，于为民. 张学文教授论中风痴呆证治［J］. 陕西中医，1995（3）：118-120.

沈宝藩，路桂英. 痰瘀同治法治疗中风病［J］. 光明中医，1994（3）：27-28.

盛子敬，李长生. 通腑泻下法在危重病中的应用［J］. 中西医结合实用临床急救，1995（4）：174.

石恩骏. 石恩权先生治疗危重症验案三则［J］. 贵阳中医学院学报，1993（2）：24-25.

时文远，苏玉杰，胡瑞，谢凌云，侯维维. 张晓云妙用桃红四物汤加减治疗脑血管病拾锦［J］. 江西中医药，2014，45（4）：16-17.

司徒宝珍，罗陆一. 罗陆一教授临证运用仲景方配伍蜈蚣、全蝎经验［J］. 内蒙古中医药，2009，28（1）：1-4.

司徒宝珍. 罗陆一教授望诊辨治脑梗塞经验［J］. 内蒙古中医药，2010，29（1）：1-3.

宋立辉. 王健教授治疗中风先兆经验总结［D］. 辽宁中医药大学，2010.

宋南昌，宗重阳. 宗瑞麟用"四关"穴的经验［J］. 江西中医药，1993（6）：11-12.

宋直昇，王拥军，施杞. 施杞治疗慢性硬脑膜下血肿经验［J］. 中医杂志，2013，54（14）：1189-1191.

宋祖荣，胡建鹏. 中风病中医病因病机及其治法研究进展［J］. 中医药临床杂志，2013，25（5）：463-465.

苏小惠，蓝元隆，罗金国. 戴舜珍主任治疗糖尿病合并中风经验［J］. 成都中医药大学学报，2014，37（2）：107-108+117.

孙春霞. 颜乾麟运用逍遥散治疗心脑血管疾病的经验［J］. 中华中医药杂志，2006

（7）：420－421.

孙红，曹茂森. 曹茂森祛瘀生新辨治出血性中风［J］. 实用中医内科杂志，2016，30（1）：11－12.

孙建华. 盛灿若教授针灸治疗中风临证经验萃要［J］. 南京中医药大学学报，2006（6）：386－388.

孙景波，华荣. 张学文教授从气虚血瘀论治中风病的经验［J］. 陕西中医学院学报，1991（3）：1－2.

孙卫平. 盛循卿主任医师急重症验案四则［J］. 浙江中医学院学报，1986（5）：55－56.

孙西庆，郭丽青. 陆永昌教授治疗中风病经验简介［J］. 陕西中医，1995（11）：503－504.

孙元莹，郭茂松，王暴魁，姜德友. 张琪教授治疗急症经验介绍［J］. 时珍国医国药，2006（12）：2643－2645.

孙元莹，吴深涛，姜德友，王暴魁. 张琪运用虫类药治疗疑难病经验介绍［J］. 中国中医药信息杂志，2007，14（3）：72－73.

田华. 国医大师朱良春教授培补肾阳法治疗中风后遗症之理论探析［J］. 新中医，2015，47（12）：3－4.

田华. 国医大师朱良春教授治疗缺血性中风病的学术思想及临证经验［D］. 南京中医药大学，2015.

田亚振，马云枝. 马云枝教授治疗中风合并坏疽验案［J］. 中国实用神经疾病杂志，2011，14（13）：98.

田玉美. 中风二则［J］. 湖北中医杂志，1981（1）：15－17.

田中华，董永书. 邱保国从肝和血瘀论治中风先兆经验［J］. 中西医结合心脑血管病杂志，2014，12（12）：1570－1571.

童存存. 李宝华辨治缺血性中风经验管窥［J］. 陕西中医学院学报，2011，34（3）：22－23.

万迎新，徐玥瑾. 张铁忠教授运用神仙解语丹经验介绍［J］. 新中医，2015，47（4）：9－10.

万智，赵翠霞，沈宝藩. 沈宝藩教授治疗中风临床经验介绍［J］. 新疆中医药，2013，31（4）：53－55.

汪悦. 汪履秋教授治疗中风的经验［J］. 中国中医药信息杂志，2004（1）：77－78.

王斌胜，王孝理. 王新陆从血浊论治血管性痴呆经验［J］. 山东中医杂志，2010，29（11）：789－790.

王晨瑜，石学敏. 石学敏针刺治疗中风后多汗症验案1则［J］. 湖南中医杂志，2016，32（8）：130.

王达权，武步经，刘瑞琴，武步涛. 武明钦治疗老年脑病的经验［J］. 河南中医，1992，12（2）：78－79.

王发渭，于有山. 高辉远拯危急难病症经验鳞爪［J］. 湖北中医杂志，1993（6）：2－4.

王凤雷,张炜宁,张崇泉.张崇泉教授论治老年高血压病的经验撷拾[J].中医药学刊,2005(5):793-796.

王敬卿,叶丽红.周仲瑛治疗腔隙性脑梗塞经验[J].中医杂志,2001(8):467+469.

王科峰,杨海卿,张国伦.张国伦教授从痰瘀论治缺血性中风经验[J].中医药学报,2009,37(4):47-48.

王明明,黄雪珍,蔡圣朝,吴静.针刺结合穴位敷贴治疗中风后失语临床经验[J].实用中西医结合临床,2016,16(11):70-71.

王明明,黄雪珍,秦晓凤,蔡圣朝.项九针结合舌针治疗中风后吞咽障碍1则[J].中医外治杂志,2017,26(3):57-58.

王庆其,李孝刚,邹纯朴,梁尚华,王少墨,裘世轲.国医大师裘沛然治案(三)——治疗杂病案五则[J].中医药通报,2015,14(5):21-24.

王琼,周冰,傅兰萍,周枫.万远铁治疗中风诊疗经验[J].湖北中医杂志,2014,36(4):24.

王瑞柳.郑绍周教授"肾虚痰瘀"致病学说治疗缺血性脑卒中的经验[J].中医临床研究,2014,6(1):91-92.

王仕鑫,胡懿读.张子义治疗老年性痴呆五法[J].山东中医杂志,1992(5):34-35.

王维峰,赵铎,王丹.郑绍周教授运用全蝎、僵蚕药对经验[J].中医研究,2016,29(4):29-31.

王伟.郑绍周教授治疗中风后抑郁症经验[J].光明中医,2010,25(12):2175-2176.

王晓岩.吕继端中风治验[J].中国社区医师,2009,25(18):36-37.

王新志,张艳博.益气举陷法治疗中风后吞咽障碍案例举隅[J].中国中医药现代远程教育,2015,13(1):123-124.

王新志,朱盼龙.王新志教授运用乌头治疗中风的经验[J].中医临床研究,2012,4(23):96-97.

王炎,石学敏.针刺翳风穴治疗中风并发呃逆1例[J].湖南中医杂志,2013,29(11):90.

王彦华.郑绍周老中医虫类药治疗痛证经验总结[J].中国中医药现代远程教育,2009,7(9):109-110.

王燕,常青.常青中风夺命饮制方特色及治验探析[J].中华中医药杂志,2014,29(7):2215-2217.

王燕.常青临床验案三则[J].浙江中医杂志,2014,49(6):451-452.

王燕.常青论治缺血性中风经验[J].浙江中医杂志,2014,49(2):81-82.

王鹰.陈以国教授锁骨针针药并举治疗中风后遗症经验总结[D].辽宁中医药大学,2015.

王育勤.王立忠教授临证经验[J].河南中医,2011,31(1):16-19.

王占波, 方朝义. 杨牧祥教授运用生水蛭治疗脑血管病经验 [J]. 河北中医, 1999 (6): 358-359.

魏凤菊, 宋书江, 王新平. 任琢珊教授治疗脑梗死及其后遗症经验 [J]. 河北职工医学院学报, 2007 (2): 43.

魏凤菊. 任琢珊教授治疗脑出血的经验 [J]. 河北中医, 2008 (5): 456-457.

魏开建, 陈立典, 蔡晶, 沈双宏, 陈锦芳. 杜建教授临证从"瘀"论治举隅 [J]. 福建中医药大学学报, 2011, 21 (4): 45-47.

魏品康, 张志雄. 通窍活血汤的临床运用 [J]. 江西中医药, 1985 (2): 35.

魏勇军. 高社光从痰瘀论治中风病经验 [J]. 中医杂志, 2012, 53 (5): 379-381.

文雅. 张学文教授治疗中风先兆肝热血瘀证的经验整理 [J]. 中医临床研究, 2013, 5 (15): 67-68+70.

吴嘉瑞, 张冰. 国医大师颜正华教授益气活血法诊疗中风经验 [J]. 中华中医药杂志, 2012, 27 (3): 634-636.

吴文笛. 吴荣祖主任医师温阳扶正学术思想及经验总结 [D]. 云南中医学院, 2015.

吴限, 林佳, 王毓岩, 李延. 李延温阳涤痰法治疗中风一则 [J]. 浙江中医杂志, 2018, 53 (1): 25.

夏韵. 颜德馨治疗脑梗塞的经验 [J]. 上海中医药杂志, 1998 (6): 6-7.

谢昌仁, 陈宏儒. 脑血管意外伴运动性失语 [J]. 江苏中医杂志, 1986 (7): 3.

谢昌仁. 通腑法在急性脑血管疾病中的运用 [J]. 南京中医学院学报, 1984 (2): 14-15.

谢沛霖, 王宇, 魏攀. 张介眉临证治验举隅 [J]. 陕西中医, 2012, 33 (7): 917-918.

谢鹏. 路绍祖教授针灸经验采撷 [J]. 科技视界, 2015 (11): 271-272.

邢舒恒, 祖季铭, 刘更. 李淑荣主任应用温阳法治疗中风经验 [J]. 河北中医, 2014, 36 (5): 654-655.

修宇, 张松兴. 郝学君针刺治疗中风痉挛性瘫痪的临床经验 [J]. 中西医结合心脑血管病杂志, 2016, 14 (8): 923-926.

徐冬, 郑邦本. 郑邦本应用虫药药对经验 [J]. 实用中医药杂志, 2015, 31 (6): 574-576.

徐江雁, 刘文礼. 毕福高教授临证经验点滴 [J]. 中国中医药现代远程教育, 2008 (11): 1321-1322.

徐学义, 周道红, 袁金声. 李昌源教授治疑难病症举要 [J]. 新中医, 1994 (8): 3-4.

徐宇虹, 张秀国, 崔凤魁. 韩禅虚主任治疗中风临证经验 [J]. 天津中医药, 2014, 31 (11): 649-651.

徐云生. 邓铁涛教授甘温健脾法治疗疑难病 [J]. 四川中医, 2002 (3): 1-2.

许启蒙. 熊继柏运用温胆汤治疗心脑病证经验 [J]. 中医杂志, 2003 (3): 177-178.

许雪君. 验案二则 [J]. 湖南中医杂志, 1994 (3): 41.

许真真. 郭鹏琪治疗中风经验 [J]. 中医杂志, 1999 (12): 716-717.

许真真. 郭鹏琪治疗中风重症经验 [J]. 福建中医药, 1994 (3): 25-26.

严余明. 黄志强治疗神经系统疾病用药特色撷菁 [J]. 浙江中医杂志, 2015, 50 (7): 469-470.

颜乾珍, 屠执中. 颜德馨教授用经方治疗急难重症举案 [J]. 国医论坛, 1992 (3): 22-23.

杨国防, 王新志. 王新志教授从肠胃论治中风经验 [J]. 河南中医, 2009, 29 (5): 444-445.

杨洁, 石学敏. 醒脑开窍针刺法治疗中风后味觉障碍验案1则 [J]. 湖南中医杂志, 2017, 33 (7): 116-117.

杨利, 黄燕, 蔡业峰. 任继学治疗亚急性感染性心内膜炎并发脑栓塞验案 [J]. 吉林中医药, 2004 (6): 2-3.

杨莉. 李仲愚老中医治疗中风的用药经验 [J]. 四川中医, 1999 (2): 3.

杨容青. 李寿山老中医遣方用药拾萃 [J]. 辽宁中医杂志, 1989 (11): 1-3.

杨振威. 缺血性脑中风合并失眠临床治疗经验 [J]. 首都医药, 2014, 21 (16): 32-33.

杨志宏, 宇文亚. 沈舒文治疗脑血管性痴呆经验 [J]. 中国中医基础医学杂志, 2009, 15 (12): 922-923.

姚晓武, 杨友樟, 仲格嘉, 王春雷. 藏医名老专家向·初称江楚治疗"查龙"经验整理研究 [J]. 中国民族民间医药, 2011, 20 (14): 10-12.

姚英杰, 余莉萍, 甘盼盼, 张觉人. 张觉人教授应用开窍与通窍法治疗脑病的经验 [J]. 中国中医急症, 2013, 22 (2): 242-243.

易宇飞, 吴付成. 易希元活血化瘀法治疗疑难病症经验举隅 [J]. 湖南中医药导报, 1996 (4): 9-10.

尤艳利. 孙六合教授应用环中上穴的临床经验 [J]. 河南中医, 2004 (11): 17-18.

于海. 国医大师李士懋教授平脉辨证医案2则 [J]. 中国中医药现代远程教育, 2015, 13 (19): 142-144.

于志国, 亢连茹, 李晓艳, 刘旭东, 高维滨. 高维滨教授治疗中风后尿失禁经验 [J]. 黑龙江医药, 2015, 28 (4): 902-903.

俞鼎芳. 俞慎初教授治疗类中风病的经验 [J]. 福建中医学院学报, 1992 (2): 69-70.

俞宜年, 林慧光. 俞长荣医案选析 [J]. 贵阳中医学院学报, 1997 (3): 10-11.

翟磊. 孙光荣教授运用中和思想诊疗中风的经验 [J]. 国医论坛, 2014, 29 (6): 12-14.

翟磊. 郑绍周治疗无症状中风经验撷粹 [J]. 辽宁中医杂志, 2009, 36 (9): 1455 - 1456.

展文国. 裴正学辨证分型治疗中风 [J]. 实用中医内科杂志, 2014, 28 (10): 13 - 14.

张伯礼, 薛博瑜. 中医内科学 [M]. 北京: 人民卫生出版社, 2012.

张崇泉. 益气通络法治疗中风恢复期经验 [J]. 湖南中医杂志, 2013, 29 (3): 21 - 23.

张恩树, 任光霞. 任达然治疗中风续发呃逆的经验 [J]. 中医杂志, 1993 (4): 205.

张恩树. 任达然运用一阴煎的经验 [J]. 辽宁中医杂志, 1993 (6): 7 - 8.

张福会, 姚益龙, 周志杰. 周志杰主任医师应用针灸治疗中风病的经验 [J]. 陕西中医学院学报, 2005 (5): 48 - 49.

张浩然, 陈胤昌. 中风、高热吐泻治验 [J]. 云南中医杂志, 1983 (3): 42 - 43.

张洪品, 蒋刚. 崔金海主任医师辨治中风先兆经验 [J]. 河北中医, 2007 (11): 968.

张华丽, 黄英莉, 张学文. 张学文教授清肝活血法治疗中风的经验介绍 [J]. 现代中医药, 2007 (1): 23 - 24.

张磊, 王格林. 沈宝藩教授应用古方治疗脑中风的经验 [J]. 新疆中医药, 2004 (6): 43 - 44.

张丽玲, 张刚, 张丽萍. 张志钧运用虫类药治疗中风经验 [J]. 中医杂志, 2004 (2): 100 + 105.

张宁兴, 王海燕. 中医对中风病认识和治疗的发展过程 [J]. 中医药研究, 1997 (2): 7 - 9.

张琪. 医案五则 [J]. 黑龙江医药, 1975 (3): 36 - 40.

张士良, 苏庆杰. 活血养胃法治疗中风后遗症的体会 [J]. 贵阳中医学院学报, 2011, 33 (3): 115 - 116.

张斯特, 余国俊, 江长康. 江尔逊学术思想及临床经验简介 [J]. 湖北中医杂志, 1982 (5): 10 - 12.

张涛, 冀来喜. 促醒针刺疗法在昏迷病人中的应用 [J]. 山西中医学院学报, 2017, 18 (1): 42 - 43.

张文涛, 郑邦本. 郑邦本运用虫类药经验 [J]. 中国民间疗法, 2010, 18 (5): 6 - 8.

张晓文. 万政治疗中风并发肢体疼痛经验谈 [J]. 中医药研究, 1998 (3): 3.

张效科, 田正良. 张学文运用三阳经开阖枢理论辨治疑难杂症经验 [J]. 中医杂志, 2014, 55 (15): 1275 - 1277.

张秀胜, 吴明华, 符为民, 陆海芬. 符为民教授运用黄连温胆汤临证经验 [J]. 辽宁中医药大学学报, 2011, 13 (12): 150 - 151.

张学文. 中医药治疗脑中风的三大优势 [J]. 上海中医药杂志, 2006 (3): 1 - 2.

张志娣. 杨少山主任医师学术经验撷拾 [J]. 中医药学刊, 2005 (5): 789-791.

张志明. 姜良铎教授治疗热病重症经验举隅 [J]. 中国中医急症, 2006 (5): 512+529.

赵铎. 郑绍周从肝论治中风病经验 [J]. 辽宁中医杂志, 2005 (6): 516-517.

赵铎. 郑绍周教授辨证治疗中风后顽固性呃逆经验 [J]. 河南中医, 2005 (5): 18.

赵敏. 王新志辨证运用通腑法治疗急性期中风病的经验 [J]. 山西中医, 2002 (4): 6-8.

赵瑞成, 张崇泉. 张崇泉教授治疗中风经验 [J]. 中医药导报, 2011, 17 (6): 3-5.

赵珊珊, 罗陆一. 罗陆一辨治慢性缺血性脑血管疾病的望诊经验 [J]. 中医杂志, 2009, 50 (6): 499-500.

赵阳. 任继学教授对中风病的认识和临床经验总结 [D]. 长春中医药大学, 2013.

郑安锐, 薛莎, 李恩宽. 李恩宽运用虫类药治疗疑难病验案三则 [J]. 湖北中医杂志, 2014, 36 (2): 31-32.

郑翔, 韩乐兵, 章真如. 章真如运用补阳还五汤经验 [J]. 中国医药学报, 1993 (3): 28-29.

郑晓辉, 张恩树. 任达然治疗中风后遗症经验举隅 [J]. 江苏中医药, 2008 (7): 53-54.

中国脑梗死急性期康复专家共识 [J]. 实用心脑肺血管病杂志, 2016, 24 (2): 39.

中国中西医结合学会神经科专业委员会. 中国脑梗死中西医结合诊治指南 (2017) [J/OL]. 中国中西医结合杂志 [2018-08-22]. http://kns.cnki.net/kcms/detail/11.2787.r.20180112.1618.008.html.

周晨. 李寿彭应用益髓填精法治疗脑病的经验 [J]. 四川中医, 2000 (8): 1-2.

周军丽, 徐彦飞, 李振华. 李振华治疗偏枯经验 [J]. 辽宁中医杂志, 2010, 37 (7): 1219-1220.

周来兴, 骆伟斌. 骆安邦老中医治疗危重急症经验简介 [J]. 福建中医药, 1991 (4): 2-3.

周瑞珍. 梁剑波教授治疗中风后遗症的经验介绍 [J]. 新中医, 1993 (12): 10-11.

周天寒. 李中梓类中风辨治八法 [J]. 中医药导报, 2008 (10): 15-16.

周炜, 王丽平. 许彭龄以温阳健脾汤治疗中风后腹泻的经验 [J]. 北京中医, 2007 (6): 378.

周晓卿. 马云枝教授从津论治临证验案撷华 [J]. 四川中医, 2004 (4): 9-10.

周迎春, 黄桂琼. 陈宝田教授应用祛风药经验介绍 [J]. 新中医, 2008 (3): 18-19.

周永红, 胡怀强. 王新陆论治脑病经验纂要 [J]. 实用中医药杂志, 2003 (12): 651.

周中元, 何燕. 万远铁教授治疗中风经验介绍 [J]. 新中医, 2011, 43 (8): 188.

周仲瑛. 凉血通瘀法治疗出血/缺血两类中风的浅识 [J]. 南京中医药大学学报, 2011, 27 (2)：101 – 104 + 123.

周仲瑛. 中风辨治述要 [J]. 继续医学教育, 2007 (19)：28 – 31.

朱凤, 王松龄. 王松龄治疗高血压脑出血经验 [J]. 中国中医药现代远程教育, 2016, 14 (1)：65 – 67.

朱良春, 陈淑媛. 类中风验案 [J]. 江苏中医杂志, 1980 (1)：44 + 46.

朱启芳. 朱秀峰治疗疑难杂症经验 [J]. 江苏中医, 1995 (11)：3 – 4.

朱永志, 张少林. 张琪治脑病经验举隅 [J]. 上海中医药杂志, 1995 (10)：20 – 21.

朱月伟, 王健. 罗诗荣老中医临证经验 [J]. 针灸临床杂志, 1997 (Z1)：20 – 22.

诸晓英. 阮少南治疗中风半身不遂的临床经验 [J]. 上海针灸杂志, 2001 (4)：3 – 4.

庄国立, 罗陆一. 罗陆一在辨治脑血管疾病中的望诊经验 [J]. 中医药临床杂志, 2011, 23 (7)：570 – 571.

后 记

因为中医临床灵活性、个体化的特点，使中医医案成为总结和传承中医临床经验的一种重要形式。好的医案蕴含着辨证思想的规律与法则，是体现理论和实践结合的最佳载体，能给读者以引导，是医者学习的良好教材。

我们编撰《全国名中医医案集粹》系列丛书，初衷是冰释各医家学术藩篱，探索不同疾病的证治规律，以期弘兴中医，丰富繁荣当代中医药学术发展。本丛书由多名医学工作人员共同参与编写，所选医案均为1949年以来国医大师及全国名老中医力作，囊括各家的学术思想、治疗经验、用药心得及典型案例，内容精益求精，是广大中医名家的临床经验精华，便于读者洞悉名家经验。我们在编写中力求突破一般医案编撰常规，把疾病的中医认识、西医认识、目前常用的治疗方法、中西医比较等进行梳理，方便读者了解疾病的治疗现状；对疾病的辨证分型、遣方用药、名家思想心得、常用药物进行归纳，形成体系，力求博采众长，兼容并取，使读者有绪可循，便于临床学习与借鉴。此外，为了便于阅读，我们在不改变作者原意的基础上，对部分重复的内容进行了删减，对部分检验指标的名称及单位进行了统一。另，书中各医案往往有"至今患者生存状态良好"之类说法，其中所说的"今"乃是指本书所选医案成文之时（参见各医案相关脚注所标发表时间），而非本书出版之日，这是需要注意的。

筚路蓝缕，以启山林。医案整理是一项细致而又枯燥的工作，只有怀着一腔热诚，真正投入其中，才能体尝医者的艰辛，所有同仁辛勤工作，无私付出，正是大家的努力，使本书顺利完成。让我们非常欣慰的是，我们的工作得到多名国医大师及名中医认可，为我们慨然作序，这是对我们莫大的鼓励。此外，我们要感谢所有书中选用医案的作者及原发表杂志，他们的经验结晶及前期工作，是我们工作的基石。另外，感谢中山大学出版社为本书的顺利出版提供极大的帮助。但因为我们学识所限，书中必然存在很多错误与不足之处，请广大读者谅解并提出宝贵意见，我们会在再版时进行修改。

希望本书成为医者与患者的良师益友。